U0203747

# 口腔颌面外科手术图解

## ATLAS OF
## OPERATIVE ORAL AND
## MAXILLOFACIAL SURGERY

主编 〔美〕克里斯托弗·J.哈格蒂 〔美〕罗伯特·M.劳克林
主译 彭利伟

河南科学技术出版社
·郑州·

ATLAS OF OPERATIVE ORAL AND MAXILLOFACIAL SURGERY

By Christopher J. Haggerty    Robert M. Laughlin

ISBN 978-1-118-44234-0

Copyright © 2015 by John Wiley & Sons, Inc.

All Rights Reserved. This translation published under license. Authorized translation from the English language edition, Published by John Wiley & Sons. No part of this book may be reproduced in any form without the written permission of the original copyrights holder Copies of this book sold without a Wiley sticker on the cover are unauthorized and illegal.

本书中文简体中文字版专有翻译出版权由 John Wiley & Sons，Inc. 公司授予河南科学技术出版社有限公司。未经许可，不得以任何手段和形式复制或抄袭本书内容。

备案号：豫著许可备字-2016-A-0239


**图书在版编目（CIP）数据**

口腔颌面外科手术图解/（美）克里斯托弗·J. 哈格蒂，（美）罗伯特·M. 劳克林主编；彭利伟主译. —郑州：河南科学技术出版社，2018.2

ISBN 978-7-5349-9064-9

Ⅰ.①口…　Ⅱ.①克…　②罗…　③彭…　Ⅲ.①口腔颌面部疾病-口腔外科手术　Ⅳ.①R782.05

中国版本图书馆 CIP 数据核字（2017）第 287549 号


出版发行：河南科学技术出版社
　　　　　地址：郑州市经五路 66 号　　邮编：450002
　　　　　电话：（0371）65737028　65788629
　　　　　网址：www.hnstp.cn
策划编辑：李喜婷　范广红
责任编辑：范广红
责任校对：崔春娟
封面设计：张　伟
责任印制：张　巍
印　　刷：河南瑞之光印刷股份有限公司
经　　销：全国新华书店
幅面尺寸：210 mm×285 mm　　印张：31.25　　字数：920 千字
版　　次：2018 年 2 月第 1 版　　2018 年 2 月第 1 次印刷
定　　价：398.00 元

如发现印、装质量问题，影响阅读，请与出版社联系。

# 编写人员名单

Stephen G. Alfano，口腔外科博士，医学硕士
口腔颌面修复主治医师
圣地亚哥海军医学中心口腔颌面外科
圣地亚哥市，加利福尼亚州，美国

Shahid R. Aziz，口腔科博士，医学博士，美国外科医师
　协会会员
罗格斯大学牙医学院口腔颌面外科教授
纽瓦克市，新泽西州，美国

R. Bryan Bell，医学博士，口腔外科博士，美国外科医师
　协会会员
普罗维登斯癌症中心口腔、头颈癌项目医疗主管
传统伊曼纽尔医学中心创伤服务部/口腔颌面外科服务部
　外科主治医师
俄勒冈健康与科学大学头颈外科协会兼职教授
波特兰市，俄勒冈州，美国

Remy H. Blanchaert，口腔外科博士，医学博士
私人执业
口腔颌面外科协会
威奇塔市，堪萨斯州，美国

Hani F. Braidy，口腔科博士，皇家口腔科学院成员
罗格斯大学牙医学院口腔颌面外科副教授
纽瓦克市，新泽西州，美国

Matthew T. Brigger，医学博士，公共卫生硕士

小儿耳鼻喉科主任
耳鼻喉头颈外科住院医师培训项目主管
圣地亚哥海军医学中心耳鼻喉头颈外科
健康科学大学统一服务部外科助理教授
圣地亚哥市，加利福尼亚州，美国

Eric R. Carlson，口腔科博士，医学博士，美国外科医师
　协会会员
口腔颌面外科住院医师培训项目主管
口腔/头颈肿瘤外科研究员职位项目主管
田纳西大学医学中心口腔颌面外科教授
田纳西大学癌症研究所
诺克斯维尔市，田纳西州，美国

Michael Carson，口腔外科博士
朴茨茅斯海军医学中心口腔颌面外科外科主治医师
朴茨茅斯市，维吉尼亚州，美国

Christopher Choi，口腔外科博士，医学博士
私人执业
内陆帝国口腔颌面外科医师
库卡蒙加市，加利福尼亚州，美国
罗马琳达口腔学院口腔颌面外科助理教授
罗马琳达市，加利福尼亚州，美国

Daniel Clifford，口腔科博士，医学博士
圣地亚哥海军医学中心口腔颌面外科外科主治医师
圣地亚哥市，加利福尼亚州，美国

Scott A. Curtice，口腔科博士
圣地亚哥海军医学中心口腔颌面外科正畸主治医师
圣地亚哥市，加利福尼亚州，美国

L. Angelo Cuzalina，医学博士，口腔外科博士
美容外科研究员职位项目主管
美国美容外科学会
塔尔萨市，俄克拉何马州，美国

Thaer Daifallah，口腔外科博士
密苏里大学堪萨斯分校口腔颌面外科副教授
堪萨斯市，密苏里州，美国

Bart C. Farrell，口腔外科博士，医学博士
私人执业
卡罗来纳州口腔和面部外科中心
夏洛特市，北卡罗来纳州，美国
路易斯安那州立大学健康科学中心口腔颌面外科临床
  助理教授
新奥尔良市，路易斯安那州，美国

Brian B. Farrell，口腔外科博士，医学博士
私人执业
卡罗来纳州口腔和面部外科中心
夏洛特市，北卡罗来纳州，美国
路易斯安那州立大学健康科学中心口腔颌面外科临床
  助理教授
新奥尔良市，路易斯安那州，美国

Curtis W. Gaball，医学博士
面部整形外科主任
圣地亚哥海军医学中心耳鼻喉-头颈外科副主任
健康科学大学统一服务部外科兼职副教授
圣地亚哥市，加利福尼亚州，美国

Ghali E. Ghali，口腔外科博士，医学博士，美国外科医师
  协会会员
Gamble 教授，主任
口腔颌面外科
头颈外科

路易斯安那州立大学医学院
什里夫波特市，路易斯安那州，美国

Michael Grau, Jr.，口腔科博士
口腔颌面外科培训项目助理主管
圣地亚哥海军医学中心口腔颌面外科
圣地亚哥市，加利福尼亚州，美国

Christopher J. Haggerty，口腔外科博士，医学博士
私人执业
莱克伍德口腔颌面外科专家
里斯萨米特市，密苏里州，美国
密苏里大学堪萨斯分校口腔颌面外科临床助理教授
堪萨斯市，密苏里州，美国

Christopher M. Harris，口腔科博士，医学博士
外科主治医师
口腔颌面外科住院医师培训项目主管
朴茨茅斯海军医学中心口腔颌面外科头颈肿瘤/重建主任
朴茨茅斯市，维吉尼亚州，美国

Matthew W. Hearn，口腔外科博士，医学博士，RM
私人执业
瓦尔帕莱索市，印第安纳州，美国

Dustin M. Heringer，医学博士
亚利桑那大学眼科临床助理教授
图森市，亚利桑那州，美国

Markus S. Hill，口腔科博士，教育学硕士
圣地亚哥海军医学中心口腔颌面外科住院医师
圣地亚哥市，加利福尼亚州，美国

Matthew Robert Hlavacek，口腔外科博士，医学博士
私人执业
堪萨斯市外科艺术
莱伯特市，密苏里州，美国
密苏里大学堪萨斯分校口腔颌面外科临床助理教授
堪萨斯市，密苏里州，美国

2

Eric P. Hoffmeister，医学博士
手外科主管
骨外科主任
显微外科培训外科主治医师
圣地亚哥海军医学中心
健康科学大学统一服务部外科助理教授
圣地亚哥市，加利福尼亚州，美国

Jon D. Holmes，口腔科博士，医学博士，美国外科医师
　协会会员
私人执业
Clark Holmes 口腔与面部外科
阿拉巴马大学口腔颌面外科临床副教授
伯明翰市，亚拉巴马州，美国

Reem Hamdy Hossameldin，口腔科硕士，科学硕士
开罗大学牙医学院口腔颌面外科助理讲师
开罗市，埃及
研究学者，博士学位学者
佛罗里达国际大学赫伯特韦特海姆医学院普通外科
迈阿密，佛罗里达州，美国

Michael J. Isaac，口腔外科博士
密苏里大学堪萨斯分校口腔颌面外科住院总医师
堪萨斯市，密苏里州，美国

Jason Jamali，口腔外科博士，医学博士
伊利诺大学芝加哥校区口腔学院口腔颌面外科助理教授
芝加哥市，伊利诺伊州，美国

Terence E. Johnson，医学博士
圣地亚哥海军医学中心耳鼻喉科主任
圣地亚哥市，加利福尼亚州，美国

Neil C. Kanning，口腔科博士，医学硕士
私人执业
Kanning 正畸
莱伯特市，密苏里州，美国

Matthew Keller，医学博士

圣地亚哥海军医学中心耳鼻喉–头颈外科内科医师
圣地亚哥市，加利福尼亚州，美国

Brian W. Kelley，口腔外科博士，医学博士
私人执业
卡罗来纳口腔和面部外科中心
夏洛特市，北卡罗来纳州，美国
路易斯安那州立大学健康科学中心口腔颌面外科临床
　助理教授
新奥尔良市，路易斯安那州，美国

John N. Kent，口腔外科博士，美国口腔医师学会会员，
　国际口腔医师学院院士
Boyd 教授，主任
路易斯安那州立大学健康科学中心口腔颌面外科
新奥尔良市 1973～2008 ；什里夫波特市 1978～2003

Arnett Klugh Ⅲ，医学博士
圣地亚哥海军医学中心神经外科副主任、小儿神经外科
主任
圣地亚哥市，加利福尼亚州，美国

Antonia Kolokythas，口腔外科博士，科学硕士
伊利诺伊大学口腔学院口腔颌面外科助理教授，研究主管
芝加哥市，伊利诺伊州，美国

Robert M. Laughlin，口腔科博士
口腔颌面外科主任
口腔颌面外科住院医师培训项目主管
显微外科培训主管
圣地亚哥海军医学中心口腔颌面外科主任
圣地亚哥市，加利福尼亚州，美国

Andrew Lee，口腔外科博士，医学博士
研究员
田纳西大学医学中心口腔颌面外科
田纳西大学癌症研究所
诺克斯维尔市，田纳西州，美国

Ray Lim，口腔外科博士，医学博士

路易斯安那州立大学口腔颌面外科

新奥尔良市，路易斯安那州，美国

Patrick J. Louis，口腔外科博士，医学博士

口腔颌面外科高级教育项目主管

牙医学院教授

医学院教授

亚拉巴马大学口腔颌面外科

伯明翰市，亚拉巴马州，美国

Patrick Lucaci，口腔外科博士，医学博士

住院总医师

密苏里大学堪萨斯分校口腔颌面外科

堪萨斯市，密苏里州，美国

James MacDowell，口腔外科博士

圣地亚哥海军医学中心口腔颌面外科住院总医师

圣地亚哥市，加利福尼亚州，美国

Lester Machado，口腔外科博士，医学博士，医学硕士，
  皇家外科医师学会会员（教育）

圣地亚哥 Rady 儿童医院口腔颌面外科主任

圣地亚哥市，加利福尼亚州，美国

Michael R. Markiewicz，口腔外科博士，公共卫生硕士，
  医学博士

俄勒冈健康与科学大学口腔颌面外科住院医师

波特兰市，俄勒冈州，美国

Joseph P. McCain，口腔科博士

口腔颌面外科私人执业

浸信会医疗系统口腔颌面外科主任

赫伯特威特海姆医学院口腔颌面外科临床副教授

佛罗里达国际大学

迈阿密市，佛罗里达州，美国

诺瓦东南牙医学院口腔颌面外科兼职教授

罗德代尔堡，佛罗里达州，美国

Andrew T. Meram，口腔外科博士，医学博士

路易斯安那州立大学健康科学中心口腔颌面外科住院医师

什里夫波特市，路易斯安那州，美国

Michael Miloro，口腔科博士，医学博士，美国外科医师
  协会会员

伊利诺伊大学牙学院口腔颌面外科教授，主任

芝加哥市，伊利诺伊州，美国

Dale J. Misek，口腔科博士

私人执业

卡罗来纳口腔和面部外科中心

夏洛特市，北卡罗来纳州，美国

路易斯安那州立大学健康科学中心口腔颌面外科临床教授

新奥尔良市，路易斯安那州，美国

Allen O. Mitchell，医学博士

朴茨茅斯海军医学中心耳鼻喉-头颈外科主任

朴茨茅斯市，维吉尼亚州，美国

Anthony B. P. Morlandt，医学博士，口腔外科博士

口腔/头颈部肿瘤与显微血管重建外科助理教授

阿拉巴马大学口腔颌面外科

伯明翰市，阿拉巴马州，美国

Patrick B. Morrissey，医学博士

圣地亚哥海军医学中心骨外科

圣地亚哥市，加利福尼亚州，美国

Robert A. Nadeau，口腔外科博士，医学博士

外科主治医师，副教授

住院医师教育主管

密苏里大学堪萨斯分校医学和口腔医学院口腔颌面外科

堪萨斯市，密苏里州，美国

Brenda L. Nelson，口腔外科博士，医学硕士

圣地亚哥海军医学中心病理科解剖病理主任

圣地亚哥市，加利福尼亚州，美国

Bart Nierzwicki，口腔科博士，医学博士，哲学博士

美国外科医师协会会员

私人执业

千年外科

芝加哥市，伊利诺伊州，美国

Eric Nordstrom，医学博士，口腔外科博士

内科医师/外科医师

头颈外科协会

俄勒冈州健康与科学大学

口腔颌面外科

波特兰市，俄勒冈州，美国

安克雷奇口腔颌面外科

安克雷奇市，阿拉斯加州，美国

Celso F. Palmieri，Jr.，口腔外科博士

路易斯安那州立大学健康科学中心口腔颌面外科助理教授

什里夫波特市，路易斯安那，美国

Antoine J. Panossian，口腔科博士，医学博士

私人执业

Panossian 口腔颌面外科

马萨皮夸市，纽约州，美国

Earl Peter Park，口腔科博士，医学博士

路易斯安那州立大学健康科学中心口腔颌面外科住院医师

新奥尔良市，路易斯安那州，美国

Min S. Park，医学博士

圣地亚哥海军医学中心神经外科主治医师

圣地亚哥市，加利福尼亚州，美国

Jeremiah Jason Parker，口腔科博士，医学博士，美国外科
  医师协会会员

私人执业

口腔颌面外科协会

蒙哥马利市，亚拉巴马州，美国

Stavan Patel，口腔外科博士，医学博士

路易斯安那州立大学健康科学中心口腔颌面外科住院医师

什里夫波特市，路易斯安那州，美国

Jon D. Perenack，医学博士，口腔外科博士

副教授

口腔颌面外科住院医师培训项目主管

路易斯安那州立大学健康科学中心口腔颌面外科

新奥尔良市，路易斯安那州，美国

J. Michael Ray，口腔外科博士

私人执业

DFW 面部与外科艺术

达拉斯市，得克萨斯州，美国

Craig Salt，医学博士

圣地亚哥海军医学中心整形外科

圣地亚哥市，加利福尼亚州，美国

Anil N. Shah，医学博士

圣地亚哥海军医学中心耳鼻喉－头颈外科住院医师

圣地亚哥市，加利福尼亚州，美国

Vincent Slovan，口腔科博士

冲绳海军医院高级外科医师

冲绳县，日本

Nathan Steele，口腔外科博士，医学博士

私人执业

夏延口腔颌面外科

夏延市，怀俄明州，美国

Joshua Stone，口腔外科博士，医学博士

密苏里大学堪萨斯分校口腔颌面外科住院总医师

堪萨斯市，密苏里州，美国

Andrew B. G. Tay，FDS RCS（Edinburgh），FAM（Singa-
  pore）

国立口腔中心口腔颌面外科高级顾问，主管

新加坡

Gabriel C. Tender，医学博士

路易斯安那州立大学健康科学中心神经外科副教授

新奥尔良市，路易斯安那州，美国

Myron R. Tucker，口腔外科博士

私人执业

卡罗来纳口腔和面部外科中心

夏洛特市，北卡罗来纳州，美国

路易斯安那州立大学健康科学中心口腔颌面外科兼职
　临床教授

新奥尔良市，路易斯安那州，美国


Billy Turley，口腔科博士

乐洁恩营地海军医院口腔颌面外科高级外科医师

乐洁恩市，北卡罗来纳州，美国


Luis Vega，口腔外科博士

副教授，口腔颌面外科住院医师培训项目主管

范德堡大学医学中心口腔颌面外科

纳什维尔市，田纳西州，美国


Christopher T. Vogel，口腔外科博士

密苏里大学堪萨斯分校口腔颌面外科住院医师

堪萨斯市，密苏里州，美国


Brent B. Ward，口腔外科博士，医学博士，美国外科医师
　协会会员

口腔/头颈部肿瘤副教授

显微血管重建外科项目主管

密歇根大学医院口腔颌面外科

安阿伯市，密歇根州，美国


Jennifer Elizabeth Woerner，口腔科博士，医学博士

路易斯安那州立大学健康科学中心口腔颌面外科助理教授

什里夫波特市，路易斯安那州，美国


Melvyn S. Yeoh，口腔科博士，医学博士

路易斯安那州立大学健康科学中心口腔颌面外科助理教授

什里夫波特市，路易斯安那州，美国


Shahrouz Zarrabi，口腔外科博士，医学博士

路易斯安那州立大学健康科学中心口腔颌面外科住院医师

什里夫波特市，路易斯安那州，美国


Vincent B. Ziccardi，口腔外科博士，医学博士，美国外科
　医师协会会员

罗格斯大学牙医学院口腔颌面外科教授，主任，住院医师
　主管

纽瓦克市，新泽西州，美国


John R. Zuniga，口腔科博士

得克萨斯大学西南医学中心口腔颌面外科教授，主任

达拉斯市，得克萨斯州，美国

（彭利伟　译）

# 译者人员名单

主　译　彭利伟（河南省人民医院口腔科）

副主译　彭　歆（北京大学口腔医学院口腔颌面外科）

译　者　王希乾（河南省人民医院口腔科）

王婧谊（香港大学牙学院口腔颌面外科）

余汝清（香港大学牙学院口腔颌面外科）

刘　磐（河南科技大学第一附属医院口腔科）

于　尧（北京大学口腔医学院口腔颌面外科）

王超飞（北京大学口腔医学院口腔颌面外科）

叶　鹏（北京大学口腔医学院口腔颌面外科）

朱文瑄（北京大学口腔医学院口腔颌面外科）

刘宇楠（北京大学口腔医学院口腔颌面外科）

刘　硕（北京大学口腔医学院口腔颌面外科）

孙　乾（北京大学口腔医学院口腔颌面外科）

杨　光（齐齐哈尔市第一人民医院口腔科）

杨　爽（北京大学口腔医学院口腔颌面外科）

张严妍（北京大学口腔医学院口腔颌面外科）

周　维（北京大学口腔医学院口腔颌面外科）

袁　苑（北京大学口腔医学院口腔颌面外科）

章文博（北京大学口腔医学院口腔颌面外科）

梁　节（北京大学口腔医学院口腔颌面外科）

蔡天怡（北京大学口腔医学院口腔颌面外科）

# 前　言

近年来口腔颌面外科领域新的或改良的外科技术大量涌现，这是本书《口腔颌面外科手术图解》产生的推动力。主编克里斯托弗·J. 哈格蒂和罗伯特·M. 劳克林为医学生、住院医师、毕业不久的年轻医师，以及有一定经验的外科医师创作了一个包含当代多学科的参考书，这样他们在选择口腔颌面外科手术方法和程序时，就可凭借本书获得新的知识。对于近期准备资格认证考试的口腔颌面外科毕业生或准备再认证考试的人而言，本书是非常宝贵的。读者们会喜欢上这种图解形式，因为这些高质量的临床照片辅以 1000 余张彩色图片能将相关信息迅速、简明地传递给读者。

作者们以一种有趣的现代方式为读者全面阐释了适应证、禁忌证、局部解剖、程序选择、术后管理、并发症及关键点。本书将会成为口腔颌面外科人员常备书，存放于会议室、办公室、医学生或住院医师的背包里以及图书馆内。同药物治疗手册一样，本书可作为口腔颌面外科的教科书或工具书。本书是对口腔颌面外科手术程序的综合评述，其章节构成包括：牙槽与种植外科、牙源性头颈部感染、颌面创伤外科、正颌外科、颞下颌关节外科、美容外科，以及病变和重建外科等。此外，本书尚包括头颈外科、显微外科、高级美容外科、颞下颌关节重建外科以及颅面外科的相关内容。

对关键手术程序及其适应证和禁忌证的评述有助于手术程序的选择及手术效果的改进。对关键的手术解剖、手术方法与步骤以及替代方案均予以详细描述，具有很强的实用性。很多方法步骤的描述如此详细以至于读起来就像看经过深思熟虑而描述的手术指令。本书还讨论了患者当时和长期的术后随访细节。本书作者们提供的病例报告，通过他们最喜欢的手术步骤和方法、高清的彩图，以及描绘切口位置、局部解剖、关键步骤的手术照片，展现在读者面前。当住院医师及有一定经验的外科医师将其最近的手术经历与书中病例进行比较和讨论时，本书可作为一个参考资料。本书中有新的知识，也有手术方法的改进，这些可提高患者的治疗效果，拓宽学生、指导者甚至本书作者的视野。几十年前未听说的手术方法，现在或已司空见惯，但对单个的执业者而言，有时掌握起来也很困难。在外科技术快速发展的今天，亚专业和专业交叉愈来愈多，要清晰传递新的外科技术知识就需要本书这样的形式。

## 口腔颌面外科发展的四十年历程及业务范围的拓展

在过去的四十余年里，口腔颌面外科（OMS）在住院医师教育方面取得了长足进展。1972 年前，OMS 要求必须经过 3 年的住院医师培训，其中包括内科、一年的普通外科、其他外科，以及麻醉科。路易斯安那州立大学（LSU）实行 3~4 个月的神经外科医师轮转，并保持至今，成为 OMS 和神经外科医师均最喜欢的经历。至 1978 年，由于外科范围的扩大及所要求的门诊、住院程序与麻醉经验增加了，LSU 将培训时间延长至 4 年。那时"胜任力"开始被人们重视，随着住院医师培养及程序的增加，大多数专业正设法达到一定程度的胜任力。早在 20 世纪 70 年代后期、80 年代初期，OMS 医师在正颌外科及颌面部创伤患者的处理与研究中居于主导地位。在 20 世纪 80 年代后期，LSU 及其他研究机构开始了为期 6 年的 OMS-MD 住院医师培训。该做法以前仅在哈佛、亚拉巴马及内布拉斯加的几个学术机构使用多年。完整而长期有效的高级 MD 项目可改进住院医师教育及患者护理，并提供扩大范围的护理服务。

今天，近一半的美国 OMS 实习期及几乎所有欧洲培训点均提供 OMS-MD 培训。无论是对标准的 4 年 OMS 住院医师培训，还是对标准的 6 年 OMS-MD 住院医师培训，其中核心一年的普通外科、外科专科、麻醉科轮转，以及至少 30 个月的 OMS 训练今天都很常见。这种先进水平的外科训练及患者护理使得口腔颌面外科成为头颈部患者的手术与医疗管理的主要贡献者。同时，在 20 世纪 80 年代后期，OMS 诊疗范围拓展至美容外科、癌症与重建外科及唇腭裂治疗（数年后继续行正颌外科手术）。正颌外科的手术技术基础成为了进入以上三个领域的一个天然跳板。事实上，OMS 在这三领域的重大贡献不久就显现出来。有关这些领域的研究员职位，不仅耳鼻喉科、整形外科有，OMS 也有。

我们了解多数外科专业治疗头颈部疾病患者取得了显著成功，但代表头颈部疾病患者利益的 OMS 在过去 40 年的教育及外科领域的贡献却是无与伦比的。在 OMS 范畴内，公认有以下几方面的进展：①即使在主要由战争造成的颌面部创伤治疗之前，口腔科医师、有口腔科学位的内科医师及口腔外科医师注定要塑造成今天的 OMS。他们的经验使得面部外伤的初期与二期矫治均能达到功能与美学的显著改善。理解和认识到战争时期面部骨折的本质，Obwegeser、Tessier 以及其他的先驱者们发展了择期手术的方法与技能，这些迄今仍在正颌与颅面外科手术中应用。今天，需要面部畸形矫治的大多数患者是在 OMS 个体从业者或培训中心接受这种治疗。OMS 为腭裂和颅面外科提供了一些研究员职位，而大量的 OMS 参与了认证的亚拉巴马大学贷款项目（ACLP）团队。②具有正颌外科的 OMS 专业发展、兴旺之后，面部美容外科成为 20 世纪 80 年代中期 OMS 最先扩展的领域之一。无疑随着 OMS 在正颌外科与面部创伤经皮技术获得成功，其进入面部美容外科就成了顺理成章的事。当评估患者的口腔和面部审美需要时，口腔重建和 OMS 教育的特性在外科教育中是无与伦比的。贯穿于口腔科院校和 OMS 培训全程，面部平衡和审美需求是日常教育的一部分。显然，这些是正颌外科和正畸学所要涉及的内容。作为口腔科专业住院医师培训的一部分，加强这种教育的手段包括学习头部和颈部解剖、X 线头影测量诊断课程，以及大量的临床病理。几个美学程序如面部植入物、吸脂术、鼻整形术等已成为正颌外科的日常部分。经由美国颌面外科医师联合会（AAOMS）及其他机构批准，面部美学团体现已很常见。③感谢 Adrian Hubbell 医生及其导师 John Lundy 麻醉师，以及其他人的开拓性工作，用于门诊患者镇静的静脉药物和全身麻醉技术已在 OMS 诊室使用数十年，并且使用越来越频繁、安全性越来越高。这是今天美国 OMS 住院医师培训中要做的大部分 OMS 手术的基础。要求 5 个月的全身麻醉训练以及定期的 BLS、ACL 和 ATLS 认证以支持实施门诊麻醉的安全性和有效性。④在呵护口腔和头颈癌患者方面，OMS 至少已扮演了支持性的参与作用——如果算不上活跃参与的话。在牙种植体时代来临前，直到 20 世纪 80 年代末，随着正颌外科和修复前外科技术的进步，利用这些经验开始对癌症病灶实施手术切除，并使用面部损伤二次矫治中应用的技术进行缺损重建，是唯一合理的选项。有时在战争期间创伤患者的护理占大多数，口腔颌面外科医生已提供重要的初期和二期的软组织与骨的护理，这一经验是癌症重建的起源。头颈外科专业应感谢 Phillip Boyne（骨移植研究与技术）和 Robert Marx（软、硬组织重建和 HBO 治疗方案）。今天，在癌症切除、重建，或显微血管技术方面均提供 OMS 研究员职位。

下面列举几个与口腔颌面外科专业紧密相关的服务项目或操作程序，OMS 在其中居于领导地位并做出了显著贡献，包括：①牙、面种植体的骨整合；②头颈区域的高压氧治疗方案；③关节镜检查与全关节假体的颞下颌关节重建；④正颌、颅面外科；⑤头颈部的正颌与重建外科的虚拟手术技术；⑥面部骨牵引；⑦面部创伤和面部畸形患者的接骨板技术应用；⑧睡眠呼吸暂停患者改进的诊断技术与手术治疗；⑨颌面锥形束 CT；⑩利用软、硬组织瓣的头颈区域重建。

# 致　谢

路易斯安那州口腔颌面外科在过去40年的成长，正如其他州内所见一样，是全美国专业成长史的见证者。在路易斯安那州立大学（LSU）OMS 历任主任 Jack Kent（口腔外科博士）、G. E. Ghali（口腔外科博士，医学博士，美国外科医师协会会员）、Dan Lew（口腔外科博士）及历任项目主管 Mike Zide（口腔科博士）、Jon Perenack（口腔外科博士，医学博士）、Dale Misiek（口腔外科博士，医学博士）、David Kim（口腔外科博士）领导下，OMS 的业务范围在正颌与颅面外科、头颈区域病理和重建，以及颞下颌关节重建等方面得以扩大。由于他们的培训，25 名前路易斯安那州立大学住院医师和职员通过美容外科、唇腭裂与颅面外科、头颈肿瘤、显微血管重建等方面的研究员职位培训，并进一步受到了教育。许多人对本图解的出版予以慷慨相助。

继续教育是 LSU 口腔颌面外科的标志之一。致力于核心和扩展范围主题的多元年度课程有助于 OMS 从业者，就像本图解应该显示的那样。对于准备考试或希望复习和更新知识者，LSU 口腔颌面外科部门提供了运行40 多年的为期 1 周的全范围的复习课程，以及一个运行 20 余年的为期 3 天在尸体上操作的高级美容讲座。为此，我要感谢那些对 LSU 学员教育做出贡献者及众多的从业人员。他们包括：路易斯安那州立大学医学院（什里夫波特分校）口腔颌面外科现任主任、美国口腔颌面外科委员会主任委员 G. E. Ghali（口腔外科博士，医学博士，美国外科医师协会会员）、Michael Block（口腔科博士）（代表美国口腔颌面外科医师联合会牙种植大会，在 LSU 从事了 30 年的研究及牙种植体引领和教育工作）、Michael Zide（口腔科博士）（在新奥尔良仁爱医院深受喜爱的日常查房老师）、Dale Misiek（口腔科博士）、Brian Farrell（口腔外科博士，口腔科博士，医学博士）和 Dan Spagnoli（口腔外科博士，哲学博士）（他们均专注于新奥尔良和夏洛特的 LSU 住院医师的临床方向），以及 Jon Perenack（口腔外科博士，医学博士）（路易斯安那州面部美容外科的领导者和老师）。对 LSU OMS 业务范围扩大的更进一步的贡献来自 Michael Kinnebrew（口腔外科博士，医学博士）、Randall Wilk（口腔外科博士，医学博士，哲学博士）以及 LSU 口腔学院口腔颌面外科（新奥尔良）现任主任 John Neary（口腔外科博士，医学博士，美国外科医师协会会员）。

我要感谢美国口腔颌面外科医师联合会的 4 位前任主任委员，他们均来自路易斯安那州：Jack Gamble（口腔外科博士）、Ronald Marks（口腔外科博士）、Dan Lew（口腔外科博士），以及 Eric Geist（口腔外科博士），他也是美国口腔颌面外科委员会的主任委员。他们在口腔颌面外科专业教育的、行政的和护理的目标方面做出了巨大贡献。本图解的 20 位参编者均是 LSU 新奥尔良或什里夫波特口腔颌面外科住院医师培训项目的毕业生或职员。我谨祝贺、赞扬并感谢他们及所有的贡献者，尤其是两位主编——克里斯托弗·J. 哈格蒂（口腔外科博士，医学博士）和罗伯特·M. 劳克林（口腔科博士），也是 LSU 两位口腔颌面外科的住院医师，感谢他们对所有外科医生的教育——最重要的是，对患者预后——所做出的创造性贡献。

John N. Kent
口腔外科博士
美国口腔医师学会会员
国际口腔医师学院院士
Boyd 教授，科主任
口腔颌面外科
LSU 健康科学中心
新奥尔良市 1973~2008；什里夫波特市 1978~2003

（彭利伟　译）

# 致 谢

我要衷心感谢路易斯安那州立大学和密苏里堪萨斯城市大学的口腔颌面外科项目的同仁，感谢他们对本书的承诺和支持。

感谢 Jack Kent、Michael Block、Jon Perenack、Randy Malloy 及 Gabriel Tender，感谢他们的奉献、耐心和指导，感谢他们教给我手术和患者管理的技能。

感谢 Ashley 持续的鼓励、热情和愿意容忍我长时间待在医院并沉浸于本项目和类似项目之中。有你在我的生活里，我真的很幸福。

感谢我的姐姐 Jennifer，感谢她的建议和洞察力，感谢她是一个我可以永远依靠的人。还要感谢我的哥哥 Nick，感谢他总是让我保持冷静，感谢他在星期天同我分享他的起居室和建议。

感谢我的长期朋友与合著者罗伯特。罗伯特，你我待在一起，形影不离，我们不仅仅是朋友，更亲如一家人。

最后，感谢我的父母，Ed 和 Jean Haggerty，感谢他们无条件的、永恒的理解、鼓励和支持，是他们无比的慈爱、无私和牺牲成就了今天的我们。

克里斯托弗·J. 哈格蒂

如果没有这么多人的艰苦工作和努力，本手术图解就不可能完成。感谢我的家人、朋友、导师、住院医师和同事们。

感谢路易斯安那州立大学（新奥尔良）的项目，感谢密歇根大学多年来杰出的培训和支持。

感谢我的导师 John "Jack" Kent、Michael Block、Randy Malloy 和 Joseph Helman，感谢你们在我身上投入的大量时间和专业培养。

感谢我的父母 Ralph 和 Dianne Laughlin，是您们让机遇变成了可能。

感谢我的海军同仁 DC、MG、KF、AC、SA、SC、HC、AB、MB 和 GG。

感谢口腔颌面外科、头颈外科以及重建领域的众多贡献者，你们已经兑现了对卓越教育、患者护理和专业进步的承诺。

最后，我要感谢我的合作者和最好朋友克里斯托弗，感谢他非凡的努力。

罗伯特·M. 克劳林

特别感谢 Bill Winn 为本书提供的绝大多数医学插图。

Bill，你真的是有史以来最有成就和最富才干的口腔颌面、头颈和整形外科医学插图画家。非常感谢你为本书付出的所有努力，并全程配合我们所有的变化。

克里斯托弗和罗伯特

（彭利伟 译）

# 中译本序

近年来，国际上口腔颌面外科专业发展较快，出现了很多新理论、新技术、新术式。不断学习、引进这些新知识与技能，可以更好地服务于广大患者，并推进学科的发展与进步。

由河南省人民医院彭利伟主任医师和北京大学口腔医学院彭歆教授等翻译的《口腔颌面外科手术图解》一书，涵盖了本专业领域绝大多数手术，其中包括一些新理论与新技术。本书全面阐释了相关手术的适应证、禁忌证、区域解剖、术式选择、术后管理、并发症及关键要点。其特色是采用大量临床彩色图片及插图，并对关键的手术解剖、手术方法与步骤以及替代方案予以详细描述，具有很强的实用性。

目前，国内主要以图的形式介绍口腔颌面外科手术的著作尚不多，本书图文并茂、简明扼要、实用性强，具有很好的临床指导作用。为此，我诚意向国内口腔颌面外科及相关外科专业的同道推荐本书。

武汉大学口腔医学院 教授
中华口腔医学会口腔颌面外科专业委员会前任主任委员
2017 年 2 月

# 译者前言

由克里斯托弗及罗伯特主编、Wiley Blackwell 出版集团出版的 *Atlas of Operative Oral and Maxillofacial Surgery*（《口腔颌面外科手术图解》）一书历时 18 个月，终于翻译、整理完成。本书以图解的形式，不但将口腔颌面外科专业领域绝大多数术式详细地呈现在读者面前，而且涵盖了头颈外科、显微外科、美容外科及颅面外科的相关内容，这些均反映了口腔颌面外科专业的发展与进步，也体现了各学科、各专业之间的交叉与融合。同时，本书内容的描述既简明扼要，又未忽略各手术要点及相关细节，这也是本书的一个突出特点与优势，无疑对于口腔颌面外科及相关专业的同道具有很好的参考价值。

本书的参译人员来自河南省人民医院、香港大学牙学院、北京大学口腔医学院、河南科技大学第一附属医院等单位，都具有博士或硕士学位，有的还是本专业领域的国内知名学者。本书的编写人员名录、前言及第 1 篇至第 5 篇由彭利伟负责翻译或修改；第 6 篇及第 7 篇由彭歆负责翻译或修改。

本书的翻译，在遵循我国著名翻译家严复所倡导的"信、达、雅"原则基础上，尽量采用规范性专业词汇，力求忠实于原著，并符合国人的阅读习惯。另外，对于原书中的个别错误处，进行了更正，如原书第 48 页"Technique"第 3 条第 3 行"8.1"为"9.1"之误、"8.2"为"9.2"之误；原书第 65 页"图 10.6"中"Mylohyoid muscle"应为"Geniohyoid muscle（颏舌骨肌）"之误。需要说明的是，本书中对于牙位的描述，采用的是通用记录法，即以右上颌—左上颌—左下颌—右下颌的顺序编号，恒牙编号为 #1~#32，乳牙编号为 a~t，如 #8 牙代表的是右上颌中切牙。这与国内习惯的描述方法有所不同，希望读者在阅读时不要困扰。此外，原书末尚有 3 个附录（Antibiotic Chart、Craniofacial Surgery Timing Chart 及 Pathology Chart），考虑到与本书主旨关系不大，未行翻译。

毋庸讳言，因参译人员较多，用词风格、翻译水平很难统一，加之各位译者临床、科研及教学工作繁忙，可能存在不当甚至谬误之处，希望各位同道及专家不吝批评、指正。

本译著能顺利出版，得益于河南科学技术出版社的大力支持，在此表示深深的谢意！此外，也感谢各位参译人员在繁忙工作之余，不辞辛劳，加班加点，使翻译工作如期完成。最后，特别感谢我的导师、中华口腔医学会口腔颌面外科专业委员会前任主任委员赵怡芳教授在百忙中审阅本书，提出很多宝贵的修改意见，并亲自为本书作序。

彭利伟

2017 年孟春

# 目　录

# 第1篇

## 牙槽及种植外科

# 第1章　牙槽外科解剖

对手术局部解剖关系的充分了解是降低术后并发症的关键因素。通过影像学的检查可以辅助了解解剖变异、评估手术风险和预测术后效果。

下颌

## 舌神经

舌前2/3的一般感觉是由舌神经支配的。在拔除下颌第三磨牙和进行口底区手术时有损伤舌神经的风险。在下颌第三磨牙区，舌神经位于距牙槽嵴边缘下平均3.0mm、和舌侧皮质骨板内侧2.0mm处。有17.6%的人，舌神经位于牙槽嵴水平或牙槽嵴平面之上。有22%的人，在邻近第三磨牙区，舌神经与舌侧皮质骨相邻。在第二磨牙区，舌神经位于釉质牙骨质界下平均9.5mm处。在第一磨牙和第二前磨牙区，舌神经与釉质牙骨质界的垂直距离约为13.0~15.0mm。在第一磨牙与第二磨牙之间，舌神经开始向舌走行。

## 下牙槽神经

下牙槽神经起自颅底，经翼下颌间隙，于下颌切迹下方约1.5~2.0mm处进入下颌孔。在人体下颌骨数据统计库中，下颌神经管的走行在下颌骨颊舌区域大体分为三种类型：

- 类型1：大多数人（约70%）的下颌神经管在下颌支及体部沿舌侧骨板走行。
- 类型2：约15%的人下颌神经管开始时沿下颌支中份行走至第二磨牙后方，然后在第二、第一磨牙区沿舌侧骨板行走。
- 类型3：约15%的人下颌神经管全程沿下颌骨中间至舌侧1/3行走。

另外：

1. 约80%人的下牙槽动脉在下颌神经管内沿下牙槽神经上方行走。
2. 老年人的下颌骨颊侧骨板距下颌神经管较近。
3. 因第三磨牙阻生，下牙槽神经管位置：49%位于第三磨牙舌侧；17%位于第三磨牙颊侧；19%位于第三磨牙下方；15%从根间穿过。

一般来说，在拔除第三磨牙时，神经管位于舌侧比颊侧损伤的风险更大。在下颌骨后份的磨牙区域，第二磨牙区的颊侧皮质骨与神经管之间距离最大。

## 颏神经

颏孔通常位于第一与第二前磨牙之间根方，在垂直方向上与眶下孔一致。在无牙𬌗下颌骨中，牙槽骨过度吸收后颏孔上方下颌骨的垂直高度将会减少。颏神经出颏孔前在其上方行走。此外，约有48%的颏神经在出颏孔前可形成前神经节。前神经节的平均长度为0.89mm，可以达到5.7mm甚至更长。然而仅有5%成人的前神经节大于3.0mm，仅有2%的大于4.0mm。

上颌骨

## 鼻腔

上颌骨腭突参与鼻腔底前3/4的构成，腭骨水平部构成鼻腔底后1/4。上颌骨前份种植体植入时需注意避免损伤鼻腔底。

## 上颌窦

上颌窦是鼻旁窦中容积最大的，呈锥体形，位于上颌骨后壁（以此与颞下窝为界）、鼻外侧壁、眶底之间，其尖伸向上颌骨颧突。因为中间气腔的原因，其容积存在较大差异，成人上颌窦平均容积为15mL。另外，上颌窦偶尔会被间隔分开。上颌窦开口位于其内壁的上方，开口于中鼻道。

**要点**

1. 全景片显示下牙槽神经周围，包括渐暗的第三磨牙根部、下颌神经管骨白线中断（病例报告 1-2 之图 1-6），下颌神经管转向和移位（病例报告 1-1 之图 1-3），第三磨牙牙根突然偏向或者变窄。

2. 锥形束 CT（CBCT）扫描在牙槽手术和种植体植入时对于显示及避开血管神经束有着很大的帮助（图 1-1、图 1-2）。

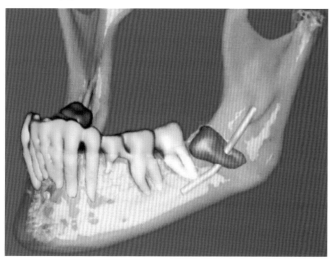

图 1-1　3D 扫描成像显示下牙槽神经直接穿过阻生的下颌第三磨牙

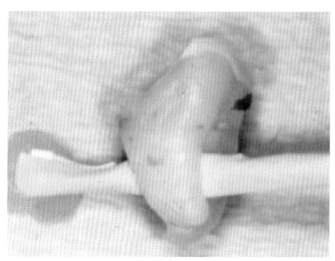

图 1-2　拔除图 1-1 患者的下颌阻生智齿，黄色纸条显示下牙槽神经从该智齿的下 1/3 穿过

**病例报告**

**病例报告 1-1**　63 岁患者，以"#32 区疼痛、口臭、食物嵌塞和局部慢性感染"为主诉就诊。考虑患者的年龄、神经解剖结构和潜在的永久性感觉神经损伤，决定只去除阻生#32 的临床牙冠而不拔除根尖（截冠术）。见图 1-3～图 1-5。

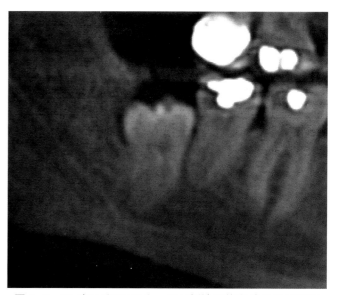

图 1-3　2D 片显示#32 阻生，且下颌神经管在其根尖区突然转向

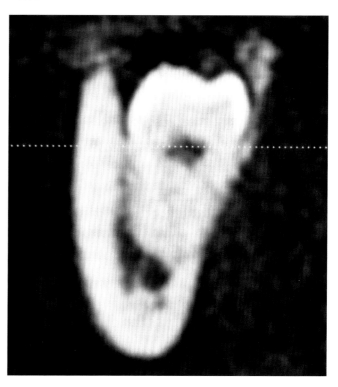

图 1-4　CBCT 冠状位片显示下牙槽神经从#32 根尖 1/3 穿过

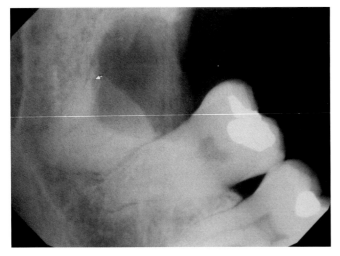

图1-5　根尖片显示#32截冠术后。注意整个临床牙齿从釉质牙骨质界根方截断以保证没有釉质残留，将牙根修正至骨缘下3~4mm处

病例报告1-2　57岁患者，以"#32区局部持续痛、牵涉性痛，局部探诊较深"为主诉就诊。见图1-6 ~ 图1-8。

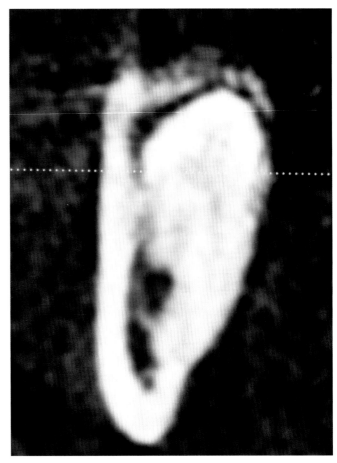

图1-7　CBCT冠状位片显示下牙槽神经于#32根中1/3穿过

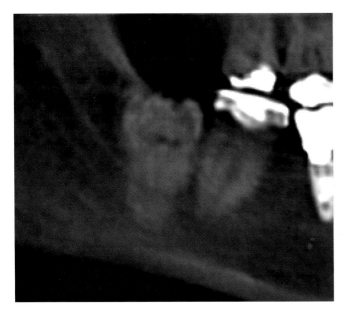

图1-6　2D片显示下颌管骨白线于#32根尖区域突然中断

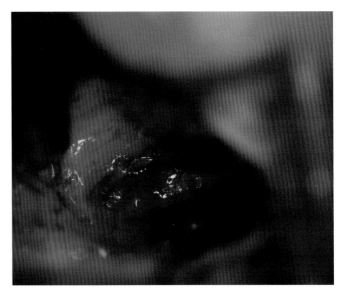

图1-8　#32拔牙创显示完整的下牙槽神经沿舌侧骨板前行

## 参考文献

Apostolakis,D. , 2012. The anterior loop of the inferior alveo-larnerve：prevalence，measurement of its length and a recommendation for interforaminal implant installation based on cone beam CT imaging. *Clinical Oral Implants Research*, 23, pp. 1022-30.

Chan, H-L. , 2010. Significance of the lingual nerve during periodontal/implant surgery. *Journal of Periodontology*, 81, pp. 372-7.

Ghaeminia, H. , 2009. Position of the impacted third molar in relation to the mandibular canal：diagnostic accuracy of cone beam computed tomography compared with panoramic radiography. *International Journal of Oral and Maxillofacial Surgery*, 38, pp. 964-71.

Janfaza, P. , 2011. *Surgical anatomy of the head and neck*. Cambridge, MA：Harvard University Press.

Kim,S. T. , 2009. Location of the mandibular canal and topography of its neurovascular structures. *Journal of Craniofacial Surgery*, 20, pp. 936-9.

Levine, M. H. , 2007. Location of inferior alveolar nerve position：a clinical and radiographic study. *Journal of Oral and Maxillofacial Surgery*, 65,pp. 470-74.

（王希乾　彭利伟　译）

# 第2章　埋伏牙的显露和黏结

通过正畸牵引，可促使深度埋伏牙和（或）错位牙萌出。

## 适应证

1. 合适的牙弓长度以容纳牙槽弓内的埋伏牙。
2. 合适的牙间隙以容纳牙槽内的埋伏牙。
3. 对侧牙弓上需有萌出或埋伏的牙齿以对称。
4. 埋伏牙发育正常，无畸形或病理性改变。

## 禁忌证

1. 埋伏牙重新定位将导致邻牙牙根组织损伤。
2. 预计的牵引路径上有其他结构（如邻牙牙根、多生牙、牙瘤等）。
3. 埋伏牙畸形或者有相关的病理性改变。

## 方法与步骤

1. 局部阻滞和浸润麻醉。沿局部骨膜下注射，有利于黏骨膜瓣的剥离和止血。
2. 去除牵引路径上的乳牙和（或）功能性缺隙保持器。
3. 沿缺牙区间隙牙槽嵴顶或者滞留乳牙的拔牙窝设计切口，从中间切开附着于牙槽嵴的软组织，这样可使埋伏牙穿过角化组织时获得理想的牙周支持。
4. 掀起全厚的黏骨膜瓣，根据需要可以在远端做松弛切口以增加显露（见病例报告2-1之图2-6和病例报告2-2之图2-16）。
5. 埋伏牙常可通过局部隆起和（或）牙囊辨认，埋伏牙表面较薄的骨质可以用骨膜剥离器去除（见病例报告2-2之图2-16）。如果显露埋伏牙的临床牙冠需要去除大量的骨质，可以使用带冲洗的小圆钻去除。
6. 埋伏牙的临床牙冠显露后，用电刀去除牙囊（见病例报告2-1之图2-7、病例报告2-2之图2-17）。电刀去除牙囊非常快捷且止血效果良好。
7. 如果需要可在局部周围组织注射含有血管收缩剂的局部麻醉药辅助止血。
8. 在釉质牙骨质界处放置一个吸引管保持局部视野清晰及干燥，干燥的表面有利于保障黏结的效果，提供强有力的黏结力。
9. 维持牙冠表面干燥，在埋伏牙的切端或者咬合面理想牵引方向上放置托槽，以便将埋伏牙牵引至目标位置。
10. 托槽放置于恰当位置后，用棉镊或者组织镊测试与托槽相连的链条，确保有强有力的黏结效果，多余的黏固剂用带冲洗的小圆钻去除。
11. 链条通过4-0缝线固定于正畸弓丝，去除过多的链条以防链条松弛（见病例报告2-1之图2-11、病例报告2-2之图2-18），链条过度松弛将导致托槽松脱。
12. 黏骨膜瓣复位后，用4-0铬缝合线对位缝合手术创口（见病例报告2-1之图2-13）。

## 术后管理

1. 根据创伤的大小酌情给予止痛药。
2. 抗生素不需要常规给予。
3. 术后第二天患者可正常活动。
4. 埋伏牙显露后，正畸牵引需尽快进行，通常在显露5~21d进行。对于已脱位的牙齿需即刻开始牵引以防粘连发生。

## 并发症

### 早期并发症

1. **出血**　关闭手术创口前止血不充分，或者因多数患者较年轻，可能合并有未发现的凝血功能障碍性疾病。
2. **托槽分离**　因黏固过程中隔湿不充分导致。需要在显露后72h内，在黏骨膜瓣没有充分愈合前再次黏固托槽。
3. **感染**　罕见，可使用抗生素或氯己定等口腔漱口剂。

通过体检或 X 线片检查确认有脓肿形成，需要给予切开引流。

## 后期并发症

1. **托槽分离**　通常因牙齿粘连或者牵引力过大导致。

2. **牙齿移动失败**　治疗方案包括再次显露埋伏牙，去除更多的周围骨质，用牙挺松动埋伏牙，建立一个穿经牙槽骨的骨性通道以利于牙齿移动。术中需注意防止损伤釉质牙骨质界和牙周韧带，损伤这些组织可能导致潜在的牙周缺损及继发的粘连。如果上述方法无效，可以考虑拔除埋伏牙，并通过正畸或者种植牙关闭牙间隙。

3. **牙周缺损**　通过保守的翻瓣，使用正畸托槽，保守性去除埋伏牙临床牙冠周围骨质，以及通过附着角化龈牵引埋伏牙等均可降低牙周缺损发生的风险。此外，用带状托槽代替沿釉质牙骨质界的钢丝托槽可以降低牙周缺损，形成理想的牙周支持。

## 要点

1. 影像学检查可以使术者了解埋伏牙的准确位置，是位于唇颊侧还是腭舌侧，是否有其他结构（如邻牙牙根、多生牙、牙瘤等）造成的干扰，并且可以了解埋伏牙是否有畸形或者相关的病理性改变。影像学检查包括口腔曲面断层片、根尖周片、咬合片及口腔 CT 等。使用根尖片和咬合片时要充分了解 Clark's 原则（如 SLOB 原则，即"相同为舌侧，相反为颊侧"）。

2. 黏固托槽前与正畸医生充分沟通十分重要。清楚萌出牵引方向和整体的正畸方案，将更有利于托槽的精确定位和获得理想的治疗效果。

3. 有些正畸医生倾向于在全口正畸前数周进行埋伏牙的显露和黏固，在这种情况下显露黏固埋伏牙后将丝线环绕固定于该牙牵引位置的邻牙周围。例如上颌埋伏尖牙，丝线可以固定于侧切牙的釉质牙骨质界下方。

4. 埋伏牙放置的位置越垂直，牵引成功率越高，发生粘连的概率越低。

5. 总是在牙槽嵴顶设计切口，所有的切口均须从中间切开牙槽嵴上的附着组织，这可以使埋伏牙通过角化组织牵引萌出，可以获得理想的牙周支持。在牙槽黏膜内设计切口将导致牙齿通过非附着组织萌出，牵引完成后将会导致牙周支持缺损。

6. 充分显露埋伏牙的临床牙冠和保证黏结面干燥是成功黏固埋伏牙的关键因素，选择特别设计的口腔正畸黏固剂也是成功的重要保证。

7. 黏固好托槽，以便于在正畸医生开启链条后可以将埋伏牙沿预期的路径牵引萌出。托槽需固定于埋伏牙的切端或者咬合端，以便于正畸医生能理想地控制埋伏牙的移动。

8. 正畸牵引需在显露后尽快进行，最晚不超过显露后 3 周。对于脱位的牙齿为防止粘连需即刻开始牵引。

9. 以上介绍的技术因其为显露、黏固后黏膜瓣复位关闭手术创口，通常被称为闭合萌出技术。同样也可以采用开放萌出技术。开放萌出技术最初应用于腭侧埋伏的上颌尖牙，因考虑到若使用闭合技术，其垂直方向的牵引可造成上颌尖牙邻牙牙根的吸收。开放萌出技术像闭合牵引一样，切口要平分附着黏膜，充分去除埋伏牙牙冠周围骨质。黏膜瓣复位后覆盖于埋伏牙表面，在埋伏牙牙冠表面的黏膜上做一贯穿孔。穿孔处用外科敷料包扎（通常使用牙周包；Coe‐Pak，GC American Inc.，Alsip，IL，US）或者其他装置（栓、托槽、铬钢冠等），使埋伏牙自主萌出至咬合平面。

## 病例报告

**病例报告 2-1**　腭侧埋伏牙。患者，女，14 岁。#6 和#11 阻生，c 和 h 乳牙滞留。患者已经进行了 9 个月的全口正畸治疗以排齐牙齿、解除前牙拥挤（图 2-1~图 2-13）。

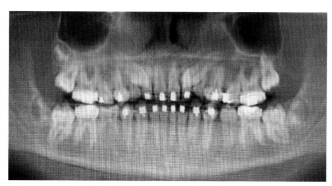

图 2-1　口腔曲面断层显示 c 和 h 乳牙滞留，#6 和#11 埋伏牙

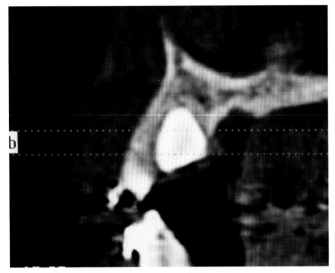

图2-2　CBCT矢状位片#6腭侧阻生

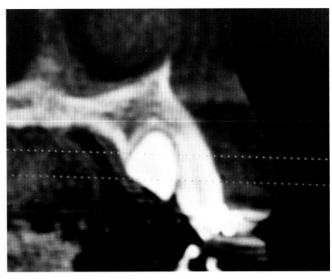

图2-3　CBCT矢状位片#11腭侧阻生

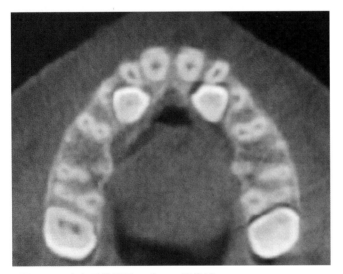

图2-4　咬合面片显示#6和#11埋伏牙

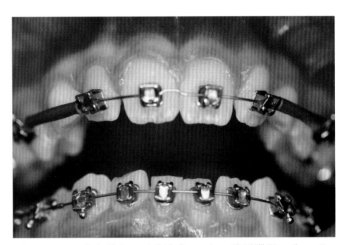

图2-5　14岁患者全口正畸治疗，c和h乳牙滞留，为#6和#11埋伏牙起到缺隙保持器的作用

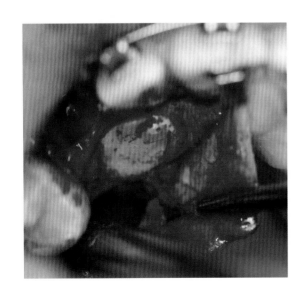

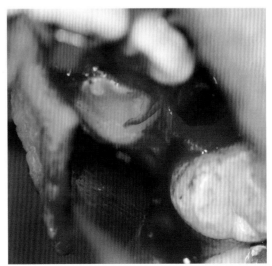

图2-6　拔除滞留乳牙c和h，牙槽嵴切口并翻起全厚的黏骨膜瓣以显露#6和#11。黏骨膜瓣未在中线连接，目的是为了保持切牙管及其内容物的完整性

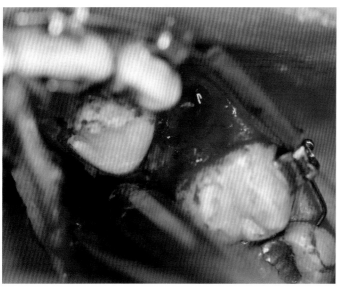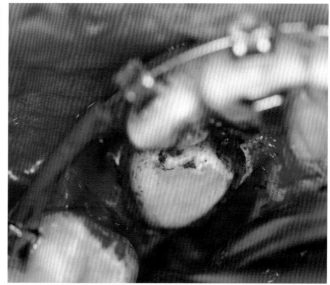

图 2-7　去除牙囊及牙冠周围的骨质以便显露#6 和#11 的临床牙冠

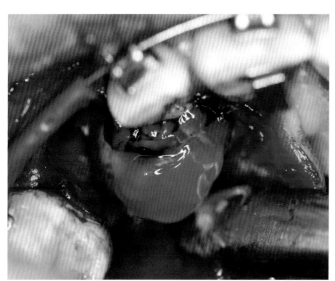

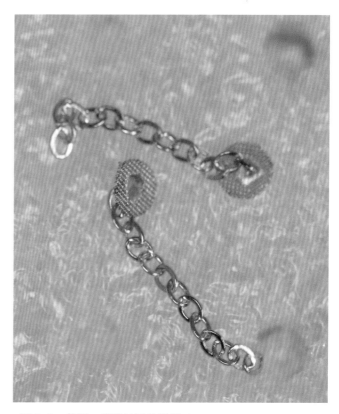

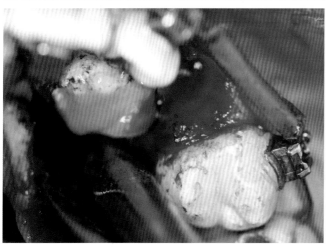

图 2-8　在埋伏牙#6 和#11 上涂布酸蚀剂

图 2-9　使用一矮型的网状托槽（Cusp-Lok Chain and Mesh，Xemax Surgical Products, Inc., Napa, CA, USA）附着于埋伏牙上。网状结构可以使黏结剂和托槽更有力地黏结，矮型设计可以防止托槽移位

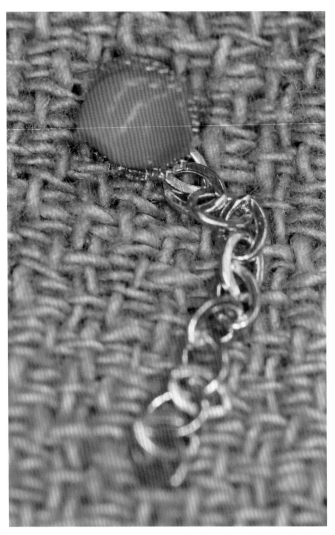

图 2-10　只需使用少量黏固剂，过多的黏固剂并不能增加黏固效果，反而产生斑块缺陷

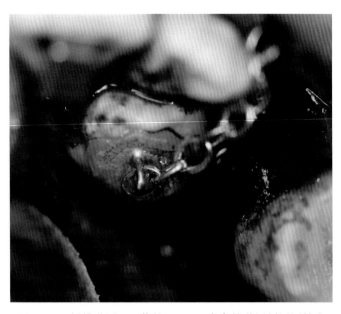

图 2-11　托槽黏固于埋伏的#11上，多余的黏固剂用圆钻去除。去除多余的链条防止松脱。用 4-0 丝线固定链条于正畸弓丝上

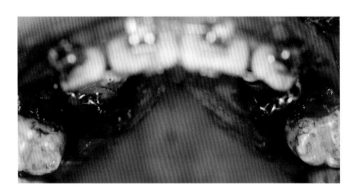

图 2-12　用 4-0 丝线将链条固定于正畸弓丝上

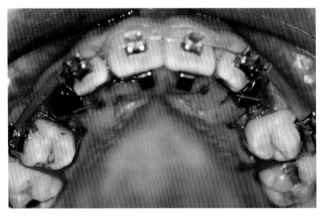

图 2-13　双侧的腭黏骨膜瓣用 4-0 铬缝合线间断对位缝合于乳尖牙的拔牙窝及牙间楔状隙

**病例报告 2-2**　唇侧埋伏牙　患者，女，15 岁，#11 未能按时萌出。患者已经进行了 6 个月的正畸治疗，乳牙列全部丧失。正畸治疗已经为#11 的牵引创造了足够的间隙（图 2-14~图 2-18）。

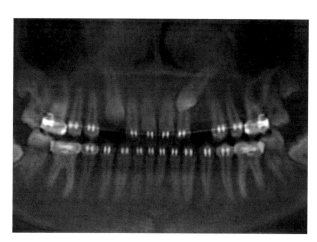

图 2-14　口腔曲面断层显示#6 垂直萌出，#11 埋伏阻生

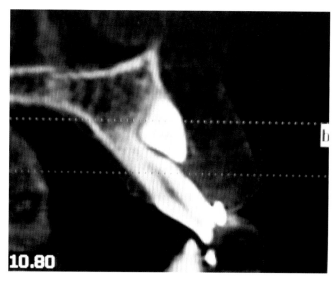

图 2-15　CBCT 矢状位片显示#11 唇侧阻生

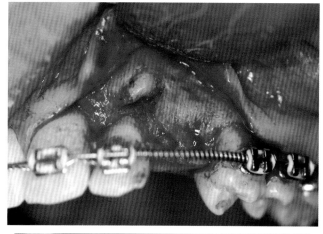

图 2-16　牙槽嵴切口，翻起全厚的黏骨膜瓣以显露#11。用骨膜剥离器去除#11 表面的薄壁骨质以将其显露定位

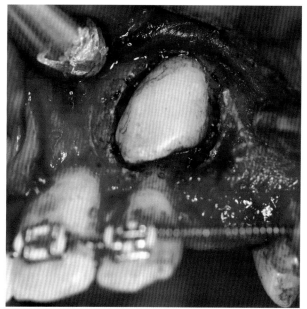

图 2-17　去除#11 的牙囊及其周围骨质以显露其临床牙冠

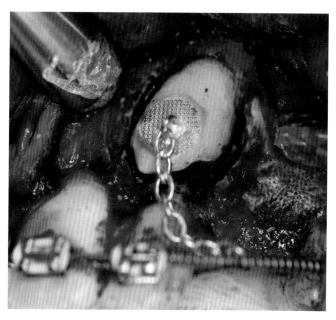

图 2-18　放置托槽，去除多余的黏固剂，去除多余链条，用4-0 缝线将链条固定在正畸弓丝上

**参考文献**

Caminiti, M. F., Sandor, G. K., Giambattistini, C. and Tompson, B., 1998. Outcomes of the surgical exposure, bonding and eruption of 82 maxillary canines. *Journal of the Canadian Dental Association*, 64, pp. 576-59.

Chaushu, S., Becker, A., Zeltser, R., Branski, S., Vasker, N. And Chaushu, G., 2005. Patient's perception of recovery after exposure of impacted teeth: a comparison of closed versus open eruption techniques. *Journal of Oral and Maxillofacial Surgery*, 63, pp. 323-9.

Kurol, J., Erikson, S. and Andreasen, J. O., 1997. The impacted maxillary canine. In: J. O. Andreasen, J. K. Petersen and D. Laskin, eds. 1997. *Textbook and color atlas of tooth impactions*. Copenhagen: Munksgaard.

Kokick, V. G., 2010. Preorthodontic uncovering and autonomous eruption of palatally impacted maxillary canines. *Seminars in Orthodontia*, 16, 205-11.

（王希乾　彭利伟　译）

# 第3章　义齿修复前外科

## 纤维性结节修整术

纤维性结节修整术是一种去除上颌结节处过多软组织的操作方法。

### 适应证

1. 过多的软组织结节。
2. 干扰口腔义齿修复。
3. 感染、溃疡形成，伴或不伴疼痛。
4. 咀嚼功能失调或创伤。

### 禁忌证

1. 口内外形已足够进行可保持的、稳定的义齿修复。
2. 义齿修复空间足够。

### 手术方法与步骤：楔形修整

1. 根据口腔修复治疗计划，用无菌记号笔标记需要切除的组织（病例报告 3-1 之图 3-1）。
2. 用含有血管收缩剂的局部麻醉药进行上牙槽后神经和腭大神经阻滞麻醉，通常还在纤维结节局部浸润注射含有血管收缩剂的局部麻醉药以辅助止血。
3. 在需行组织修整区域的后份上牙槽嵴处设计椭圆形切口，并全厚切开、去除切口内楔形的软组织（病例报告 3-1 之图 3-2）。如果还有多余的组织需要切除，可以切除颊侧和（或）腭侧软组织瓣，直至达到所需修整量（病例报告 3-1 之图 3-3）。

4. 多余组织切除完毕后充分止血，用 3-0 可吸收缝线无张力缝合、关闭手术创口（病例报告 3-1 之图 3-4）。

### 术后管理

1. 根据切除范围大小及患者反应决定是否应用止痛药。
2. 24h 内严格流质饮食，根据伤口恢复情况逐步转为正常饮食。
3. 术后可用盐水漱口，每日 3 次。
4. 对于行即刻义齿修复的患者，其义齿的调整、基托的重衬等可于术后 72h 内进行。

### 并发症

1. **出血**　腭大动脉、腭小动脉的出血可以通过局部直接压迫止血处理。
2. **感染**　因口腔卫生较差、食物嵌塞及不合适的义齿造成的局部组织坏死所致。通过改善口腔卫生环境、0.12%氯己定溶液漱口和口服抗生素治疗。
3. **组织坏死**　通常因上颌义齿贴合较差导致，通过重衬或者摘除不当义齿及去除坏死组织治疗。

### 病例报告

病例报告 3-1　患者 54 岁，口腔修复科会诊后建议去除左侧上颌结节处过多的软组织，以便于局部可摘义齿的制作（图 3-1~图 3-4）

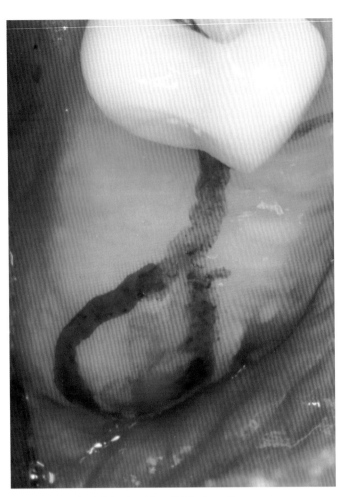

图 3-1　确定手术切除区域，并标记切口线

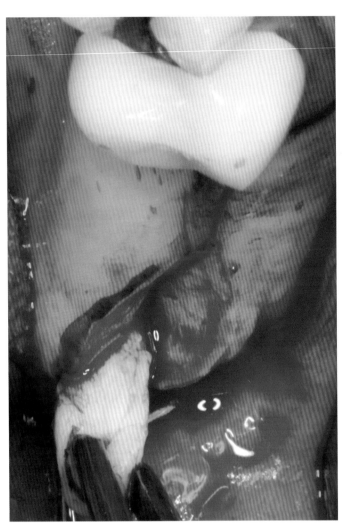

图 3-2　设计全厚的黏膜瓣椭圆形切口，楔形切除标记区域内的软组织

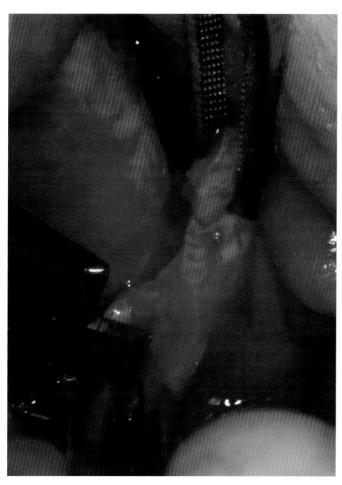

图 3-3 沿颊、腭侧黏膜瓣下部切除多余的软组织

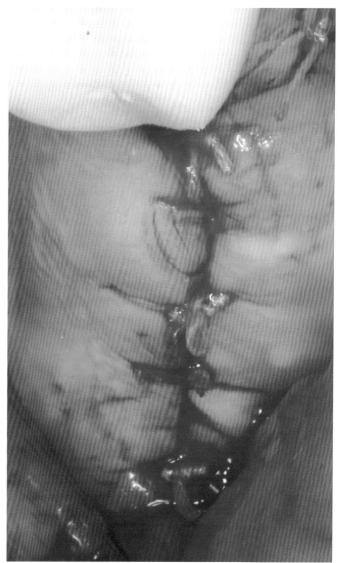

图 3-4 用可吸收缝线，无张力条件下关闭创面

### 下颌隆凸修整术

下颌隆凸修整术是一种切除或修整下颌骨骨性结节或隆突的操作方法。

#### 适应证

1. 下颌隆凸干扰义齿修复。
2. 下颌隆凸表面组织因创伤出现感染或溃疡。
3. 舌系带疼痛或受挤压。
4. 咀嚼功能失调。
5. 影响语音功能。

#### 禁忌证

1. 无症状的下颌隆凸。
2. 软、硬组织结构充足，骨性关系正常，可以提供稳定

满意的义齿修复条件。
3. 影响软、硬组织愈合的全身因素（如静脉应用二膦酸盐、头颈部放疗病史等）。

#### 区域解剖

约有 7.75%~15% 的患者有下颌隆凸，其中有多达 80% 为双侧隆凸。下颌隆凸发生在颌舌骨嵴上方，通常位于尖牙和前磨牙区域。

#### 手术方法与步骤

1. 下颌隆凸或结节修整术可在局部麻醉、局部麻醉加适度镇静或者全麻下进行。局部麻醉时需阻滞下牙槽神经及舌神经。在隆凸或结节表面黏膜下注射含有血管收缩剂的局部麻醉药以水性分离局部较薄的组织。

2. 根据现有的牙列，在隆凸区域的牙齿舌侧龈沟或牙槽嵴处设计切口，前后延伸切口以便于完全无张力显露下颌隆突。

3. 掀起全厚的黏骨膜瓣，用骨膜剥离器轻柔地牵拉开黏骨膜瓣、舌及口底组织。

4. 在去除比较大的隆凸时，通常用裂钻切开隆凸上一半或四分之三的部分，在隆凸下方放置一个剥离器给予对抗支持后，用骨凿以可控力将隆凸从下颌骨舌侧切除。剩余及边缘不规则的部分可以用磨钻或骨锉去除、磨平。小隆凸单用磨钻即可将其磨除。

5. 冲洗手术创口后，止血，黏骨膜瓣复位后用可吸收缝线无张力关闭手术创口，黏骨膜瓣撕裂时可以间断缝合。

6. 对于较大的隆凸修整术，术后即刻戴入印模或者组织适应的义齿是有益的。

### 要点

1. 术中在舌侧骨面下适当的部位放置剥离器有利于显露下颌隆凸，保护黏骨膜瓣及舌、口底组织，降低医源性损伤可能。

2. 需要注意，手术需去除全部比较锐利的骨性边缘，尤其是颌舌骨嵴下方，以避免需要再次修整或者义齿修复后疼痛。

### 腭部隆凸修整术

腭部隆凸修整术是一种切除或修整腭中线附近的骨性隆凸或结节的操作方法。

### 适应证

1. 隆凸表面黏膜反复创伤。

2. 影响语音及吞咽。

3. 隆凸边缘沟较深，易导致食物嵌塞及口臭。

4. 咀嚼功能失调。

5. 干扰义齿修复。

6. 隆凸延伸至义齿堤坝区，影响义齿封闭性。

7. 疼痛。

8. 应用二膦酸盐治疗及头颈部放疗之前的患者。

### 禁忌证

1. 无症状隆凸。

2. 对义齿修复影响极小或无影响的隆凸。

3. 无咀嚼功能影响的隆凸。

4. 不影响语音及吞咽的隆凸。

5. 影响骨及组织愈合的全身因素（二膦酸盐应用及头颈部放疗病史）。

### 区域解剖

大约有20%的人有上颌骨腭部隆凸，且特征性地位于硬腭中线位置。

### 手术方法与步骤

1. 上颌骨腭部隆凸切除可以在单独局部麻醉、局部麻醉加适度镇静或全麻下进行。局部麻醉需要进行双侧的腭大神经和切牙神经阻滞麻醉，在隆凸局部黏膜下注射含有血管收缩剂的局部麻醉药以使较薄的组织从腭部隆凸水化分离。

2. 沿隆凸中线设计一个双Y形的切口，前后分别做松弛切口（病例报告3-2之图3-7）。

3. 沿骨膜下钝性剥离，显露整个隆凸及相邻的骨质区域（病例报告3-2之图3-8），放入双侧骨膜下拉钩，以保护双侧的黏膜瓣，降低医源性损伤。

4. 比较大的隆凸可以先用裂钻分割成数块，再用骨锤与弯骨凿将其去除。比较小的隆凸可单用骨钻磨除。

5. 隆凸去除后边缘比较锐利、不光滑的部分可以用磨钻或骨锉等磨平（病例报告3-2之图3-9）。

6. 冲洗手术创口后彻底止血，用可吸收缝线一期关闭手术创口（病例报告3-2之图3-10），撕裂的黏骨膜瓣可用可吸收缝线间断缝合。

7. 对于较大的隆凸修整术，术后即刻戴入印模或者组织适应的义齿是有益的（图3-5、图3-6）。

### 上、下颌隆凸修整术的并发症

1. **伤口裂开**　隆凸表面的黏骨膜常薄而易脆。术后伤口裂开的处理包括保持良好的口腔卫生、餐后及全天盐水漱口等。如果怀疑伤口裂开与义齿有关，需暂停戴该义齿，直至伤口愈合，或换戴组织适应的义齿。

2. **血肿形成**　术后即刻局部压迫或者戴入义齿可以降低发生的可能性。血肿发生24h后，可根据血肿的大小，选择穿刺抽吸或者局部切开引流。

### 要点

1. 应用预成型的全口义齿或者腭部的赝复体（图3-6），可以有效地降低较大的隆凸切除术后患者的不适感和食物嵌塞，对手术创口区域局部加压有利于伤口软组织的理想愈合。

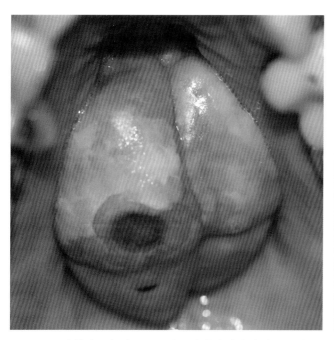

图 3-5 有较大腭部隆凸的患者通常伴有食物嵌塞、口臭、疼痛、表面黏膜慢性溃疡等

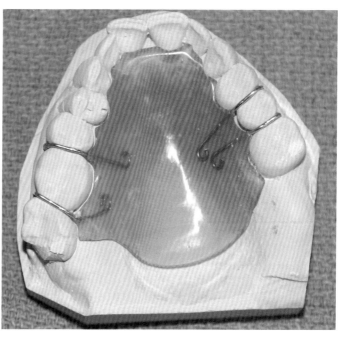

图 3-6 图 3-5 患者的预成型的腭部赝复体。术后即刻佩戴临时的赝复体有利于伤口止血、提高患者的舒适感，以及利于软组织的理想愈合

**病例报告**

**病例报告 3-2** 病例报告 3-2 患者，女，46 岁。上颌全口活动义齿修复前要求切除腭部隆凸（图 3-7~图 3-10）。

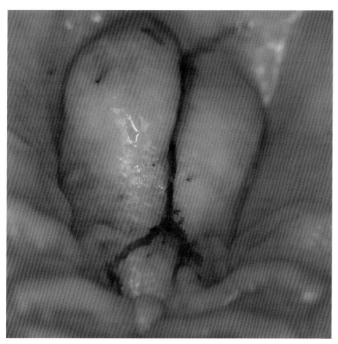

图 3-7 沿腭部隆凸中线设计双 Y 式切口

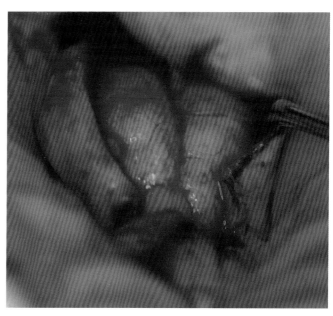

图 3-8 掀起全厚的黏骨膜瓣，完全显露腭部隆凸及周围相邻骨质

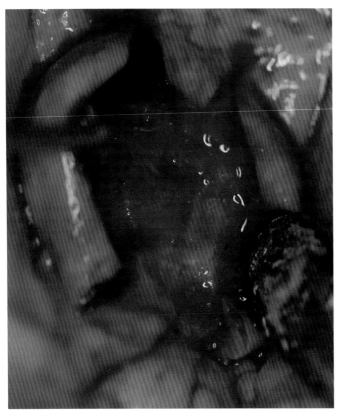

图 3-9　充分切除腭部隆凸并修整不规则的骨边缘

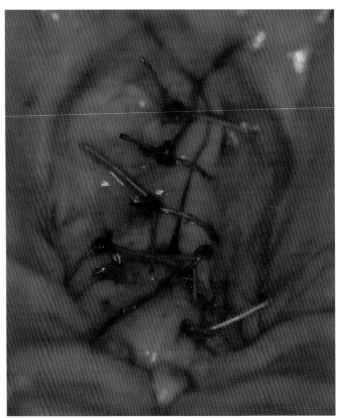

图 3-10　使用可吸收缝线间断缝合，一期关闭手术创口

**参考文献**

Gahleitner, A., Hofschneider, U., Tepper, G., Pretterklieber, M., Schick, S., Zauza, K. and Watzek, G., 2001. Lingual vascular canals of the mandible: evaluation with dental CT. *Radiology*, 220, 180-89.

Guernsey, L. H., 1984. Preprosthetic surgery. In: G. O. Kruger, ed. *Textbook of oral and maxillofacial surgery.* 6th ed. St. Louis, MO: Mosby. Pp. 106-66.

Haug, R. H. 2012. Microorganisms of the nose and paranasal sinuses. *Oral and Maxillofacial Surgery Clinics of North America*, 24(2), 191-6.

Kolas, S., Halperin, V., Jefferis, K. R., Huddleston, S. and Robinson, H. B., 1953. The occurrence of torus palatinus and torus mandibularis in 2, 478 dental patients. *Oral Surgery*, 6, 1134-43.

Morrison, M. and Tamimi, F., 2012. Oral tori are associated with local mechanical and systemic factors: a case-control study. *Journal of Oral and Maxillofacial Surgery*, 71(1), 14-22.

Scott, R. F. and Olson, R. A. J., 1995. Minor preprosthetic procedures. In: R. J. Fonseca and W. H. Davis, eds. *Reconstructive preprosthetic oral and maxillofacial surgery.* 2nd ed. Philadelphia: W. B. Saunders. Pp. 733-42.

（王希乾　彭利伟　译）

# 第4章 拔牙位点（牙槽窝）保存

本章所讲的是一种拔牙后进行的、为将来牙种植保存或增加骨高度与宽度的方法。

## 适应证

1. 防止拔牙后牙槽嵴萎缩。
2. 恢复因感染、创伤和（或）拔牙性创伤导致的骨缺损。

## 禁忌证

1. 将来无法安放种植体的部位。
2. 患者自身条件不能耐受种植牙。

## 方法与步骤

1. 拔牙开始前需应用抗生素及氯己定漱口。
2. 拔牙过程中需注意保护颊侧皮质骨板及牙槽间隔，做到无创拔牙（病例报告4-1之图4-3）。
3. 刮除牙槽窝内的所有根尖及肉芽组织。
4. 拔牙创充分冲洗，继以多西环素膏涂于拔牙窝骨壁5min。
5. 细小颗粒的移植物置入缺损区并压实。
6. 局部覆盖胶原蛋白膜（病例报告4-1之图4-4），以稳固移植物并引导组织再生。用可吸收缝线"8"字形缝合固定胶原蛋白膜及关闭拔牙创。

## 术后管理

1. 术后可以给以镇痛药或者非甾体类抗炎药。
2. 移植区域避免挤压，术后禁止使用吸管，避免术侧咀嚼，保持软质饮食1周。

3. 术后48h后开始用温盐水漱口，持续至移植区开始黏膜化。
4. 术后康复期戒烟。

## 并发症

1. 移植物缺失。
2. 移植物固位不良。
3. 感染。

## 要点

1. 并非所有的拔牙窝都需要移植，尤其是没有骨壁缺损、颊侧壁较厚的拔牙窝。
2. 重组人骨形态发生蛋白2已经获得美国食品药品管理局的许可，应用于拔牙窝骨缺损的牙槽嵴增高。
3. 拔牙后，一般均会发生牙槽嵴萎缩。2012年Tan等报道显示：拔牙6个月后，在没有进行牙槽窝的保存性移植时，其水平向骨丧失29%~63%，垂直高度丧失11%~22%。

## 病例报告

病例报告4-1　患者，男，39岁。拔除#30并进行牙槽窝保存移植以利后期进行种植义齿修复。临床和影像学检查提示：#30牙颊侧牙根完全暴露，颊、舌侧骨板缺损，牙龈明显萎缩并伴脓肿形成（图4-1~图4-5）。

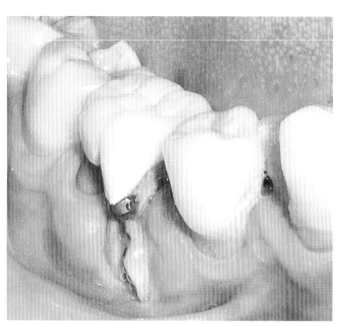

图 4-1 #30 牙颊侧骨板缺损，伴严重的牙龈萎缩

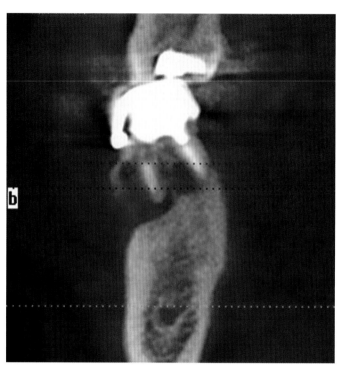

图 4-2 CBCT 显示：颊、舌侧骨板缺损，伴脓肿形成

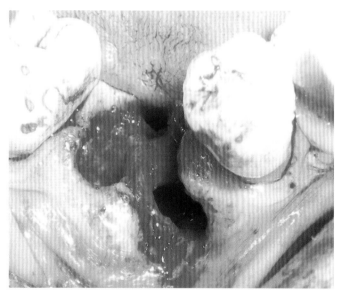

图 4-3 无创拔除#30 牙，搔刮拔牙窝，清除所有肉芽及感染组织

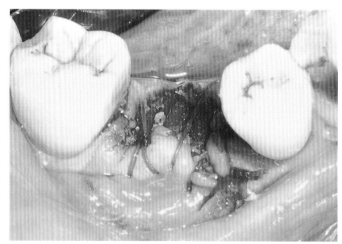

图 4-4 细颗粒形的移植物被压缩置入拔牙创，胶原蛋白膜覆盖后以 4-0 线缝合固定

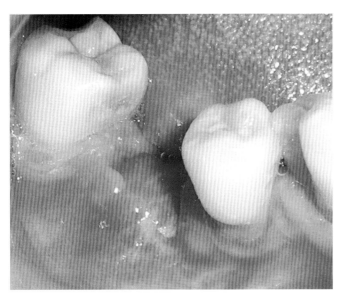

图 4-5　#30 牙拔除及牙槽窝保存移植 4 周后该位点情况

## 参考文献

Barone, A., Aldini, N. N., Fini, M., Giardino, R., Calvo Guirado, J. L. and Covani, U., 2008. Xenograft versus extraction alone for ridge preservation after tooth removal: a clinical and histomophometric study. *Journal of Periodontology*, 79, 1370-77.

Block, M. S., 2004. Treatment of the single tooth extraction site. *Oral and Maxillofacial Surgery Clinics of North America*, 16, 41-63.

Cardaropoli, G., Araujo, M. and Lindhe, J., 2003. Dynamics of bone tissue formation in tooth extraction sites: an experimental study in dogs. *Journal of Clinical Periodontology*, 30, 809-18.

Cawood, J. I. and Howell, R. A., 1988. A classification of the edentulous jaws. *International Journal of Oral and Maxillofacial Surgery*, 17, 232-6.

Fiorellini, J. P., Howell, T. H., Cochran, D., Malmquist, J., Lilly, L. C., Spagnoli, D., Toljanic, J., Jones, A. and Nevins, M., 2005. Randomized study evaluating recombinant human bone morphogenetic protein-2 for extraction socket augmentation. *Journal of Periodontology*, 76, 605.

Froum, S., Cho, S. C., Rosenberg, E., Rohrer, M. and Tarnow, D., 2002. Histological comparison of healing extraction sockets implanted with bioactive glass or demineralized freeze-dried bone allograft: a pilot study. *Journal of Periodontology*, 73, 94-102.

Tan, W. L., Wong, T. L., Wong, M. C. and Lang, N. P., 2012. A systematic review of post-extractional alveolar hard and soft tissue dimensional changes in humans. *Clinical Oral Implants Research*, 23 (Suppl. 5), 1-21.

Trombelli L., Farina, R., Marzola, A., Bozzi, L., Liljenberg, B. and Lindhe, J., 2008. Modeling and remodeling of human extraction sockets. *Journal of Clinical Periodontology*, 35, 630-39.

（王希乾　彭利伟　译）

# 第 5 章　外嵌植骨术

外嵌植骨术是一种通过增加上、下颌骨硬组织量，以利于植入骨内种植体的操作方法。

## 适应证

1. 理想的修复区域，上、下颌骨的高度和宽度不足以植入种植体。
2. 距离重要结构有足够的空间进行螺钉固定。

## 禁忌证

1. 无最终义齿修复所需的足够间隙。
2. 有静脉应用二膦酸盐既往史。
3. 免疫抑制的患者。
4. 移植及种植区域有放疗史。
5. 相对禁忌证包括未控制的糖尿病、吸烟、酗酒、牙周炎活动期、长期皮质类固醇治疗应用等。

## 口内入路牙槽嵴增高方法与步骤

1. 根据术前影像及模型评估牙槽嵴需要增加的量。
2. 术前需与患者交流手术的风险、预后效果及移植物的选择等，根据缺损的大小、部位、患者的要求及术者的偏好选择移植物的种类（自体或异体）。
3. 根据患者的具体情况如需植骨量的多少、供体部位、患者的焦虑程度以及既往病史等可以选择局部麻醉、静脉镇静及全麻等不同的麻醉方式。
4. 术前30min预防性应用抗生素，术前用氯己定或者碘伏溶液冲洗口腔防止感染。
5. 需植骨区行局部麻醉：下颌采用局部阻滞麻醉，上颌采用局部浸润麻醉。另外可在受区组织内注入局部麻醉药物，以减少术中出血及骨膜下水性分离骨表面的黏膜组织。
6. 用15号刀片从萎缩的牙槽嵴顶正中切开角化的组织，一般需要做垂直的松弛切口以充分显露手术区域及术

后无张力缝合手术创口。

7. 沿骨膜掀起全厚黏骨膜瓣，显露萎缩的牙槽区域（病例报告5-1之图5-1和图5-8），测量骨缺损范围，根据缺损的大小选择自体或异体移植物的大小。
8. 对于块状移植物，受植区域需要用圆形磨钻修整（病例报告5-1之图5-2），以利于移植物与下方的牙槽骨充分接触。
9. 用701号钻在颊侧皮质骨上打孔，促进局部血液供给。用15号刀片松解骨膜（病例报告5-2之图5-8），以增加黏骨膜瓣的活动度，便于无张力关闭手术创口。
10. 将块状或颗粒状移植物植入受植区域。块状移植物需与深面的牙槽骨保持齐平、贴合良好，并完全填充至移植区，无过锐的边、角。块状移植物需用2个微型螺钉固定于受植区域（病例报告5-1之图5-4和病例报告5-3之图5-23）。颗粒移植物被用于移植物与受区所有残余空隙的填塞（病例报告5-3之图5-23）。
11. 向前滑动全厚黏骨膜瓣，检视其能否无张力覆盖创面。根据术者的偏好、移植区伤口张力情况及黏骨膜瓣有无撕裂，可考虑是否使用生物膜（病例报告5-2之图5-11）。
12. 用3-0或4-0缝线无张力缝合手术创口（病例报告5-2之图5-12）。

## 口外入路下颌骨增高的方法与步骤

1. 根据术前影像及模型评估需要增加的骨量。
2. 术前静脉给予抗生素、唾液抑制剂、类固醇。经口气管插管后，供区及移植区常规消毒铺巾，无菌记号笔标记。
3. 切口区域局部注射含有血管收缩剂的局部麻醉药物。口角后方预植骨区之颈阔肌浅层注射短效局部麻醉药物，应用神经刺激器测试面神经下颌缘支并注意保护。

4. 沿下颌骨下缘切开骨膜显露下颌骨（病例报告 5-3 之图 5-20）。尽量避免过多地剥离下颌骨舌侧及上方的骨膜。

5. 可以使用骨蜡对需要增加的骨量预成型（病例报告 5-3 之图 5-21）。根据骨蜡的形状、大小从供区取骨并塑形（病例报告 5-3 之图 5-22）。

6. 块状移植骨与受区均予以修整以充分接触，并去除锐利边、角。骨块移植物需用固位螺钉固定，螺钉需避开后期牙种植体植入区域（病例报告 5-3 之图 5-23）。需要注意固位螺钉需完全进入萎缩的下颌骨下缘，且不能穿透口腔黏膜。

7. 用颗粒状移植物填塞块状移植物周围空隙（病例报告 5-3 之图 5-23）。分层关闭手术创口，局部加压包扎。

## 术后管理

1. 术后给予止痛药和抗生素。

2. 术后 48h 流质饮食，1 周内软食，移植区域避免咀嚼。

3. 保持口腔卫生，邻近手术区域牙齿需轻柔刷洗，口内手术创口完全愈合前盐水漱口，每日 3 次。

4. 术后至少 14d 内避免佩戴增加手术区域负荷的义齿，原有的或临时义齿需重衬以减轻手术区域负荷。

5. 患者术后 7d 内避免剧烈活动。

## 并发症

1. **伤口裂开**　切口裂开的原因可能是手术创口缝合时张力过大、没有去除锐利的块状移植物边缘、受植区域移植物过多等。伤口裂开将导致移植物感染、愈合延期、移植物部分或全部缺失。伤口裂开可以通过严格的口腔卫生、氯己定冲洗、应用抗生素等处理。暴露、松动的颗粒植入物需用刮匙清除，而暴露的块状移植物则以磨钻在充分冲洗下去除。通过上述方法可保留部分没有暴露的移植物。

2. **感染**　感染通常源于术中术区污染和（或）术后伤口裂开。感染通常通过及时的切开引流和清除感染来源（感染的固定材料、松动的移植物等）、氯己定冲洗和系统应用抗生素治疗。

3. **移植物缺失**　移植物部分或全部缺失可能继发于感染或伤口裂开。严重的移植物缺失需要再次移植。

4. **神经损伤**　在获取升支外侧移植骨、显露旁正中联合区及置入固定螺钉时可能损伤下牙槽神经。术前充分评估患者的影像资料、术中仔细操作可以降低神经损伤的风险。出现神经损伤症状后需严密观察、检测、记录直至症状消失。症状未能改善的患者应请显微血管神经专家进一步评估、处理。

5. **移植物松动**　移植物松动可能继发于固定装置失败、感染等。固定不充分可能导致移植物部分或全部丧失、感染或愈合不良。

## 要点

1. 术前充分的评估患者影像资料有助于确定需要移植的范围及大小、选择移植方式以及降低神经损伤的可能。

2. 植入块状移植物前需修整受植区域，以便移植物与移植区充分接触，另外需去除锐利的边、角。

3. 移植物稳定是移植成功的关键，两个点位的固定在块状移植中是必需的，以减少愈合过程中移植物的旋转、移动。固位螺钉最好使用拉力螺钉以防止固定时移植骨块裂开。

## 病例报告

**病例报告 5-1**　患者，男，48 岁。#7 牙拔除后 12 个月，要求种植牙修复。患者的 CBCT 显示种植区域牙槽骨的高度及宽度不足以植入种植体，遂决定通过制取升支外侧移植骨以增加#7 牙区域水平及垂直的骨量（图 5-1~图 5-4）。

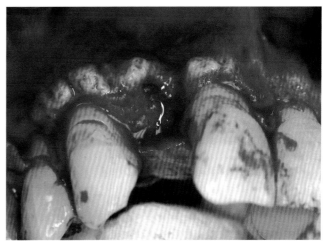

图 5-1　掀起黏骨膜瓣，可见牙槽嵴骨疣合并牙槽嵴垂直向及水平向不足

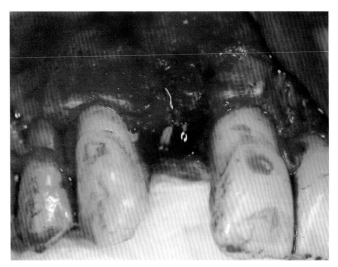

图 5-2 修整受植区域，去除骨疣，以便外嵌植骨材料与受植区域良好贴合

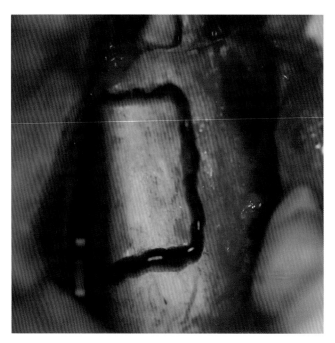

图 5-3 在牙列后方下颌支外侧行截骨

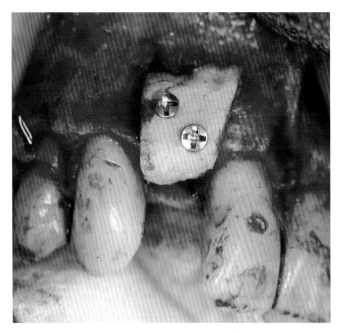

图 5-4 用固位螺钉将下颌支移植骨块固定于受植区域，去除锐利的边、角，将颗粒状骨填塞至移植骨周围空隙，随后关闭创口

**病例报告 5-2** 患者，女，64 岁。主诉跨基牙#7、#10 的 20 年固定义齿不再能使用。#7 牙边缘龋坏明显，#10 根尖周胀肿伴牙根垂直折裂。拔除#7、#10 牙，并进行拔牙位点保存性移植。由于牙槽嵴宽度不足，不能种植较大的种植体以进行种植体支持的义齿修复，修复医生要求在无牙区域植入 3 个或者更多的牙种植体。因上颌前牙区牙

槽骨萎缩，决定行颗粒状外嵌植骨术来扩增上颌骨前份牙槽骨（图 5-5~图 5-18）。

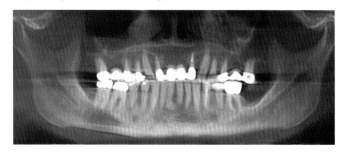

图 5-5 曲面断层片提示#7~#10 牙固定桥义齿修复已出问题

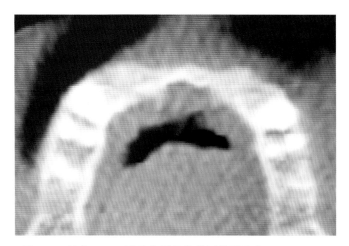

图 5-6 轴位 CBCT 显示上颌骨前份牙槽骨吸收

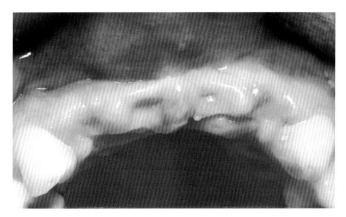

图 5-7　上颌骨前份牙槽高度足够，但是对于植入种植体而言，宽度明显不足

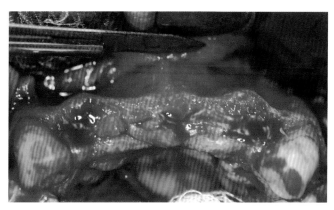

图 5-8　掀起黏骨膜瓣，并在尖牙后方设计垂直的辅助切口。用 15 号刀片松解骨膜，以便无张力关创

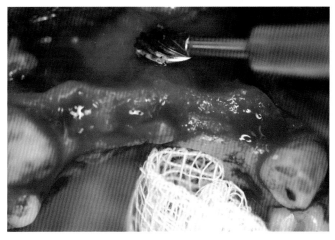

图 5-9　移植前用圆磨钻打磨受植床、刺激局部出血

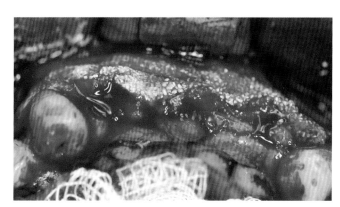

图 5-10　植入含有牛骨及纤维蛋白成分的颗粒移植物，纤维蛋白成分有利于颗粒移植物的稳定，降低移位的可能

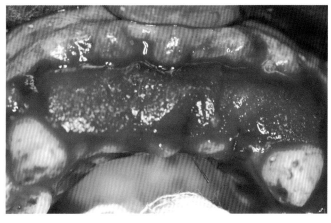

图 5-11　可吸收生物膜覆盖在颗粒状移植物上

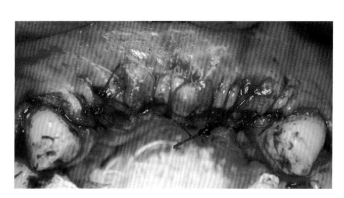

图 5-12　受植区域用可吸收缝线无张力缝合

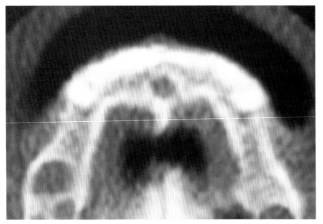

图 5-13　术后 6 个月的轴位 CBCT 显示水平骨量充足，可供植入种植体

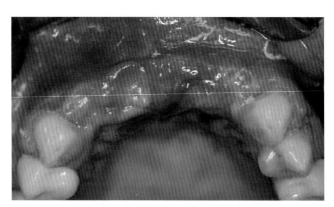

图 5-14　术后 6 个月口内组织条件与牙槽嵴宽度

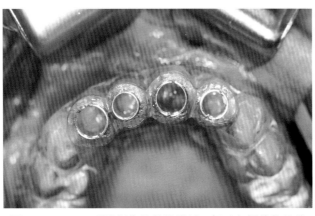

图 5-15　CBCT 引导制作的种植导板，便于上颌前份骨移植区植入种植体

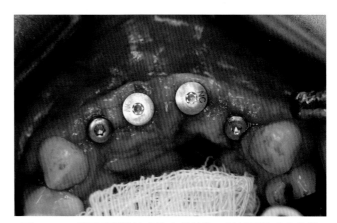

图 5-16　采用不翻瓣技术植入种植体，以尽可能减少骨膜剥离及患者术后的不适感

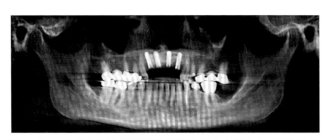

图 5-17　术后曲面断层显示种植体已植入上颌前份骨移植区

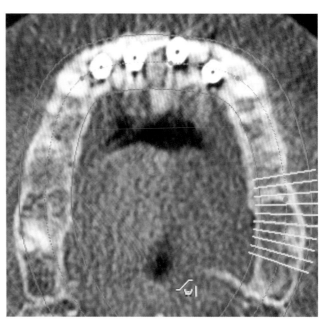

图 5-18　术后轴位 CBCT 显示上颌前份牙槽骨骨量增加及植入的种植体

**病例报告 5-3**　患者，女，68 岁。不恰当的下颌义齿修复，导致活动的穿骨种植体，以及严重的下颌骨吸收。因前份下颌骨吸收明显，决定去除原种植体，用髂嵴前部外嵌植骨重建下颌骨前份的垂直高度，以便后期进行下颌前份无牙区种植体植入。取出口内基台 8 周后，口内黏膜完全愈合后再拆除穿下颌骨的种植体，以降低口腔细菌感染移植区域的可能（图 5-19~图 5-25）。

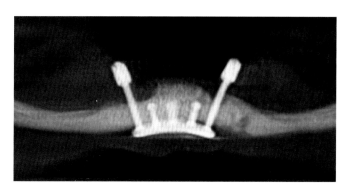

图 5-19　术前曲面断层显示下颌骨萎缩，穿下颌骨种植体失败

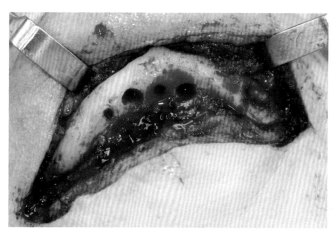

图 5-20　口外入路显露下颌骨前份，拆除原穿下颌骨种植体。需注意要尽量减少对萎缩下颌骨的舌侧及牙槽骨表面的骨膜剥离

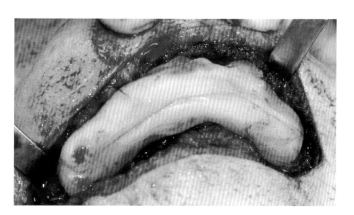

图 5-21　用骨蜡塑形以模拟所需外嵌植骨的骨量

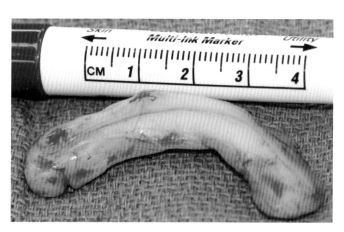

图 5-22　用骨蜡模板确定供区需制备的移植骨块大小

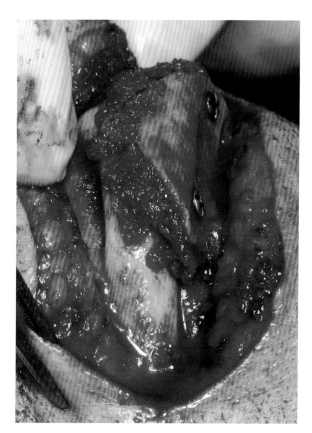

图 5-23　用固位螺钉将髂骨瓣固定在下颌骨下缘，并避开后期种植体植入区域。修正移植骨边缘至光滑，继将松质骨填塞至移植骨周围间隙

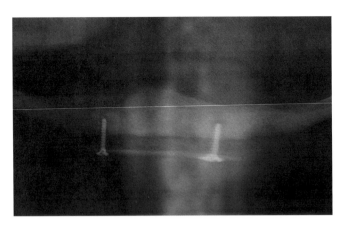

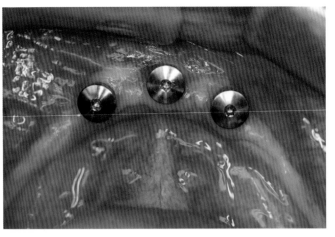

图5-24　术后曲面断层片提示下颌骨前份垂直骨量明显增加

图5-25　下颌骨下前缘外嵌植骨术5个月后，在其上植入穿骨种植体

### 参考文献

Cha, J-K., Kim, C. S., Choi, S. H., Cho, K. S., Chai, J. K. and Jung, U. W., 2012. The influence of perforating the autogenous block bone and the recipient bed in dogs. Part II: histologic analysis. *Clinical Oral Implants Research*, 23, 987-92.

Levin, L., Herzberg, R., Dolev, E. and Schwartz-Arad, D., 2004. Smoking and complications of onlay bone grafts and sinus lift operations. *International Journal of Maxillofacial Implants*, 19, 369-73.

Li, J. and Wang, H-L., 2008. Common implant-related advanced bone grafting complications: classification, etiology, and management. *Implant Dentistry*, 17, 389-97.

Lindeboom, J., Tuk, J. G., Kroon, F. H. and van den Akker, H. P., 2005. A randomized prospective controlled trial of antibiotic prophylaxis in intraoral bone grafting procedures: single dose clindamycin versus 24-hour clindamycin prophylaxis. *Mund-, Kieferund Gesichtschirurgie*, 9, 384-88.

Louis, P. J., 2011. Bone grafting in the mandible. Oral and Maxillofacial Surgery Clinics of North America, 23, 209-

27. Misch, C. M., 2011. Maxillary autogenous bone grafting. *Oral and Maxillofacial Surgery Clinics of North America*, 23, 229-38.

Oh, K-C., Cha, J. K., Kim, C. S., Choi, S. H., Chai, J. K. and Jung, U. W., 2011. The Influence of perforating the autongenous block bone and the recipient bed in dogs. Part I: a radiographic analysis. *Clinical Oral Implants Research*, 22, 1298-302.

Schwartz-Arad, D., Levin, L. and Sigal, L., 2005. Surgical success of intraoral autogenous block onlay bone grafting for alveolar ridge augmentation. *Implant Dentistry*, 14, 131-6.

Spin-Neto, R., Stavropoulos, A., Coletti, F. L., Faeda, R. S., Pereira, L. A. and Marcantonio, E., Jr., 2014. Graft incorporation and implant osseointegration following the use of autologous and fresh-frozen allogenic block bone grafts for lateral ridge augmentation. *Clinical Oral Implants Research*, 25(2), 226-33.

（王希乾　彭利伟　译）

# 第6章 上颌窦提升骨移植

上颌窦提升骨移植是一种增加上颌窦底的垂直高度以便种植体植入的操作方法。

## 适应证

需在上颌骨后份进行牙种植，而含气的上颌窦窦底垂直高度骨量不足时（<10mm）。

## 禁忌证

1. 急、慢性上颌窦炎。
2. 牙源性感染。
3. 上颌窦病变（囊肿、肿瘤、息肉）。
4. 其他情况：凝血功能障碍或服用抗凝药物；未控制的全身系统性疾病；抽烟较多者。

## 区域解剖

上颌窦气腔化指的是因年龄增长和牙齿缺失所致的上颌窦腔变大。上颌牙槽骨吸收，上颌窦窦壁因缺乏咀嚼刺激逐渐变薄。上颌窦窦腔内壁所衬的黏膜约 0.13~0.5mm 厚，含有纤毛上皮，可以将上颌窦内容物通过位于上颌窦内侧壁的开口排至中鼻道。大小不等的骨隔起自上颌窦底，并将上颌窦分隔成数个间隔。上颌窦的血供来源于 3 个动脉：眶下动脉、上牙槽后动脉和鼻后外侧动脉，三者都是上颌动脉的分支。眶下动脉和上牙槽后动脉间的骨内吻合（有时在骨外）会向牙槽发出细小分支网。

## 方法与步骤：外侧壁技巧

1. 所有侵入窦腔的操作术前均需预防性应用抗生素。对于手术操作时间长、需要广泛移植或者焦虑患者通常会给予静脉用药镇静。对于移植范围较小、手术时间不超过45min 者，通常单独局部麻醉即可。
2. 在上颌前庭及牙槽黏膜区域局部浸润局部麻醉药物。推荐行眶下及上牙槽后神经阻滞麻醉。腭大孔的阻滞麻醉可以提供强效的上颌窦麻醉。

3. 术前患者面部用络合碘消毒，口内牙齿及牙龈以络合碘或者氯己定擦拭消毒，常规铺巾。
4. 邻近无牙区域，在膜龈结合处设计一个全厚的半月形切口，并延伸至前庭沟。在预计进入上颌窦的位置掀起骨膜、显露上颌窦壁（病例报告 6-1 之图 6-2）。
5. 在需要进行骨移植的区域用圆头的金刚钻在充分冲洗的条件下磨出一个椭圆形的窗口（病例报告 6-1 之图 6-3）。需注意去除上颌窦窗骨壁时避免穿透内侧的窦腔黏膜。开窗区域中心留一部分骨岛（病例报告 6-1 之图 6-4），以便与鼻黏膜一起提升。也可以使用压力式外科操作，但是如果上颌骨骨壁较厚时，去骨较繁琐。
6. 可使用多种器械仔细地将窦黏膜从上颌窦壁上抬升起来（病例报告 6-1 之图 6-5）。窦黏膜游离完毕后，将其从上颌窦底及内侧壁抬起。上颌窦前部边界需用工具触摸判定，上颌窦黏膜在各个方向上均应游离充分，以便充分植入移植材料。如有需要，窦窗可用 Kerrison 咬骨钳扩大（病例报告 6-1 之图 6-6）。
7. 仔细地将所选骨移植材料植入上颌窦并压实，注意避免穿透窦黏膜（病例报告 6-1 之图 6-7）。为了减少空腔，需先填塞前份及内侧区域（病例报告 6-1 之图 6-8）。同期种植体植入时（病例报告 6-1 之图 6-9），前份及内侧区域填塞完毕后即可植入种植体，然后再将其余的移植材料填塞于种植体外侧（病例报告 6-1 之图 6-10）。
8. 根据情况可以在移植区域外侧放置一个生物膜，也可以不放。黏膜切口用 4-0 的铬肠缝合线一期关闭。

## 术后管理

1. 根据手术创伤大小决定是否应用镇痛药物。
2. 口服抗生素需能抑制窦腔的常驻菌群。术后 7~10d 用克林霉素盐水（克林霉素 900mg+1L 生理盐水）漱口，每次 10mL，每日两次。

3. 术后需注意窦腔防护，包括禁止吸烟、吐痰、擤鼻涕、重体力搬举及用力屏气等。只能在张口时打喷嚏，以尽量降低窦腔压力、防止移植物移位。

4. 术后可能会出现面部中度肿胀、轻度鼻出血、淤斑和其他不适。患者术后症状根据手术创伤大小、移植材料的选择及患者的系统病史和年龄大小等情况而程度不一。

## 并发症

### 术中和早期并发症

1. **上颌窦穿孔** 危险因素有窦底结构不规则、牙根透入上颌窦、上颌窦手术史产生的瘢痕、残余牙槽嵴高度过低、上颌窦内外壁之间夹角过锐，以及操作不熟练等。小的穿孔可以使用可吸收膜修复，穿孔范围较大需要放弃本次手术，6 个月后待其完全愈合再尝试手术。然而，使用重组人骨形态发生蛋白-2（rhBMP-2）通常可获成功，即使穿孔较大时亦如此。

2. **出血** 骨内动脉通常距牙槽嵴 16~19mm 处，在萎缩的牙槽骨内可能距离更近。在强力搔刮上颌窦后外壁时可能会遇到鼻后外侧动脉。

### 后期并发症

1. 感染。
2. 骨移植失败。
3. 种植体结合不良。

### 要点

1. 反复发作的鼻窦炎需通过 CT 扫描（传统 CT 或 CBCT）和（或）鼻内窥镜评估上颌窦开口通畅情况。

2. 既往上颌窦手术史，如拔牙后关闭上颌窦瘘、上颌窦根治术等可能会导致瘢痕以及上颌窦黏膜与口腔黏膜的粘连。

3. 因缺乏有效的上颌窦局部抗凝剂出血的止血措施，服用抗凝药物的患者术前需停用抗凝药物，以降低出血的风险。停用抗凝药物需咨询家庭医生或者开药医生。

4. 吸烟患者应于术前 2 周及术后 6 周内禁止吸烟，以避免对伤口的愈合产生不利影响。

5. 修复计划（义齿的形式以及种植体的数量和位置）将根据上颌窦移植物增加的量而定。

6. 上颌窦提升骨移植前行 CBCT 检查以了解局部的解剖情况，确定是否存在局部解剖变异（如间隔）、是否存在病变，以及评估需要提升的垂直高度。

7. 上颌窦提升方式的选择基于需要提升的程度而定，通常如下：
   （1）内部骨切开技术（上颌窦敲击）：垂直高度提升 1~2mm。
   （2）外侧壁技术：垂直高度提升大于 3mm。
   （3）Le Fort Ⅰ 截骨术+间隙移植：严重的牙槽骨萎缩、无牙列上颌骨。

8. 同期的种植体植入时要求种植体具有初期稳定性。可以改良种植技术，例如种植体窝不充分预备以保证稳定性。

9. 穿孔通常发生在器械操作过程中，欲避免其发生，应在开始剥离周围黏膜时至少达 5mm，以防止窦底及内壁黏膜剥离时张力过大。

10. 移植物需要愈合 4~6 个月后才能进行外部种植体的安装。除非牙槽骨严重萎缩，大多数情况下允许骨移植和种植体植入同期进行。

## 病例报告

**病例报告 6-1** 患者，女，54 岁。要求种植修复上颌右侧后份缺牙。否认任何上颌窦疾患及该区域手术史，无手术禁忌证。修复设计包括在右侧上颌第一、第二磨牙区植入种植体，第一前磨牙固定义齿修复。外科计划包括：无损伤拔除#5 牙；采用外侧壁入路，用含有四环素、rhBMP-2（XS 试剂盒）及冻干矿化的皮髓质骨颗粒移植材料进行右侧上颌窦提升；同期植入#3、#4、#5 牙位点种植体（图 6-1~图 6-12）。

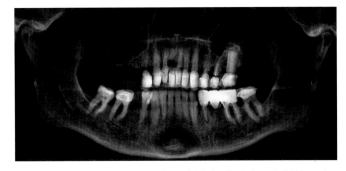

图 6-1　术前 CBCT 显示右侧上颌窦气腔形成。右侧第一磨牙区骨垂直高度大约 1mm。上颌窦未见明显病变或解剖结构异常

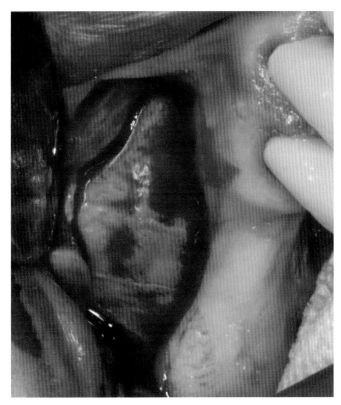

图 6-2　在膜龈结合处做一个半月形切口，沿骨膜下剥离显露上颌窦外侧壁

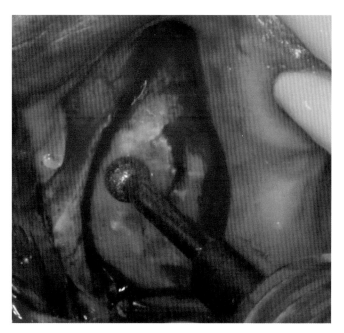

图 6-3　用一大金刚石磨钻做一椭圆形骨窗

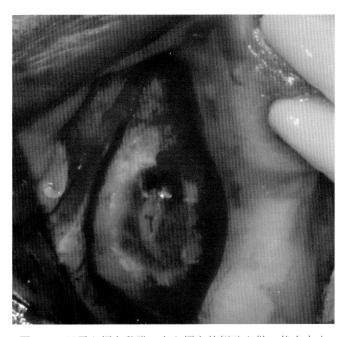

图 6-4　显露上颌窦黏膜，在上颌窦外侧壁上做一伴有中央骨岛的上颌窦窗

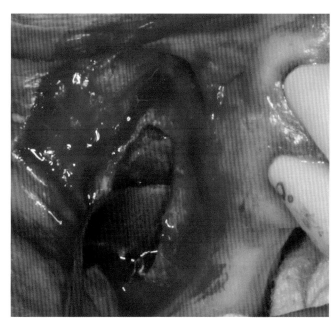

图 6-5　用钝性器械（如双头小剥离器、Woodson 骨膜剥离器、弯的或成角的窦腔剥离器）从窦底和窦壁上掀起窦腔黏膜

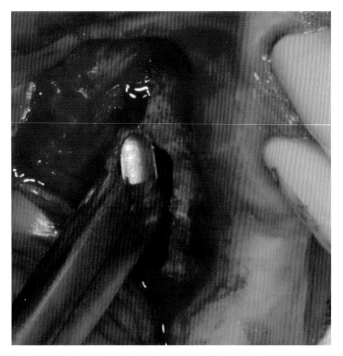

图6-6　用咬骨钳去除骨窗周围骨质,扩大骨窗

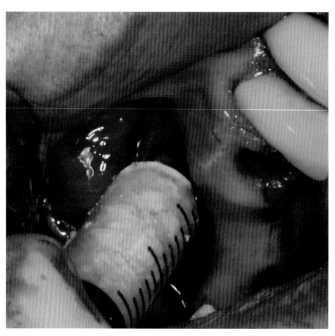

图6-7　无损伤拔除#5牙,用注射输送装置将颗粒状的移植物填塞至上颌窦内相关区域

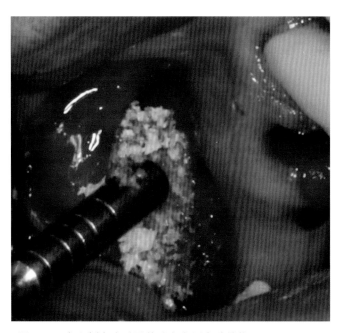

图6-8　向上颌窦内壁及前壁方向压实移植物

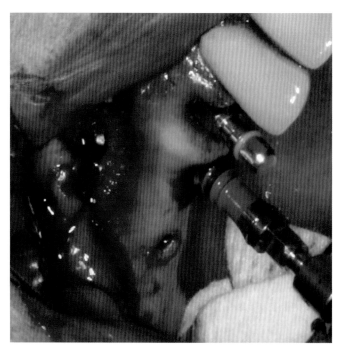

图6-9　采用不翻瓣技术通过牙龈进行种植窝预备。为了保证初期的稳定性,在比较薄弱的残余牙槽区域(<3mm)采用不充分窝预备,随后植入种植体

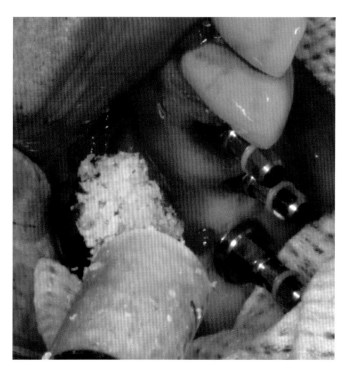

图 6-10　剩余的颗粒移植物植入种植体外侧并压实

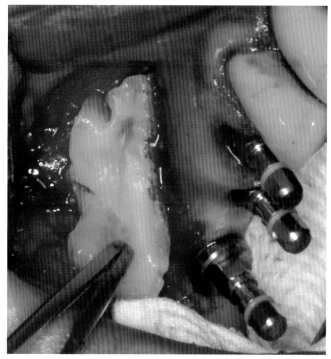

图 6-11　沿上颌窦外侧壁放置一个 rhBMP-胶原海绵，关闭黏膜切口

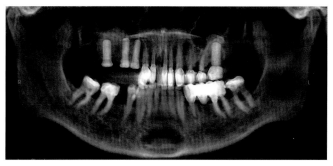

图 6-12　术后 CBCT 显示右侧上颌窦底骨量充足，同期种植体植入

## 参考文献

Boyne, P. J. and James, R. J., 1980. Grafting of the maxillary sinus floor with autogenous marrow and bone. *Journal of Oral Surgery*, 38, 613.

Tatum, H., Jr., 1986. Maxillary and sinus implant reconstructions. *Dental Clinics of North America*, 30, 207.

Triplett, R. G., Nevins, M., Marx, R. E., Spagnoli, D. B., Oates, T. W., Moy, P. K. and Boyne, P. J., 2009. Pivotal, randomized, parallel evaluation of recombinant human bone morphogenetic protein-2/absorbable collagen sponge and autogenous bone graft for maxillary sinus floor augmentation. *Journal of Oral and Maxillofacial Surgery*, 67(9), 1947-60.

Watzek, G. W., Ulm, C. W. and Haas, R., 1998. Anatomic and physiologic fundamentals of sinus floor augmentation. In: O. T. Jensen, ed. *The sinus bone graft*. Berlin: Quintessence Publishing Company, Inc. Pp. 31-45.

Zijderveld, S. A., Van Den Berg, J. P. A., Schulten, E. A. J. M. And Bruggenkate, C. M. T., 2008. Anatomical and surgical findings and complications in 100 consecutive maxillary sinus floor elevation procedures. *Journal of Oral and Maxillofacial Surgery*, 66, 1426-38.

（王希乾　彭利伟　译）

# 第 7 章　即刻种植体支持的无牙颌弓义齿修复

本章所讲述的是一种无需使用临时可摘义齿，而将完全无牙或牙列不可恢复的患者转变为种植体支持的固定义齿修复的方法。

## 适应证

1. 有足够的骨量能植入牙种植体。
2. 足够的上、下颌间隙以供固定义齿修复。
3. 患者有固定义齿修复的适当动机。

## 禁忌证

1. 未良好控制的系统性疾病。
2. 下颌后缩。

## 方法与步骤（手术）

1. 手术可在局部麻醉、静脉镇静或者全麻下进行。
2. 小心拔除剩余牙齿，注意保护牙槽骨。
3. 刮除牙槽骨内肉芽组织、根尖周病变及瘘管。
4. 平整剩余的无牙上颌牙弓，确保界面位于基台之间，且最终修复后位于唇线之上（图7-2，以下所有图片均来自病例报告7-1）。
5. 平整剩余的无牙下颌牙弓至其表面均匀平坦，为种植体植入提供适当的宽度，并为修复材料提供足够的垂直空间（图7-5~图7-6）。
6. 后份的种植体植入时需保持恰当的远中成角以避免损伤重要结构（如颏神经、上颌窦）（图7-3、图7-5）；前份的种植体需沿牙槽嵴长轴植入（图7-6）。
7. 去除干扰基台就位的牙槽嵴骨质。
8. 根据产品说明旋转、安装基台。
9. 基台上放置愈合帽，切口需用可吸收线在无张力状态下关闭（图7-4、图7-7）。

10. 术后复查影像，确保种植体位置恰当及基台安装到位。

**注意**：该操作通常与修复科医生共同进行，种植体植入后即刻安装及调试临时义齿。

## 方法与步骤（修复）

1. 如果患者使用静脉镇静或者全身麻醉需待患者清醒后再进行修复阶段的操作。
2. 修复操作开始，取下愈合帽，放置印模帽（图7-8）。
3. 用丝线环绕印模帽，为印模提供支架。
4. 用低流动的双丙烯咬合记录材料连接印模帽。
5. 在双丙烯印模材料下与软组织间充以中等黏度的印模材料（图7-9）。
6. 在双丙烯与中等黏度的印模材料外面覆以硬印模材料，完成印模制取（图7-10）。注意避免将印模材料覆盖在种植螺钉上。
7. 取出印模并灌注。
8. 对侧牙弓取模及灌注。
9. 临时义齿要能轻松地、完全被动地就位于基台。
10. 将印模材料注入义齿的凹面，将义齿放入口内就位以确定基台的精确位置（图7-11）。
11. 每个义齿上需要有两个排溢孔以便于义齿的完全就位。需在两基台上安装临时的柱状件和帽（图7-12）。
12. 缝合处及拔牙位点安装橡皮障，以防止溢出的印模材料进入周围组织或拔牙窝内（图7-12）。
13. 用自凝的丙烯酸树脂连接临时柱状件和义齿（图7-13）。
14. 如需要，对侧牙弓可同法操作。

15. 将剩余的柱状件与基台连接，以增加义齿的稳定性。

16. 安放义齿（图 7-15、图 7-16），固定螺钉旋至 15N·cm。

17. 排溢孔用硅胶材料填充。

18. 义齿安装后调整咬合。

19. 术后重行影像学检查（图 7-19）。

### 术后管理

1. 根据手术创伤大小酌情给予镇痛药及抗生素。

2. 术后密切随访手术医生及修复医生，是术后患者舒适及义齿成功的重要保证。

### 并发症

1. **种植体初期稳定性不足**　位点预备时需要注意根据骨密度预备，比较松软的骨质进行最小的预备并且用强攻丝的牙种植体。

2. **基台就位不全**　用骨钻、骨凿修整骨面避免存在干扰基台就位的骨质，术中需确认基台完全就位。

3. **上颌窦位置阻碍种植体前后向的充分分布**　术前评估在适应证的选择中非常关键，颧骨种植体可以延伸上颌种植前后向的分布。

4. **上、下颌牙弓间隙不足（影响修复）**　种植前充分去骨是获得足够的上、下颌牙弓间隙的关键。

5. **生活中义齿与周围组织间隙明显**　微笑线是术前评估的重要组成部分。对于此类修复骨平面必须高于微笑线，如果不能满足可考虑选择其他修复方式。

6. **临时义齿折裂**　对于临时义齿，足够的厚度及辅助支持结构或许是需要的。

### 要点

1. 术前必须评估微笑线，并确定骨平面。

2. 术前必须确定需要的上、下颌牙弓间距离及需去除的骨量。

3. 前后向要有足够的延伸。

4. 种植体植入扭矩必须达到 35N·cm。

5. 修复阶段开始前基台充分就位必须直视完成并经影像检查确认。

6. 修复体必须可清洗。

7. 如果修复体跨度较大，需有亚支持结构。

8. 需要有足够多的种植体，避免桥体跨度大于 15mm。

### 病例报告

**病例报告 7-1**　患者，男，62 岁。主诉为"牙列缺损，不能耐受局部可摘义齿"。决定拔除口内残留牙齿后即刻植入种植体，并行即刻上、下颌种植义齿修复。

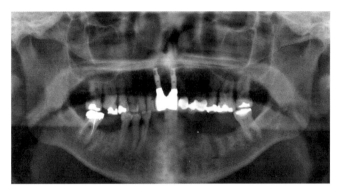

图 7-1　治疗前曲面断层片。注意上颌前牙区存在种植体

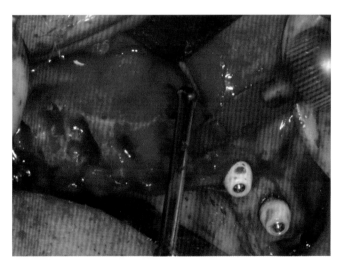

图 7-2　拔除残留牙后用往复锯平整上颌牙槽嵴

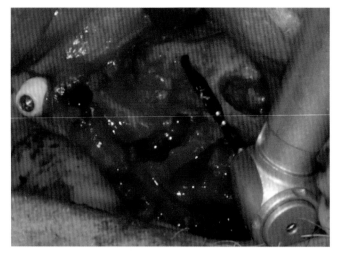

图7-3　确定上颌窦位置，钻头的方向显示的是设计的远中种植体的植入方向，与上颌窦内侧壁紧密结合

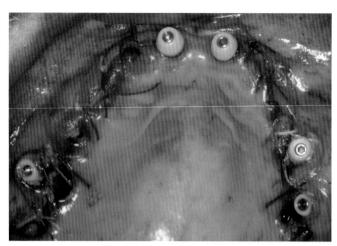

图7-4　上颌区域术后、修复前即时图像

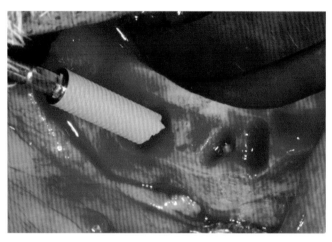

图7-5　下颌牙弓拔除残留牙后修整骨面至平坦而宽阔，为种植体植入做准备。确定颏神经位置，后份的种植体向远中倾斜以防接触颏神经，同时尽可能增加了种植体前后向的分布

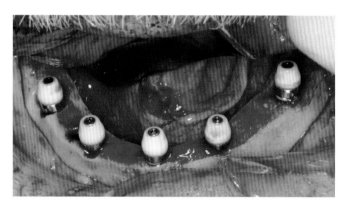

图7-6　植入种植体后的下颌牙弓，显示基台的位置和前后向的分布。种植体在双侧远中均倾斜以增加其前后向的分布

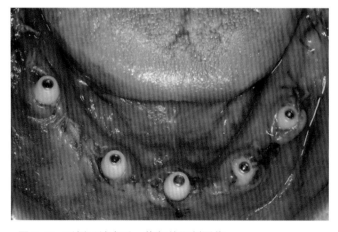

图7-7　下颌区域术后、修复前即刻图像

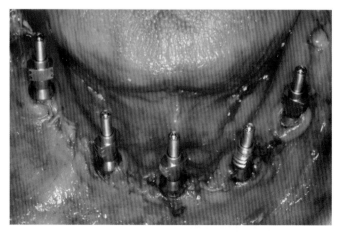

图7-8　印模帽安装于下颌牙弓内

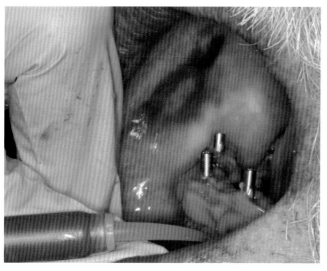

图 7-9　在双丙烯树脂印模材料下注入中等黏度的印模材料，为组织表面取模

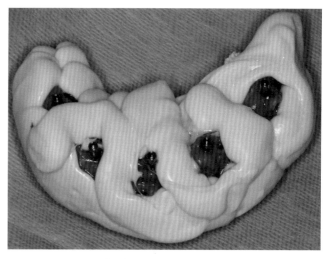

图 7-10　用硬咬合印模材料完成印模

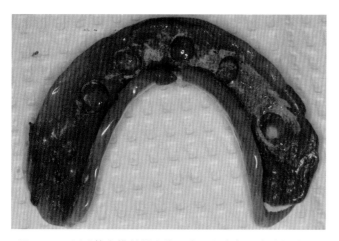

图 7-11　用重体印模材料定位基台，义齿轻松完全就位

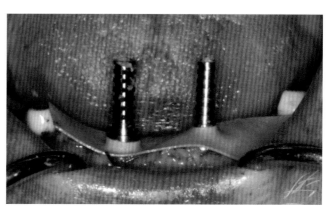

图 7-12　临时柱状件就位，在组织表面安装橡皮障以保护缝合的创面及拔牙窝，免于丙烯树脂进入

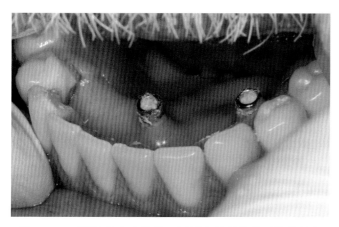

图 7-13　下颌义齿完全就位，用树脂材料将临时柱状件与义齿黏结

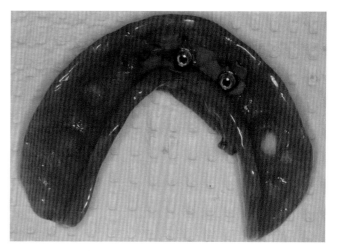

图 7-14　去除临时柱状件后的下颌义齿凹面

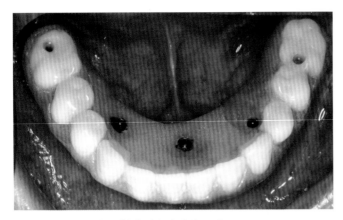

图7-15　完成的下颌临时义齿咬合面观

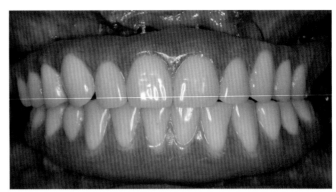

图7-16　完成修复后的咬合正面观

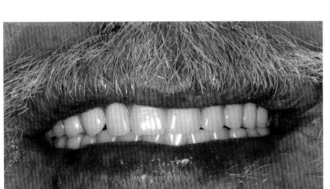

图7-17　完成修复后微笑时的咬合正面观

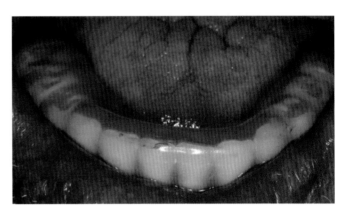

图7-18　3mm厚的软咬合牙托为患者睡眠时的咬合力提供缓冲

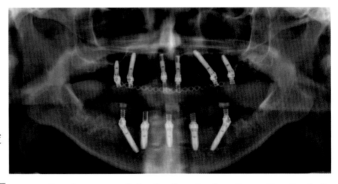

图7-19　术后曲面断层显示种植体位置理想，临时固定义齿在位，在桥体跨度较大的区域用钛网支持加固

**参考文献**

Balshi，T. J. and Wolfinger，G. J.，1997. Immediate loading of Brånemark implants in edentulous mandibles. A preliminary report. *Implant Dentistry*，6，83-8.

Maló，P.，Rangert，B. and Nobre，M.，2003. "All-on-4" immediatefunction concept with Brånemark system implants for completely edentulous mandibles：a retrospective clinical study. *Clinical Implant Dentistry and Related Research*，5（Suppl. 1），2-9.

Parel，S. and Phillips，W.，2011. A risk assessment treatment planning protocol for the four implant immediate loaded maxilla：preliminary findings. *Journal of Prosthetic Dentistry*，106，359-66.

Schnitman，P. A.，Wöhrle，P. S.，Rubenstein，J. E.，DaSilva，J. D. And Wang，N. H.，1997. Ten-year results for Brånemark implants immediately loaded with fixed prostheses at implant placement. *International Journal of Oral and Maxillofacial Implants*，2，495-503.

（王希乾　彭利伟　译）

# 第 8 章　颧种植体

颧种植体是一种长种植体（30~62.5mm），无论上颌牙槽骨存在与否，其固位力主要来自颧骨。颧种植体是由Per-Ingvar Brånemark设计的，在上颌骨不足以支持义齿修复时，它可为义齿修复提供种植体支持。

## 适应证

1. 上颌骨前份骨量足够进行种植体修复而后份萎缩严重时。
2. 上颌骨广泛性严重萎缩。
3. 上颌骨获得性缺损（良性或恶性病变切除术后、感染清创术后，或撕脱性创伤）。
4. 先天性上颌骨缺损（唇、腭裂）。
5. 先前牙种植和（或）颌骨重建失败。

## 禁忌证

1. 全身健康状况不佳的患者。
2. 急性鼻窦炎。
3. 上颌牙槽骨骨量充足，可进行常规种植体修复者。
4. 严重的张口受限（相对禁忌证）。
5. 既往有头颈部放疗病史（相对禁忌证）。

## 区域解剖

颧骨前后向的平均长度为14.1~25.4mm，内外侧厚度平均为7.6~9.5mm。沿预计的种植体长轴测量颧骨时，种植体—颧骨接触长度为14~16.5mm，种植体大约有36%可与颧骨接触。颧骨的松质骨虽然较少，但是有较多的皮质骨，可为种植体提供足够的初期稳定支持。据描述，最初的颧骨种植体是通过上颌窦内入路植入的。该进路的主要缺点是种植体平台突出于腭部，究其原因在于上颌骨吸收过程中，剩余的上颌基部骨质较牙槽骨位置更靠后，而颧骨的位置仍维持不变所致。突出于腭部的颧骨种植体需要体积较大的义齿修复，修复较困难，且需

较大的颊侧悬臂。文献中已有几种利于种植体植入的改良方法报道，将在本章节中加以描述。

## 种植体解剖

全世界范围内有许多公司设计并出售颧种植体。在美国最常用的颧种植体有8个不同的长度（30，35，40，42.5，45，47.5，50和52.5，单位为mm）。所有的种植体冠部1/3的直径为5mm，根部2/3的直径为4mm。种植体冠部与根部的直径不同是为了补偿确定颧骨的合适植入轨道时上颌骨种植床潜在的加宽量。最后，45°的种植体平台可以使颧种植体倾斜植入和修复。

## 早期手术的方法与步骤

1. 该手术通常在全麻或者深度静脉镇静下进行。通常将局部麻醉药注入口内上颌前庭、硬腭后份，以阻滞上牙槽神经、眶下神经和腭大神经，并减少术中出血。在深度静脉镇静条件下进行手术，需在颧突区域辅助局部浸润麻醉。
2. 从一侧上颌结节至对侧上颌结节沿牙槽嵴顶做切口，切开角化的牙龈黏膜。后部垂直松弛切口沿两侧上颌支柱进行，前则位于中线区。
3. 掀起黏骨膜瓣，显露牙槽嵴、外侧上颌骨、上颌窦壁、眶下神经、颧上颌复合体以及颧骨外侧面（向上达颧骨额突之内、外侧面与颧弓间的切迹点，见病例报告之图8-2、图8-9）。显露眶下神经非常重要，因为当同侧植入两个颧骨种植体时，眶下神经为其前界所在。不必显露眶下缘。腭部黏膜被抬高源于颧种植体的腭部突出。
4. 将颧骨拉钩置入切迹内，牵拉局部软组织，并在种植体植入时辅助成角。必须注意颧骨拉钩在切迹处的正确插入，因为颧骨拉钩很容易沿眶下缘滑动错位。
5. 在上颌窦的外上部做一个开窗，该骨窗应允许剥离上

颌窦黏膜，并提供上颌窦顶和颧骨基底部的直视视野。不须刻意保持上颌窦黏膜的完整性。在需要同侧植入两颗颧种植体时，可采用开一较大的、梯形的上颌窦窗（病例报告8-1之图8-2）。

6. 确定种植体植入轨道必须在颧骨拉钩的辅助及直视颧骨底部和上颌窦顶的情况下进行。为了更好确定种植体植入轨道，钻入操作前先用测量工具或者钻头在上颌骨外侧壁预先设定植入方向。颧种植体平台通常在第二双尖牙或者第一磨牙区域显露（病例报告8-2之图8-12）。同侧如有第二颗颧骨种植体植入，其平台一般在尖牙区域显露（病例报告8-1之图8-4）。牙种植钻骨部位越靠后，其牙槽骨露出点就越可能靠近牙槽嵴。

7. 用105°的装有圆钻头的颧种植体手机钻进剩余上颌骨，穿透萎缩的牙槽骨、上颌窦、上颌窦顶，标记种植体即将露出的上颌窦顶和颧骨基部。用2.9mm的螺旋钻穿透颧骨的双侧皮质骨，继以3.5mm的钻头扩大孔道，进行最终预备。该最终孔道即为所用最终宽度的颧种植体的植入部位。

8. 用专门的深度测量仪测量预备的深度。深度仪的小钩固定于上方的皮质骨处，借助于测量仪上的5mm刻度完成深度测量。

9. 可通过手动或者手机植入种植体。种植体植入过程中，周围的软组织常缠绕种植体，因此需注意一定避免软组织带入种植孔内，否则将影响颧种植的骨结合。种植体的尖端需超出颧骨上端皮质2mm，其平台尽可能靠近上颌骨。需注意调整45°平台与咬合平面平行。

10. 恢复种植体底座，安装覆盖螺钉。

11. 在上颌前份植入常规种植体。上颌前份常规种植体若能满足修复需求时，就不需在同侧植入两颗颧种植体。

12. 伤口彻底止血，大量盐水冲洗手术创口后，用3-0微乔线一期关闭手术创口。

### 两颧种植体植入

同侧植入两个颧种植体时需要考虑的注意事项包括：

1. 需要一个较大的上颌窦骨窗，以更好地观察两种植体植入的区域（病例报告8-1之图8-2）。

2. 两颗种植体不应平行植入，相反，其在根尖区需倾斜成角。这样可以获得更好地前后延伸以尽可能减轻悬臂力。最后端的种植体应尽量靠近上颌窦后壁，前端

的种植体在避开眶下神经的前提下尽量靠前。

### 早期方案的改良

文献中已报道了几种改良方案，包括：

1. **窦槽技术** 避免上颌窦开窗使程序得以简化，并改善了颧种植体的植入方向。

2. **种植体平台面改为55°** 用特殊的设计装置改善种植体的走向。新的种植平台可以减少20%的颊侧悬臂。

3. **即刻负重** 允许即刻行使功能。

4. **4-颧骨种植体** 种植4颗颧种植体而不需要进行传统的种植植入，并且可以即刻安装固定义齿。

5. **上颌窦外种植体植入** 颧种植体既不穿经剩余的上颌牙槽嵴，又绕过上颌窦进行种植，从而可降低上颌窦并发症的风险并改善颊侧悬臂。

6. **保留上颌骨壁、保护窦腔黏膜** 保留上颌骨壁以保护上颌窦黏膜。该技术的优点包括种植体周围成骨。

7. **颧骨解剖导向入路** 是一种以颧骨解剖和假体为导向的入路，即通过颧骨解剖及种植体平台的理想位置，指导颧种植体植入点的预备（图8-9）。

### 术后管理

术后管理与行传统上颌种植同期上颌窦提升的患者的管理相似：

1. 镇痛剂。

2. 抗生素和氯己定漱口。

3. 窦腔防护。

4. 软食。

### 并发症

### 术中并发症

1. **侵入眼眶** 通过将颧骨拉钩恰当放置于切迹处可避免其发生。

2. **侵入颞窝** 当种植体的植入在颧骨基部过于靠后或者颧骨骨量不足时，尤其是植入两颗颧种植体时，可发生该并发症。可以将种植位置前移来解决。

### 术后并发症

1. **上颌窦炎** 可能有三种不同的致病机制：①颧种植体植入对上颌窦而言是一种侵入性手术；②颧种植体是一种上颌窦内异物；③颧种植体可能导致口腔与上颌窦穿通。上颌窦炎通常用抗生素和鼻血管收缩剂等药

物治疗。药物治疗失败或者反复发作者最好通过功能性鼻内窥镜手术治疗。

2. 口腔上颌窦瘘。

3. 种植体周围炎。

4. 种植体脱落。

要点

1. 颧种植体重建因获得性或先天性缺损所致的严重萎缩的上颌骨，是一种安全、有效、效果良好的方法。与传统种植相比，颧种植体的优点包括：治疗周期短，避免了骨移植及其相关并发症的可能，固定义齿修复所需总种植体数少，并且可即刻行使功能。其缺点包括：需要全身麻醉或者深度静脉镇静，另外种植失败后较难处理，种植技术要求较高。

2. 治疗成功的重要因素是外科医生与修复牙医的合作治疗。与任何修复前外科相似，其治疗计划应以修复为导向。如果可能，附加 1 到 2 个常规种植体可改善压力的分散，增加最终义齿支持力。

3. 张口受限的患者可以使用反角手机以改善种植体预备与植入。

病例报告

**病例报告 8-1**　患者，男，74 岁。上颌骨严重萎缩，要求固定义齿修复，且不接受多个重建手术及其相应的治疗时间。因上颌骨前后份萎缩严重，上颌骨前份垂直高度明显不足，不足以植入传统种植体，决定采用经上颌窦内入路的 4 颗颧种植体进行修复（图 8-1~图 8-5）。

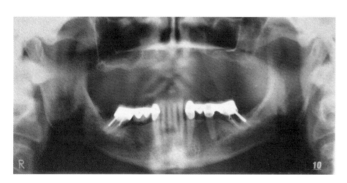

图 8-1　术前口腔曲面断层片显示气腔上颌窦，且上颌骨骨量不足以植入传统种植体

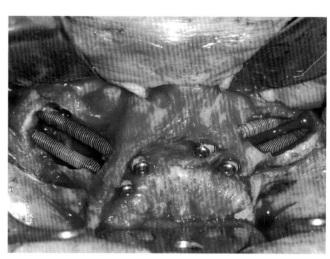

图 8-2　4 颗颧种植体采用早期技术，经上颌窦内入路植入

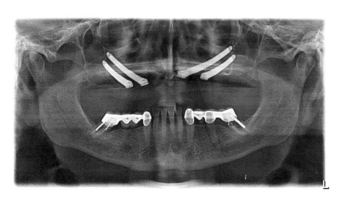

图 8-3　术后口腔曲面断层片显示种植体位置理想

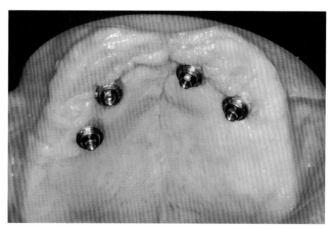

图 8-4　种植体未覆盖，骨结合 4 个月后安装愈合基台。注意种植体的腭侧位置

**病例报告**8-2　患者，女，48岁。无牙𬌗患者，要求上、下颌种植固定义齿修复。术前CT扫描显示通过上颌窦提升后骨量足够植入6颗上颌种植体。患者拒绝常规方式修复，要求尽快完成修复（图8-6~图8-13）。

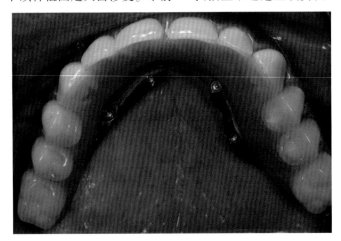

图8-5　最终义齿就位（由牙科修复专家Dr William Gielinc-ki友情提供）

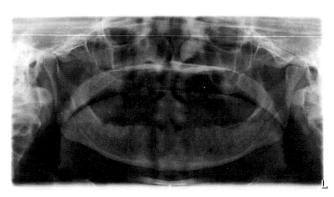

图8-6　术前口腔曲面断层片显示通过上颌窦提升后骨量足够植入6颗上颌种植体

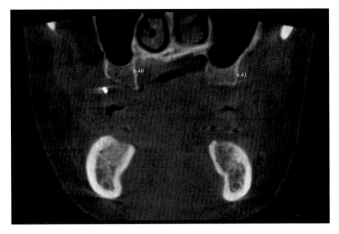

图8-7　CT扫描片显示在第二双尖牙和第一磨牙区域骨高度不足

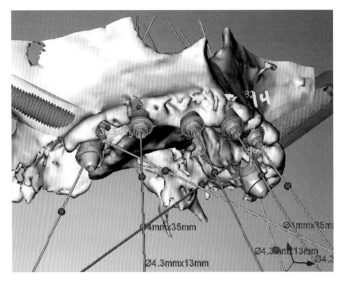

图8-8　计算机辅助的虚拟治疗设计显示颧种植体的预设位置

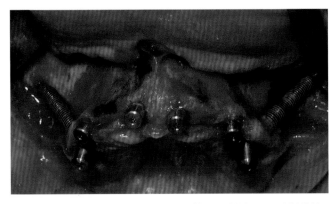

图8-9　前份植入4颗传统的种植体，后份植入2颗颧种植体。右侧的颧种植体植入时没有进行上颌窦开窗，而是通过颧骨解剖引导入路的方式植入

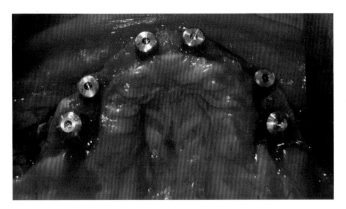

图8-10　种植体植入后上颌咬合面观。注意种植体的牙槽嵴部位置

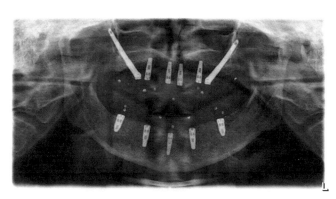

图 8-11 术后曲面断层显示种植体位置理想

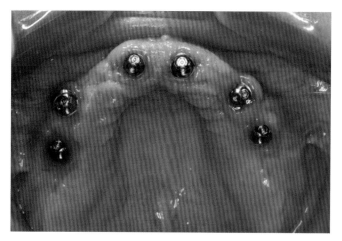

图 8-12 种植体未覆盖，骨结合 4 个月后安装愈合基台。与早期技术相比，注意种植体显露的不同（图 8-4）

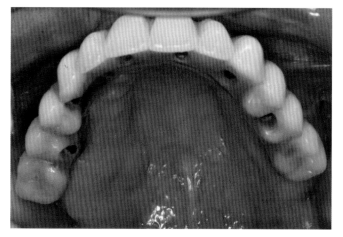

图 8-13 最终修复效果（由牙科修复专家 Dr William Gielincki 友情提供）

**参考文献**

Aparicio, C., 2011. A proposed classification for zygomatic implant patient based on the zygoma anatomy guided approach (ZAGA): a cross-sectional survey. *European Journal of Oral Implantology*, 4 (3), 269-75.

Balshi, T. J., Wolfinger, G. J., Shuscavage, N. J. and Balshi, S. F., 2012. Zygomatic bone-to-implant contact in 77 patients with partially or completely edentulous maxillas. *Journal of Oral and Maxillofacial Surgery*, 70, 2065-9.

Brånemark, P-I., Gröndahl, K., Ohrnell, L-O., Nilsson, P., Petruson, B., Svensson, B., Engstrand, P. and Nannmark, U., 2004. Zygoma fixture in the management of advanced atrophy of the maxilla: technique and long-term results. *Scandinavian Journal of Plastic and Reconstructive Surgery and Hand Surgery*, 38, 70-85.

Davó, R., Malevez, C., López-Orellana, C., Pastor-Beviá, F. and Rojas, J., 2008. Sinus reactions to immediately loaded zygoma implants: a clinical and radiological study. *European Journal of Oral Implantology*, 1 (1), 53-60.

Vega, L., Gielincki, W. and Fernandes, R., 2013. Zygoma implant reconstruction of acquired and maxillary bony defects. *Oral and Maxillofacial Surgery Clinics of North America*, 25, 223-39.

（王希乾 彭利伟 译）

# 第 9 章　锥形束 CT 引导的牙种植外科

利用由特殊 CT 扫描相关操作和软件制作的导板,进行牙种植体的植入。

## 适应证

1. 颌骨的高度、宽度及外形受限区域植入种植体时。
2. 邻近重要解剖结构(下牙槽神经、颏孔等)植入种植体时。
3. 不翻瓣情况下的种植手术。
4. 骨萎缩又不能进行骨移植区域植入种植体时。
5. 植入多个种植体时。
6. 相邻牙根明显弯曲区域植入种植体时。
7. 特殊美学区域,需理想修复。

## 禁忌证

1. 欲种植区域骨高度、宽度和外形严重不足。
2. 欲种植区域骨质太差。
3. 系统性问题(放疗病史、二膦酸盐静脉使用史、服用慢性免疫抑制剂的患者等)。
4. 骨病变、感染、严重的牙周病等。
5. 骨骼发育不完善的患者。
6. 心理障碍患者。

## 方法与步骤

1. 向患者详细介绍种植体、移植的材料、可能的并发症、种植牙冠修复的时间、病情检查与外科程序、恢复周期及最终修复效果等。
2. 使用任一能输出立体光刻(STL)文件的口内扫描仪,获得 CBCT 影像资料及咬合记录等,制作种植模型、另外,如没有口内扫描仪时,可以对石膏模型进行扫描。
3. 将 CBCT 和 STL 文件信息通过表面映射技术融合(图 9-3、图 9-23。所有图片来自病例报告 9-1 和 9-2)。

在 3D 平台下评估患者的骨骼、软组织解剖及牙齿。标记重要的解剖结构(下颌神经管、颏孔、上颌窦等)。

4. 种植治疗计划实际上是以修复为导引的种植计划(图 9-2、图 9-22)。大多数种植软件程序均含有大多数预装其内的商用级种植体。选择合适种植体植入缺牙区。种植位置的操作是在 CT 轴状位、矢状位、冠状位影像、连续断层及定制的交叉影像的辅助下进行的。手术医生必须关注重要结构的位置、对𬌗牙列情况以及最终修复牙冠的预计位置等。制定冠修复的最佳修复方式是螺钉固位或者黏结固位。对于螺钉固位义齿,种植体需偏腭侧种植,以便于螺钉沿冠的舌面隆突安放。对于黏结固位义齿,种植体中心应平行于牙冠的长轴。如果需要植入多颗种植体,种植体需尽量平行,且尽量优化空间利用,大多数种植程序都有此类应用的平行工具。

5. 制订最终的 3D 治疗计划,制作外科种植导板(图 9-4、图 9-24)。

6. 放置导板需在局部麻醉前进行,以便于导板充分贴合(图 9-5、图 9-26)。种植导板需与临床牙冠的咬合面 1/3 充分贴合,稳定固位,不松动或弯曲。种植导板的任何潜在的移动都将导致打孔预备的错误和种植体不能按设计植入。

7. 操作通常只需局部浸润麻醉,下颌种植手术通常不采用静脉镇静和神经阻滞麻醉。因为在下颌骨钻孔预备时,在钻头距离下牙槽神经较近时可以提供额外的安全保障。根据临床具体情况及术者的经验采用翻起或者不翻起黏骨膜瓣种植。

8. 不翻瓣手术时,安放导板,接着为导向钻安放合适的钻套(图 9-6)。通过钻孔停止或者外部测量将导向钻钻至预定深度。去除手术导板,用平行针植入以确定预备的深度及方向(图 9-7)。让患者进行部分咬合,以评估平行针与对殆牙列的位置。如果平行针的位置与术前设计不一致，在扩大预备孔前需要拍摄根尖片或者 CBCT 确认平行针的位置。

9. 去除平行针，安放手术导板。依次选择各型钻套、钻针，在充分冲洗的条件下将预备孔逐级预备至预定大小。

10. 预备至预定深度及直径后，用骨探针植入预备孔，确认预备孔周 360° 的骨接触情况。

11. 根据术者的偏好和导板的设计，种植体植入时可选择是否使用导板。

12. 根据种植区域骨质的情况，选择放置覆盖螺钉、愈合基台（图 9-9）或者临时义齿（图 9-11）。对于前牙区修复的病例，建议使用预制的临时牙冠以便即刻或者早期负重，以利于局部组织塑形。

## 术后管理

1. 根据手术创伤大小决定是否给予止痛药。不翻瓣种植手术疼痛较轻微。

2. 指导患者术后以盐水漱口，每天两次。

3. 术后通常于 2、8、14 周复查。

## 并发症

包括非理想种植体植入、种植体失败、邻近结构损伤等。

## 要点

1. 并发症可发生于引导牙种植体植入时。错误可能发生在设计阶段，包括牙齿或数字印模错误、扫描或软件错误、设计错误等。后期的错误包括导板制作错误、导板安放错误、导板较厚所致的冲洗不充分、种植体植入过浅、种植体植入后骨覆盖不全、种植体破坏邻近结构等。

2. 在引导种植手术时，手术导板不够坚固或者贴合不理想将导致种植体植入不准确。

3. 患者的最大垂直张口度将决定后牙是否能利用导板植入种植体。如果患者张口度受限时，种植导板、钻套、种植手机等难以放置并保持方向适当。

## 病例报告

病例报告 9-1　患者，18 岁。口腔正畸诊疗后、先天性上颌左侧侧切牙缺失，右侧上颌侧切牙为锥形。术前 CBCT 显示，因严重的牙槽骨萎缩和上颌左侧中切牙牙根远中弯曲，局部种植空间较小。与修复医生沟通后决定

进行 CBCT 引导的种植体植入、定制基台，最终假体与对侧锥形侧切牙匹配（图 9-1～图 9-20）。

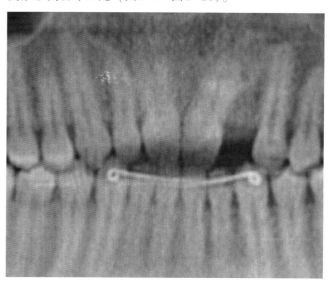

图 9-1　左侧上颌中切牙牙根远中倾斜导致 #10 牙近远中间隙较小。注意对侧 #7 牙为锥形侧切牙

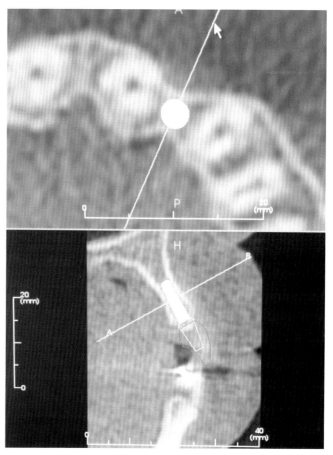

图 9-2　因上颌左侧侧切牙先天性缺失局部牙槽骨萎缩。用特殊的引导种植软件制定修复计划（Anatomage, Los Angeles, California, USA）

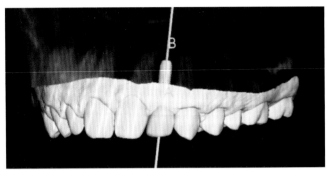

图9-3　白色区域代表的是采用i-Tero口腔数字扫描仪（A-lign Technology，Inc，San Jose，CA，USA）获得的牙列及邻近软组织的表面形貌

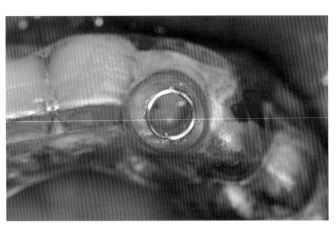

图9-5　牙支持的种植手术导板就位

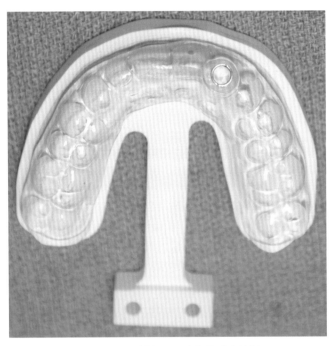

图9-4　i-Tero模型及预制的#10牙种植手术导板

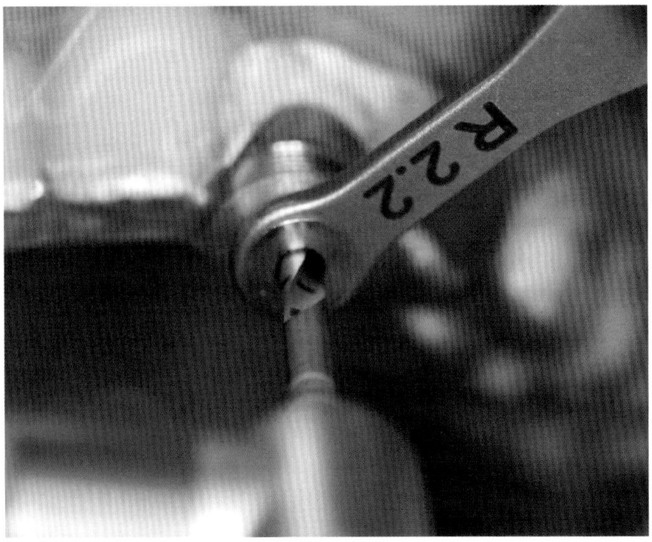

图9-6　钻套就位，导向钻预备至设定深度

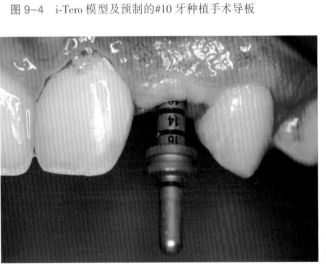

图9-7　平行针植入深度为13mm，该位置计划植入10mm长的种植体。术中测量局部软组织厚度为3mm

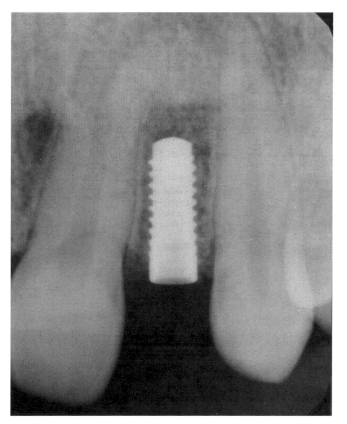

图 9-8　拍摄根尖片以确保种植体骨内位置适当

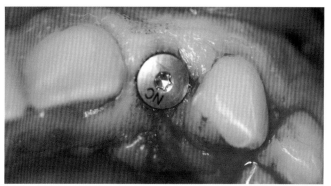

图 9-9　愈合基台就位。不翻瓣技术可极大减轻患者的术后不适感，并保持良好的局部软组织结构

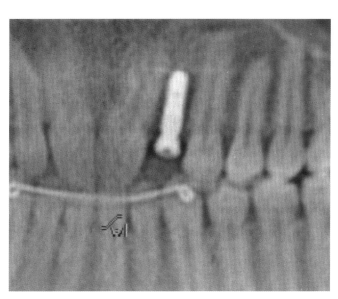

图 9-10　实际种植体与虚拟种植体的对比（虚拟冠是由软件生成的）

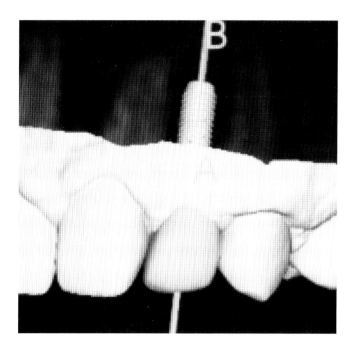

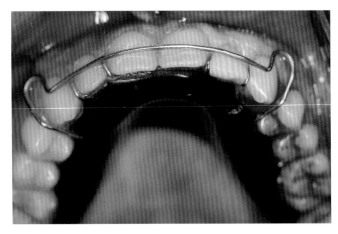

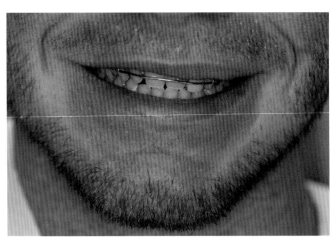

图 9-11　调整患者之前的正畸保持器，避免对种植体及愈合基台产生垂直向的压力

图 9-12　修整后的正畸保持器起着临时义齿的作用

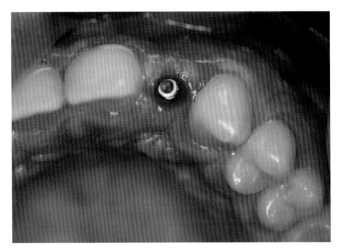

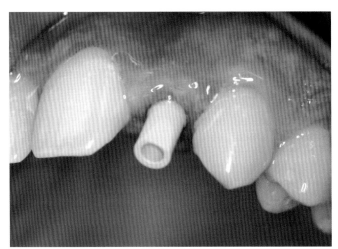

图 9-13　种植术后 4 个月，待植入扫描体并再次进行 i-Tero 扫描。注意软组织深度为 3.5mm

图 9-14　扫描体固定于种植体上，在 i-Tero 扫描时作为种植体位置的参考标记

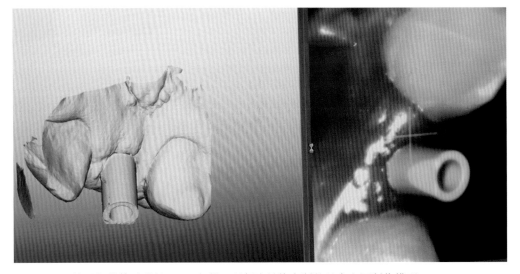

图 9-15　放置扫描体后进行 i-Tero 扫描，以便为最终定制的基台和冠制作模型

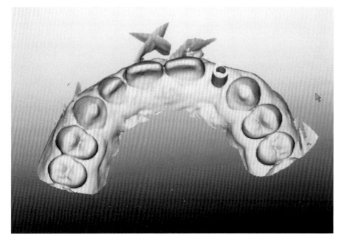

图 9-16　完成的 i-Tero 扫描显示：参考位点（牙列、邻近软组织）和扫描体

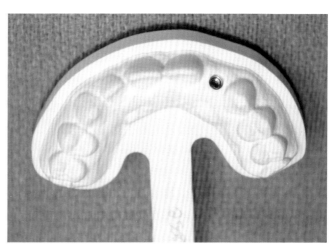

图 9-17　带有模拟种植体的 i-Tero 模型

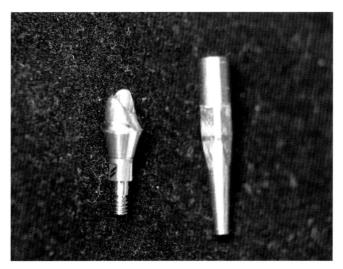

图 9-18　根据 i-Tero 数字扫描信息制作的基台。上图为定制基台和模拟种植体

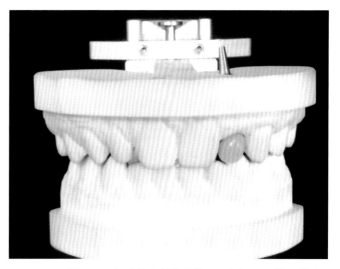

图 9-19　据 i-Tero 扫描信息制作的模型上颌架，该模型带有模拟种植体、定制基台及最终的侧切牙锥形牙冠

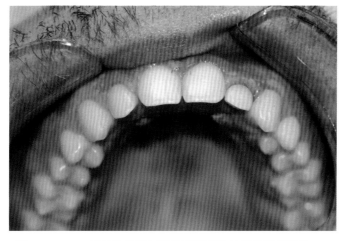

图 9-20　#10 牙最终的侧切牙锥形牙冠修复后的即刻照片

**病例报告9-2**　患者，42岁。因坠落伤致上颌骨前份牙槽嵴粉碎性骨折，#7、#8、#9及#10牙撕脱、折裂。伤后24h内拔除折裂牙，并行牙槽骨移植以便于后期牙种植修复。为了获得理想的种植角度和空间，决定进行引导种植手术。用蜡型再造理想的临床牙冠，并制作硫酸钡保持器以辅助该病例的治疗计划制订（图9-21~图9-35）。

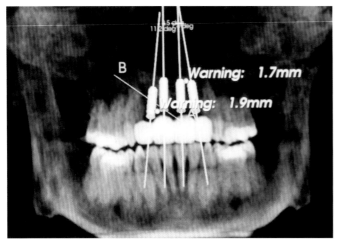

图9-21　安装硫酸钡保持器后的CBCT影像。种植体已虚拟植入，给出的警示证实解剖结构、邻近种植体或牙齿接近

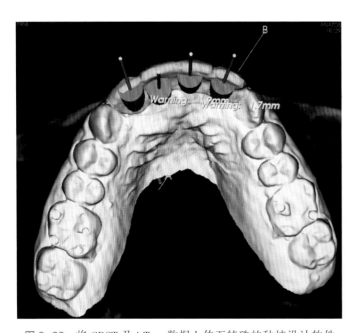

图9-23　将CBCT及i-Tero数据上传至特殊的种植设计软件（Anatomage）。白色区域为i-Tero数字扫描获得的牙列及软组织表面形貌；棕色区域为根据硫酸钡保持器获得的最终牙冠的理想位置；绿色代表的是与预计牙冠位置有关的规划种植体的投影

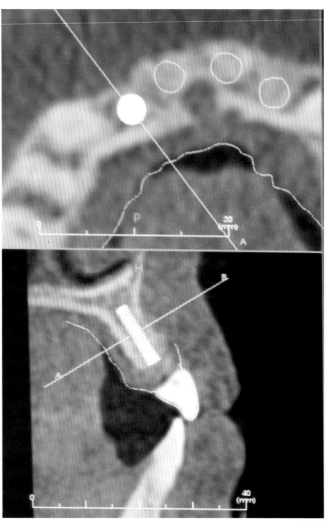

图9-22　硫酸钡保持器有助于种植体的理想植入。种植体间距理想，就位于可用颌骨内，并被设计成个体化螺钉固位义齿，且已避开重要结构

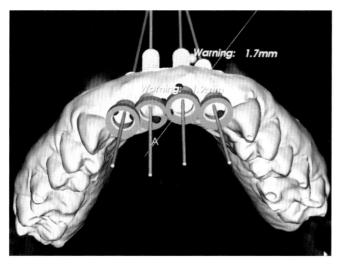

图 9-24　图像显示的是在种植手术导板制作前钻套的精确位置

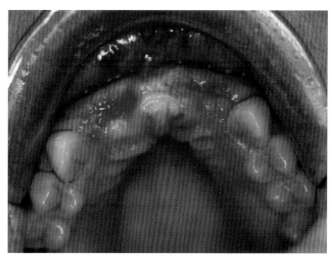

图 9-25　上颌前份移植后 4 个月

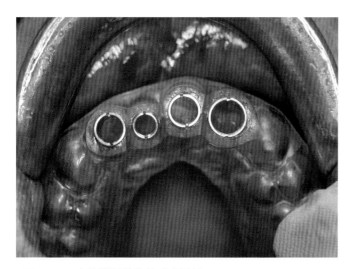

图 9-26　安放预制的种植手术导板

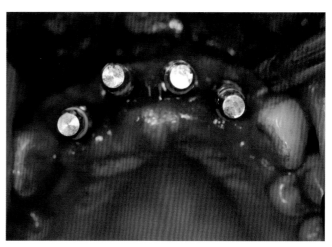

图 9-27　根据特殊的种植软件制订的计划，在翻瓣条件下植入牙种植体并辅助骨移植

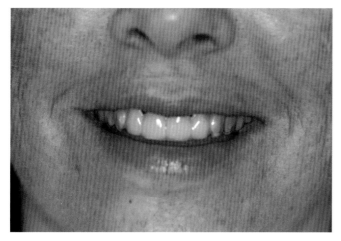

图 9-28　患者术后即刻佩戴预制的保持器

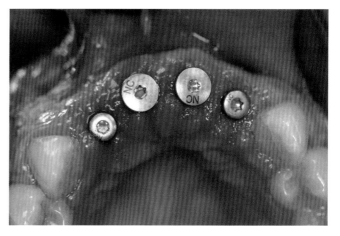

图 9-29　术后 14 周，显露种植体，安放直径合适的愈合基台

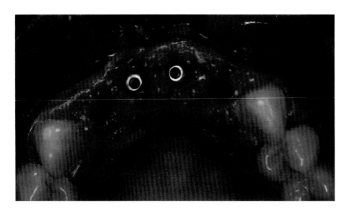

图 9-30　局部可见 3~4mm 角化软组织及植入的种植体

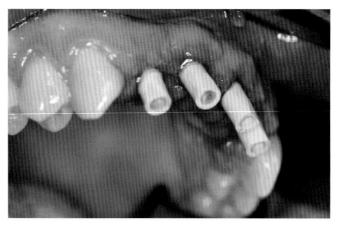

图 9-31　种植体植入 18 周后安放扫描体

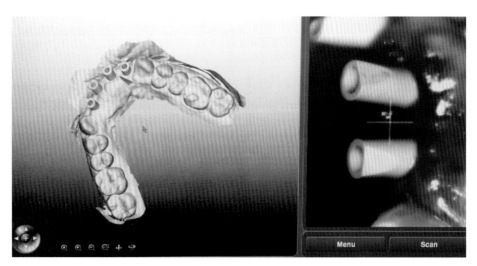

图 9-32　安放扫描体后进行 i-Tero 扫描以制作临时义齿修复所用模型

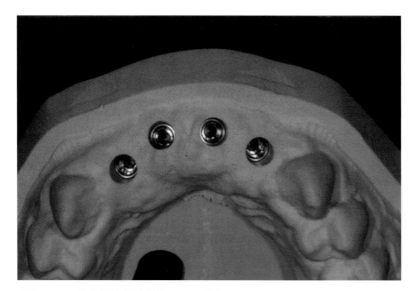

图 9-33　带有模拟种植体的 i-Tero 模型

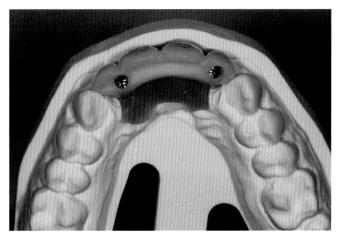

图 9-34　在 i-Tero 模型上添加软组织印模材料，制作螺钉固位的临时义齿，以便制作最终修复冠前塑形局部软组织

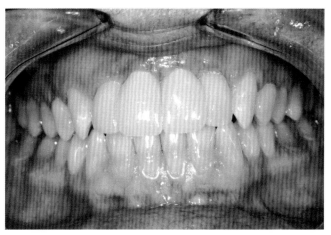

图 9-35　龈乳头重现后再次行 i-Tero 扫描。根据新的 i-Tero 模型制作最终修复冠（照片由 Dr Susan Widick 友情提供）

**参考文献**

Bedard, J. F., 2009. Enhanced cast-based guided dental implant placement for ultimate esthetics: concept and technical procedures. *Journal of Oral and Maxillofacial Surgery*, 67, 108.

Block, M. S. and Chandler C., 2009. Computed tomographyguided surgery: complications associated with scanning, processing, surgery, and prosthetics. *Journal of Oral and Maxillofacial Surgery*, 67, 13.

（王希乾　彭利伟　译）

# 第2篇

## 牙源性头颈部感染

# 第 10 章　颌面部间隙

## 颌面部感染的基本手术处理原则

1. 切口应尽量设计在未受波及的皮肤及黏膜处。若切口位于坏死或感染组织上，则易导致伤口延迟愈合及瘢痕形成。
2. 切口应尽量位于美学区。切口的方向应与皮肤张力线平行，并且位于皮肤自然褶皱处。
3. 切口选择的部位应尽量利于自然引流。
4. 锐性分离切口的深度一般仅达浅层（皮肤、皮下组织及黏膜），其次使用钝性分离进入深层组织以减少对重要结构的损伤。分离方向应与血管、神经的走行方向一致，从而减少对这些结构的医源性损伤。
5. 每个感染的腔隙都应探查彻底使脓液通畅流出，避免脓腔间隔形成。
6. 除了扁桃体周围间隙以外，所有经过探查的间隙都需放置引流。
7. 当引流失去作用时应及时将其移除。综合患者的临床检查及引流量决定是否移除引流。通常放置引流 72~120h，超过此期限的无效的引流可能会导致间隙再次感染。
8. 每天清洗伤口边缘，移除血凝块、坏死组织和分泌物。

## 前庭间隙

### 境界

**上界**：颊肌。

**下界**：颊肌。

**前界**：内侧唇部肌肉。

**后界**：颊肌。

**外侧**：前庭黏膜。

**内侧**：上、下颌骨及其覆盖的骨膜。

**内容物**：疏松结缔组织、腮腺导管、颊神经和颏神经。

**通连**：眶下间隙及颊间隙。

**症状与体征**：前庭的波动感。

**治疗**：从平行于口腔前庭的较深处建立引流，最好于脓肿波动感最突出处做切口。使用钝性分离探查前庭间隙。在颏孔区应使用垂直切口避免损伤颏神经（图 10-1）。

### 要点

前庭间隙是位于前庭肌肉组织和深层表情肌之间的潜在间隙。

## 颊间隙

### 境界

**上界**：颧骨下缘。

**下界**：下颌骨下缘。

**前界**：唇部肌肉（口角处的颧肌与降唇肌）。

**后界**：翼突上颌缝。

**外侧**：颊部皮肤。

**内侧**：颊肌及浅层颊咽筋膜。

**内容物**：颊脂垫、腮腺导管、面横动脉与静脉、颌外动脉、面前静脉。

**通连**：眶下间隙、颌下间隙、咬肌间隙及颞下间隙。

**症状与体征**：颊部水肿（图 10-2）。

**治疗**：颊间隙感染可从口内或口外做切开引流。口内引流最好由上、下颌龈颊沟处切开，经分离颊肌进入（图 10-1）。口外入路应从下颌骨下缘行切口（图 10-3），沿颊肌浅表向上钝性分离进入颊间隙（图 10-4）。

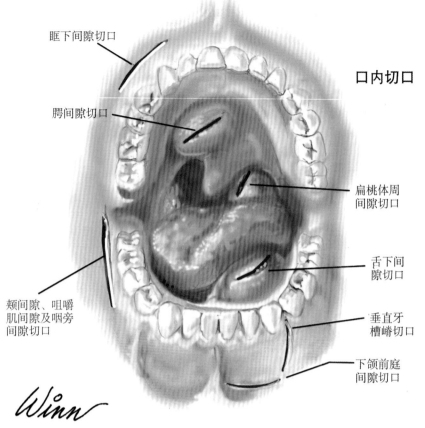

眶下间隙切口

腭间隙切口

扁桃体周
间隙切口

舌下间
隙切口

颊间隙、咀嚼
肌间隙及咽旁
间隙切口

垂直牙
槽嵴切口

下颌前庭
间隙切口

口内切口

图 10-1　口内引流切口部位

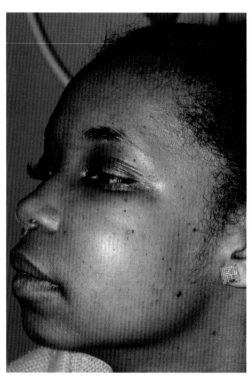

图 10-2　颊间隙脓肿典型表现，咬肌前缘
面部明显水肿

标准口外切口

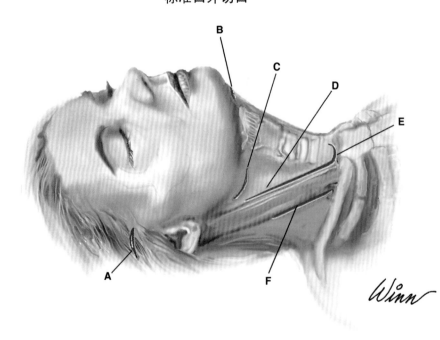

图 10-3　标准口外切口。A. Gillies 切口；
B. 颏下切口；C. 下颌下切口；D. 胸锁乳突
肌前缘切口；E. 颈横纵隔切口；F. 胸锁乳
突肌后缘切口

## 颊间隙及腭间隙

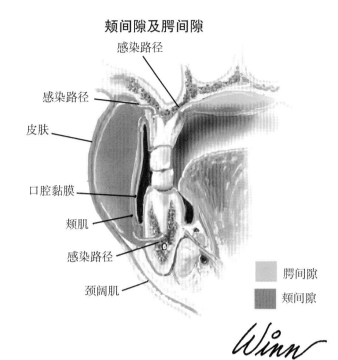

图 10-4　颊间隙和腭间隙解剖

Winn

**要点**

1. 单纯颊间隙脓肿不会导致牙关紧闭。颊间隙脓肿并伴有牙关紧闭的时候，预示感染向后界蔓延，应引起临床医生的重视。
2. 在小儿人群中（年龄 3 个月~3 岁），鉴别是牙源性的颊间隙脓肿还是流感嗜血杆菌蜂窝织炎尤其重要。

**腭间隙**

**境界**

**上界**：腭。

**下界**：骨膜。

**前界**：上颌结节。

**后界**：附着于腭与上颌骨的骨膜。

**外侧**：上颌牙槽嵴。

**内侧**：腭中线（然而因为坚实的骨膜附着，脓肿通常被局限于外侧）。

**内容物**：腭大神经血管、鼻腭神经。

**通连**：无。

**症状与体征**：局限性的腭部肿胀。

**治疗**：切开腭部黏膜直至脓腔放置引流，切口方向应与血管走行平行，尤其注意腭大神经血管束（图 10-1）。

**要点**

腭间隙感染通常源于上颌磨牙与前磨牙的腭侧根（图 10-4）。

**眶下间隙**

**境界**

**上界**：眶下缘。

**下界**：口内黏膜。

**前界**：上唇方肌（提上唇肌、提上唇鼻翼肌、颧大肌、颧小肌）。

**后界**：提口角肌。

**外侧**：颊间隙。

**内侧**：鼻软骨及皮下组织。

**内容物**：内眦动脉、内眦静脉及眶下神经。

**通连**：前庭间隙和颊间隙。

**症状与体征**：鼻唇沟消失及眶周水肿。

**治疗**：口内切开引流应从口腔前庭沟深处，紧挨受脓肿波及的牙齿做切口（图 10-1）。向上经提口角肌钝性分离进入脓腔。

**要点**

1. 当上颌前牙（通常为上颌尖牙）的根尖周脓肿腐蚀穿过颊板向上进入提口角肌附着时，即可发生眶下间隙感染。
2. 眶下间隙探查时，应注意避免损伤眶下神经。
3. 面部静脉通常无静脉瓣（静脉血可反流）。眶下间隙的感染可能会导致感染性血栓性静脉炎或内眦静脉栓塞。感染可能上行至内眦静脉，到眼静脉，最后进入海绵窦，导致海绵窦血栓性静脉炎。因此眶下间隙的感染应立即采取有效治疗，以免感染扩散至颅内造成严重后果。

**颏下间隙**

**境界**

**上界**：下颌舌骨肌。

**下界**：颈深筋膜浅层。

**前界**：下颌骨下缘。

**后界**：舌骨。

**外侧**：二腹肌前腹。

**内侧**：此间隙为正中间隙，因此并无实际内侧界限。

**内容物：**颈前静脉及颏下淋巴结。

**通连：**下颌下间隙。

**症状与体征：**颏下红肿（图 10-5）。

**治疗：**在舌骨前方的水平中线区行切开引流，切口位于颏下皮肤皱褶内（图 10-3）。靠近舌骨附近的切口有利于重力引流，因为舌骨是颏下间隙最下界（图 10-6）。经皮肤、皮下组织和颈阔肌向上钝性分离进入颏下间隙。分离时应注意避免损伤颈前静脉。颏下间隙感染也可通过口内建立引流，口内切口位于口腔前庭，穿过颏肌进入脓腔，然而口内切口不能提供可靠的引流。

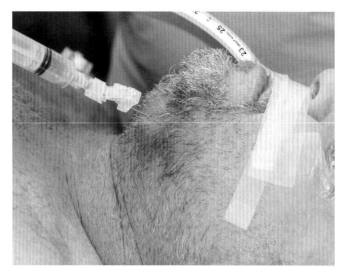

图 10-5　颏下间隙脓肿典型表现，颏下区明显红肿。手术切开引流之前，先行无菌穿刺进行细菌培养和药物敏感试验

**颏下间隙**

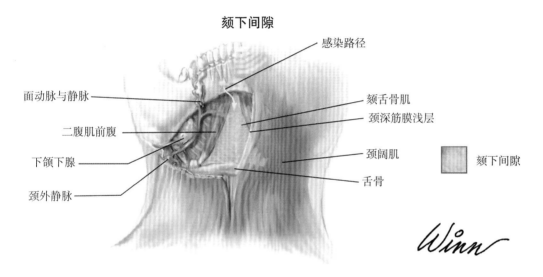

图 10-6　颏下间隙解剖

**要点**

1. 颏下间隙感染通常来源于下颌下间隙感染向内侧的蔓延。其他潜在感染来源于下颌切牙牙源性感染和正中联合区骨折。

2. 颏下间隙的感染向后外侧蔓延至二腹肌前腹，继而直接向两侧扩散至下颌下间隙和舌下间隙。包括颏下、舌下及下颌下间隙的双侧严重的蜂窝织炎称之为路德维希咽峡炎。

**下颌下间隙**

**境界**

**上界：**下颌骨的下缘和舌侧面、下颌舌骨肌。

**下界：**封套筋膜，顶端为二腹肌肌腱。

**前界：**二腹肌前腹。

**后界：**二腹肌后腹和茎突舌骨肌。

**外侧：**颈阔肌及封套筋膜。

**内侧：**舌骨舌肌和下颌舌骨肌。

**内容物：**面动脉、面前静脉、面神经下颌缘支、下颌舌骨肌神经、下颌下腺及淋巴结。

**通连：**咽旁间隙、颏下间隙、舌下间隙及颊间隙

**症状与体征：**位于下颌骨下缘的肿胀向中线蔓延至二腹肌前腹，后侧扩展至舌骨。

**治疗：**使用经下颌下切口的口外引流（图 10-3）。于下颌骨下缘下 2~3cm 处做平行于下颌骨下缘的长 2~4cm 切

口，切口在舌骨大角的高度与皮肤张力线平行，并位于最有利于自然引流的位置（病例报告 10-1 之图 10-10）。切开皮肤与皮下组织后，使用止血钳向下颌骨下缘钝性分离，然后止血钳向下颌骨舌侧方向进入颌下间隙。继续沿下颌骨体的舌侧向上钝性分离至下颌舌骨肌。

要点

下颌下切口入路提供了进入舌下间隙、颌下间隙、颊间隙、翼颌间隙、咬肌间隙和咽旁间隙等的口外途径。

**舌下间隙**

**境界**

**上界：**口底黏膜。

**下界：**下颌舌骨肌。

**前界：**下颌骨。

**后界：**敞开。

**外侧：**下颌骨舌侧骨皮质。

**内侧：**舌肌。

**内容物：**舌下腺、舌神经、下颌下腺导管、舌下神经及舌动、静脉。

**通连：**下颌下间隙和咽旁间隙。

**症状与体征：**口底肿胀、舌抬高、言语困难和流涎。

**治疗：**引流最好经由口外下颌下入路完成（图 10-3）。探查过下颌下间隙之后，沿下颌骨体部舌侧向上方钝性分离，接着穿过下颌舌骨肌进入舌下间隙。也可使用口内切口建立引流，沿口底前外侧、下颌下腺导管外侧并与之平行做切口（图 10-1）。切开黏膜，钝性分离至脓腔。但口内切口引流效果不太可靠。

**要点**

1. 舌下间隙感染通常为牙源性感染。牙源性感染波及至舌下间隙或下颌下间隙取决于感染的播散与下颌舌骨肌附着的关系（图 10-7）。来源于下颌舌骨肌附着上方的感染源（下颌第二磨牙以前的牙源性感染）可导致舌下间隙感染。来源于下颌舌骨肌附着下方的感染源（第二磨牙和第三磨牙来源）可导致下颌下间隙感染。

2. 舌下间隙和下颌下间隙在后界相通，从而为感染的迅速播散提供条件。

## 舌下与下颌下间隙

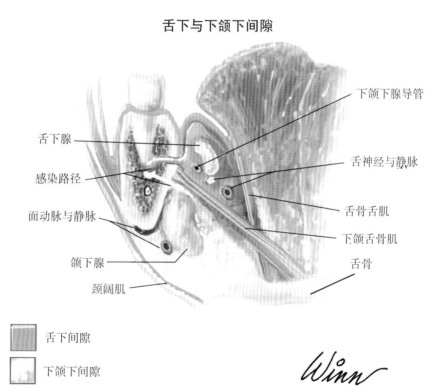

图 10-7　舌下间隙和下颌下间隙解剖

## 病例报告

**病例报告 10-1** 患者，男，27 岁。右侧面部水肿，口底抬高伴有压痛，下颌右后方疼痛，有牙源性脓肿的病史（图 10-8~图 10-13）。

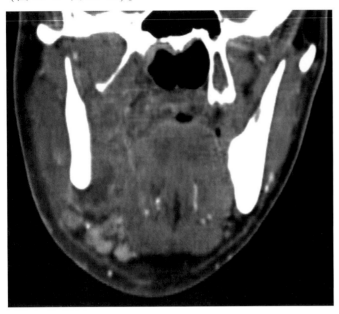

图 10-8 冠状位 CT 增强扫描显示下颌下-舌下间隙脓肿

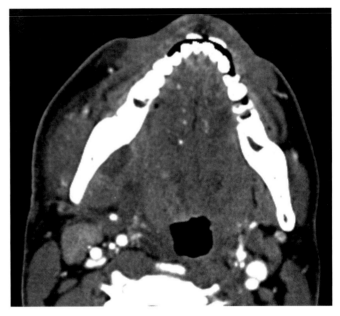

图 10-9 轴位 CT 增强扫描显示下颌下-舌下间隙脓肿

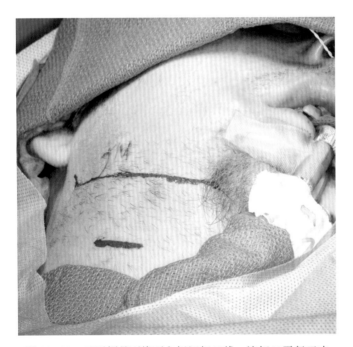

图 10-10 于下颌骨下缘下方标记切口线，该切口平行于皮肤张力线，位于舌骨水平，并且处于最有利于重力引流的部位

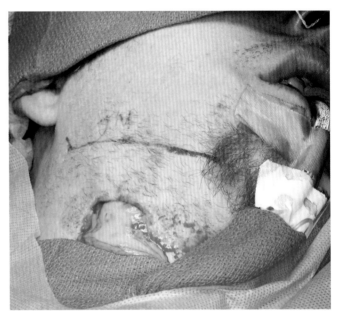

图 10-11 一旦进入下颌下间隙，脓液即可排出

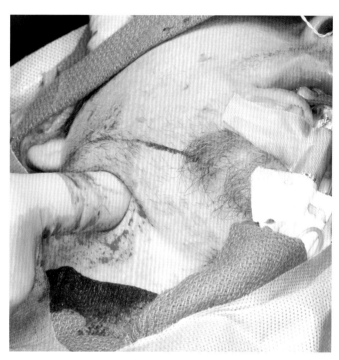

图 10-12　用手指钝性分离，确保整个下颌下间隙及舌下间隙得到探查及引流

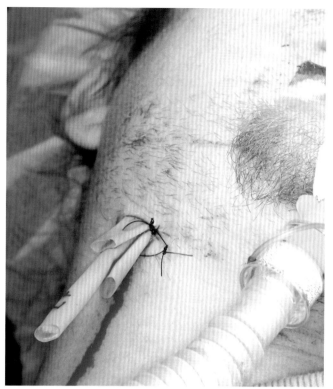

图 10-13　于右侧下颌下、舌下及咽旁间隙放置引流

### 咀嚼肌间隙

咀嚼肌间隙由 4 个间隙组成：咬肌（咬肌下）间隙、翼下颌间隙、颞浅间隙和颞深间隙。

#### 境界

**上界**：颞肌嵴。

**下界**：下颌吊索以及下颌骨下缘。

**前界**：眶缘及下颌支前缘。

**后界**：下颌骨后缘。

**外侧**：腮腺咬肌筋膜（颈深筋膜浅层）。

**内侧**：蝶骨大翼，颞骨鳞部，翼内肌深面之颈深筋膜浅层。

**内容物**：咀嚼肌（颞肌、咬肌、翼内肌及翼外肌）、颌内动脉、三叉神经的下颌神经及颊脂垫。

**通连**：咀嚼肌间隙内 4 个间隙皆相通（图 10-14），亦与颊间隙、咽旁间隙和颞下间隙通连。

**症状与体征**：张口受限及水肿。

#### 要点

1. 咀嚼肌间隙包括咬肌间隙，颞浅、颞深间隙和翼下颌间隙（图 10-14）。

2. 咀嚼肌间隙包含的四个间隙将于以下内容讨论。

### 咬肌间隙

#### 境界

**上界**：颧弓。

**下界**：下颌骨下缘。

**前界**：下颌支前缘。

**后界**：下颌支后缘。

**外侧**：腮腺咬肌筋膜（颈深筋膜浅层）。

**内侧**：下颌支。

**内容物**：咬肌，咬肌动、静脉。

**通连**：颞浅间隙和翼下颌间隙。

**症状与体征**：张口受限、下颌角后部水肿。

**治疗**：通常使用口外下颌下切口以利于自然引流（图 10-3）。进入下颌下间隙后，继续利用钝性分离穿过下颌吊索进入位于咬肌与下颌支外侧之间的咬肌间隙。切开引流也可从口内入路（图 10-1），于翼下颌皱襞外侧与之平行做垂直切口。锐性分离颊肌，然后使用钝性分离进入咬肌间隙。

## 咀嚼肌间隙

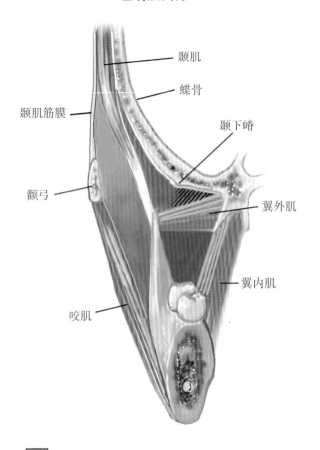

- 颞肌
- 蝶骨
- 颞肌筋膜
- 颞下嵴
- 颧弓
- 翼外肌
- 翼内肌
- 咬肌

■ 颞浅间隙
■ 咬肌间隙
■ 翼下颌间隙
▨ 颞深间隙
▨ 颞下间隙

*Winn*

图 10-14　咀嚼肌间隙解剖

### 要点

1. 此间隙感染通常来源于冠周炎、第三磨牙脓肿和下颌角骨折。
2. 口内切口入路通常不具可操作性，因为间隙感染通常伴有张口受限，且口内切口不能建立有效的自然引流。

### 翼下颌间隙

#### 境界

**上界**：翼外肌。

**下界**：下颌吊索。

**前界**：下颌支前缘。

**后界**：下颌支后缘。

**外侧**：下颌支。

**内侧**：颈深筋膜浅层。

**内容物**：下牙槽动、静脉，下牙槽神经，舌神经和下颌舌骨神经。

**通连**：咬肌间隙、颞下间隙和咽旁间隙。

**症状与体征**：张口受限。

**治疗**：使用下颌下切口建立口外引流（图 10-3）。抵达下颌下缘后，即向后方行钝性分离穿过下颌吊索，进入位于翼内肌与下颌支内侧之间的翼下颌间隙。口内切口可由翼下颌皱襞外侧与之平行做垂直切口（图 10-1）。然后行钝性分离至下颌支内侧进入翼下颌间隙。另外，口内入路亦可向下穿过翼下颌间隙，并通过下颌吊索进入下颌下间隙。此入路可以联合下颌下口外入路，实行口内-口外贯通式自然引流。

### 要点

1. 主要感染来源为冠周炎、第三磨牙脓肿、下颌角骨折以及行下牙槽神经阻滞麻醉时的针道医源性感染。
2. 针道感染的症状为疼痛、张口受限以及 CT 影像学可见的局部脓肿形成。

### 颞浅间隙

#### 境界

**上界**：颞肌嵴。

**下界**：颧弓。

**前界**：眶外缘。

**后界**：颞肌筋膜与颅骨外膜于颞肌嵴会合处。

**外侧**：颞肌筋膜。

**内侧**：颞肌。

**内容物**：颞中动、静脉。

**通连**：咬肌间隙及颞深间隙。

**症状与体征**：张口受限及颞部肿胀。

**治疗**：参见颞深间隙感染。

### 要点

1. 颞间隙以颞肌为分隔分为颞浅间隙和颞深间隙。
2. 颞间隙的感染通常是由其他邻接间隙感染蔓延而来的继发感染。

## 颞深间隙

### 境界

**上界**：颞肌于颞肌嵴附着处。

**下界**：翼外肌上缘。

**前界**：上颌骨的颞下面及眼眶后壁。

**后界**：颞肌于颅骨附着处。

**外侧**：颞肌。

**内侧**：蝶骨大翼及颞骨鳞部（止于颞下嵴）。

**内容物**：颞深动、静脉。

**通连**：翼下颌间隙、颞浅间隙及颞下间隙。

**症状与体征**：张口受限及颞区肿胀。

**治疗**：颞浅间隙和颞深间隙的切开引流使用颞部 Gillies 入路（Gillies approach）（图 10-3）。于发际线内、前颞肌嵴下缘 3cm 做一个 2~4cm 的颞部水平切口，切开头皮、颞顶筋膜、深及颞肌筋膜，显露颞肌并进入颞浅间隙。如有需要，可钝性分离颞肌进入颞深间隙。向下沿颞肌的浅表或深层钝性分离探查间隙。于颞浅间隙建立引流时，最好同时使用颞部 Gillies 入路和下颌前庭后方切口分离至颞肌肌腱浅表。由头皮切口连通至口内切口的口内-口外贯通式引流有利于自然引流。

### 要点

颞间隙内的感染很容易于颞肌周围自由播散（图 10-15）。

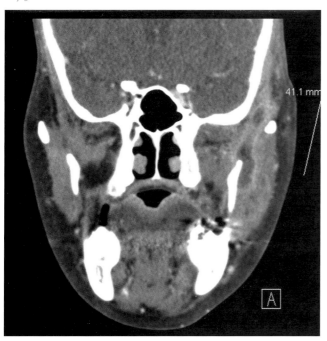

图 10-15　冠状位 CT 增强扫描显示左侧颞间隙脓肿

## 颞下间隙

### 境界

**上界**：蝶骨大翼和颞骨的颞下面，向外侧延伸至颞下嵴。

**下界**：与翼下颌间隙开放相通。

**前界**：上颌结节后面。

**后界**：颞下颌关节及腮腺深叶。

**外侧**：颞肌的深面及下颌支的冠突。

**内侧**：蝶骨翼外板和翼外肌。

**内容物**：上颌动脉中间支、三叉神经的下颌神经、颊脂垫后部以及翼静脉丛。

**通连**：颞深间隙、翼下颌间隙、颊间隙及眶内间隙（通过眶下裂相通）。

**症状与体征**：张口受限。

**治疗**：颞下间隙的切开引流可以通过口内或者口外切口。当只有颞下间隙感染时，可使用上颌前庭后切口，于上颌结节外侧后部附近入路切开颊肌进入颞下间隙。于颞下间隙探查时应使用钝性分离，以免损伤上颌动脉及其分支引起血肿。当感染波及翼下颌间隙时，使用下颌下切口，通过解剖下颌骨内侧并穿过下颌吊索可同时引流这两个间隙。另外，通过颞部 Gillies 入路，延伸至颞深间隙，使用口内-口外贯通式引流，经过颞肌深处并连通口内上颌前庭后切口进入口腔，从而也可使颞下间隙的引流得以建立。

### 要点

1. 颞下间隙是颞深间隙向内侧的延伸。

2. 颞下间隙是感染向后扩散至海绵窦的一个潜在来源。

3. 颞下间隙感染多为其他间隙感染蔓延而来，也可以由上颌牙源性或上颌窦腔的感染而来。

### 病例报告

**病例报告 10-2**　患者，男，12 岁。表现为左侧面部中度水肿，左侧面部疼痛，张口受限，发热以及显著的白细胞增多（图 10-16~图 10-25）。

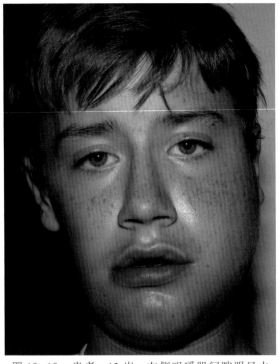

图 10-16　患者，12 岁。左侧咀嚼肌间隙明显水肿，不适，张口受限

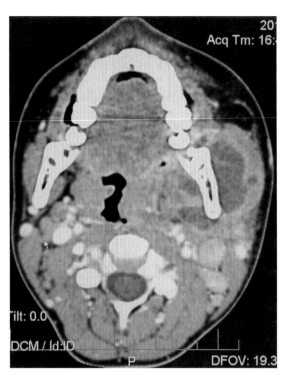

图 10-17　轴位 CT 增强扫描显示左侧咀嚼肌间隙感染。可见气道向对侧偏移

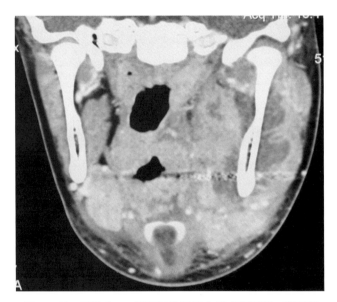

图 10-18　冠状位 CT 增强扫描显示左侧咬肌间隙、翼下颌间隙以及咽旁间隙受累

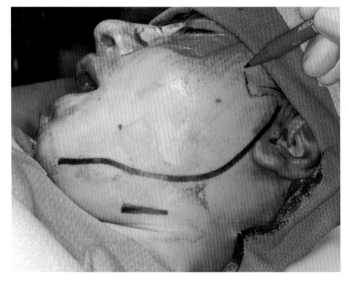

图 10-19　解剖标记包括下颌骨下缘、髁突-冠突复合体，以及预计的引流切口位置（位于下颌骨下缘下 3cm 以利于最佳重力引流）

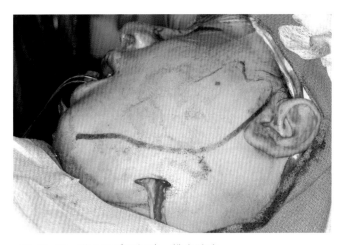

图 10-20　进入咀嚼肌间隙，排出脓液

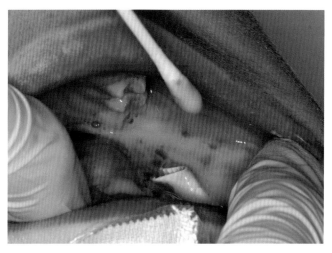

图 10-21　放置贯通引流（颊部口腔前庭-下颌下切口）。排出脓液，拔除受累牙齿，脓液送细菌培养

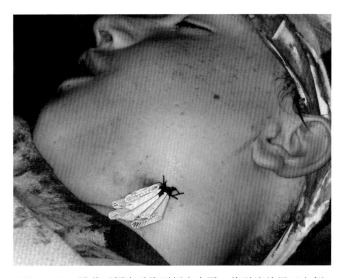

图 10-22　沿着下颌支后缘到颅底水平，将引流放置于左侧咬肌间隙、翼下颌间隙、咽旁间隙内。另外，单一的口内贯通引流也被放置

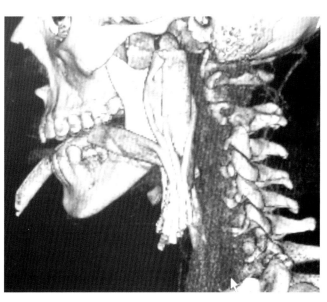

图 10-23　3D 重建显示引流放置。引流位于下颌骨内、外、后侧及咽旁间隙。此外，口内贯通引流也被放置

## 扁桃体周围间隙（扁桃体旁间隙）

### 境界

**上界：** 硬腭。

**下界：** 梨状窝。

**前界：** 前扁桃腺支柱（腭舌肌）。

**后界：** 后扁桃腺支柱（腭咽肌）。

**外侧：** 咽上缩肌。

**内侧：** 口咽黏膜。

**内容物：** 疏松结缔组织。

**通连：** 扁桃体周围间隙可经由咽上缩肌和颊咽筋膜的穿孔与咽旁间隙连通。

**症状与体征：** 含热土豆音、吞咽疼痛、流涎、腭垂偏移、腭部不对称、扁桃体向内侧移位等。

**治疗：** 扁桃体周围脓肿的治疗包括穿刺抽吸术和切开引流术（图 10-26）。当怀疑有扁桃体周围脓肿存在时，穿刺抽吸术可确定脓肿存在并起到排脓作用。穿刺抽吸术使用 18 号针头穿刺进入指定区域，穿过咽缩肌完成穿刺。若穿刺确定脓液存在，即实行切开引流术。使用 15 号刀片于扁桃体边界行环状切口（图 10-1），此切口应将穿

刺点包含在内。使用血管钳伸入切口充分钝性分离周围
组织（图10-27）。用血管钳钝性分离仔细探查整个间隙，

然后使用大量生理盐水冲洗间隙。

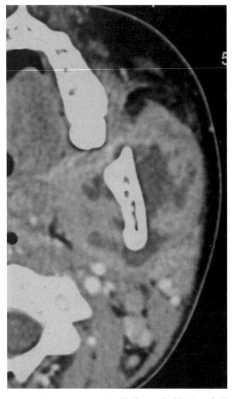

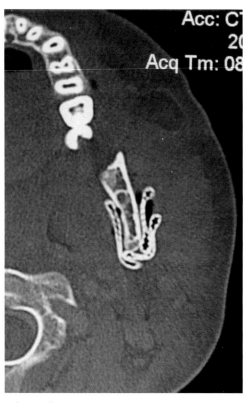

图10-24和图10-25　冠状位CT扫描对比术前（图10-24）及术后影像（图10-25）。图10-25显示出放置的引流
沿着下颌支内侧及外侧缘，位于咀嚼肌间隙中的咬肌间隙和翼下颌间隙内

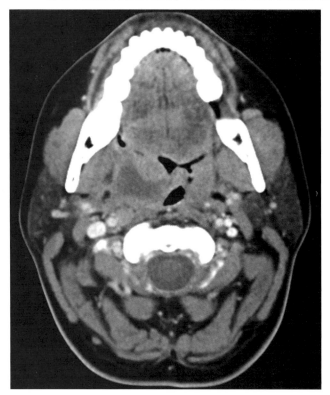

图10-26　轴位CT增强扫描显示右侧扁桃体周围脓肿

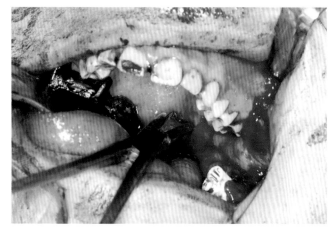

图10-27　使用平头止血钳充分探查扁桃体周围间隙

### 要点

1. 当施行穿刺抽吸术时，针头进入组织应不超过 1cm，从而避免损伤舌咽神经和颈内动脉，因这两个解剖结构可能异位走行于咽旁间隙内。
2. 通常扁桃体周围间隙的脓肿不放置引流。
3. 使用半强度的过氧化氢液冲洗伤口可以辅助止血。

### 咽间隙

**咽旁间隙（又称咽上颌间隙、咽侧间隙、翼咽间隙或咽周间隙）**

### 境界

**上界**：蝶骨颅底部。

**下界**：舌骨。

**前界**：翼突下颌缝。

**后界**：颈深筋膜与颈动脉鞘在后外侧角分隔的椎前筋膜。

**外侧**：覆盖于下颌骨的颈深筋膜浅层、翼内肌和腮腺。

**内侧**：包裹着咽缩肌的颈深筋膜中层（气管前筋膜或内脏筋膜）。

**内容物**：茎突前，脂肪、疏松结缔组织、淋巴结。茎突后，第Ⅸ、Ⅺ、Ⅻ脑神经，颈动脉鞘，交感神经干及淋巴结。

**通连**：咀嚼肌间隙、咽后间隙、颈动脉鞘、下颌下间隙和舌下间隙（图 10-28、图 10-29）

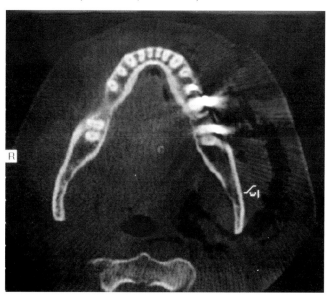

图 10-28　轴位 CT 扫描显示咀嚼肌间隙、咽旁间隙及咽后间隙的多间隙感染

**咽间隙**

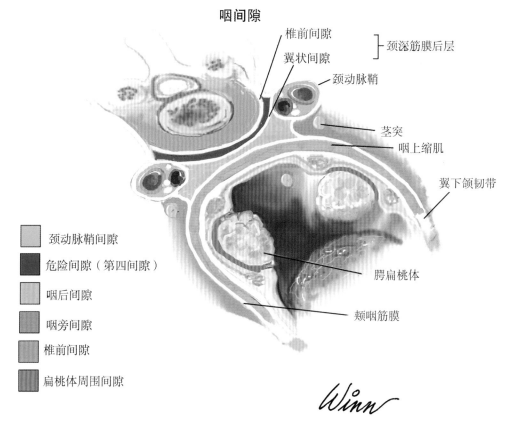

颈动脉鞘间隙

危险间隙（第四间隙）

咽后间隙

咽旁间隙

椎前间隙

扁桃体周围间隙

图 10-29　深部间隙解剖

**症状与体征**：张口受限，发音困难，进食困难，吞咽痛，呼吸困难，无法控制的流涎，咽侧壁向内肿大，腭垂被推向健侧以及水肿。

**治疗**：可由多种入路建立引流。经下颌下入路（图10-3）则需要先行分离下颌下间隙（参照"下颌下间隙"中"治疗"），继续向后上钝性分离直到可以触及茎突。使用手指向内侧后扁桃体支柱的方向钝性分离。持续向后内侧方向钝性分离，触摸到椎骨横突、颈动脉鞘以及颅底，以充分探查整个间隙。通过口内建立引流（图10-1），切口位于下颌前庭后侧，翼下颌皱襞稍内侧，钝性分离颊肌。继续向内上方，翼内肌深部钝性分离进入咽旁间隙。分离时应仔细以免损伤位于咽上缩肌浅面的咽升动脉。

## 要点

1. 咽旁间隙呈倒立的锥体形，锥底为颅底，锥体尖端位于舌骨（参见病例报告10-3之图10-31）。

2. 由茎突咽肌腱膜（Zuckerkandl 和 Testut 腱膜）将此间隙分为前部（茎突前）和后部（茎突后），此为抑制感染的蔓延提供了屏障。

3. 由于咽旁间隙的位置关系，几乎所有危及生命危险的牙源性感染，在进入更深、更下的颈部间隙之前都会经由此间隙。

4. 如果于咽旁间隙内发现血块或旧血凝块，则提示累及颈动脉鞘，此为实行动脉造影的指征。

## 咽后间隙

## 境界

**上界**：颅底。

**下界**：内脏筋膜（气管前筋膜）与翼状筋膜于C6至T4水平融合处，通常在气管分叉水平。

**前界**：内脏筋膜（气管前筋膜）。

**后界**：翼状筋膜。

**外侧**：从颅底至舌骨、咽旁间隙的延续。在舌骨下方，由颈动脉鞘组成外侧边界。

**内侧**：中线结构。

**内容物**：疏松结缔组织和咽淋巴环（Waldeyer's ring）的淋巴引流。

**通连**：咽旁间隙、气管前间隙、危险间隙、颈动脉间隙及纵隔。

**症状与体征**：吞咽困难、呼吸困难、脓毒症、颈部疼痛、脊柱后凸姿态、气管后组织（椎前软组织）阴影增宽及颈动脉鞘受累的症状。

**治疗**：可由多种入路建立引流。最常用的为由胸锁乳突肌前缘或后缘行切口入路（图10-3）。胸锁乳突肌入路也可用于气管前、内脏筋膜、危险间隙及椎前间隙的入路。行胸锁乳突肌前缘入路时，于此肌肉前缘由舌骨平面至胸骨上缘做一线形切口，继续切开颈深筋膜浅层。辨认胸锁乳突肌、舌骨、环状软骨及颈动脉鞘等结构。将胸锁乳突肌连同颈动脉鞘拉向外侧，同时将甲状腺、甲状腺上动、静脉以及喉上神经向内侧牵拉。必要时，可结扎甲状腺下动脉、甲状腺中静脉及切断肩胛舌骨肌以利于术中视野暴露。继续使用钝性分离颈动脉鞘内侧及咽上缩肌进入咽后间隙。使用手指探查整个咽后间隙，然后放置软式引流。

行胸锁乳突肌后缘入路时，于此肌肉后缘由舌骨平面直至肩胛舌骨肌做一线形切口，继续切开颈深筋膜浅层。将胸锁乳突肌及颈动脉鞘向前牵拉，注意辨认及保护颈动脉鞘后侧表面走行的颈交感干。继续分离翼状筋膜进入咽后间隙。注意应保持在肩胛舌骨肌以上解剖以保护臂丛。探查咽后间隙，放置软式引流。

## 要点

1. 咽后间隙是牙源性感染蔓延至纵隔的主要通道。因此，咽后间隙感染的治疗应及时、积极，通常情况下应同时建立外科手术气道。若咽后间隙脓肿蔓延至上纵隔以下，则是立即行开胸手术的指征。

2. 胸锁乳突肌后缘入路应注意避开颈动脉和颈内静脉的分支。

3. 儿童咽后间隙感染可使用口内入路建立引流。

## 病例报告

**病例报告10-3**　患者，男，26岁。表现为张口受限、言语困难、进食困难、特殊体位、难以控制流涎、腭垂移位、面部水肿和显著白细胞增多（图10-30~图10-33）。

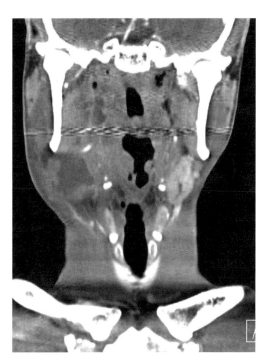

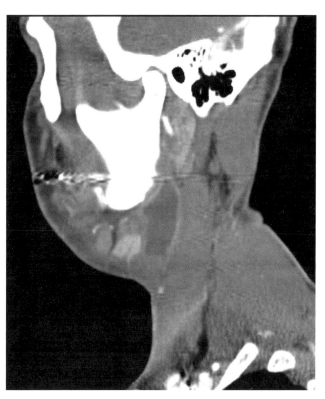

图 10-30 冠状位 CT 增强扫描显示右侧咀嚼
肌间隙及咽旁间隙脓肿形成

图 10-31 矢状位 CT 增强扫描显示由舌骨向上方至颅底的
金字塔形脓肿

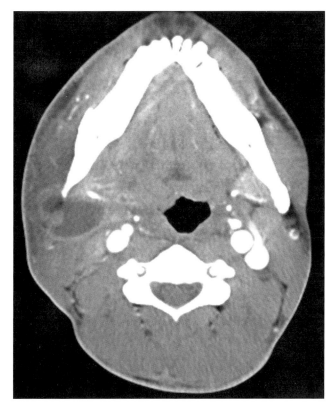

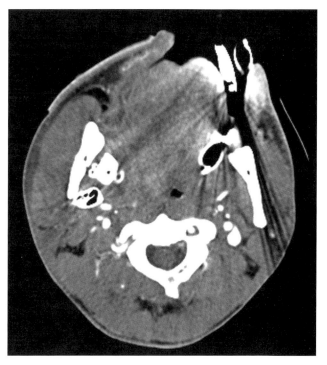

图 10-32 轴位 CT 增强扫描显示右侧咽旁间隙脓肿

图 10-33 轴位 CT 增强扫描显示引流合适，放置在右侧咽
旁间隙内，并位于颅底、颈动脉鞘外侧

## 气管前间隙

### 境界

**上界**：气管前筋膜（内脏筋膜）在舌骨和甲状软骨水平中线会合处。

**下界**：上纵隔的前缘。

**前界**：颈深筋膜中层分隔胸骨甲状肌和甲状舌骨肌部位。

**后界**：包裹着甲状腺、气管及食管的内脏筋膜（颈深筋膜中层深部），位于甲状腺下动脉的下方。气管前间隙与咽后间隙由一致密结缔组织带分隔开来，这一致密结缔组织带由食管两侧延伸至颈动脉鞘壁。

**外侧**：颈动脉鞘。

**内侧**：中线结构。

**内容物**：甲状腺、气管、食管及喉返神经。

**通连**：纵隔及咽后间隙。

**症状与体征**：进食困难、呼吸困难、言语困难、吞咽痛、气道阻塞、颈前部肿大以及颈部皮肤红肿。

**治疗**：于胸锁乳突肌前缘行切开引流术（图10-3），切开皮肤、皮下组织、颈阔肌及颈深筋膜中层，与肌肉分隔。辨认颈动脉鞘，将颈动脉鞘与胸锁乳突肌一同向后外方牵拉。辨认及探查咽喉、气管及食管，暴露脓腔以利引流。必要时，可将内脏筋膜切开以进入内脏间隙探查。

### 要点

1. 气管前间隙与咽后间隙于后外侧，通过一个连接甲状腺、气管和食管两侧的结缔组织桥相互交通。

2. 此结缔组织桥的上界为甲状软骨斜线，下界为甲状腺下动脉。

## 内脏间隙

### 境界

**上界**：内脏间隙的前缘上端起于甲状软骨，后缘起于颅底。

**下界**：纵隔。

**前界**：内脏筋膜。

**后界**：内脏筋膜。

**外侧**：内脏筋膜。

**内侧**：中线结构。

**内容物**：咽部、喉部、气管、食管及甲状腺。

**通连**：咽后间隙、气管前间隙及纵隔。

**症状与体征**：进食困难、呼吸困难、发音困难、吞咽痛及气道阻塞。

**治疗**：内脏间隙的手术入路是气管前间隙手术入路的延伸，参照气管前间隙入路。

### 要点

经常与内脏腔隙混淆，内脏间隙位于内脏筋膜周围深面。

## 颈动脉鞘间隙

### 境界

**上界**：颅底。

**下界**：颈根部。

**前界**：颈动脉鞘。

**后界**：颈动脉鞘。

**外侧**：颈动脉鞘。

**内侧**：颈动脉鞘。

**内容物**：颈动脉、颈内静脉及迷走神经。

**通连**：咽旁间隙、咽后间隙、气管前间隙及纵隔。

**症状与体征**：颈交感神经综合征（霍纳综合征）、CN-IX 至 CN-XII 的神经功能缺损。先兆出血（Herald Bleeds）、感染性休克、周围组织血肿及心率或言语功能的变化。

**治疗**：于胸锁乳突肌前缘经穿颈入路建立引流（图10-3）。辨认颈动脉鞘后，于颈内静脉外侧和颈内动脉内侧之间切开颈动脉鞘。辨认清颈动脉鞘中解剖结构后充分探查整个间隙排脓。

### 要点

1. 颈动脉鞘间隙由颈深筋膜3层融合而成。

2. 舌骨以上，颈动脉鞘间隙与咽旁间隙的后外部相互交通。

3. 使用动脉造影、静脉造影或CT增强扫描确定有风险的血管、积液量以及是否有侧支循环与颅内交通。

4. 先兆出血定义为反复发作的无法解释的口腔、鼻和（或）耳内的出血。

## 危险间隙（第四间隙）

### 境界

**上界**：颅底。

**下界**：纵隔后界延伸至横膈膜水平。

**前界**：颈深筋膜深层（翼筋膜）。

**后界**：颈深筋膜深层（椎前筋膜）。

**外侧**：翼筋膜与椎前筋膜与椎骨横突融合处。

**内侧**：中线结构。

**内容物**：疏松结缔组织。

**通连**：咽后间隙，椎前间隙和纵隔。

**症状与体征**：纵隔炎、脓胸和脓毒症。

**治疗**：可经由胸锁乳突肌前缘或后缘入路行穿颈入路建立引流（图 10-3），也可施行开胸手术（图 10-34）。如用穿颈入路，进入咽后间隙后，用手指钝性分离通过翼筋膜进入危险间隙。充分探查及排脓引流后，放置一稍大的软性引流片（管）进入间隙。

### 要点

1. 危险间隙内容物仅有疏松结缔组织，并且包裹此间隙的两筋膜（翼筋膜及椎前筋膜）很容易分离，从而为感染向后纵隔快速蔓延提供便利。

2. 因为此间隙为一封闭的间隙，发生于危险间隙内的口

咽部感染的来源为咽后间隙。

### 椎前间隙

### 境界

**上界**：颅底。

**下界**：尾骨。

**前界**：颈深筋膜深层（椎前筋膜）。

**后界**：椎骨体部。

**外侧**：椎前筋膜与椎骨横突融合处。

**内侧**：中线结构。

**内容物**：潜在间隙。

**通连**：危险间隙。

**症状与体征**：颈部背部疼痛及颈深部感染症状。

**治疗**：参考咽后间隙的治疗。

### 纵隔入路

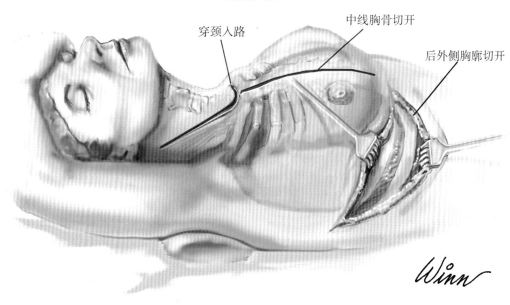

穿颈入路　　中线胸骨切开　　后外侧胸廓切开

图 10-34　纵隔入路

### 要点

1. 此间隙感染很少与头颈部感染相关。

2. 此间隙的感染通常来源于附近的椎骨体，而不是源于口咽部（图 10-35）。

### 纵隔

### 境界

**上界**：第 1 肋骨。

**下界**：膈肌。

**前界**：胸骨。

**后界**：脊柱。

**外侧**：胸膜。

**内侧**：中线结构。

**内容物**：颈动脉、锁骨下动静脉、主动脉弓、胸导管、迷走神经、气管、食管、膈神经、胸主动脉、上腔静脉、下腔静脉、奇静脉、内脏神经、心以及肺。

**通连**：咽后间隙、气管前间隙、颈动脉鞘间隙、危险间隙。

**症状与体征**：胸腔及心包积液（心包压塞）、吸入性肺炎、支气管糜烂、脓气胸、化脓性心包炎、食管坏死与破裂。

**治疗**：取决于纵隔感染的部位，可有多种方式施行引流。建立引流的入路有穿颈入路、胸骨正中切开入路以及后外侧胸廓切开入路（图10-34）。穿颈入路方式为于胸锁乳突肌前缘做平行切口延伸至中线胸骨上切迹之上。必要时，同时利用此切口行气管切开置管。切口上缘用来建立各间隙的引流包括咽旁间隙、咽后间隙、气管前间隙及颈动脉鞘间隙。于切口的下部（胸骨上切迹表面）进入气管前间隙，继之以手指钝性分离胸骨后进入上纵隔，继续分离直到气管分叉水平。接着以手指向后钝性分离扫过食管周围组织。手指钝性分离到食管后方，穿通翼筋膜进入危险间隙。可充分探查上纵隔至T4水平。探查完毕后，排出脓液、清创、充分冲洗后，放置软硅胶压力引流以避免磨蚀周围重要组织结构。建立闭式引流，可放置胸管避免脓胸的发生。使用胸骨正中切开入路（图10-34），于胸骨上切迹直至胸骨剑突行垂直切口。切开胸骨拉向两侧以利于暴露两侧胸腔。于前内侧打开胸膜。此入路多用于上纵隔感染。使用后外侧胸廓切开入路（图10-34），患者体位为侧卧位，于胸椎棘突做斜行切口，至肩胛骨下角的下前方内侧一横指，可切开背阔肌。然而很多术者更倾向于在背阔肌背面松解开整个肌肉侧缘和下缘以利于术区暴露。前锯肌通常不需切开，但可沿其侧缘游离。常规经第5肋间隙进胸，通常解剖第6肋骨后段以利于术区暴露以及降低肋骨折断风险。此后外侧胸廓切开入路通常用于后纵隔的感染。

**要点**

1. 口咽纵隔炎病例的绝大部分源于咽后间隙感染和扁桃体周围脓肿，一般为多种微生物感染，通常有厌氧菌和需氧菌同时参与。

2. 牙源性感染来源的下行纵隔炎的患者，感染的蔓延通常起自舌骨上缘水平。于相关感染间隙放置引流，引流由颅底延伸至纵隔。疏松缝合皮肤切口以利于引流。

3. 下行纵隔炎的治疗包括及早积极的外科引流、明确的气道管理以及静脉注射涵盖需氧菌和厌氧菌的广谱抗生素。

4. 穿颈入路仅适用于上纵隔，一旦感染蔓延至咽后间隙，或累及下纵隔，或向下蔓延到T4水平或气管分叉水

平，则需穿颈入路结合开胸引流。总的来说，应降低穿颈入路结合开胸探查的应用门槛。

5. 接受穿颈入路引流的患者如若术后未有好转，或发展成脓毒症，应立即施行开胸引流。

6. 胸骨正中切开入路适用于累及上纵隔的感染，以及已经蔓延至气管隆突或T4水平以下的感染。后外侧胸廓切开入路适用于累及下纵隔的感染。

7. 术后螺旋CT增强扫描头颈部及胸部以评估引流的放置。对于发现有脓液未有效引流，或脓液重新聚集，或临床症状并无改善的患者，应采取附加引流手术。

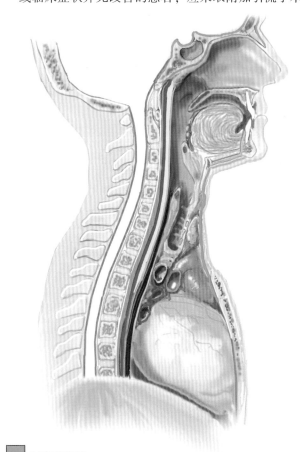

气管前间隙
危险间隙
咽后间隙
椎前间隙

图10-35　颈深部间隙的矢状面观

**眶周间隙（眶隔前间隙）**

**境界**

**上界**：眼轮匝肌的骨膜附着。

**下界**：眼轮匝肌的骨膜附着。

**前界**：眼轮匝肌。

**后界**：眶隔。

**外侧**：眼轮匝肌的骨膜附着。

**内侧**：眼轮匝肌的骨膜附着。

**内容物**：脂肪及疏松结缔组织。

**通连**：眶下间隙及眼眶。

**症状与体征**：眶周水肿及淤斑。

**治疗**：下眼睑的引流采用口内入路。切开上颌颊侧前庭沟后，向上钝性分离经过眶下间隙（图 10-1）分离至眶缘。使用止血钳进入眶周间隙并探查。经此口内切口放置引流。眶周间隙也可通过眶间隙建立引流（参照"眶间隙"部分）。

### 要点

1. 眶周间隙的感染经常为眶下间隙的感染播散而来。

2. 发现眶周间隙感染时应立即采取引流避免感染向海绵窦扩散。

### 眶间隙（眶隔后间隙）

### 境界

**上界**：眶骨。

**下界**：眶骨。

**前界**：眶隔。

**后界**：眶骨。

**外侧**：眶骨。

**内侧**：眶骨。

**内容物**：眶内容物（图 10-36、图 10-37）。

**通连**：鼻旁窦、海绵窦、眶周间隙及颞下间隙。

**症状与体征**：眼球突出、眶上裂综合征（CN Ⅲ，Ⅳ，Ⅵ，Ⅵ及眼静脉受累）及眶尖综合征（CN Ⅱ，Ⅲ，Ⅳ，Ⅵ和Ⅵ）。

**治疗**：使用外眦切开术建立引流，沿眶底及眶壁向后侧进行解剖。

### 要点

眶周间隙的感染通常来源于鼻旁窦炎。

## 眶周间隙

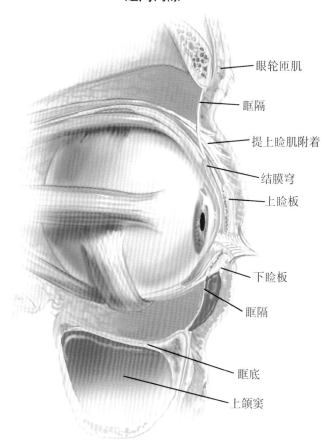

眼轮匝肌

眶隔

提上睑肌附着

结膜穹

上睑板

下睑板

眶隔

眶底

上颌窦

■ 眶隔前间隙

■ 眶隔后间隙

图 10-36　眶周间隙和眶间隙的矢状面观

## 眶间隙

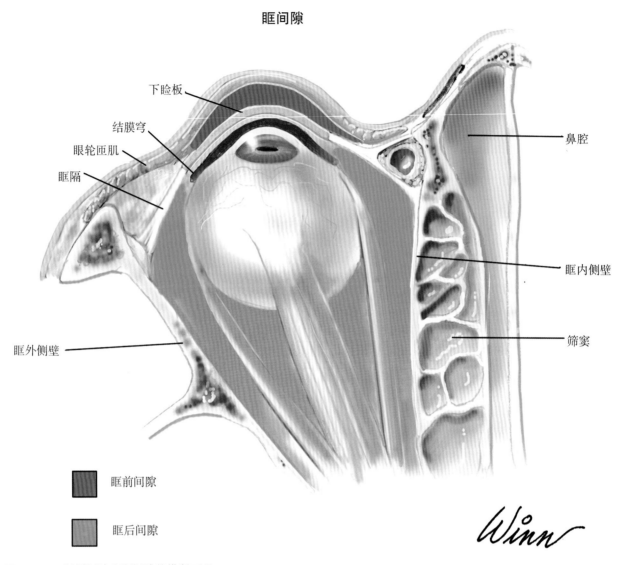

下睑板

结膜穹

眼轮匝肌

眶隔

眶外侧壁

鼻腔

眶内侧壁

筛窦

眶前间隙

眶后间隙

*Winn*

图 10-37　眶周间隙和眶间隙的横断面观

### 参考文献

Bullock, J. D. and Fleishman, J. A., 1985. The spread of odontogenic infections to the orbit: diagnosis and management. *Journal of Oral and Maxillofacial Surgery*, 43, 749-55.

Caccamese, J. F. and Coletti, D. P., 2008. Deep neck infections: clinical considerations in aggressive disease. *Oral and Maxillofacial Surgery Clinics of North America*, 20, 367-80.

Carrau, R. L., Cintron, F. R. and Astor, F., 1990. Transcervical approaches to the prevertebral space. *Archives of Otolaryngology—Head and Neck Surgery*, 116, 1070-73.

Dzyak, W. R. and Zide, M. F., 1984. Diagnosis and treatment of lateral pharyngeal space infections. *Journal of Oral and MaxillofacialSurgery*, 42, 243-9.

Flynn, T. R., 1994. Anatomy and surgery of deep fascial space infections of the head and neck. In: J. P. W. Kelly, ed. *Oral and maxillofacial surgery knowledge update*. Vol. 1. Rosemont, IL: American Association of Oral and Maxillofacial Surgeons.

Flynn, T. R., 2000. Surgical management of orofacial infections. *Atlas of Oral and Maxillofacial Surgery Clinics of North America*, 8, 77-100.

Gaughran, G. R. L., 1957. Fascia of the masticator space. *Anatomical Record*, 129, 383-400.

Granite, E. L., 1976. Anatomic considerations in infections of the face and neck: review of the literature. *Journal of Oral Surgery*, 34, 31-4.

Grodinsky, M., 1939. Retropharyngeal and lateral pharyngeal abscesses: an anatomic and clinical study. *Annals of Surgery*, 110, 177-99.

Grodinsky, M. and Holyoke, E., 1938. The fasciae and fascial spaces of the head, neck, and adjacent regions. *American Journal of Anatomy*, 63, 367-408.

Haug, R. H., Wible, R. T. and Lieberman, J., 1991. Measurement standards for the prevertebral region in the lateral soft-tissue radiograph on the neck. *Journal of Oral and Maxillofacial Surgery*, 49, 1149-51.

Hollinshead, W. H., 1982. *Anatomy for surgeons*, 1: *the head and neck*. 3rd ed. Philadelphia: Harper & Row.

Jayasekera, B. A. P., Dale, O. T. and Corbridge, R. C., 2012. Descending necrotizing mediastinitis: a case report illustrating a trend in conservative management. *Case Reports in Otolaryngology*, 2012, 1-4.

Jones, J. L. and Candelaria, L. M., 2000. Head and neck infections. In: R. J. Fonseca, T. P. Williams, and J. C. B. Stewart, eds. *Oral and maxillofacial surgery: surgical pathology*. Philadelphia: W. B. Saunders.

Kinzer, S., Pfeiffer, J., Becker, S. and Ridder, G. J., 2009. Severe deep neck space infections and mediastinitis of odontogenic origin: clinical relevance and implications for diagnosis and treatment. *Acta Oto-Laryngologica*, 129, 62-70.

Landa, L. E., Tartan, B. F., Acartuk, A., Skouteris, C. A., Gordon, C. and Sotereanos, G. C., 2003. The transcervical incision for use in oral and maxillofacial surgical procedures. *Journal of Oral and Maxillofacial Surgery*, 61, 343-46.

Laskin, D. M., 1964. Anatomic considerations in diagnosis and treatment of odontogenic infections. *Journal of the American Dental Association*, 69, 308-16.

Lazlow, S. K., 2000. Necrotizing fasciitis and mediastinitis. *Atlas of Oral and Maxillofacial Surgery Clinics of North America*, 8, 101-19.

Levine, T. M., Wurster, C. F. and Krespi, Y. P., 1986. Mediastinitis occurring as a complication of odontogenic infec-

tions. *Laryngoscope*, 96, 747-50.

Levitt, G. W., 1970. Cervical fascia and deep neck infections. *Laryngoscope*, 80, 409-35.

Levitt, G. W., 1970. The surgical treatment of deep neck infections. *Laryngoscope*, 81, 403-11.

Limongelli, W. A., Clark, M. S. and Williams, A. C., 1977. Panfacial cellulitis with contralateral orbital cellulitis and blindness after tooth extraction. *Journal of Oral Surgery*, 35, 38-43.

Lypka, M. and Hammoudeh, J., 2011. Dentoalveolar infections. *Oral and Maxillofacial Surgery Clinics of North America*, 23, 415-24.

McGurk, M., 2003. Diagnosis and treatment of necrotizing fasciitis in the head and neck region. *Oral and Maxillofacial Surgery Clinics of North America*, 15, 59-67.

Mihos, P, Potaris, K., Gakidis, I., Papadakis, D. and Rallis, G., 2004. Management of descending necrotizing mediastinitis. *Journal of Oral and Maxillofacial Surgery*, 62, 966-72.

Mitz, V. and Peyronie, M., 1976. The superficial musculoaponeurotic system (SMAS) in the parotid and cheek area. *Plastic and Reconstructive Surgery*, 58, 80-88.

Moncada, R., Warpeha, R., Pickleman, J., Spak, M., Cardoso, M., Berkow, A. and White, H., 1978. Mediastinitis from odontogenic and deep cervical infection: atomic pathways of propagation. *Chest*, 73, 497-500.

Mosher, H., 1929. The submaxillary fossa approach to deep pus in the neck. *Transactions of the Annual Meeting of the American Academy of Ophthalmology and Otolaryngology*, 34, 19-36.

O'Ryan, F., Diloreto, A., Barber, D. and Bruckner, R., 1988. Orbital infections: clinical and radiographic diagnosis and surgical treatment. *Journal of Oral and Maxillofacial Surgery*, 46, 991-97.

Osborn, T. M., Assael, L. A. and Bell, R. B., 2008. Deep space neck infection: principles of surgical management. *Oral and Maxillofacial Surgery Clinics of North America*, 20, 353-65.

Peterson, L. J., 1993. Contemporary management of deep infections of the neck. *Journal of Oral and Maxillofacial Sur-

*gery*, 51, 226-31.

Potter, J. K., Herford, A. S. and Ellis, E., 2002. Tracheotomy versus endotracheal intubation for airway management in deep neck space infections. *Journal of Oral and Maxillofacial Surgery*, 60, 349-54.

Reynolds, S. C. and Chow, A. W., 2007. Life-threatening infections of the peripharyngeal and deep fascial spaces of the head and neck. *Infectious Disease Clinics of North America*, 21, 567-76.

Roccia, F., Pecorari, G. C., Olioro, A., Passet, E., Rossi, P., Nadalin, J., Garzino-Demo, P. and Berrone, S., 2007. Ten years of descending necrotizing mediastinitis: management of 23 cases. *Journal of Oral and Maxillofacial Surgery*, 65, 1716-24.

Sarna, T., Sengupta, T., Miloro, M. and Kolokythas, A., 2012. Cervical necrotizing fasciitis with descending mediastinitis: literature review and case report. *Journal of Oral and Maxillofacial Surgery*, 70, 1342-50.

Sicher, H. and DuBrul, E. L., 1975. *Oral Anatomy*. 6th ed. St. Louis, MO: Mosby.

Som, P. M. and Curtin, H. D., 2011. Fascia and spaces of the head and neck. In: P. M. Som and H. D. Curtin, eds. *Head and neck imaging*. 5th ed. St. Louis, MO: Mosby.

Som, P. M. and Curtin, H. D., 2011. Parapharyngeal and masticator space lesions. In: P. M. Som and H. D. Curtin, eds. *Head and neck imaging*. 5th ed. St. Louis, MO: Mosby.

Spilka, C. J., 1966. Pathways of dental infections. *Journal of Oral Surgery*, 24, 111-24.

Stuzin, J. M., Wagstrom, L., Kawamoto, H. K. and Wolfe, S. A., 1989. Anatomy of the frontal branch of the facial nerve: the significance of the temporal fat pad. *Plastic and Reconstructive Surgery*, 83, 266-71.

Tagliareni, J. M. and Clarkson, E. I., 2012. Tonsillitis, peritonsillar and lateral pharyngeal abscesses. *Oral and Maxillofacial Surgery Clinics of North America*, 24, 197-204.

Topazian, R. G., Goldberg, M. H. and Hupp, J. R., 2002. *Oral and maxillofacial infections*. 4th ed. Philadelphia: W. B. Saunders.

Vieira, F., Allen, S. M., Stocks, R. M. S. and Thompson, J. W., 2008. Deep neck infection. *Otolaryngology Clinics of North America*, 41, 459-83.

Wheatley, M. J., Stirling, M. C., Kirsh, M. M., Gago, O. and Orringer, M. B., 1990. Descending necrotizing mediastinitis: transcervical drainage is not enough. *Annals of Thoracic Surgery*, 49, 780-84.

（王婧谊　彭利伟　译）

# 第 11 章　骨髓炎

骨髓炎是骨髓的炎症反应。

1. 只有通过骨组织活检并进行组织病理学检查及染色、微生物培养（包括放线菌属和诺卡菌属）和敏感测定，骨髓炎才能得到最终诊断。

2. 所有骨髓炎的治疗都包括以下几项的联合：去除感染源，去骨或截骨至健康、出血的正常骨边缘，炎症涉及范围的血流重建，以及抗生素治疗。

3. 所有潜在性的感染源都要根除。炎症范围内的龋齿和松动牙应拔除，所有固定用钛板、钛钉应取出，口内瘘管及口外皮肤瘘管均应切除。

4. 所有坏死骨及炎症涉及的骨都必须完全去除，直至暴露出健康、出血的正常骨。骨髓腔没有大量出血的骨是无血管骨，这种骨不仅会妨碍抗生素渗入炎症区域，还会成为未来感染的病灶，并且会阻止充足的血流流向炎症区域。去除炎症区域的骨通常会导致骨连续性丧失。

5. 早期抗生素治疗包括同时针对需氧菌和厌氧菌的广谱抗生素。

6. 骨组织活检细菌培养和药物敏感测定将最终指导抗生素的选择。

7. 对早期手术清创和抗生素治疗无效的病例，需进一步积极手术治疗，拔除邻近牙，进行感染性疾病的会诊，以及放置外周导入的中心静脉导管（PICC）以便做长期静脉抗生素治疗。

8. 由于骨髓炎的炎症性质，抗炎药物如非甾体类抗炎药和皮质类固醇在手术治疗前后的应用均对症状的控制起到有利作用。

**急性骨髓炎**：临床症状出现少于 4 周。影像学检查有典型表现。

**慢性骨髓炎**：临床症状出现 4 周或以上。通常有影像学表现。亚类包括化脓性和非化脓性骨髓炎。

**骨髓炎的临床表现**：疼痛、水肿、牙松动、化脓、硬结、感觉异常或麻木、组织红斑，以及骨暴露（图 11-1）。急性骨髓炎常表现为面部脓肿，并随受感染间隙（如咬肌间隙）的不同而呈现不同症状。

**骨髓炎的影像学表现**：区域骨密度的改变，包括骨硬化、骨质溶解、骨膜反应（骨化性骨膜炎）、死骨片，以及皮质骨和松质骨缺损（图 11-2~图 11-5）。

碟形手术包括去除炎症涉及的骨组织至暴露髓腔，并平整周围骨组织。

**碟形手术方法与步骤**

1. 该手术可在局部麻醉或全麻下进行。

2. 拔除松动牙，取出松动的骨块。

3. 使用咬骨钳加球钻去除暴露骨和炎症涉及的骨组织。碟形手术的深度止于出血骨髓内。所有边缘都应在健康、出血的骨组织内。所有去除的骨块和组织送组织病理检查。

4. 平整所有骨边缘，手术部位反复充分冲洗。

5. 用纱条填满手术部位。每 2~3d 更换纱条以刺激健康组织床的形成及最终手术部位的上皮形成。

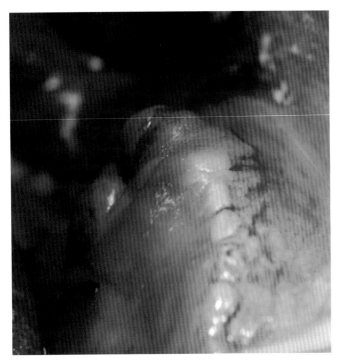

图 11-1　下颌骨前份的化脓性骨髓炎。注意瘘管形成、水肿及覆盖组织红斑

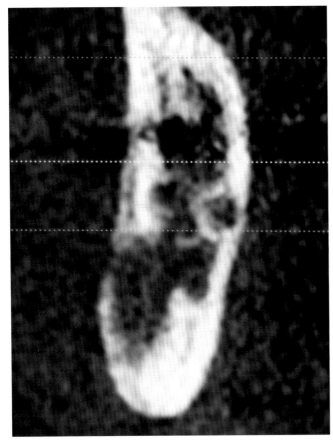

图 11-3　冠状锥形束 CT 扫描显示下颌骨后部骨硬化和骨溶解变化交替呈现

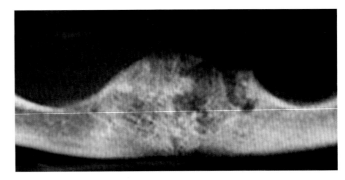

图 11-2　CBCT 扫描图 11-1 中的患者，显示部分骨质溶解、下颌骨前份骨松质缺损

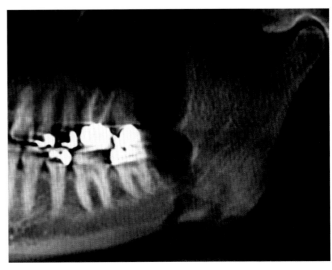

图 11-4　左侧下颌骨后份全口牙位曲面体层片显示骨皮质缺损，骨溶解范围延伸至下颌骨下缘

### 要点

1. 碟形手术是骨髓炎最为保守的手术治疗形式，因此其复发率最高。
2. 碟形手术仅仅适用于相对表浅的骨髓炎。

### 去皮质术

去皮质术指去除炎症范围内的骨皮质，以暴露其下方炎性骨髓。

**去皮质术方法与步骤**

1. 该手术通常在全麻下进行。
2. 在炎症涉及骨上方做口内切口并于切口颊侧做减张切口。翻起全厚黏骨膜瓣以获得足够手术入路进入感染区域。如舌侧板未受感染，保存舌侧骨膜以保证舌侧骨皮质的血供。

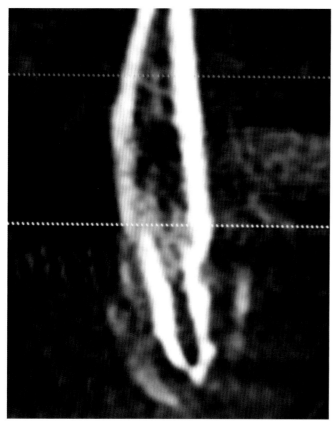

图 11-5　冠状锥形束 CT 扫描图 11-4 中的患者显示下颌骨后部可见骨髓炎相关的骨膜反应

3. 取出游离骨块，拔除邻近炎症范围内的松动牙。

4. 用刮匙刮除无法存活的、炎性以及坏死的软组织。

5. 用咬骨钳去除受感染的下颌骨皮质，并用刮匙刮除受感染的骨髓。

6. 用球钻去除尖锐或不规则骨以及所有坏死骨，并反复冲洗。去除炎症骨直至所有骨边缘位于健康、出血的骨组织内。所有取出的骨及其他组织送组织病理学检测、细菌培养和药物敏感测定。

7. 手术部位反复冲洗。

8. 在无张力的状态下沿缺损周围关闭创口，保证组织完全覆盖手术部位。

### 要点

1. 去皮质术可以通过口内或口外入路完成。口内入路更适用于炎症范围涉及牙槽骨或下颌骨侧方骨皮质以及患者已有口内瘘管的病例。而口外入路更适用于炎症涉及下颌骨下方骨皮质及皮肤瘘管的病例。瘘管切除术在去皮质术的同时进行。

2. 所有边缘应在出血的正常骨内，以保证坏死骨的完全

去除和刺激血流流向手术部位。

3. 手术部位的无张力缝合将保证覆盖在手术部位的是血管化组织（肌肉和黏膜），该血管化组织将转化成骨膜并有助于手术部位的血液供应。

4. 根据去除骨的范围大小，可能需要一段时间的上、下颌间固定（MMF）以防止病理性骨折。不建议于手术部位进行内固定术。

5. 术中如涉及下颌骨下三分之一段，应随时注意勿损伤下牙槽神经。

### 切除术（边缘性切除术和连续性切除术）

切除术指去除相当一部分硬组织（皮质骨和骨髓），可导致部分硬组织缺损。

### 切除术方法与步骤

1. 该手术在全麻下进行。

2. 炎症部位骨的手术入路可以是口内入路或口内口外联合入路。瘘管应被考虑进手术切口的设计并切除之。

3. 切除受感染骨至健康、出血的骨区域。

4. 受感染牙连同炎症骨同时整块切除。

5. 切除部位应获得完全的组织覆盖。

6. 下颌骨边缘性切除术使下颌骨有病理性骨折的风险，因此应进行一段时间的颌间固定。对于下颌骨连续性缺损，在最后下颌骨重建前，应进行颌间固定或颌骨外固定维持骨段间的稳定。

### 要点

1. 硬组织缺损在术后经过 4~6 个月的无症状期后进行重建。

2. 不建议即刻重建，因为受区的血供减少，且感染有复发的可能。

### 病例报告

病例报告 11-1　患者，男，13 岁。因#28 ~ #30 牙松动、感染、疼痛拔除患牙，主诉术后左侧下颌骨后方反复肿胀 5 周。患者有多种自身免疫性疾病史。克罗恩病严重发作时，患者需频繁住院治疗，并需服用英夫利昔、甲氨蝶呤和强的松等药物用于治疗。患者早期接受了诸如拔除松动牙和有症状的患牙、切开引流、骨组织活检、细菌培养和敏感测定、感染疾病会诊，并依据患者的体重静脉注射优立新（氨苄西林 - 舒巴坦）（Phizer Inc.，New York，USA）等的治疗。根据细菌培养和敏感测定结果，患者继

续在住院期间接受了静脉注射优立新的治疗，并于出院后口服奥格门汀（阿莫西林-克拉维酸）（Glaxo Smith Kline，Brentford，London，UK）。患者术后恢复良好，经过数次术后复诊的密切观察，患者均无症状表现，直至术后5周，患者出现反复肿胀。拍摄全口牙位曲面体层片（图11-6）显示左侧下颌骨后部骨质成不均匀表现。进行CT扫描发现不同区域骨密度的明显改变，包括左后部下颌骨骨硬化和骨溶解（图11-7和图11-8）的变化，范围涉及下颌骨正中联合部、下颌体、下颌角、下颌支、髁突以及冠突。关节窝和颅底未见影像学异常。患者在

手术室内接受了更加深入的骨组织活检。在进行骨组织活检的同时，放置了引流以利下颌骨后部的冲洗。骨组织活检的结果明确了骨髓炎的诊断，细菌培养和敏感测定提示优立新是治疗病原菌的合适抗生素。患者在手术室内接受了下牙槽神经移位术（图11-10，亦见图11-9和图11-11），去除了所有坏死和感染的骨组织，并放置了外周导入中心静脉导管（PICC）以便长期抗生素用药。放置引流1周以利术后手术部位的冲洗（图11-12）。下颌骨缺损的最后重建将在感染完全消退后进行。

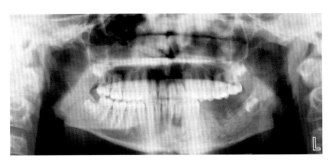

图11-6　#28～#30松动牙拔除及切开引流术后5周全口牙位曲面体层片显示骨密度的改变

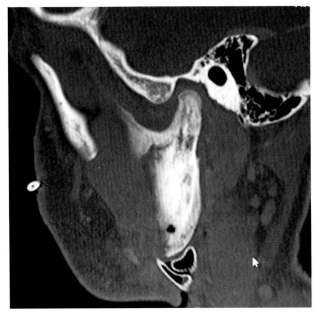

图11-8　矢状面CT扫描显示受感染的左侧下颌支、髁突、冠突。冲洗用引流放置在下颌角下缘

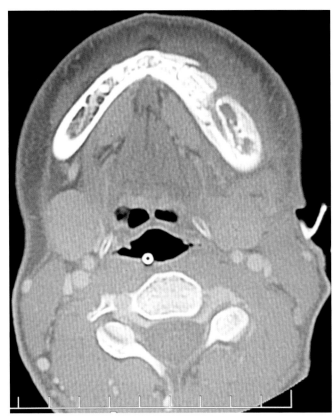

图11-7　轴向CT扫描显示受感染的左侧下颌骨后部交替呈现的骨硬化和骨溶解变化

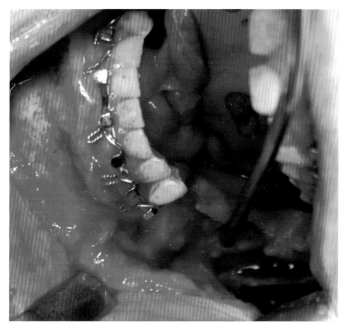

图 11-9 口内切口暴露出左侧下颌骨后部。所有受炎症侵袭的坏死骨或无血管骨都被去除，直至显露出正常、出血的骨组织

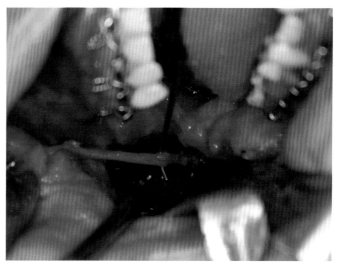

图 11-10 下牙槽神经向侧方移位

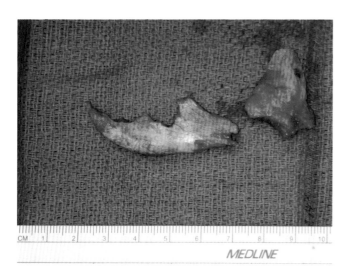

图 11-11 左侧下颌骨下缘及冠突部位受感染侵袭的硬化骨和无血管骨

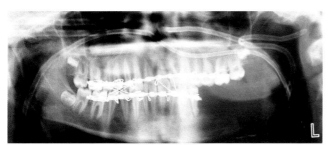

图 11-12 术后全口牙位曲面体层片显示左侧半下颌切除术，可见冲洗用引流管

**参考文献**

An，C. H.，An，S. Y.，Choi，B. R.，Huh，K. H.，Heo，M. S.，Yi，W. J.，Lee，S. S. and Choi，S. C.，2012. Hard and soft tissue changes of osteomyelitis of the jaws on CT images. *Oral Surgery，Oral Medicine，Oral Pathology，Oral Radiology，and Endodontology*，114，118-26.

Baltensperger，M. M. and Eyrich，G. K.，2009. Osteomyelitis-therapy-general considerations and surgical therapy. In：M. M. Baltensperger and G. K. Eyrich，eds. *Osteomyelitis of the Jaws*. Leipzig：Springer.

Bevin，C. R.，Inwards，C. Y. and Keller，E. E.，2008. Surgical management of primary chronic osteomyelitis：a long-term retrospective analysis. *Journal of Oral and Maxillofacial Surgery*，66，2073-85.

Goldberg，M. H.，2003. Diagnosis and treatment of cervicofacial actinomycosis. *Oral and Maxillofacial Surgery Clinics of North America*，15，51-58.

Koorbusch，G. F. and Deatherage，J. R.，2011. How can wediagnose and treat osteomyelitis of the jaws as early aspossible? *Oral and Maxillofacial Surgery Clinics of North America*，23，557-67.

Krakowiak，P. A.，2011. Alveolar osteitis and osteomyelitis of thejaws. *Oral and Maxillofacial Surgery Clinics of North A-*

*merica*, 23,401-13.

Kushner, G. M. and Alpert, B., 2004. Osteomyelitis and osteoradionecrosis. In: M. Miloro, G. E. Ghali, P. Larsen and P. Waite,eds. *Peterson's Principles of Oral and Maxillofacial Surgery*. 2nd ed. Shelton: Peoples Medical Publishing House.

Marx, R. E., 1991. Chronic osteomyelitis of the jaws. *Oral and Maxillofacial Surgery Clinics of North America*, 3, 367-81.

Montonen, M. and Lindqvist, C., 2003. Diagnosis and treatmentof diffuse sclerosing osteomyelitis of the jaws. *Oral and Maxillofacial Surgery Clinics of North America*, 15, 69-78.

Sharkawy, A. A., 2007. Cervicofacial actinomycosis and mandibular osteomyelitis. *Infectious Disease Clinics of North America*,21, 543-56.

Topazian, R. G., Goldberg M. H. and Hupp J. R., 2002. *Oral and Maxillofacial Infections*. 4th ed. Philadelphia: W. B. Saunders.

Wallace-Hudsom, J., 2000. Osteomyelitis and osteoradionecrosis. In: R. J. Fonseca, T. P. Williams and J. C. B. Stewart, eds. *Oral and Maxillofacial Surgery: Surgical Pathology*. Philadelphia:W. B. Saunders.

（余汝清　彭利伟　译）

# 第3篇

## 颌面部创伤外科

# 第 12 章　气道的手术管理

环甲膜切开术

环甲膜切开术是当其他维持气道通畅的措施失败或不可能实施时，所采用的一种紧急通畅气道措施。

## 适应证

血肿、下咽阻塞、血管性水肿、咽后壁脓肿或喉头水肿等均可导致机械通气受阻，在此紧急气道情况下，口腔或鼻腔气管插管又不能得到或无法实施时，可采用此法。

## 禁忌证

1. 10 岁以下的儿童患者。环甲膜切开术可破坏儿童患者的环状软骨，导致其声门下狭窄。
2. 相对禁忌证包括气道完全或部分横断、喉骨骨折及环状软骨损伤。

## 区域解剖

**环甲间隙**：环甲间隙位于甲状软骨下缘与环状软骨上缘之间，涵盖水平向 20~30mm、垂直向 8~10mm 的区间。环甲膜位于该间隙内（图 12-1），其上无大血管、腺体结构或复杂的筋膜及肌层被覆。

**环甲膜切开术的解剖标志**

1. 甲状软骨的大隆凸。
2. 环状软骨的小隆凸。
3. 上述两标志之间即为环甲间隙。

**环甲膜切开术的解剖层次**

1. 皮肤。
2. 皮下组织。
3. 颈筋膜。
4. 环甲膜。

## 环甲膜切开术的方法与步骤

1. 患者体位：可使其颈部过伸（无颈椎损伤时），以更好

显露甲状软骨及环状软骨。

2. 常规备皮，注射含有血管收缩剂的局部麻醉药物有助于疼痛控制及止血。但勿过多注入局部麻醉药物，以免影响解剖标志的观察。

3. 如时间允许，对清醒患者可穿气管注射药物以减轻其咳嗽反射。

4. 用一只手拇指及中指固定甲状软骨，而示指则触摸感知环甲间隙。另一只手沿颈中线甲状软骨下份表面垂直切开 3~4cm 切口，下达环状软骨下缘（病例报告 12-1 之图 12-2）。紧急情况下，使用垂直切口可降低血管损伤的风险，同时缩短从皮肤至环甲膜的手术操作时间。切口从皮肤、皮下组织、颈筋膜依次深达甲状软骨及环状软骨，显露环甲膜。原拇、中二指轻轻下压以使切开后的皮肤边缘分开。切口应均一、连续。如遇动脉出血，该动脉可能为甲状腺上动脉的环甲支，它从上方进入环甲膜。

5. 横向切开环甲膜，然后以刀柄、剪刀或止血钳撑开环甲膜切口（病例报告 12-1 之图 12-3）。

6. 将儿童胶管气管切开套管或润滑气管切开套管（Shiley 4 号管）通过环甲间隙置于气管内（病例报告 12-1 之图 12-4）。

7. 将套管与麻醉机相连接，检查 $CO_2$ 终末潮气量，并行双侧胸部听诊。

8. 将套管缝合固定于皮肤上，套管两侧以纱条缠绕固定于颈部；或将环甲膜切开术转为气管切开术。不要关闭皮肤切口，因这可能造成皮下气肿。

## 并发症

环甲膜切开术并发症同气管切开术。

## 要点

1. 任何紧急外科通气程序中，中线垂直切口可较快抵达

气管，且可减少动、静脉出血的风险。

2. 没有明确证据支持环甲膜切开术后须转做气管切开术，因为多数环甲膜切开术是在急性通气阻塞情况下（如过敏性水肿、血肿及脓肿形成）实施的，常不须延长机械通气。

3. 10 岁以下患儿或体重不足 40kg 的患者忌行环甲膜切开术。儿童紧急通气情况下，可行环甲膜穿刺术。商用环甲膜穿刺包有很多，其中一些可用 12~14 号标准针头直接刺入环甲间隙，然后连接射流通气装置。另一些穿刺包则可用针刺入环甲间隙，然后通过导丝换上特定的导管。所有的环甲膜穿刺术后须立即转换为明确的通气，因为针的移位及通气的缺失使得环甲膜穿刺术效果很不稳定。

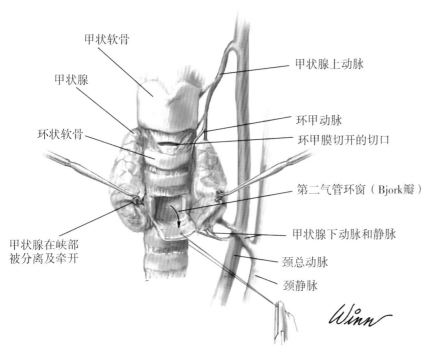

图 12-1 描绘气管解剖与环甲膜切开、气管切开的理想位置

## 病例报告

**病例报告 12-1** 患者表现为急迫的气道梗阻，源于下颌骨前部枪伤后扩大的口底血肿。

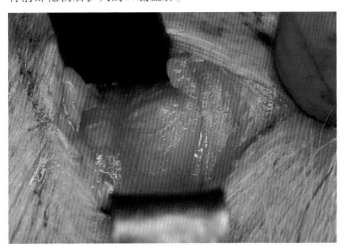

图 12-2 在甲状软骨下份行 3~4cm 的垂直中线切口，并向尾侧延伸至环状软骨

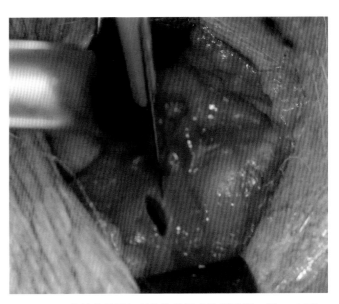

图 12-3 在甲状软骨与环状软骨间确认环甲膜。用 #15 刀片刺透环甲膜，即造出一开口

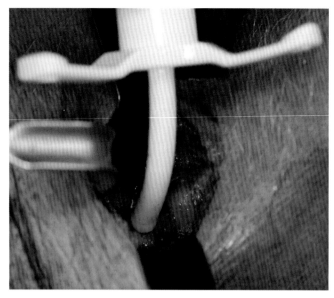

图12-4　将一导气装置插入环甲间隙

**参考文献**

DiGiacomo, C. J., Neshat, K., Angus, L. D. G., Simpkins, C. O., Sadoff, R. S. and Shaftan, G. W., 2003. Emergency cricothyrotomy. *Military Medicine*, 168, 541-4.

Hart, K. L. and Thompson, S. H., 2010. Emergency cricothyrotomy. *Oral and Maxillofacial Surgery Clinics of North America*, 18, 29-38.

Macdonald, J. C. and Tien, H. C. N., 2008. Emergency battlefield cricothyrotomy. *Canadian Medical Association Journal*, 178, 1133-5.

OMFS Knowledge Update. Available from http://www. aaoms. org/members/meetings-and-continuing-education/oms-knowledge-update/

## 气管切开术

气管切开术是在紧急或非紧急（择期手术）情况下使用的一确定的外科气道。

### 适应证

1. 上呼吸道阻塞（水肿、扩大的血肿及导致机械性气道阻塞的面部创伤）。
2. 明显的面部损伤须行颌间固定（MMF），而又禁忌经鼻腔气管插管时（例如，下颌骨及 NOE 型联合骨折）。
3. 头颈肿瘤患者。
4. 无法行气管插管。
5. 长期带管或正压通气需要。

6. 机械通气不能断掉。
7. 创伤或肿瘤手术导致的正常喉功能的缺失。
8. 急性或慢性呼吸衰竭所致的肺功能不全。
9. 重度阻塞性睡眠呼吸暂停。

### 禁忌证

1. 没有绝对禁忌证。
2. 相对禁忌证包括气管感染与明显的烧伤。

### 区域解剖

#### 气管切开术的解剖标志

1. 甲状软骨大隆凸。
2. 环状软骨小隆凸。
3. 胸骨上切迹。

#### 气管切开术的解剖层次

1. 皮肤。
2. 皮下组织。
3. 颈阔肌。
4. 颈深筋膜浅（封套）层：分开包绕胸锁乳突肌与斜方肌。
5. 中线区舌骨下颈白线：由浅层筋膜及中层（气管前层）颈筋膜融合形成。
6. 甲状腺峡：在第二气管环水平可予以确认。
7. 颈深筋膜中层（气管前层）：包绕舌骨下肌群（带状肌）、甲状腺、气管及食管。
8. 气管环。

### 气管切开术的方法与步骤

1. 将患者头部置于手术台中线区，并使颈部过伸（除非疑有颈椎损伤）。
2. 从下颌骨下缘至胸骨上切迹下数厘米，常规消毒、铺巾。
3. 用已消毒的记号笔标记甲状软骨下缘、环状软骨及胸骨上切迹。
4. 用已消毒的记号笔在环状软骨以下 2cm 或环状软骨与胸骨上切迹中间，画一 3~4cm 长水平线（图12-6）。该线即代表皮肤切口及第 2、3 气管环相对应水平。
5. 将局部麻醉药物注入标记的水平线下颈阔肌浅面。对于紧急情况下的清醒患者，穿气管注射可用以减轻咳嗽反射。
6. 沿标记水平线切开（图12-7），先分层横断皮肤、皮下组织及颈阔肌（如果存在的话）。可用电刀对皮下出血点止血。对于择期气管切开术，水平皮肤切口在二期修整术后具有增进美观的优势。切口过于向外侧延长可导致颈前静脉的损伤。对于紧急气管切开术，中线垂直切口可快速显露气管，并减少动脉、静脉出血的概率。

7. 断开颈阔肌后，改用垂直切口，切开颈深筋膜浅层（封套层）。

8. 将疏松结缔组织向外侧牵拉，确认颈白线与带状肌。

9. 钝性分离中线区内分开前颈部带状肌的无血管颈白线，直至甲状腺峡与气管前筋膜被确认（图 12-8）。如果发现甲状腺峡横跨第 2、3 气管环，可用电刀将其分开。如未能对横断的甲状腺峡进行烧灼止血，会导致术后的出血。在最初的解剖中，如未在中线区（无血管的颈白线）内进行，会导致肌肉出血及气管外侧夹层。气管与食管间的外侧凹陷中有喉返神经，损伤该神经可导致声带功能受损。

10. 可用小纱布球推开气管前筋膜，显露环状软骨和气管环。

11. 切开气管环前，需将气管导管套囊润滑和测试（充气），以确保其能合适使用。有时，气管切开导管插入气管过程中可能破损，或者对于被动插入手术造口处而言显得太大。因此，作为备份，较小的气管切开导管必不可少。

12. 用环状软骨拉钩将其向上牵拉以更好显露气管环。

13. 为了提高可视性及减少术后出血，进入气管前，首先要确保切口位置止血彻底。

14. 停用麻醉气体，将 $FiO_2$ 降至 30% 以下，以减少气道着火风险。

15. 气管切口的理想位置是第 2、3 气管环。可用的气管切口类型有很多：用#11 刀片通过第 2 及第 3 气管环，做一简单的"T"形切口或直切口，接着用气管撑开器扩大手术造口；或者可通过第 2、3 气管环做一 Bjork 瓣（倒置的 U 形瓣）（图 12-9）。Bjork 瓣的基底宽应为气管直径的 1/3。以 2-0 丝线缝合悬吊气管窗的非铰链侧。此线可缝合于皮肤切口，以牵拉 Bjork 瓣打开，也可在操作完毕后用无菌小敷贴将其贴于患者前胸壁上。Bjork 瓣的优点为在不可控情况下发生意外脱管时，为重新插管建立了稳定的空间。对于需要长期或永久机械通气的患者，可通过从第 2、

3 气管环水平的气管前壁上去除一 Bjork 瓣大小的楔状软骨，建立一永久性手术造口。

16. 通过第 2、3 气管环行手术造口后，要求麻醉师缓慢向外拔出气管插管（图 12-9）。一旦气管插管拔至手术造口时，将一带有管芯的无孔气管切开套管用轻柔的向下压力，并顺着气管的自然弯曲插入气管手术造口内（图 12-10），移走管芯，插入内管。为气管切开套管的套囊充气，连接麻醉机。

17. 麻醉师检查终末 $CO_2$ 潮气量与双侧呼吸音。

18. 气管切开套管的边缘可用布带绕颈部系牢或用 2-0 丝线缝于皮肤固定（图 12-11）。牵拉留置的缝线，如果未被缝合于皮肤切口，可用无菌小敷贴将其贴于患者前胸壁上。在管环与皮肤之间放入一前端剪开之纱布敷料，以保护伤口及吸收渗血。

19. 为减少皮下气肿的风险，皮肤、皮下组织及肌层均不缝合。皮下气肿可能产生于正压通气及缝合过紧的气管切开伤口。

20. 为了确认气管套管的位置及评估肺野以排除气胸，应立即拍摄胸片。气管切开套管的理想位置应位于气管隆嵴上至少 2cm，以便不会因疏忽而将套管插入主干。

## 术后管理

1. 气管切开敷料浸透时应予以更换，或至少每天 1 次。

2. 手术部位或造口处每天清洁以去除分泌物与血凝块，并清洁周围皮肤边缘。

3. 拔除气管切开套管前，要进行空气泄漏的检测以评估气管切开套管周围的呼吸情况。必要时也可行 CT 扫描以评估气道间隙。拔管前，确保床边全部合适的设备及人员已准备到位，如果患者出现血氧饱和度降低时，可及时插入新气管切开套管。拔管后，在监控环境里对患者密切观察数小时。拔管后 1h，行动脉血气分析以评估患者是否有充足的换气。

## 并发症

### 即刻或早期的气管切开并发症

1. **出血**　早期出血的来源包括颈前静脉、甲状腺最下动脉、甲状腺下动脉和静脉、高度血管化的甲状腺实质、无名动脉、颈外静脉以及甲状腺峡。动脉出血应在限定地点（手术室）进行探查。静脉出血很常见，可在床旁通过多种方法予以控制。

2. **皮下气肿** 源于皮肤切口的过紧缝合、皮肤切口过小或气管切开套管误穿气管前组织。皮下气肿也可发生于气管后壁的意外穿孔（更常见于经皮气管切开术）。正压通气与气管切开套管相连，而气体在气管前皮下组织内弥散后，该症状即发生。气肿可进一步在头、颈、面及喉的皮下组织内扩散（纵隔气肿和纵隔积气）。一旦来源被确定及纠正，皮下气肿将会消退。

3. **气管切开套管位置不当** 气管切开套管可被误放进（或错误穿过）气管与胸骨之间的皮下组织平面。这将导致通气道的失去与皮下气肿。气管切开套管也可被不正确地放置在气管内，如果这样的话，套管可对气管壁产生不必要的压力，导致吞咽困难、溃疡及瘘形成。

4. **气道丢失** 产生于套管错误通过或手术室内未将套管固定牢靠。

5. **邻近组织损伤** 包括环状软骨、甲状软骨、气管后壁、食管、声带及喉返神经。在手术解剖过程中，当中线失去或不清时，疏忽的气管外侧解剖可发生，进而可损伤喉返神经，造成声带麻痹与发声困难。

6. **气管后穿孔** 经皮气管切开术比开放式气管切开术更常发生。这常发生于经皮扩张气管切开术过程中，此时导丝不稳定而造成气管后壁穿通。其症状包括皮下气肿、动脉血氧饱和度降低、呼吸音减弱，并常进展为张力性气胸。

7. **气胸或血胸** 疏忽的气管后壁穿孔或撕裂也可波及胸膜腔，导致气胸或血胸。注意胸膜腔并不仅仅局限于气管的外侧面，而是围绕气管的外侧壁、后壁，并且注意在气管壁背侧与胸膜腔之间尚有一段距离。

8. **气管管腔阻塞** 初期的气管切开套管的阻塞通常源自黏液或血液。该阻塞常因置入的套管管径较小和（或）对套管的护理较差所致。

9. **意外脱管** 其发生源于肺分泌物增多、卧床患者转换体位、具临床指征的肢体限制缺乏及不当的套管固定。意外脱管在儿童患者中更常见。

10. **吸入性肺炎** 症状包括心动过速、呼吸急促、咳嗽、胸痛、咳痰、肺部啰音、发绀、哮鸣音、发热以及白细胞增多，或可完全无症状。胸片显示涉及特定叶段的肺浸润。

11. **气道着火** 极罕见，但可通过避免使用电刀进入气管、尽量减少挥发性麻醉气体的使用，以及切开气管前将 $FiO_2$ 降至 30% 以下等措施将这种灾难性的并发症风险降至最低。

**后期的气管切开并发症**

1. **套管对邻近组织的磨损** 磨损到气管或喉的软骨会造成软骨软化，最终会导致狭窄。磨穿后壁会造成气管-食管瘘，磨破血管可引起出血和气管-动脉瘘的发生。

2. **瘘形成** 瘘形成可发生在气管与食管间（气管-食管瘘）或气管与无名动脉间（气管-动脉瘘）。气管-食管瘘是罕见的并发症，可发生在气管切开时，或源于气管切开套管放置位置失当。其处理措施包括气管切除与吻合+食管瘘口关闭，也可附加肌肉插补术。气管-动脉瘘是气管切开术最致命的后期并发症（0.6%~0.7% 的患者中可发生），可于气管切开术后 30h 至数年发生。然而，70% 的气管-动脉瘘于术后第 3 周发生。其症状包括前哨出血及套管搏动。无名动脉是最常见处，但左侧无名静脉、主动脉弓及右侧颈总动脉瘘也可发生。气管-动脉瘘的发生源于气管切开套管的套囊或尖端对气管前壁的磨损。其处理措施包括早期识别、闭合性压力及紧急手术探查。

3. **气管切开管口感染** 源于术中手术部位的污染或术后期间伤口的污染。

4. **肉芽组织形成** 肉芽组织通常在套管刺激区域生长，可引起气道阻塞、影响声带功能、影响拔管，并最终导致气管或喉狭窄。其治疗可用类固醇激素注射和（或）切除。

5. **气管和（或）声门下狭窄** 管腔直径减少 50% 前，症状（喘鸣、咳嗽、呼吸困难、呼吸急促及不适）通常不发生。狭窄常发生在气管切开管口或其上方以及声带下方。该狭窄可以通过限制气管造口大小、避免软骨骨折、防止套管对气管的机械性刺激、预防感染以及保持套囊压力等于或低于 20 mmHg 等措施来预防。其治疗可用手术，通常采用气管切除并端端吻合术、气管扩张术及气管支气管支架植入术等。

6. **气管软化** 罕见，表现为支撑软骨的坏死和破坏。其处理措施包括使用一较长套管绕过坏死区、支气管镜支架植入术、手术切除及气管成形术。

7. **持久的气管造口（拔管后超过 3 个月）** 源于带管时间延长，这使得气管切开管道上皮形成。其治疗包括管道切除、分层缝合，也可辅以肌肉瓣。

## 要点

1. **气管切开套管的选择**　套管型号与其内径相一致。成年男性要求用套管型号 7.0~8.5、女性则为 6.0~7.5。在儿童，套管内径应为其小指大小。在婴幼儿，推荐使用无套囊的套管，因为他们的气管很小，没有套囊，套管也可产生足够的密封。

2. 在急性创伤情况下，应使用无孔套管。初期置入无孔套管后，二期可更换有孔套管以便发声，且适合以后脱管。

3. 出血是气管切开术最常见的并发症。采用 2~4cm 的切口有利于减少出血。切口越长，切口外侧损伤大血管（颈前静脉、颈外静脉、颈内静脉及颈总动脉）的风险越大。通过保持中线解剖及分开带状肌而非将其横断，也可减少出血。最后，使用电刀离断甲状腺峡而非用刀片将其切断，可减少术后的出血。也可保留甲状腺峡的完整性，将其向上牵开以提供气管环入路。

4. 分开带状肌后，将甲状腺拉钩分置于气管两侧以维持气管居于中线位置。对气管外侧的解剖可能造成喉返神经的损伤，进而导致声带麻痹、声音嘶哑。

5. 理想的气管切开管口位置在第 2、3 气管环之间。切勿切开或伤及环状软骨与第 1 气管环。该手术造口绝不要延长至第 4 气管环以下，也不应超过气管管腔周长

的一半（最好小于 1/3）。

6. Bjork 瓣的优点在于如果发生意外脱管，倒 U 形瓣可为重新插管提供理想路径，尤其是留置牵引线可被利用时。

7. 粗颈或肥胖患者可能需要加长的气管切开套管。气管切开术前，通过评估颈部侧位 X 线片就要做出该决定。或者，在该类患者中使用可调式气管切开套管。

8. 对于肥胖患者，很容易使解剖迷失方向与向下解剖过多（至胸骨上切迹附近或胸骨下）。一定要对过低解剖有认识，因为这增加了遭遇无名动脉的风险，从而也增加了形成气管–动脉瘘的风险。

9. 儿童患者的气管切开术与成年患者不同之处在于其对操作程序的技术要求更高，并伴有更高的患病率与死亡率。大多数儿童的气管切开套管是无套囊的及无孔的（图 12-12）。

## 病例报告

**病例报告 12-2**　患者，男性，23 岁。机动车事故后就诊。该患者有多发伤，包括 Le Fort Ⅲ 型骨折、右侧颧上颌复合体骨折、鼻骨骨折、上颌骨腭骨骨折、双侧髁突颈部骨折、左侧旁正中联合骨折、多发骨科骨折、肋骨骨折以及肺挫伤。由于广泛的面中份骨折、需要颌间固定以及需要延长带管时间，决定在整复患者面部骨折当时实施开放的气管切开术（图 12-5~图 12-12）。

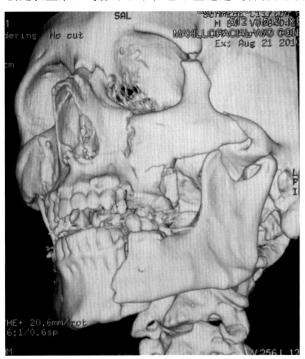

图 12-5　3D 重建证实广泛的面部骨折

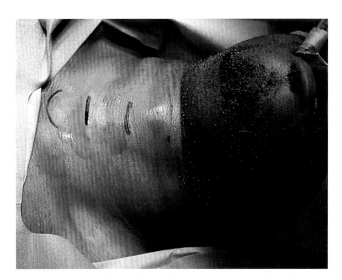

图 12-6　用无菌记号笔在环状软骨下 2cm 或环状软骨与胸骨上切迹中间画一 3~4cm 水平线

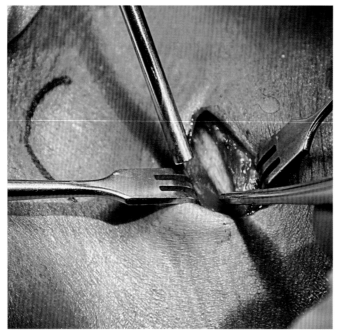

图 12-7　水平切口穿过皮肤、皮下组织、颈阔肌，显露颈深筋膜浅层

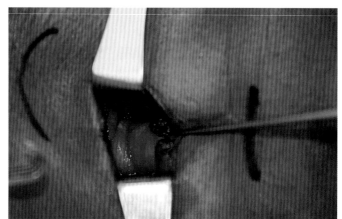

图 12-8　覆盖气管的气管前筋膜被暴露。用甲状腺拉钩将皮下组织及带状肌拉开，并保持气管居于中线

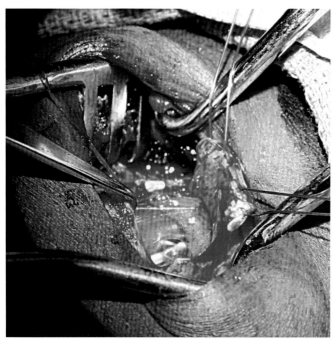

图 12-9　用#11 刀片穿过第 2、3 气管环做一蒂在下 Bjork 瓣，并留置缝线供牵拉用。将气管插管放气并缓慢拉向头侧直至其恰位于 Bjork 瓣上方

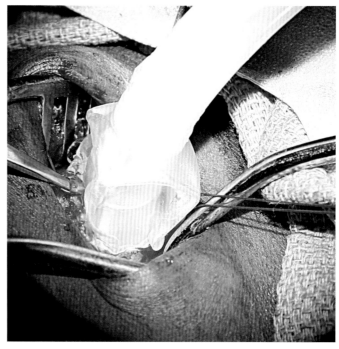

图 12-10　一旦气管插管位于 Bjork 瓣头侧，即将套管顺着气管的自然弯曲，以轻柔的向下压力插入气管造口

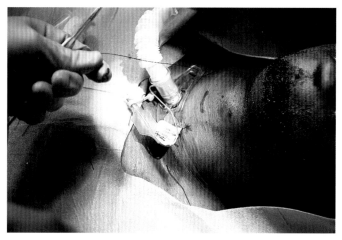

图 12-11　连接麻醉机，给气管切开套管的套囊充气，利用终末潮气量 $CO_2$ 读数及双侧胸部听诊，确认套管位置。气管切开套管的边缘可用 2-0 丝线缝于皮肤固定，并以布带绕颈部系牢

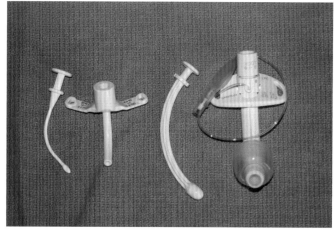

图 12-12　左侧为 4.0 Shiley 小儿用气管切开套管，无套囊、无孔，有管芯。右侧为 8.0 Shiley 成人用气管切开套管，有套囊、无孔，有管芯

## 参考文献

Antonelli, M., Michetti, V., Di Palma, A., Conti, G., Pennisi, M. A., Arcangeli, A., Montini, L., Bocci, M. G., Bello, G., Almadori, G., Paludetti, G. and Proietti, R., 2005. Percutaneous translaryngeal versus surgical tracheostomy: a randomized trial with 1-yr double-blind follow-up. *Critical Care Medicine*, 33, 1015-20.

Bernard, A. C. and Kenady, D. E., 1999. Conventional surgical tracheostomy as the preferred method of airway management. *Journal of Oral and Maxillofacial Surgery*, 57, 310-15.

Deutsch, E. S., 2010. Tracheostomy: pediatric considerations. *Respiratory Care*, 55, 1082-90.

Engels, P. T., Bagshaw, S. M., Meier, M. and Brindley, P. G., 2009. Tracheostomy: from insertion to decannulation. *Canadian Journal of Surgery*, 52, 427-33.

Fattahi, T., Vega, L., Fernandes, R., Goldman, N., Steinberg, B. and Schare, H., 2012. Our experience with 171 open tracheostomies. *Journal of Oral and Maxillofacial Surgery*, 70, 1699-702.

Fikkers, B. G., van Veen, J. A., Kooloos, J. G., Pickkers, P., van den Hoogen, F. J., Hillen, B. and van der Hoeven, J. G., 2004. Emphysema and pneumothorax after percutaneous tracheostomy: case reports and an anatomic study. *Chest*, 125, 1805-14.

Gelman, J. J., Aro, M. and Weiss, S. M., 1994. Tracheoinnominate artery fistula. *Journal of the American College of Surgeons*, 179, 626-34.

Gilyoma, J. M., Balumuka, D. D. and Chalya, P. L., 2011. Ten-year experiences with tracheostomy at a university teaching hospital in northwest Tanzania: a retrospective review of 214 cases. *World Journal of Surgery*, 6, 1-7.

Haspel, A. C., Coviello, V. F. and Stevens, M., 2012. Retrospective study of tracheostomy indications and perioperative complications on oral and maxillofacial surgery service. *Journal of Oral and Maxillofacial Surgery*, 70, 890-95.

Melloni, G., Muttini, S., Gallioli, G., Carretta, A., Cozzi, S., Gemma, M. and Zannini, P., 2002. Surgical tracheostomy versus percutaneous dilational tracheostomy: a prospective-randomized study with long-term follow-up. *Journal of Cardiovascular Surgery* (*Torino*), 43, 113-21.

O'Connor, H. H. and White, A. C., 2010. Tracheostomy decannulation. *Respiratory Care*, 55, 1076-81.

OMFS Knowledge Update. Available from http://www. aaoms. org/members/meetings-and-continuing-education/oms-knowledge-update/

Ridley, R. W. and Zwischenberger, J. B., 2006. Tracheoin-nominate fistula：surgical management of an iatrogenic dis-aster. *Journal of Laryngology and Otology*, 120, 676-80.

Rowshan, H. H. and Baur, D. A., 2010. Surgical tracheoto-my. *Oral and Maxillofacial Surgery Clinics of North Ameri-ca*, 18, 39-50.

Shen, K. R. and Mathisen, D. J., 2003. Management of per-sistent tracheal stoma. *Chest Surgery Clinics of North Ameri-ca*, 13, 369-73.

Sue, R. D. and Susanto, I., 2003. Long-term complications of artificial airways. *Clinics in Chest Medicine*, 24, 457-71.

Sviri, S., Samie, R., Roberts, B. L. and van Heerden, P. V., 2003. Long-term outcomes following percutaneous tracheostomy using Griggs technique. *Anaesthesia and Inten-sive Care*, 31, 401-7.

Trotter, S. J., Hazard, P. B., Sakabu, S. A., Levine, J. H., Troop, B. R., Thompson, J. A. and Mc Nary, R., 1999. Posterior tracheal wall perforation during percutaneous dilation tracheostomy. *Chest*, 115, 1383-9.

## 颏下气管插管

颏下气管插管为需要短期通气时气管切开术的一种备选方法。

### 颏下气管插管的适应证

1. 颌面部创伤患者需行颌间固定且需要参考咬合关系，而经鼻气管插管为禁忌时［如当下颌骨骨折伴有面中份骨折和（或）颅底骨折时］，以及术后的机械通气不需要或时间较短时。
2. 患者需要短时明确气道以实施选择性颅颌面重建手术，该手术需要参考咬合关系，并要求避免气管切开术的并发症（如经鼻气管插管不可能时的正颌手术、唇腭裂患者、上下颌前突并鼻腔手术治疗睡眠呼吸暂停）。
3. 经鼻气管插管不能进行的情况下（操作者缺乏经验、光纤设备缺乏、鼻腔内病变）。

### 区域解剖

#### 颏下气管插管的解剖学标志

1. 颏下皱褶。
2. 口底中线。

### 颏下气管插管的解剖层次

1. 皮肤。
2. 皮下组织。
3. 颈阔肌。
4. 颈深筋膜。
5. 下颌舌骨肌。
6. 颏舌肌。
7. 口腔黏膜。

### 颏下气管插管的方法与步骤

1. 用半硬式口腔气管导管对患者实施经口气管插管，并放置牙垫。
2. 皮肤消毒，范围包括前颈部、颏部及口底。
3. 从面中份至胸骨切迹常规铺巾。
4. 确认颏下皱褶，注入含有血管收缩剂的局部麻醉药物（图12-15）。
5. 在颏下皱褶后2cm做一长2~3cm之切口。切开皮肤、皮下组织及颈阔肌。浅表出血用电刀止之。
6. 用大血管钳从皮肤切口处钝性分离，穿过颈深筋膜与口底肌肉，进入舌腹下口腔中线（图12-13）。
7. 将导管的指示球囊顶端插入血管钳喙内，由其从口腔内通过颏下切口牵拉而出（图12-16）。
8. 取出气管导管的接头。再将大血管钳从皮肤切口插入口腔，夹住半硬式口腔气管导管，并将其从颏下切口牵拉而出（图12-17）。重新连上接头，并重新连接麻醉机（图12-19）。
9. 用2-0丝线将气管导管缝合于颏下区皮肤固定（图12-18）。可用24号钢丝将气管导管在𬌗平面以下固定于第1磨牙舌侧，以便在操作过程中不影响对咬合关系参照的检查。
10. 操作程序完成后，患者可留置颏下插管，也可转换为常规口腔插管（图12-20）。

### 颏下气管插管的并发症

#### 颏下气管插管的即刻并发症

1. 口底水肿。
2. 口底血肿。
3. 损伤舌下腺导管、下颌下腺导管、舌神经或血管。
4. 指示球囊脱离或损坏。

#### 颏下气管插管的后期并发症

1. 源自口腔污染的颏下切口感染。

2. 意外拔管。

3. 口腔-皮肤瘘形成。

4. 口底脓肿形成。

5. 涎瘘形成。

6. 黏液囊肿或舌下囊肿形成。

7. 增生性瘢痕。

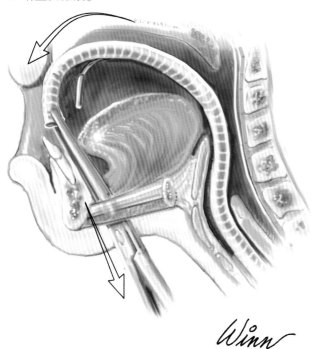

图 12-13　通过颏下切口插入大血管钳，进入口腔，夹住半硬式口腔气管导管，并将其通过颏下切口拉出

### 要点

1. 颏下气管插管不是开放性气管切开术的替代品。颏下气管插管适用于面部创伤与重建手术的选择性病例中，这些病例不需要术后机械通气或仅短时需要。

2. 同所有气道程序一样，该气道必须以稳定方式予以固定。对于颏下气管插管，可用皮肤缝线和（或）用一24 号钢丝环绕一个磨牙拴结固定。

3. 尽管颏下气管插管是一安全气道，但它不适用于长期带管。颏下气管插管通常于术后立即转换为口腔气管插管。或者，当需要短期带管及不需要长期通气支持时，颏下气管插管是开放性气管切开术的一种适合的备选方法。

4. 在开始手术操作前［例如鼻-眶-筛（NOE）骨折复位术］，评估终末潮气量 $CO_2$ 读数、双侧胸部听诊以及胸廓动度，以确保在颏下气管插管操作过程中气管导管

未发生移位。

5. 尽管中线旁皮肤切口已在文献中描述，但这些切口提高了损伤舌下腺与面神经的风险，并使导管通过更困难。对颏下气管插管而言，应首选中线入路，因为有较少的解剖结构会损伤，并且术后瘢痕会很好地隐藏于颏下皱褶内。

6. 颏下气管插管是一种快速、简单并且安全的程序。与开放性气管切开术相比，该方法具有较少的术后并发症及术后管理事项。

7. 使用金属强化型气管内导管可减少通过颏下通道操作过程中导管扭结的风险。

### 病例报告

**病例报告 12-3**　患者，男性，11 岁。机动车事故后就诊。广泛的粉碎性面部骨折，包括颅底骨折、筛板骨折、Le Fort Ⅱ型骨折、脑脊液鼻漏、双侧眶底骨折、硬腭骨折以及移位的下颌骨骨折。由于颅内大量出血，患者接受了右侧颅骨去骨瓣减压术。必须行颌间固定以重建面骨的前后向维度与咬合关系、复位或固定粉碎性的面部骨折。粉碎性 NOE 骨折、颅底骨折、筛板骨折以及 CSF 鼻漏的存在均禁止行经鼻气管插管。因为患者经证实没有气道水肿和肺创伤，因此不需要长期通气，遂决定实施颏下气管插管以避免发生与开放性气管切开术相关的潜在并发症（图 12-14～图 12-20）。

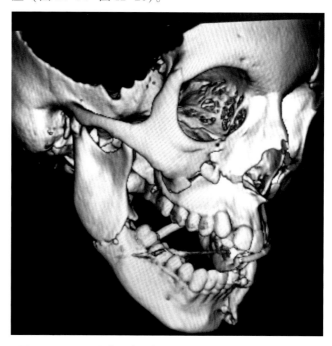

图 12-14　3D 重建证实下颌骨与全面部骨折、左侧颅底骨折、右侧颅骨切除术

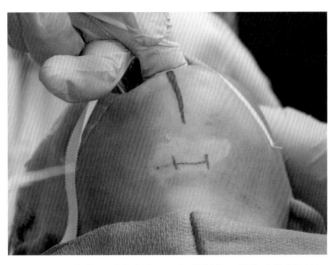

图 12-15　患者于手术室内经口气管插管，辨认中线颏下皱褶。用示指扪触口底以预期气管导管的出口

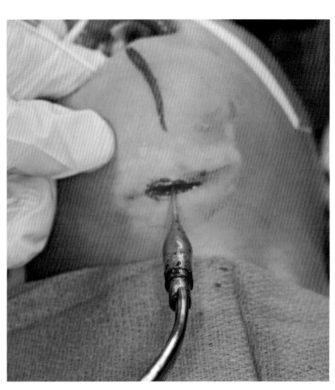

图 12-16　用大血管钳从口腔通过颏下切口拉出指示球囊

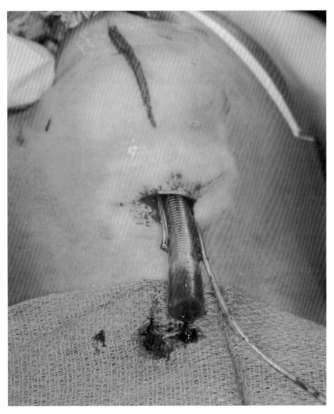

图 12-17　取出气管导管接头。用大血管钳夹住气管导管并通过颏下切口将其拉出

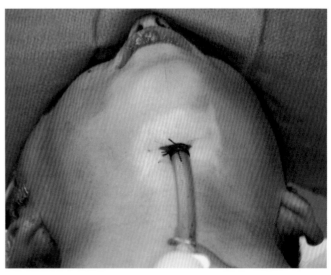

图 12-18　用 2-0 丝线将气管导管缝合固定于颏下区皮肤上

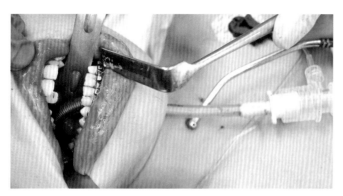

图 12-19　安装气管导管接头，并与麻醉机连接

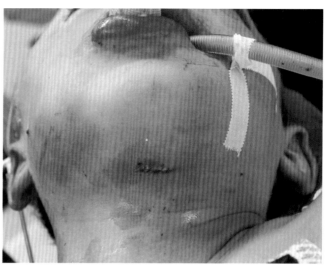

图 12-20　操作程序完成后，将颏下气管插管转换为常规的口腔气管插管，并缝合颏下切口。患者拔管后，可用橡皮圈继续进行 MMF

**参考文献**

Agrawal, M. and Kang, L. S., 2010. Midline submental orotracheal intubation in maxillofacial injuries: a substitute to tracheostomy where postoperative mechanical ventilation is not required. *Journal of Anaesthesiology Clinical Pharmacology*, 26, 498-502.

Franco, J., Coppage, J., Fallucco, M. and Ferguson, J. S., 2009. Submental intubation: an alternative to tracheostomy when nasoendotracheal intubation is unsuccessful—a case report. *Canadian Journal of Plastic Surgery*, 17, e37-8.

Kar, C. and Mukherjee, S., 2010. Submental intubation: an alternative and cost-effective technique for complex maxillofacial surgeries. *Journal of Oral and Maxillofacial Surgery*, 9, 266-9.

Lima, S. M., Jr., Asprino, L., Moreira, R. W. and de Moraes, M., 2011. A retrospective analysis of submental intubation in maxillofacial trauma patients. *Journal of Oral and Maxillofacial Surgery*, 69, 2001-5.

Mahmood, S. and Lello, G. E., 2002. Oral endotracheal intubation: median submental (retrogenial) approach. *Journal of Oral and Maxillofacial Surgery*, 60, 473-4.

OMFS Knowledge Update. Available from http://www.aaoms.org/members/meetings-and-continuing-education/oms-knowledge-update/

Schutz, P. and Hamed, H. H. 2008. Submental intubation versus tracheostomy in maxillofacial trauma patients. *Journal of Oral and Maxillofacial Surgery*, 66, 1404-9.

（彭利伟　译）

# 第 13 章  下颌骨骨折

## 下颌骨前份骨折切开复位术的适应证

1. 闭合复位不能充分复位。
2. 下颌骨前份骨折的固定有利于其他部位骨折的复位（髁突或者下颌角区骨折）。
3. 有助于髁突骨折复位后的早期活动。
4. 不能耐受颌间固定（MMF）的患者。

图 13-13 有牙猞的下颌骨骨折的各部位比较。

## 下颌骨前份骨折切开复位的禁忌证

单用颌间固定就能复位的骨折。

## 下颌骨前份骨折的口内手术入路切开复位术

1. 患者经鼻气管插管以便于颌间固定，气管内导管可靠固定，患者术前常规消毒、铺巾。
2. 调整牙弓夹板至贴合，使用 24 号或 26 号不锈钢钢丝，固定双侧第一磨牙间的牙列，环牙钢丝固定在牙齿的舌面隆突以下，或者使用 SMART Lock Hybrid 颌间固定装置进行颌间固定。牙弓夹板安置后切牙区域牙列将会对齐，如果没有对齐可能是因为它们在牙弓夹板内未调整合适所致。
3. 口腔前庭手术区域包括颏肌内局部使用含有血管收缩剂的局部麻醉药物以减少术中出血。
4. 使用锐利的手术剪、电刀或者手术刀沿附着龈下方约 15mm 处平行于附着龈做切口（病例报告 13-1 之图 13-3）。
5. 使用手术剪、电刀或者手术刀将双侧尖牙之间的颏肌和骨膜横向切开。
6. 用蚊式钳在前磨牙区钝性分离，找出颏孔及颏神经。沿预估的颏神经走行方向小心张开钳喙。也可使用骨膜剥离器沿骨膜下剥离，向后至原先解剖之颏孔位置。

找到颏神经后将其从周围组织松解，然后轻轻向上牵拉。

7. 使用骨膜剥离子对齐骨折线，用 24 号或 26 号钢丝或者强力橡皮圈做颌间固定。如果需要可以使用骨折复位钳（病例报告 13-1 之图 13-5）、24 号骨内固定钢丝或者小固定板临时复位固定骨折断端。
8. 用拉力螺钉（病例报告 13-1 之图 13-8、图 13-9，也可见图 13-1）、张力板（病例报告之图 13-11、图 13-12）或者两者相结合固定以将骨折断端良好复位。注意确保固定板和螺钉安放在距牙根尖、下牙槽神经和颏孔一定安全距离的位置。

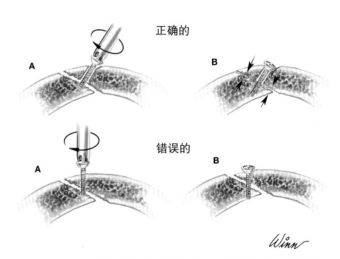

图 13-1  正确和错误的拉力螺钉放置示意图。注意滑行式骨切开线宽于附着式骨切开线

9. 内固定完毕后，去掉骨折复位钳（如果使用）、颌间固定钢丝和弹力圈，确认咬合恢复情况。
10. 如果患者咬合出现异常，需要拆除固定装置、确认干扰区域、重新固定下颌骨。
11. 确认患者伤前咬合恢复理想后，冲洗伤口并分层缝合关闭手术创口。

## 术后管理

1. 术后患者的颏部和颏下区域需要加压包扎，以提供颏肌向上的支持。
2. 牙弓夹板的使用时间长短主要根据外科医生的个人倾向、骨折固定的程度、患者的依从性，以及是否有更多下颌骨近端骨折的处理或固定而定。

## 并发症

1. **下巴下垂（巫婆下巴）** 因颏部肌肉缝合不充分所致。
2. **唇穿孔** 因分离下颌骨前下缘时疏忽大意，导致下唇穿孔。将辅助手放置于唇外侧皮肤处感知解剖的程度，可以尽可能地降低唇穿孔的发生。

## 要点

1. 设计黏膜切口时，尤其是牙弓区，要距离附着龈至少15mm，可以为缝合时提供足够的黏膜边缘，以利于关闭创口。
2. 在颏孔和颏神经的位置尚未确认前，分离范围不应超过尖牙区，以免损伤。
3. 恰当的对位缝合颏肌可以预防术后下巴下垂、局部凹陷等的发生。
4. 如果合并有其他部位的下颌骨骨折（下颌骨体部、下颌角、髁突等），一般先固定下颌骨前份骨折。
5. 下颌骨骨折手术关闭手术创口前需再次确认患者的咬合恢复情况。

## 拉力螺钉固定操作

常用于下颌骨联合区和联合旁区骨折的加压骨连结方式。

## 适应证

1. 下颌骨线性骨折。
2. 下颌骨联合区和联合旁区的骨折（尽管拉力螺钉也可用于其他部位）。

## 禁忌证

1. 下颌骨斜形骨折。
2. 下颌骨粉碎性骨折。
3. 萎缩性、无牙颌下颌骨骨折。
4. 有骨缺损或者骨质较差的患者。

## 方法与步骤

1. 安置并固定牙弓夹板，通过口内切口入路显露下颌骨前份［图 13-3、图 13-4（本条目以下图片均见于病例报告 13-1）］。
2. 使用骨膜剥离器对齐下颌骨前份骨折断端，用 24 号或 26 号钢丝和（或）强力橡皮圈进行颌间固定。
3. 放置骨折复位钳，其位置需不妨碍拉力螺钉固定（图 13-5）。
4. 建立滑行式骨切开。调整 2.4mm 钻针方向，以使 30～45mm 的螺钉与骨折线垂直。随后，使用 2.4mm 钻针向骨折区打孔（图 13-6）。
5. 建立附着式骨切开。将钻头套插入之前预备的钻孔中，再用 1.8mm 的钻头通过钻头套并垂直于骨折面打孔至从对侧皮质骨穿出（图 13-7）。
6. 测量骨面到骨折面的深度。
7. 使用合适长度的螺钉进行牵引固定。
8. 螺钉牵引固定骨折后，骨折断端间隙被加压减小（图 13-8）。如果螺钉牵引固定不理想，当螺钉拧紧后骨折线会出现错位现象。
9. 在螺钉附近用同样的方式再放置一枚螺钉固定，与第一枚螺钉的方向相同或相反（图 13-9）均可。
10. 去除颌间固定，分层关闭手术创口前再次检查患者咬合关系的恢复情况。

## 要点

1. 与钛板固定相比，螺钉固定术后感染及伤口裂开的发生率较低。
2. 牵引钻孔时需要注意，1.8mm 的钻头与骨折面需尽可能垂直，以避免打孔过程中钻头发生弯曲和折断，同时可以保障固定时压缩力的方向与骨折面垂直。
3. 骨折复位固定后，检查下颌骨前份舌侧骨板有无错位、裂开非常重要。可以通过从前份下颌骨下缘保守性显露舌侧骨面和（或）在拆除颌间固定后用手指触诊舌侧骨板的方法检查。
4. 螺钉固定适应证的选择非常关键，理想的骨折类型是有牙患者中非粉碎性的线性骨折。

## 参考文献

Ellis，E.，1998. Lag screw fixation of mandibular fractures. *Journal of Cranio-Maxillofacial Trauma*，3，27.

Ellis，E.，2012. Is lag screw fixation superior to plate fixation to treat fractures of the mandibular symphysis? *Journal of Oral and Maxillofacial Surgery*，70，875.

Ellis, E. and Ghali, G. E., 1991. Lag screw fixation of anterior mandibular fractures. *Journal of Oral and Maxillofacial Surgery*, 49, 13.

Tiwana, P. S., Kushner, G. M. and Alpert, B., 2007. Lag screw fixation of anterior mandibular fractures: a retrospective analysis if intraoperative and postoperative complications. *Journal of Oral and Maxillofacial Surgery*, 65, 1180.

## 病例报告

**病例报告 13-1**　使用拉力螺钉固定下颌骨前份骨折。患者，男，16 岁，下颌骨前份线性骨折（图 13-2～图13-9）。

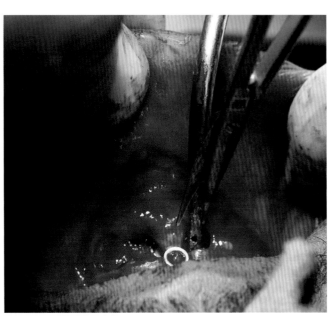

图 13-3　用锐利的手术剪解剖黏膜、颏肌。一个手指在下唇外侧辅助支持并感觉唇侧组织瓣的厚度，防止唇侧瓣在分离过程中意外穿孔

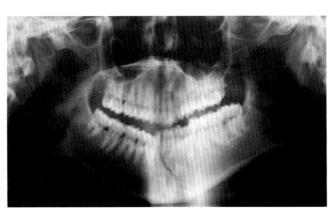

图 13-2　术前口腔曲面断层片显示：下颌骨联合区的线性骨折

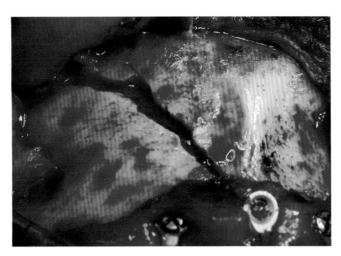

图 13-4　沿骨膜下剥离，暴露下颌骨前份骨折区域

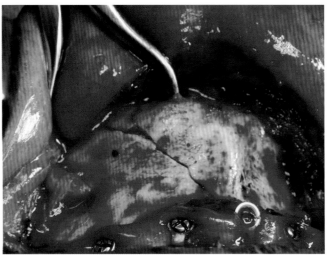

图 13-5　在内固定前，将骨折复位钳放置于下颌骨下缘，复位骨折断端

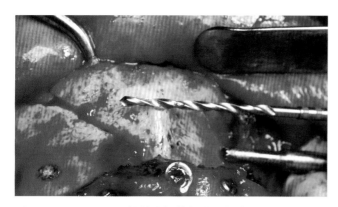

图 13-6　用 2.4mm 的钻头评估打孔的角度和骨折面的深度，用电刀做打孔目标的标记点

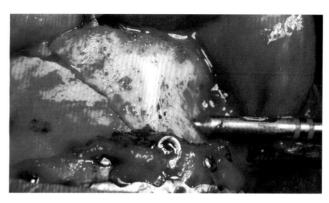

图 13-7　将 1.8mm 钻头的专用套插入之前预备的近骨端钻孔中，以控制远端骨的牵引打孔

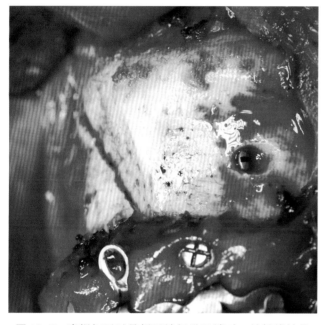

图 13-8　当螺钉通过骨折近端扭进远端时，骨折线被收缩压紧

**病例报告 13-2**　骨折复位钛板固定下颌骨前份骨折。患者，女，17 岁，下颌骨左侧联合旁部错位骨折、右侧下

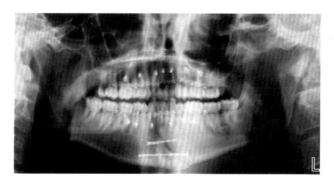

图 13-9　术后口腔曲面断层显示：Stryker SMART Lock Hybrid 式颌间固定和螺钉内固定下颌骨联合区线性骨折的理想复位

颌角无错位（青枝骨折）骨折（图 13-10～图 13-12）。

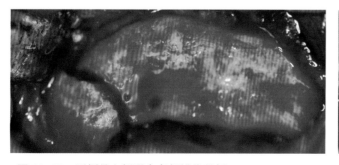

图 13-10　下颌骨左侧联合旁部错位骨折

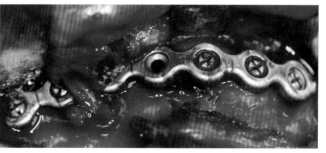

图 13-11　2.8mm 的下颌骨重建板塑形至贴合，固定于颏孔下的前份下颌骨下缘。重建板的空孔处即为复位的左侧旁联合部的骨折点

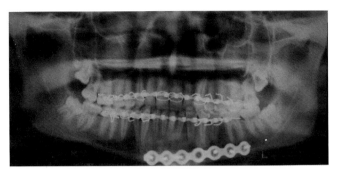

图 13-12　术后口腔曲面断层显示：下颌骨左侧旁联合部骨折复位良好，重建板与下颌骨下缘贴合

## 下颌骨后份骨折的外科处理（下颌骨体部、下颌角区）

### 下颌骨后份骨折切开复位的适应证

1. 不利型骨折。
2. 单独闭合复位不能充分复位的错位性骨折。
3. 连枷状下巴。
4. 对侧髁突骨折需要早期活动。
5. 不能耐受闭合复位的患者。
6. 骨折伴感染。
7. 开放性骨折。
8. 患者合并有其他面部骨折，需要以下颌骨为基础或先行点，确立面中部的前后向及垂直向。

### 下颌骨后份骨折切开复位的禁忌证

1. 通过单独颌间固定就能良好复位的有利型骨折。
2. 将对血管神经束产生破坏时。
3. 碎骨片太小而不能固定的严重性粉碎性骨折。
4. 有严重合并症的患者（如年龄太大、头颈部放疗病史、二膦酸盐类诱发的颌骨坏死等）。

### 颌下入路的解剖层次

1. 皮肤。
2. 皮下组织。
3. 颈阔肌。
4. 颈深筋膜浅层。
5. 下颌吊索。
6. 骨膜。
7. 下颌骨。

### 区域解剖

1. **颈阔肌**　双侧的颈阔肌起自肩部的三角肌和胸大肌筋膜，行向上内，与口角附近和颊部下份的肌纤维相结合。
2. **颈深筋膜浅层**　位于颈阔肌深面，该筋膜层包绕胸锁乳突肌、斜方肌，并形成覆盖下颌下腺的包膜。颈深筋膜浅层内容纳有面动脉、面静脉、Stahr 淋巴结、下颌骨下缘、面神经颈支等结构。
3. **下颌下腺**　位于二腹肌前后腹之间深面。
4. **Stahr 淋巴结（下颌下淋巴结）**　通常位于咬肌前凹区，面动、静脉经常从其前方经过，常作为寻找面动、静脉的标志。
5. **面神经下颌缘支**　行走于下颌骨下缘上方（80%）或者下颌骨下缘下方 2cm 以内（20%），全程位于颈阔肌深面，但是在口角外侧 2cm 处变浅。下颌缘支受损后将导致降口角肌群（包括降下唇肌、降口角肌、口轮匝肌的下份纤维、颏肌）的麻痹。
6. **面神经颈支**　位于下颌缘支下方、颈阔肌深面。颈支受损后将导致降口角肌和颈阔肌麻痹。

### 下颌骨后份骨折的口内手术入路切开复位术

1. 患者经鼻气管插管，固定气管内导管，咽喉腔填塞，常规消毒、铺巾。
2. 固定上下颌牙弓夹板。
3. 口内切口区局部浸润含有血管收缩剂的局部麻醉药物。
4. 将咬合垫放置于下颌骨后份骨折区对侧，维持开口状态。
5. 用 15# 刀片或者针状电刀平行于牙龈缘做切口，切口最少距膜龈联合以下 15mm，以便顺利关闭口内切口。
6. 切开黏膜后，用 15# 刀片或者针状电刀向骨面锐性切开黏膜下层、肌层及骨膜。
7. 骨膜剥离器沿骨膜下剥离，向后至下颌切迹，根据手术需要设计切口长度。分离时需注意颏孔的位置，保护颏神经。
8. 用骨膜剥离器将骨折近中、远中断端对齐后，用 24 号或者 26 号不锈钢钢丝和（或）强力橡皮圈进行颌间固定。如果后牙位于骨折线上，且不具有咬合参考价值，此时则可将其拔除（图 13-15；所有引用的图片均见于病例报告 13-3、13-4 和 13-5）。
9. 如需套管针辅助，可用局部麻醉针在口内套管针需要的位置上从颊部穿透至口内（图 13-16）。用 15# 手术刀在皮肤上平行于面神经走行做一个约 4~6mm 长的切口。将套管针直接从口外皮肤切口处插入口内（图 13-17）。

10. 骨折固定后（图 13-18、图 13-21），可以使用一个弯头骨膜剥离器沿下颌骨下缘检查下缘是否对齐。对于下颌角骨折，还需要使用骨膜剥离器检查舌侧骨板是否对齐，以确保骨折理想的复位。

11. 解除颌间固定后，再次检查患者咬合情况。

12. 确定咬合恢复后，口内切口可以用 4-0 铬肠线或者薇乔线间断或连续缝合，如果口外皮肤上有套管针切口，可以用 5-0 普通肠线间断缝合。

### 下颌骨后份骨折的颌下手术入路切开复位术

1. 患者经鼻气管插管，固定气管内导管，固定上下颌牙弓夹板。使用瞬时麻痹仪以检测面神经。

2. 患者常规消毒、铺巾，用无菌标记笔在皮肤上设计切口（图 13-26）。

3. 将含有血管收缩剂的局部麻醉药物浸润到颈阔肌浅面的皮下组织内。若局部麻醉药物积聚于颈阔肌深面，将会麻痹面神经颈支和下颌缘支。也可以在颈阔肌深面注射不含局部麻醉药物的血管收缩剂，切开前 7～10min 注射止血效果较好。

4. 距下颌骨下缘下至少 2.0cm 在颈部皮纹内或与其平行做切口（图 13-26）。切口后方需至乳突，前方根据需要延伸，切口需能充分显露骨折区域。初始切口只需要切开皮肤、皮下及颈阔肌层。

5. 切口区域皮下组织需上下潜层分离，松解张力，以便于术毕伤口无张力关闭。

6. 颈阔肌深面是颈深筋膜浅层，切开颈阔肌后可以使用一块 4cm×4cm 的纱布用手指推压剥离。面神经的下颌缘支和颈支就位于颈深筋膜浅层的深面。

7. 神经刺激器设置为 2mA 以测试神经。使用蚊式钳和神经刺激器沿颈深筋膜浅层钝性分离（图 13-27）。

8. 确认下颌下腺。颈深筋膜浅层形成下颌下腺的封套筋膜（图 13-28）。将下颌下腺向下牵拉。Stahr 淋巴结或可于前咬肌粗隆凹区遇到，将其向上牵拉。Stahr 淋巴结可作为邻近面动脉的警示。

9. 沿颈深筋膜浅层深面继续向上解剖，解剖至下颌吊索后沿咬肌和翼内肌附着的下颌角下缘无血管平面将其切开。

10. 切开骨膜后沿骨膜下剥离，暴露下颌骨外侧面（图 13-29）。

11. 下颌骨后份骨折固定完毕后，再次检查患者咬合情况

（图 13-31）。以下述方式缝合伤口：用 3-0 的薇乔线间断紧密缝合下颌吊索；用 3-0 薇乔线间断或连续缝合颈阔肌；用 4-0 的单丝缝线间断或连续缝合皮下组织；用无菌纱条或者 5-0 的普通肠线关闭皮肤（图 13-32）。

### 术后管理

1. 通过钢丝或者强力橡皮圈对患者进行颌间固定。颌间固定的时间长短根据固定的程度、患者的依从性、患者的身体状况（如营养不良、癫痫、精神障碍）、年龄，以及是否合并其他骨折（髁突骨折需早期活动）等情况而定。

2. 橡皮圈既可用做强有力的颌间固定，也可用作导引圈以便于早期限制性功能和肌肉训练。轻度或者导引性的橡皮圈常用于坚固内固定患者、年轻患者、合并有禁忌长期颌间固定的身体状况不佳的患者，以及合并有髁突骨折的患者。

3. 是否进行加压包扎根据医生的个人偏好而定。

4. 术后 7d 内可以适当地应用止痛药和抗生素。可以使用东莨菪碱对抗行颌间固定患者的恶心症状。对所有颌间固定需维持 2 周以上的出院患者，建议进行营养咨询。

5. 骨折区域术后 24h 内冰敷。

6. 带有颌间固定出院的患者需备有钢丝钳或者剪刀。

7. 患者术后 1 周、3 周、6 周定期复查。

8. 根据患者检查情况（咬合情况和最大开口度）、骨折固定的方法和患者的依从性等，牙弓夹板通常在术后 4～6 周左右拆除。

### 并发症

1. **咬合错乱**　可能是因为骨折复位不良、髁突骨折移位、固定不当或固定失败等导致。轻微的咬合错乱可以通过导引橡皮圈（早期）或者正畸纠正（后期）。严重的咬合错乱最好再次手术（早期）或行正颌治疗（后期）。

2. **牙根损伤**　固定螺钉时距离相邻牙齿的牙根太近导致。通过将骨折固定板安置于下颌骨下缘、使用单皮质骨螺钉或 4～6mm 长钻针、在后牙的釉质牙骨质界至少 12mm 以下安放螺钉等措施，可降低发生的风险。

3. **感觉障碍**　可能是因为在显露过程中损伤了颈神经或者是安放螺钉时损伤了下牙槽神经。双皮质骨螺钉只

能在下牙槽神经管末端使用，单侧皮质骨螺钉应放置于下颌管上方的下颌骨外侧面。

4. **面瘫** 通常是因为下颌骨后份的口外入路过程中，过度挤压、牵拉或者切断了面神经下颌缘支或颈支。

5. **感染** 主要表现为伤口裂开或者脓肿形成。导致感染的原因很多。感染波及内固定装置时，需要拆除固定装置、彻底清创、去除死骨及肉芽组织、进行一段时期的颌间固定，并应用抗生素治疗。骨质连续性缺损最好的修复方法是感染消除后进行移植手术。感染也可能源于骨折线上牙齿的保留或者拔除（第三磨牙多见）。来自骨折线上牙齿的感染，需要拔除患牙，手术清除死骨及肉芽组织，应用抗生素。来自于拔牙窝的感染同样需要清除死骨和肉芽组织、应用抗生素。对于术后中度至重度感染或者骨折断端活动的情况，建议短期使用颌间固定辅助骨折固定。

6. **伤口裂开** 通常是由感染、内固定装置暴露或者过度抽烟导致。内固定装置暴露早期可以通过口服抗生素并局部清创治疗，如果保守治疗无效，或者出现固定装置松动、骨折等情况，需要拆除内固定装置。

7. **假关节（骨不连）或者纤维粘连** 通常是因为感染或者骨折断端活动所致。包括内固定装置失败，固定不牢固，没有遵循软食或者颌间固定，以及其他潜在的身体状况（糖尿病、滥用药物、过度抽烟、免疫力低下等）。

8. **错位愈合** 通常因骨折复位不良、患者依从性差以及固定多发骨折时存在扭力。

9. **内固定装置失败** 坚固固定前新手医生对钛板的反复弯折可造成钛板折断；而钛钉的松脱通常因不正确的钻孔方法造成，包括冲洗不充分、钛钉方向未与钛板垂直、使用长度4mm以下钛钉时骨接触不充分等。内固定装置失败也可能源于患者依从性差及额外的创伤。所有失败的内固定装置均应取出、局部清创。此外，只要不发生充分的骨不连，即应重新放置内固定装置。

## 要点

1. 应该拔除骨折线上的智齿以降低术后感染的可能性。

2. 下颌骨多发骨折的患者，固定顺序应从前往后、从坚固固定到非坚固固定。例如：如果患者下颌骨联合区合并下颌角区骨折，一般应先坚固固定联合区骨折，再坚固或非坚固固定下颌角区骨折。如果患者是下颌角区合并髁突骨折，则应先坚固固定下颌角区骨折，然后髁突区骨折可以保守治疗或者内固定治疗。越是简单的骨折越需要坚固固定以减少远中复杂骨折产生的扭力。在对简单骨折行坚固固定之后，则可将更复杂的骨折作为一孤立的简单骨折处理。

3. 如果骨折复位不理想，则需拆除颌间固定，调整近端、远端骨折断端后再重行颌间固定。有时候，早期应用颌间固定也可以将骨折固定。

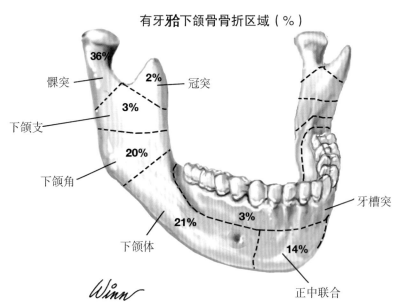

图13-13 有牙𬌗下颌骨骨折各解剖区的发生率。改绘自Ochs，MW（2008）

## 参考文献

Ellis，E.，2009. Management of fractures through the angle of the mandible. *Oral and Maxillofacial Surgery Clinics of North America*，21，163.

Ellis，E.，2010. A prospective study of 3 treatment methods for isolated fractures of the mandibular angle. *Journal of Oral and Maxillofacial Surgery*，68，2743.

Ellis E.，2013. Open reduction and internal fixation of combined angle and body/symphysis fractures of the mandible：how much fixation is enough? *Journal of Oral and Maxillofacial Surgery*，71，726.

Fattahi，T.，2006. Surgical anatomy of the mandibular region for reconstructive purposes. *Atlas of Oral and Maxillofacial Surgery Clinics of North America*，14，137.

Goyal，M.，Marya，K. and Chawla，S.，2011. Mandibular osteosynthesis：a comparative evaluation of two different fixation systems using 2.0mm titanium miniplates and 3-D locking plates. *Journal of Oral and Maxillofacial Surgery*，10，32.

Luyk，N. H.，1992. Principles of management of fractures of the mandible. In：L. J. Peterson，A. T. Indresano，R. D. Marciani and S. M. Roser，eds. *Principles of oral and maxillofacial surgery*. Philadelphia：Lippincott-Raven. Pp. 381–434.

Ochs，M. W.，2008. Fractures of the mandible. In：E. Myers，ed. *Operative otolaryngology*. 2nd ed. Amsterdam：Elsevier. Ch. 92，Fig. 92-1.

Van der Bergh，B.，Heymans，M. W.，Duvekot，F. and Forouzanfar，T.，2012. Treatment and complications of mandibular fractures：a 10-year analysis. *Journal of Cranio-Maxillofacial Surgery*，40，e108.

## 病例报告

**病例报告 13-3**　下颌骨后份骨折的口内入路。患者，男，16 岁，右侧下颌骨体部合并左侧下颌角骨折（图13-14～图13-20）。

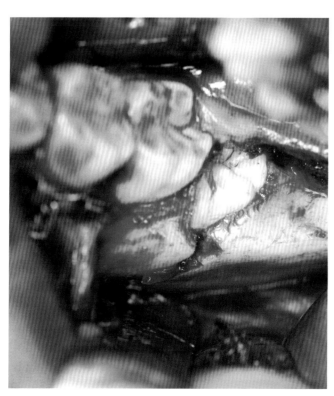

图 13-14　口内切口入路，显露左侧下颌角骨折区域，并拔除骨折线上的#17 牙

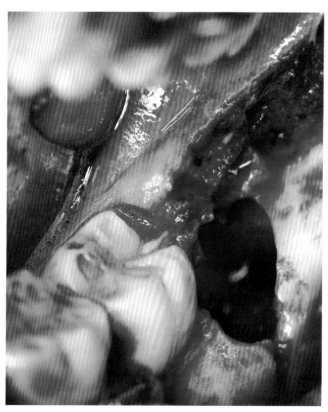

图 13-15　拔除#17 牙后的左侧下颌角骨折区域，拔牙过程中需注意保护外侧皮质骨

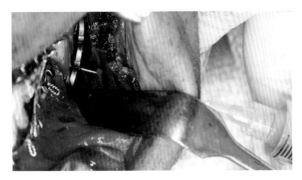

图 13-6　用局部麻醉针从颊部皮肤进针，穿透颊部组织至口腔内。以局部麻醉针为参考，在口外颊部皮肤合适的部位设计切口，并放置经皮套管

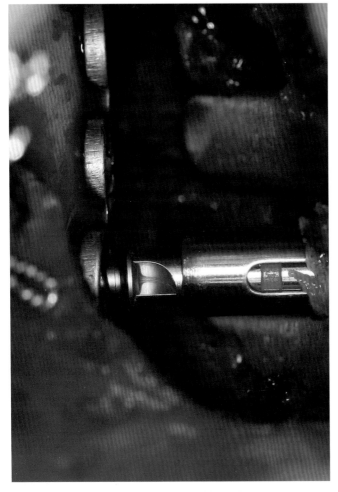

图 13-17　通过经皮套管固定 2.0 的单皮质螺钉

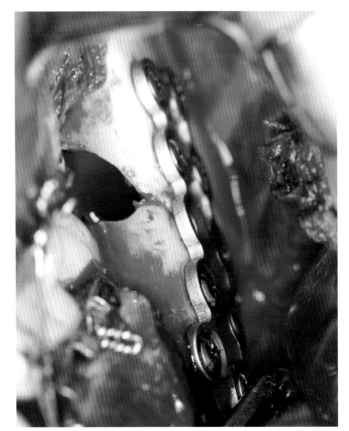

图 13-18　用固定板和单皮质螺钉在下颌骨后份外侧固定骨折

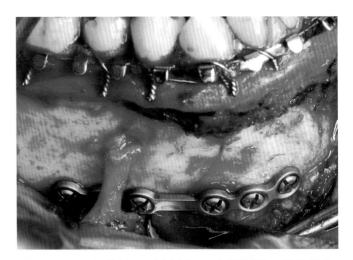

图 13-19　用 6 孔的 2.0 固定板、双皮质骨螺钉，沿下颌骨下缘固定对侧骨折

病例报告

**病例报告 13-4**　下颌骨后份骨折的口内入路。患者，男，17 岁，下颌骨左侧下颌角骨折。拔除骨折线上的#17 牙后，用 6 孔的 2.0 固定板和单皮质螺钉，沿下颌骨上缘固定骨折。橡皮圈颌间固定 3 周，后改为软食（图 13-21~图 13-22）。

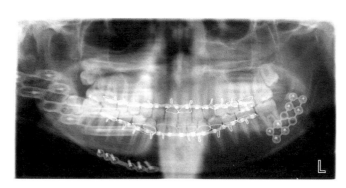

图 13-20　术后口腔曲面断层显示：下颌骨骨折复位

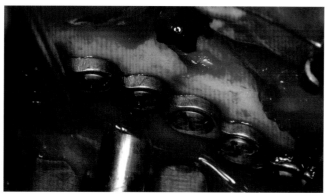

图 13-21　拔除骨折线上阻生的#17 牙，沿下颌骨上缘，通过经皮套管，用 6 孔的 2.0 固定板和单皮质螺钉固定骨折

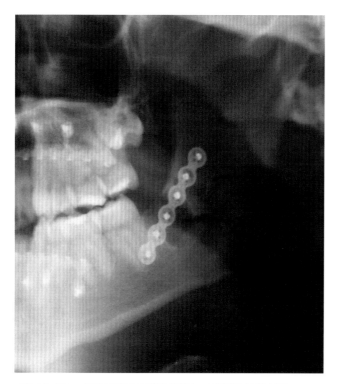

图 13-22　术后口腔曲面断层显示：下颌骨骨折复位

## 病例报告

**病例报告 13-5**　下颌骨后份骨折的口外入路。患者，男，27 岁，双侧下颌角骨折。拔除双侧下颌智齿后，用固定板和单皮质螺钉固定右侧下颌角骨折，用 2.8mm 重建板和双皮质螺钉固定左侧下颌角骨折。颌间固定 2 周后，右侧下颌角区固定装置失败，形成面部骨膜下脓肿。左侧无固定装置失败和感染情况（图 13-23～图 13-33）。经颌下切口拆除右侧下颌角区失败固定板，局部清创，使用 2.8mm 重建板和双皮质螺钉重新固定。

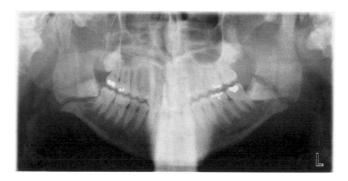

图 13-23　术前 X 线片显示：下颌骨双侧下颌角骨折，#17、#32 牙位于骨折线上

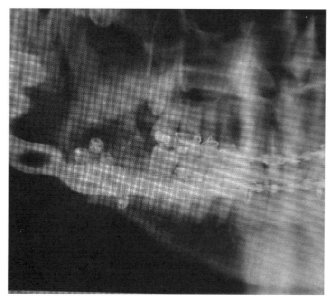

图 13-24　第一次术后 X 线片显示：拔除#32 牙后，固定板、单皮质螺钉固定右侧下颌角区骨折

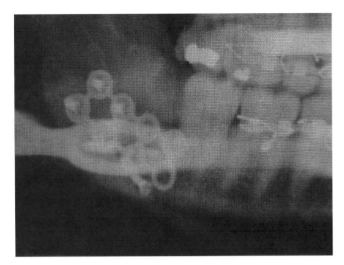

图 13-25 第一次术后 2 周口腔曲面断层显示：右侧下颌角区内固定失败

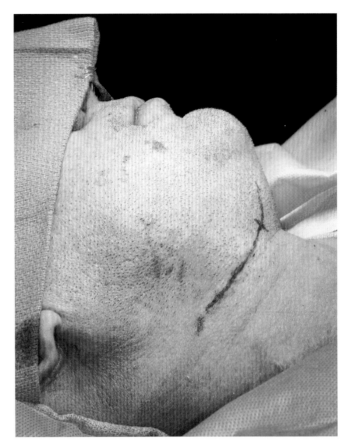

图 13-26 颌下入路：于下颌骨下缘下 2cm 处，沿上颈部皮纹设计切口，并用记号笔标记

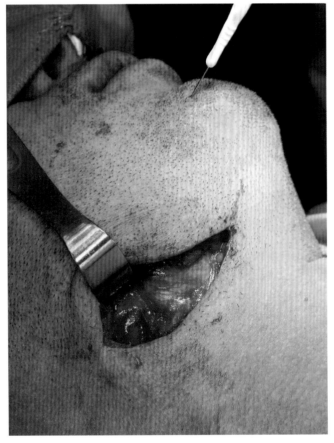

图 13-27 显露颈深筋膜浅层，并在颈部软组织内放置一个神经刺激器。颈深筋膜浅层内包含面神经下颌缘支和颈支

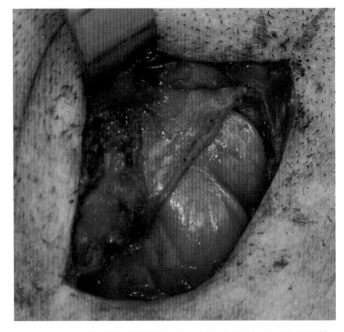

图 13-28 切开颈深筋膜浅层后显露下颌下腺后，沿颈深筋膜浅层向上分离，面神经下颌缘支通常位于下颌下腺表面的颈深筋膜浅层内

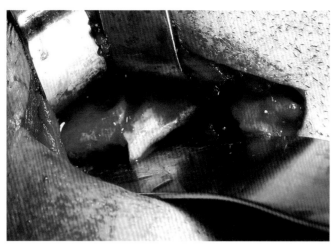

图 13-29　显露骨折区域下颌骨下缘，拆除失效的固定板和螺钉，局部清创

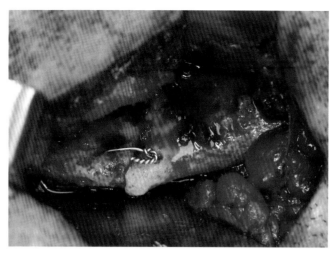

图 13-30　坚固内固定前，用 24 号钢丝对齐骨折的近远端

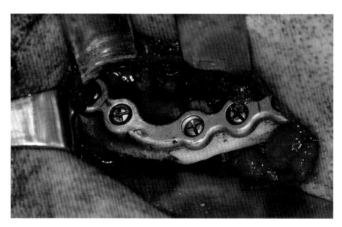

图 13-31　沿下颌骨下缘，避开下牙槽神经，用 7 孔的 2.8mm 重建板固定骨折

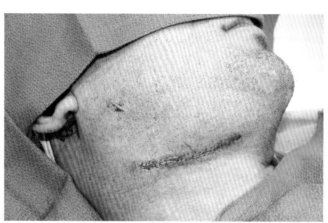

图 13-32　缝合颌下和经皮套管切口

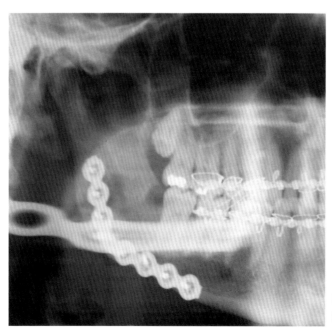

图 13-33　术后口腔曲面断层显示：重建板与下颌骨下缘贴合，骨折复位良好

## 下颌骨髁突骨折（囊外和囊内骨折）的外科处理

### 下颌骨髁突骨折切开复位的适应证

1. 通过手法及闭合复位不能恢复咬合关系至伤前水平。
2. 有发生纤维化可能的开放性骨折。
3. 伤后1周仍存在关节活动严重受限。
4. 关节囊外侧方移位。
5. 关节腔内有异物。
6. 骨折断端进入颅中窝。
7. 咬合的稳定性受到限制（例如，每象限内少于3颗牙、严重牙周病或骨骼异常等）。
8. 患者自身条件不能耐受闭合复位（严重的慢性阻塞性肺疾病、肺气肿、癫痫、酗酒、滥用药物、持续哮喘、智力障碍和精神病等）。
9. 需重建面下1/3垂直高度的双侧髁突错位骨折。
10. 为重建面中部粉碎性骨折，需重建下颌骨前后深度及垂直高度的髁突骨折。

### 下颌骨髁突骨折切开复位的禁忌证

1. 未错位或者仅有轻微错位的髁突骨折。
2. 未移位或仅有轻微移位的髁突骨折。
3. 仅有轻微咬合错位的髁突骨折。
4. 12岁以下儿童的髁突骨折（作者的偏好）。
5. 粉碎性或者骨折断端太小而不能固定。
6. 身体状况不能耐受全身麻醉的患者。

### 囊外髁突骨折切开复位的颌后入路

1. 患者经鼻气管插管，使用短效麻醉剂以便术中检测面神经。
2. 从发际线到颈部常规消毒、铺巾，要做好术前准备；并行上下颌颌间固定。
3. 头偏向一侧显露下颌支。于耳垂下5mm、沿下颌支后缘后向下，用无菌记号笔画一1.5~3.0cm的垂直切口。切口区域皮下组织内局部浸润含有血管收缩剂的局部麻醉药物。
4. 用15#刀片切开皮肤及皮下组织，针状电刀止血。皮下组织前后潜层分离，松解切口周围软组织，以便于术后无张力关闭手术创口。
5. 使用蚊式钳分离颈阔肌、颈深筋膜浅层（病例报告13-6之图13-36）和腮腺表面的肌肉筋膜。到达腮腺包膜后可以用神经刺激器检测面神经，用血管钳平行于面神经走向，沿腮腺前内侧向后仔细钝性分离腮腺组织，至下颌支后缘。确定面神经分支，小心将神经与周围组织分离，牵拉神经显露手术区域。
6. 拉钩牵拉显露下颌支后份，用15#刀片切开下颌支后份骨膜。
7. 使用骨膜剥离器沿骨膜下剥离显露及复位髁突下骨折之近中、远中断端（病例报告13-6之图13-37）。可用巾钳抓持下颌支下缘并向下牵拉以助骨折复位。
8. 骨折断端用钛板固定（病例报告13-6之图13-38）。确认咬合恢复后，手术创口需无张力、分层缝合。腮腺包膜使用5-0薇乔线间断缝合，皮下组织使用4-0可吸收缝线缝合，皮肤用5-0普通肠线缝合。

### 要点

1. 髁突囊外或囊内骨折的闭合复位，通常采用10~14d的颌间固定加上积极的物理治疗，并通过颌间牵引辅助咬合恢复；其他位置的下颌骨骨折则应行坚固固定治疗以便于关节的早期活动。
2. 切开复位和坚固内固定可以使髁突骨折解剖复位，增加咬合的长期稳定性，恢复下颌支的垂直高度，并使下颌的功能更快恢复。
3. 可以通过包括耳前、颌下、颌后、口内和关节内镜在内的多种入路进入髁突区域，颌后入路可以更好地直接暴露髁突颈部，手术视野显露更充分，手术时间更短。
4. 固定髁突骨折时，使用两个固定板比单个固定板能提供更高的强度和抗扭转能力。关于两个固定板平行放置还是成角放置稳定性更好，目前文献报道的争议较大。

### 髁突囊内骨折切开复位的耳前入路

1. 患者经鼻气管插管，使用短效麻醉剂以便术中检测面神经。
2. 在患侧外耳道内填塞一棉球。从发际线到颈部常规消毒、铺巾，做好术前准备，上下颌颌间固定。头偏向一侧以显露耳、颧弓、颞下颌关节区域。
3. 用无菌记号笔沿耳前皮肤自然皱褶标记切口。切口上起发际线，下至外耳道下方。术中根据需要可以上下延伸切口。
4. 切口区域皮下组织内局部浸润含有血管收缩剂的局部麻醉药物，用15#刀片仅切开皮肤层。在切口上端（颧弓上方），用针状电刀对皮下出血点进行止血，并切开皮下组织及颞顶筋膜至颞肌筋膜。骨膜剥离器沿颞肌筋膜浅层向前下钝性分离。

5. 在颧弓根部，电刀切开颞深筋膜浅层、颞脂肪垫以及颧弓表面的骨膜。

6. 骨膜剥离器沿骨膜下向前剥离至关节结节（病例报告13-6之图13-42）。用骨膜剥离器轻柔剥离，显露颞下颌关节的外侧关节囊。

7. 向下牵拉下颌骨以便将髁突头从关节窝内分离出来，用15#刀片在关节结节后斜面做切口并向后延伸以显露关节间隙后份。刀片倾斜45°，同时向下牵引下颌骨以避免损伤关节盘。颧弓关节结节根部保留2~3mm组织以便于外侧关节囊的缝合。

8. 用骨膜剥离器的钝头深入关节上间隙，并摆动分离进入关节上间隙的前、后凹槽，并向内到达髁突头内极。

9. 用15#刀片在侧凹下方（关节盘外侧面附着于关节囊处）做切口进入关节下间隙。

10. 使用两个骨膜剥离器固定并复位骨折断端，巾钳固定下颌角下缘并向下牵拉下颌骨以扩大关节间隙。

11. 根据骨折线的情况，关节囊内的骨折断端，可以用4孔的固定板（病例报告13-6之图13-43）或者2到3个固位螺钉固定。

12. 骨折固定完毕后，用5-0薇乔线尽量解剖复位关节盘。

13. 解除颌间固定后评估咬合。关节囊用5-0薇乔线缝合，皮下组织用4-0可吸收线缝合，皮肤用免缝胶带或者5-0普通肠线缝合（病例报告13-6之图13-44）。

## 要点

1. 可通过以下三种方法之一扩大颞下颌关节间隙以利显露或骨折复位。①通过在下颌角下缘处经皮放置一个巾钳，向下牵拉下颌骨。②耳前入路到达关节间隙后可在下颌切迹内放置一纱布团（有钢丝导引）并向下牵拉。③颌后切口入路，在下颌切迹处放置一个皮钩向下牵拉。

2. 注意不要将翼外肌从髁突头上剥离下去，不要损伤关节软骨，放置固定板和安装螺钉时不要距离关节面太近。

3. 固位螺钉只能用于螺钉能以90°垂直植入骨折区的髁突囊内骨折，因此，大多数囊内骨折应以骨复位板固定。

4. 随着外科技术、工具和坚固内固定的发展，髁突囊内、囊外骨折的传统闭合复位应用越来越少。目前的理论是利用半坚固或坚固固定使骨折断端解剖复位，并进行早期的积极的物理治疗以及快速的功能恢复。囊外或囊内骨折切开复位的优点包括：精确的解剖复位，保持下颌支的垂直高度，关节盘的复位和修复，咬合稳定性的提高，以及在不需要长期颌间固定的情况下早期恢复功能等。

## 术后管理

1. 术后7d内给予适当的止痛药和抗生素。

2. 允许患者术后即刻使用下颌功能。术后需橡皮圈颌间牵引2周，牵引橡皮圈要能使患者下颌全面活动，并促进咬合恢复。夜间使用强力橡皮圈牵引固定。术后第7天开始张口训练。如果4周后患者有下颌运动障碍可辅以物理治疗。

3. 术后2周内患者需维持软食或非咀嚼饮食，2~6周逐渐恢复至正常饮食。

4. 根据患者咬合的稳定性及重复性，术后6~8周酌情拆除牙弓夹板。

## 并发症

1. **咬合异常**　前牙开𬌗或下颌后退，可能源于骨折复位不当、髁突吸收、缺血性坏死或固定装置失败导致。

2. **开口时下巴偏斜**　常见于粉碎性骨折、未复位的关节囊内骨折、脱位性髁突骨折、髁突吸收和缺血性坏死。

3. **面部不对称**　下颌支缩短，因髁突移位性骨折进而下颌支垂直高度丢失所致。

4. **下颌活动性下降**　常见于髁突囊内骨折和髁突头粉碎性骨折，是关节纤维性强直的早期表现。

5. **关节强直**　常见于髁突残端错位于关节窝外侧的囊内骨折，伴髁突头粉碎性骨折、关节内血肿和长时间的颌间固定。

6. **髁突吸收和缺血性坏死**　可发生于翼外肌从髁突上剥离。翼外肌是髁突头血供的重要来源。

7. **慢性疼痛**　早期的慢性疼痛可能来自于关节盘及周围组织复位不当，晚期的慢性疼痛可能是因为关节复合体的骨关节炎。

8. **感染**　可能是因为手术术区或伤口污染、固定装置失败等。

9. **固定装置失败**　可能是因为打孔过度、冲洗不彻底、螺钉放在了骨折线上、过早开始功能锻炼等。

10. **血肿和关节积血**　通常来自盘后组织出血过多，关闭关节间隙前充分止血可以预防其发生。可以通过血肿清除术处理。

11. **Frey's 综合征**　由于在耳前切口入路中损伤的副交感耳颞神经纤维与支配汗腺分泌的交感神经错位连接所致。通过进食或味觉刺激时耳前区皮肤潮红、出汗等症状和碘－淀粉试验等可以诊断。可通过注射 A 型肉毒毒素治疗。

12. **涎瘘和涎腺囊肿**　因腮腺包膜关闭不当所致。处理包括放置引流 3~5d、抑制腺体分泌药、加压包扎 7~10d。

13. **假关节和固定失败**　原因可能是骨折复位不当、固定装置失败、骨折断端活动和感染。

14. **耳前区感觉障碍**　手术分离过程中无意中损伤了耳颞神经。

## 参考文献

Aquilina, P., Chamoli, U., Parr, W. C. H., Clausen, P. D. and Wroe, S., 2013. Finite element analysis of three patterns of internal fixation of fractures of the mandibular condyle. *British Journal of Oral and Maxillofacial Surgery*, 51, 326.

Brandt, M. T. and Haug, R. H., 2003. Open versus closed reduction of adult mandibular condyle fractures: a review of the literature regarding the evolution of current thoughts on management. *Journal of Oral and Maxillofacial Surgery*, 61, 1324.

Chan, L. S., Barakate, M. S. and Havas, T. E., 2013. Free fat grafting in superficial parotid surgery to prevent Frey's syndrome and improve aesthetic outcome. *Journal of Laryngology and Otology*, 9, 1.

Ellis, E., McFadden, D., Simon, P. and Throckmorton, G., 2000. Surgical complications with open treatment of mandibular condylar process fractures. *Journal of Oral and Maxillofacial Surgery*, 58, 950.

Forouzanfar, T., Lobbezoo, F., Overgaauw, M., de Groot, A., Kommers, S., van Selms, M. and van den Bergh B., 2013. Long-term results and complication after treatment of bilateral fractures of the mandibular condyle. *British Journal of Oral and Maxillofacial Surgery*, 51(7), 634-8.

Gupta, M., Iyer, N., Das, D. and Nagaraj, J., 2012. Analysis of different treatment protocols for fractures of condylar process of mandible. *Journal of Oral and Maxillofacial Surgery*, 70, 83.

Haug, R. H. and Assael, L. A., 2001. Outcomes of open versus closed treatment of mandibular subcondylar fractures. *Journal of Oral and Maxillofacial Surgery*, 59, 370.

He, D., Yang, C., Chen, M., Bin, J., Zhang, X., Qiu, Y., 2010. Modified preauricular approach and rigid internal fixation for intracapsular condyle fracture of the mandible. *Journal of Oral and Maxillofacial Surgery*, 68, 1578.

Kent, J. N., Neary, J. P., Silvia, C., et al., 1990. Open reduction of mandibular condyle fractures. *Oral and Maxillofacial Surgery Clinics of North America*, 2, 69.

Kim, B. K., Kwon, Y. D., Ohe, J. Y., Choi, Y. H. and Choi, B. J., 2012. Usefulness of the retromandibular transparotid approach for condylar neck fractures and condylar base fractures. *Journal of Craniofacial Surgery*, 23, 712.

Kumaran, S. and Thambiah, L. J., 2012. Analysis of two different surgical approaches for fractures of the mandibular condyle. *Indian Journal of Dental Research*, 23, 463.

Parascandolo, S., Spinzia, A., Parascandolo, S., Piombiro, P. and Califano, L., 2010. Two load sharing plates fixation in mandibular condyle fractures: biomechanical basis. *Journal of Craniofacial Surgery*, 38, 385.

Vesnaver, A., 2008. Open reduction and internal fixation of intra-articular fractures of the mandibular condyle: our first experiences. *Journal of Oral and Maxillofacial Surgery*, 6, 2123.

Yang, M. L., Zhang, B., Zhou, Q., Gao, X. B., Liu, Q. and Lu, L., 2013. Minimally-invasive open reduction of intracapsular condylar fractures with preoperative simulation using computer aided design. *British Journal of Oral and Maxillofacial Surgery*, 51, e29.

Zide, M. F., 1989. Open reduction of mandibular condyle fractures. *Clinics in Plastic Surgery*, 16, 69.

Zide, M. F. and Kent, J. N., 1983. Indications for open reduction of mandibular condyle fractures. *Journal of Oral and*

*Maxillofacial Surgery*，41：89.

**病例报告**

**病例报告 13-6**　髁突囊外骨折的颌后入路。患者，男，46 岁。因车祸致 Le Fort Ⅲ 型骨折、右侧颧上颌复合体粉碎性骨折、右侧上颌骨粉碎性骨折、左侧旁下颌正中联合区骨折、双侧髁突颈部骨折。因双侧髁突颈部错位骨

折，患者面下 1/3 高度明显降低。给予患者颌间固定、全面部骨折切开复位内固定，取出右侧冠突以降低与右侧上颌骨粉碎性骨折术后粘连的可能性。双侧髁突骨折均使用坚固内固定治疗，以便于术后早期活动和恢复面下 1/3 的垂直高度（图 13-34~图 13-40）。

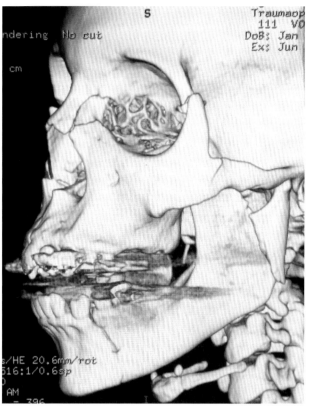

图 13-34　术前 CT 3D 重建片显示：左侧髁突颈部错位骨折、左侧旁下颌正中联合区骨折、Le Fort Ⅲ 型骨折

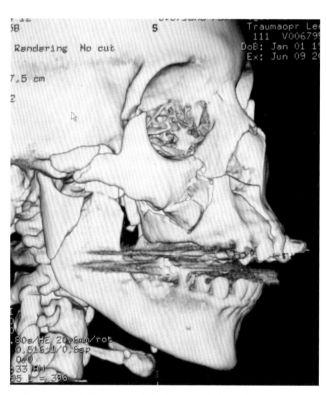

图 13-35　术前 CT 3D 重建片显示：右侧髁突颈部错位骨折、右侧冠突错位骨折、右侧颧上颌复合体粉碎性骨折、右侧上颌骨粉碎性骨折、Le Fort Ⅲ 型骨折

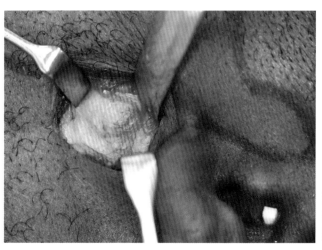

图 13-36　颌后入路。于耳垂下 5mm、沿下颌支后缘向下做切口，显露颈深筋膜浅层

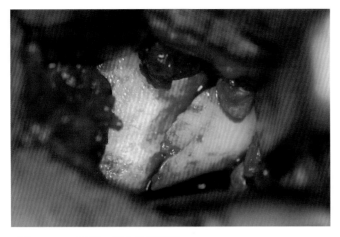

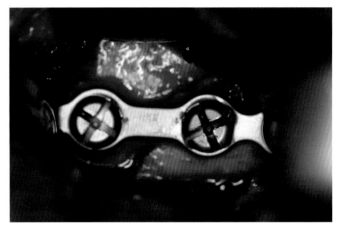

图 13-37　显露、复位骨折断端　　　　　　　　　　图 13-38　用一个 4 孔的 2.0 固定板固定髁突颈部骨折

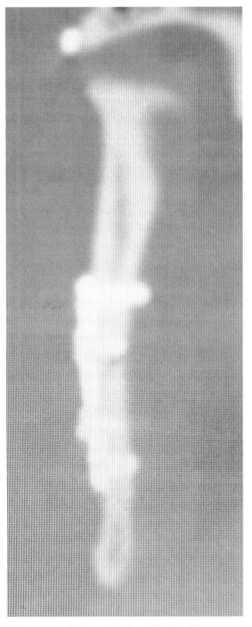
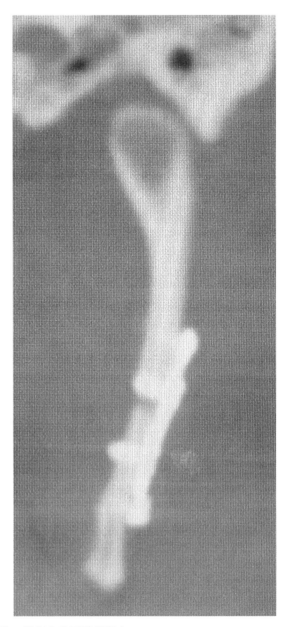

图 13-39　术后 CT 显示：双侧髁突颈部骨折解剖复位，髁突头位于关节窝内

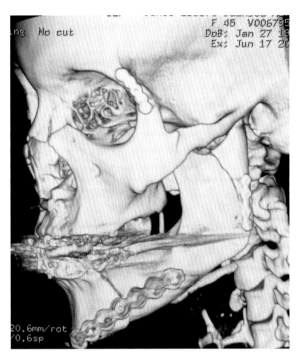

图 13-40　术后 CT 3D 重建片显示：下颌骨垂直高度恢复

**病例报告 13-7**　髁突囊内骨折的耳前入路。患者，男，34岁，因与人争执被膝盖撞击下巴致右侧髁突囊内错位骨折（图 13-41~图 13-44）。

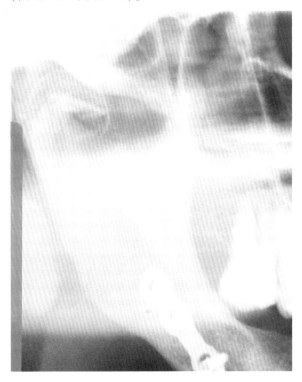

图 13-41　口腔曲面断层提示：右侧下颌角骨折已固定；右侧髁突囊内错位骨折

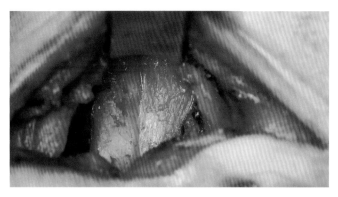

图 13-42　耳前入路。暴露关节结节和颧弓根部以显露位于颧弓下方的颞下颌关节囊外侧面

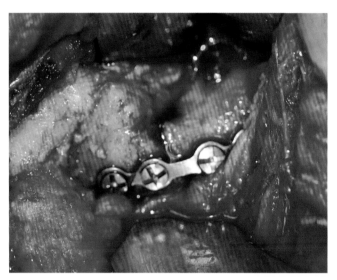

图 13-43　打开关节囊外侧面，解剖复位髁突头，并用一个 4 孔 1.0mm 厚的固定板固定

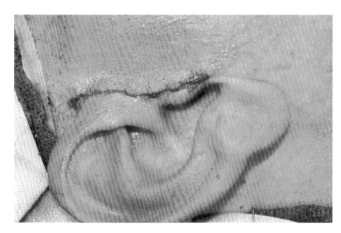

图 13-44　沿耳前自然的皮肤褶皱缝合皮肤切口

**病例报告 13-8**　髁突囊外骨折的内窥镜入路。患者，男，58 岁，因被人攻击致右侧髁突颈部合并下颌正中联合骨

折。患者明显错𬌗，开口右偏，咬合不全。内窥镜下右侧髁突开放复位内固定，正中联合区线性骨折以拉力螺钉固定（图13-45~图13-47）。

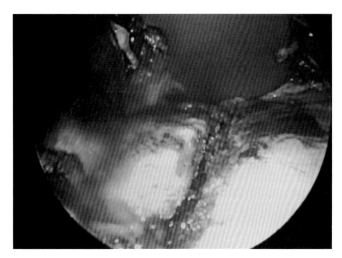

图13-45　内窥镜视野：使用2.7mm、30°关节内窥镜复位后的右侧髁突颈部骨折

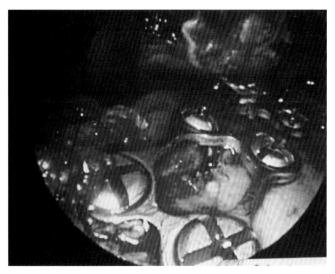

图13-46　内窥镜视野：右侧髁突颈部骨折内固定

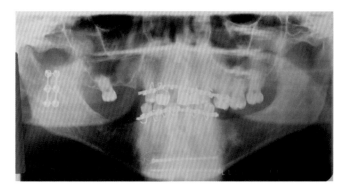

图13-47　术后口腔曲面断层显示：骨折解剖复位

## 萎缩的无牙𬌗下颌骨骨折的外科手术治疗

### 萎缩的无牙𬌗下颌骨骨折切开复位的适应证

1. 连枷下颌。
2. 骨折断端严重移位。
3. 感染。
4. 骨不连或骨错位愈合。

图13-48为无牙𬌗下颌骨骨折不同区域的比较。

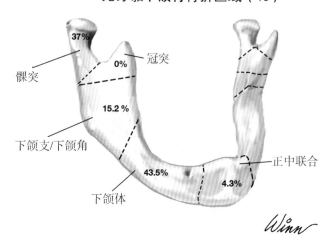

图13-48　萎缩性无牙𬌗下颌骨不同部位的骨折比例。改绘自Luyk，NH（1992）

### 萎缩的无牙𬌗下颌骨骨折切开复位的禁忌证

1. 患者有严重的合并症。
2. 不能耐受全身麻醉者。

### 萎缩性无牙𬌗下颌骨骨折切开复位的经颈入路

1. 患者需完善术前准备及检查，因为该类患者大多为老年人并可能合并有其他疾病。
2. 如不需利用患者义齿或gunning夹板就能解剖复位的下颌骨骨折可以经口气管插管；如果患者先前的义齿或gunning夹板以及骨性固定可利用以助骨折复位，则需要经鼻气管插管。使用短效麻醉剂以便术中检测面神经。
3. 患者头居手术床中间，并后仰（除非患者合并严重的颈髓损伤或者有严重的脊柱退行性疾病）。
4. 术区常规消毒、铺巾，范围上起眶缘，下至锁骨，包括口内。
5. 沿颈纹设计切口，以无菌记号笔标记切口，甲状软骨上方1cm处的皮肤褶皱是理想的切口位置（病例报告

13-9 之图 13-51）。

6. 在切口区域的颈阔肌浅面局部浸润含有血管收缩剂的局部麻醉药物。

7. 用 15# 刀片切开皮肤及皮下组织。对于双侧下颌骨后份骨折，可以从一侧乳突开始做一个单一连续切口至对侧乳突。用针状电刀止血，沿切口下端皮下组织潜行分离 1~2cm，以便术后无张力缝合手术创口。

8. 锐性切开颈阔肌层，确认到达颈深筋膜浅层后放置一个神经刺激器以检测面神经下颌缘支。

9. 确认胸锁乳突肌前缘，注意避免损伤沿胸锁乳突肌表面行走的耳大神经和颈外静脉。

10. 沿颈阔肌深面向下颌骨下缘掀起颈阔肌瓣。在舌骨上方约 1cm 处，用手指触诊双侧下颌下腺。下颌下腺的封套筋膜从下颌下腺下方开始进入。确认面动脉、面静脉后将其结扎、切断，连同纳有面神经下颌缘支的封套筋膜一起向上掀起。进入下颌下腺封套筋膜前，当面神经下颌缘支经过腺体浅面时，可以使用神经刺激器予以确认。

11. 向内确认二腹肌前腹和肌腱，其一般沿前份下颌骨下缘行走。

12. 到达下颌骨下缘后，用 15# 刀片或电刀切开下颌吊索和骨膜。

13. 沿骨膜下钝性剥离，显露骨折断端、下颌支和下颌正中联合之厚骨（病例报告 13-9 之图 13-52）。注意避免将骨膜从舌侧骨面或牙槽骨表面剥脱，防止进一步破坏萎缩下颌骨的血供。

14. 通过手指将骨折断端解剖复位，可以将手指压在口内下颌骨舌侧面辅助复位。

15. 先用 2.0 的微型固定板、4mm 螺钉固定在下颌骨下缘来解剖复位下颌骨（病例报告 13-9 之图 13-53），以便于进一步放置较大的重建板。

16. 按照复位后萎缩下颌的解剖外形塑形重建板（病例报告 13-9 之图 13-54）。塑形至贴合，避免坚固内固定时牵拉髁突脱离关节窝，使用锁定板和螺钉固定效果最好。

17. 重建板每侧至少固定 3 个双皮质螺钉，这样可以抵抗更大的负荷，尽可能降低固定装置因张力过大而失败的可能。将重建板延伸至下颌支和下颌正中联合，这些区域是萎缩性无牙𬌗下颌骨骨质最厚的部位。重建板固定完毕后将 2.0mm 的微型固定板从下颌骨下缘

拆除。

18. 根据个体情况决定是否进行即刻骨移植。

19. 冲洗伤口，用 4-0 薇乔线分层、间断缝合筋膜和颈阔肌，用 5-0 薇乔线或者可吸收缝线缝合皮下组织，用 5-0 普通肠线缝合皮缘，无菌胶贴覆盖皮肤切口。通常不需要引流或者加压包扎。

## 术后管理

1. 术后应用抗生素抗感染及止痛药对症治疗。

2. 术后 5d 去除无菌胶贴。

3. 尽快恢复患者的口腔功能。

4. 要考虑骨折愈合后可能须拆除重建板，以便于患者制作义齿或牙种植（植骨或不植骨）。

## 并发症

1. **感染**　早期的感染常因无菌操作不规范、手术创口缝合不当致血肿形成或分泌物聚集，或者骨折区域术前感染等导致。晚期的感染常因固定装置失败、骨折复位不理想，或者患者免疫功能不全等因素导致。

2. **伤口裂开**　多见于经口入路。经颈入路非常少见，除非伤口缝合时张力过大，或者没有分层缝合时可见。

3. **固定装置失败**　在萎缩性无牙𬌗下颌骨骨折病例中固定装置失败常见于使用小固定板。萎缩性无牙𬌗下颌骨的受力情况不同于正常的下颌骨。下颌骨升、降肌产生恒定的多方向的拉力和扭转力，可以导致骨折错位和微型固定板的失败，而重建板可以提供足够的强度对抗上述外力，在骨折断端愈合过程中提供坚固固定。

4. **骨不连或畸形愈合**　因萎缩性下颌骨骨折没有解剖复位而发生。可以通过扩大手术切口、尽量直视骨折区域、解剖复位骨折断端、尽量减小骨折间隙、使用重建板坚固内固定等措施降低发生的可能性。

5. **神经损伤**　在萎缩性下颌骨内，下牙槽神经出颏孔后沿牙槽嵴行走，口内切口需要在颊侧口腔前庭内，不能沿着牙槽嵴，以免损伤下牙槽神经。面神经下颌缘支损伤在颌下切口和颈部切口入路中都可能发生，切口距下颌骨下缘至少 2cm，切开颈阔肌后使用神经刺激器确认面神经下颌缘支，避免损伤。

## 要点

1. 大多数的萎缩性无牙𬌗下颌骨骨折患者都合并有其他疾病，可能影响手术管理及术后愈合，当患者全麻手

术时间较长时需要考虑这些因素的影响。

2. 当处理萎缩性无牙𬌗下颌骨骨折时，下颌骨萎缩的程度与术后并发症的发病率有直接关系。大多数的并发症与骨折断端复位不充分、骨密度降低、硬化、血供较差等有关。显露骨折断端剥离骨膜时须非常小心，很多时候骨膜是萎缩性无牙𬌗下颌骨的唯一血供。

3. 精确的解剖复位、消除骨折间隙、骨折断端坚固固定是一期愈合的基础。达到该效果的最佳途径是口外入路及使用重建板的坚固内固定。

4. 重建板需要良好塑形至贴合于解剖复位的下颌骨表面，最好使用锁定板和螺钉。因扭转力会牵拉髁突脱离关节窝，在复位固定过程中须避免产生扭转力。

5. 坚固固定板可以降低萎缩性无牙𬌗下颌骨骨折术后的并发症，并且可以尽快恢复正常功能。坚固固定板还可以减少 gunning 夹板和颌间固定的使用，而这两种治疗对于老年患者来说经常是禁忌。

6. 应将重建板延伸至下颌骨较厚区域（下颌支和下颌正中联合），以便将重建板上的张力分布于骨质较强部分。重建板于骨折断端每侧至少固定 3 个双皮质螺钉，以便分散该板的负荷承担能力。

7. 双皮质螺钉固定萎缩硬化性下颌骨骨折时须注意，尽量降低损伤下牙槽神经的可能和避免螺钉区过热，否则可能导致固定装置失败和产生新的骨折，从而丧失理想的固定位置。

8. 固定完毕后，可以用手指触诊口内下颌骨舌侧面和牙槽嵴，确保螺钉没有穿通下颌骨舌侧骨面。螺钉穿出下颌骨舌侧面将会导致疼痛，成为感染源，并且可能限制将来患者对义齿修复的选择。

9. 当骨折断端不能充分对齐及可能发生骨不连时，可以进行即刻骨移植。移植骨可以预防术后骨折的发生，有利于后期义齿的修复，并且通过骨干细胞的移植可促进血运重建。如果患者不能耐受过长时间的全身麻醉或者骨折可以接近理想复位，则不须即刻骨移植。

10. 对不适合手术复位的患者可以使用 gunning 夹板（图 13-49）。通过环下颌骨钢丝、梨状孔缘钢丝、穿鼻钢丝或环颧骨钢丝，将 gunning 夹板固定于上、下颌骨上。然后通过将 gunning 夹板固定在一起，对患者行颌间固定。单独使用 gunning 夹板不能充分复位严重错位的骨折，并且不适用于因患有营养不良、慢性阻塞性肺疾病、痴呆等疾病而不能耐受颌间固定的老年患者。

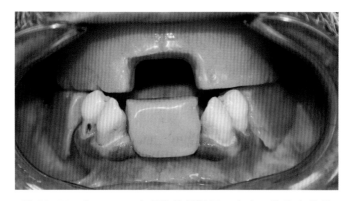

图 13-49 在 gunning 夹板的前部设置一个小口作为食物的通道。上面的照片是 gunning 夹板试戴阶段，试戴后拱杆将被固定在夹板上

## 参考文献

Aziz，S. R. and Najjar，T.，2009. Management of the edentulous atrophic mandibular fracture. *Atlas of Oral and Maxillofacial Surgery Clinics of North America*，17，75.

Chacon G. E. and Larsen P. E.，2004. Principles of Management of Mandibular Fractures. In：Peterson L. J.，Miloro M.，Ghali G. E.，Larsen P. E. and Waite P. D. Peterson's Principles of oral and maxillofacial surgery. Second Ed. Hamilton，Ontario：BC Decker Inc.，401-33.

Ellis，E. and Price，C.，2008. Treatment protocol for fractures of the atrophic mandible. *Journal of Oral and Maxillofacial Surgery*，66，421.

Landa，L. E.，Tartan，B. F.，Acartuk，A.，Skouteris，C. A.，Gordon，C.，Sotereanos，G. C.，2003. Transcervical incision for use in oral and maxillofacial surgical procedures. *Journal of Oral and Maxillofacial Surgery*，61，343.

Luyk N. H. 1992. Principles of management of fractures of the mandible. In：Peterson L. J.，Indresano A. T.，Marciani R. D. and Roser S. M. Editors. *Principles of oral and maxillofacial surgery*. Philadelphia，PA：Lippincott-Raven，381-434.

Luyk，N. H. and Ferguson J. W. 1991. The diagnosis and initial management of the fractured mandible. *Am J Emerg Med*，9，352-9.

Madsen，M. J.，Haug，R. H.，Christensen，B. S. and Aldridge，E.，2009. Management of atrophic mandible fractures. *Oral and Maxillofacial Surgery Clinics of North America*，21，175.

Madsen, M. J., Kushner, G. M. and Alpert, B., 2011. Failed fixation in atrophic mandibular fractures: the case against miniplates. *Craniomaxillofacial Trauma Reconstruction*, 4, 145.

Riffat, F., Buchanan, M. A., Mahrous, A. K., Fish, B. M. and Jani, P., 2012. Oncological safety of the Hayes-Martin manoeuvre in neck dissections for node-positive oropharyngeal squamous cell carcinoma. *Journal of Laryngology and Otology*, 126, 1045.

Tiwana, P. S., Abraham, M. S., Kushner, G. M. and Alpert, B., 2009. Management of atrophic edentulous mandibular fractures: the case for primary reconstruction with immediate bone grafting. *Journal of Oral and Maxillofacial Surgery*, 67, 882.

Van Sickles, J. E. and Cunningham, J. L., 2012. Management of atrophic mandible fractures: are bone grafts necessary? *Journal of Oral and Maxillofacial Surgery*, 68, 1392.

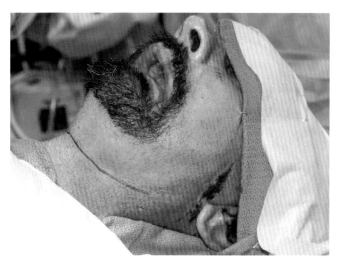

图 13-51　连枷下颌、面下 1/3 水平凸度消失, 沿甲状软骨上方约 1cm 颈部皱褶处标记设计的穿颈围裙式切口

**病例报告**

病例报告 13-9　萎缩无牙𬌗下颌骨骨折的经颈入路。患者, 男, 42 岁, 因施工事故致面部骨折, 包括: 左侧颧上颌复合体粉碎性骨折、鼻眶筛复合体骨折、双侧下颌骨体部骨折、左侧髁突基底部骨折 (图 13-50~图 13-56)。

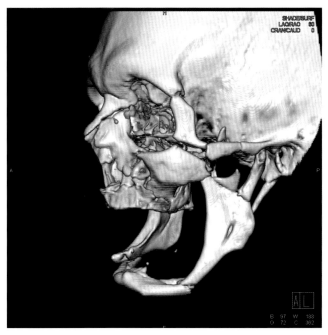

图 13-50　术前 3D 重建片显示: 下颌骨及面中部广泛骨折

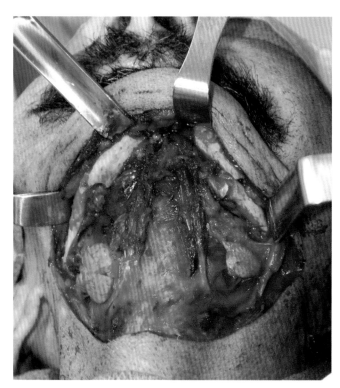

图 13-52　穿颈围裙式切口从一侧乳突延至对侧乳突, 以便全下颌骨骨折的手术进入

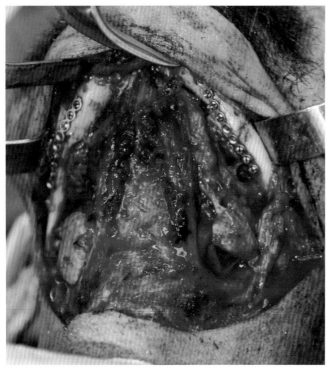

图 13-53　先用 2.0 的固定板沿下颌骨下缘固定，以解剖复位双侧下颌骨体部骨折

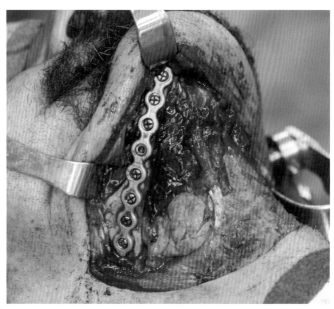

图 13-54　重建板固定完毕后拆除 2.0mm 固定板

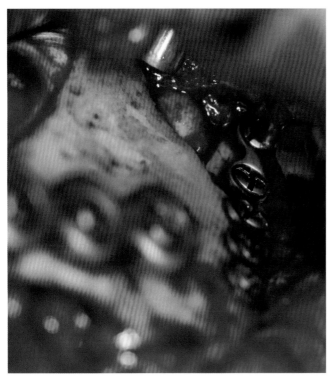

图 13-55　穿颈切口也可为髁突骨折提供直接的入路

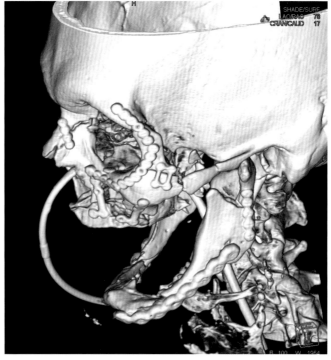

图 13-56　术后 3D 重建显示：萎缩的无牙𬌗下颌骨骨折和相关的面中部骨折均解剖复位

## 儿童下颌骨骨折的外科治疗

### 儿童下颌骨骨折切开复位的适应证

闭合复位不能充分复位的非髁突的下颌骨骨折。

### 儿童下颌骨骨折切开复位的禁忌证

1. 髁突骨折。
2. 通过闭合方法（骨骼的外/内固定或儿童夹板）可以复位的骨折。
3. 无或细微咬合改变的非错位的骨折（可以通过软食处理）。

### 儿童夹板制作及闭合复位

1. 患儿经鼻气管插管、全身麻醉。
2. 术前根据体重静脉应用抗生素。
3. 口咽后部放置纱布块。上起眼眶、下至锁骨，包括口腔，常规消毒、铺巾。
4. 使用藻酸盐印模材料对上、下颌骨取模。
5. 用石膏灌制上、下颌模型，下颌骨模型沿骨折线截开。
6. 根据上颌骨模型，确定下颌骨模型摆放的方向，以重建患儿伤前的咬合关系。用石蜡与石膏将下颌骨模型粘接在一起。将上颌骨与粘接的下颌骨石膏模型固定于单铰链𬌗架，然后制作带有舌侧翼缘的丙烯酸夹板，在颊舌侧缘留置小孔，以便于放置下颌骨环绕钢丝。
7. 置入夹板后用带丝钢锥，将26号钢丝环绕固定在下颌骨上（图13-62）。面中1/3的外固定可通过颌间固定螺钉、梨状孔螺钉或钢丝、颧弓螺钉或钢丝、眶下螺钉或钢丝、穿鼻钢丝等方法进行。

### 通过骨外固定的闭合复位

1. 患儿经鼻气管插管、全身麻醉。
2. 术前根据体重静脉应用抗生素。
3. 上起眼眶、下至锁骨，包括口腔，常规消毒、铺巾。
4. 在上颌骨前份口腔前庭设计切口，显露梨状孔边缘。
5. 用裂钻在双侧的梨状孔底部打孔，用25号不锈钢钢丝穿过梨状孔后按麻花状扭紧（图13-59）。如果后部需要附加固定点，可将环颧钢丝或者钛钉放于颧弓内。
6. 使用带丝钢锥放置环下颌骨钢丝（图13-60、图13-62）。带丝钢锥从口内颏孔后沿下颌骨颊侧骨面向下至下颌骨下缘并穿出皮肤，再将带丝钢锥从皮肤穿出点进入，并沿下颌骨舌侧骨面上行至口内将钢丝环绕下颌骨，呈麻花状扭紧。需注意环下颌骨钢丝切勿过度扭紧，否则可能切断儿童较薄的下颌骨。对侧以同样的方法放置环下颌骨钢丝。
7. 最后用25号不锈钢钢丝或者强力弹力圈对患儿进行颌间固定。

### 利用可吸收板和螺钉的切开复位

1. 钻孔时尽量避开发育中的牙胚所在区域。若难以避开时，所有的固定螺钉均应使用单皮质螺钉，以最大限度减少损伤发育中牙胚的可能。
2. 置入可吸收螺钉前需对钻孔进行预扩孔处理。
3. 可吸收螺钉头端较钝，可避免损伤发育中的牙胚。
4. 可吸收固定板须在水浴中加热，以增加其可塑性及适应性。
5. 可吸收螺钉更易折断，也不像钛钉那样能直接拧入骨内。

### 术后管理

1. 根据患儿的体重应用口服止痛药和抗生素1周。
2. 患者进行颌间固定1周，1周后拆除颌间固定（舌侧夹板不拆除）开始进行开口训练，7~10d后拆除骨外固定。
3. 术后3周持续进软食。
4. 如咬合恢复满意，可于术后3周拆除舌侧夹板。
5. 任何的咬合异常，建议后期可通过正畸治疗矫正（基本的牙列萌出前不矫治）。

### 并发症

1. **咬合错乱**　很多原因都可能导致咬合错乱，理想的纠正措施是后期正畸治疗。
2. **牙损伤**　通常是因为放置固定螺钉时损伤了发育中的牙胚。切开复位时需要沿下颌骨下缘安置固定板和螺钉，尽量避免损伤发育中的牙胚和神经管。
3. **固定装置失败**　归因于固定板放置不恰当，可吸收螺钉折断或松动，或者是患者依从性太差。
4. **发育异常**　通常与髁突骨折损伤下颌骨的生发中心有关。
5. **关节强直**　源于颌间固定时间过长、髁突粉碎性骨折或关节积血。
6. **麻痹**　源于分离组织或固定螺钉过程中损伤了颏神经或下牙槽神经。

7. **感染** 通常因固定装置失败，或者与可吸收固定材料降解产物有关的异物反应所致。可通过局部切开引流并辅以口服抗生素治疗。

## 要点

1. 下颌骨髁突骨折是儿童下颌骨骨折中最常见的类型。

2. 下颌骨骨折的开放处理通常限于 10 岁以上的儿童患者。

3. 因为乳牙的圆鼓形态不适用普通的牙弓夹板固定，利用 Risdon 钢索进行颌间固定的方法可用于乳牙列或者混合牙列的患儿（图 13-57）。

4. 当使用颌间固定螺钉或者其他骨外固定装置时，需注意避免损伤牙根或发育中的恒牙胚。

5. 使用环下颌骨钢丝时需注意，不能将钢丝扭得过紧，否则易损伤患儿脆弱的下颌骨。

6. 使用颌间固定期间，必须保证患儿充足的流食。

7. 切开复位时，需使用单皮质螺钉，以避免损伤发育中的牙胚。

8. 可吸收固定板要固定在下颌骨下缘，以免损伤牙胚和神经管内组织。骨折断端每侧至少于固定板上固定两个螺钉。

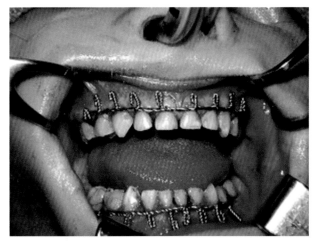

图 13-57 Risdon 钢索。将 24 号不锈钢丝扭结作为牙弓夹板，每颗牙齿均以标准方式拴结在该牙弓夹板上。注意 Risdon 钢索的低轮廓线。[图片蒙准转自 Kushner GM, Tiwana PS. Fractures of the growing mandible. *Atlas of Oral and Maxillofacial Surgery Clinics* of North America, 17 (89)：81.]

## 参考文献

Eppley，B. L.，2005. Use of resorbable plates and screws in pediatric facial fractures. *Journal of Oral and Maxillofacial Surgery*，63，385.

Lee，H. B.，Oh，J. S.，Kim，S. G.，Kim，H. K.，Moon，S. Y.，Kim，Y. K.，Yun，P. Y. and Son，J. S.，2010. Comparison of titanium and biodegradable miniplates for fixation of mandibular fractures. *Journal of Oral and Maxillofacial Surgery*，68，2065.

Srinivasan，I.，Kumar，M. V.，Kumaran，P. S.，Bhandari，A. and Udhya，J.，2013. Management of symphysis fracture of a 3-year-old child prefabricated acrylic splint and circum-mandibular wiring. *Journal of Dentistry for Children*，80，36.

## 病例报告

**病例报告 13-10** 通过骨外固定的闭合复位。患儿，7 岁，因机动车事故致下颌骨体部错位骨折。该患儿行双侧环下颌骨钢丝和双侧梨状孔钢丝处理，并用强力橡皮圈 7d 行闭合复位（图 13-58～图 13-61）。

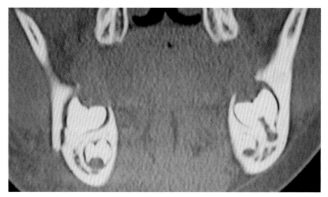

图 13-58 术前 CT 扫描显示：右侧下颌骨后份发育中的牙囊区骨折

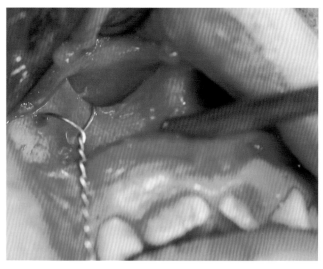

图 13-59 用 25 号钢丝经双侧梨状孔（发育中的尖牙根部上方）行骨外固定

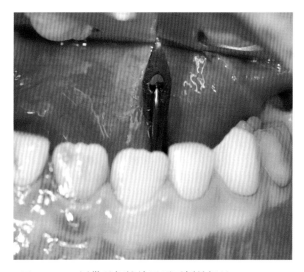

图 13-60　用带丝钢锥放置环下颌骨钢丝

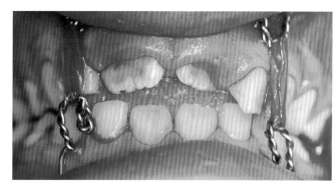

图 13-61　通过骨外固定和强力橡皮圈进行颌间固定

折（经过发育中的第三磨牙区）。鉴于其牙齿处于发育期，骨折的治疗通过牙弓夹板和可吸收固定板进行（图13-63、图 13-64）。

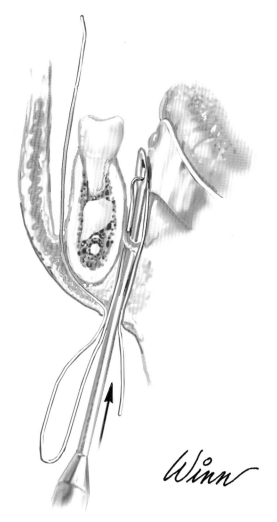

图 13-62　插图描绘了用带丝钢锥在患儿颏孔后方下颌骨体部放置环下颌骨钢丝的情形

**病例报告 13-11**　利用可吸收板和螺钉切开复位。患儿，11 岁，因与人争执致下颌骨正中联合及左侧下颌角区骨

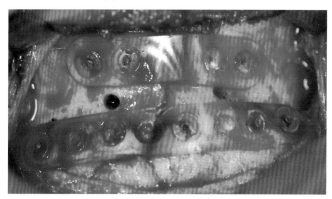

图 13-63　下颌骨正中联合使用 2.2mm 可吸收板固定骨折（上方用单皮质螺钉，下方用双皮质螺钉）

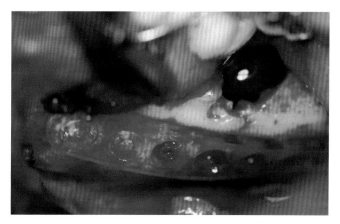

图 13-64　摘除左侧下颌第三磨牙牙囊后复位左侧下颌角骨折，并用 2.2mm 可吸收固定板和单皮质螺钉固定

## 粉碎性下颌骨骨折的外科治疗

### 粉碎性下颌骨骨折切开复位的适应证

1. 恢复咬合关系。
2. 恢复牙弓形态。
3. 恢复面部外形。
4. 恢复下颌功能。
5. 连枷下颌或者骨折涉及颏结节从而导致颏舌骨肌和颏舌肌后方错位时。

### 粉碎性下颌骨骨折切开复位的禁忌证

1. 骨折断端太小而不能固定。
2. 过多的骨膜剥离可能导致严重的骨质吸收时。
3. 伴有严重的组织缺损或组织撕脱的粉碎性骨折。
4. 身体状况不宜全身麻醉者。

### 术后管理

1. 术后应用抗生素对于切开复位的粉碎性下颌骨骨折患者非常必要。
2. 术后患者需要颌间固定4~6周，必要时可以放置鼻饲管。
3. 骨组织和软组织愈合后可能需要进行二期骨移植。

### 并发症

1. **感染** 原因包括：骨折复位不当、骨折线上的牙齿、伤口污染、固定装置失败、粉碎性骨折断端坏死等。
2. **伤口裂开** 原因有局部组织血供较差、血肿或积液形成、未能充分分层缝合伤口、骨折断端坏死、伤口缝合时张力过大等。
3. **骨不连或者错位愈合** 通常见于骨折复位不良、骨折端活动或者固定装置失败等。

4. **涎瘘或者涎腺囊肿形成** 腮腺或下颌下腺受损后可能产生。

### 要点

1. 在患者出现呼吸窘迫前，需迅速处理因连枷下颌或者涉及颏结节的下颌骨骨折导致的舌后坠情况（病例报告13-13之图13-68）。
2. 面部的伤口有时可以为下方的颌骨提供充分的显露（病例报告13-14之图13-71）。
3. 下颌骨粉碎性骨折断端可用钢丝或者微型固定板临时固定，可辅助重建板对骨折断端的永久性坚固固定（病例报告13-12之图13-66）。
4. 粉碎性骨折断端每侧至少需要在固定板上固定3颗螺钉，应使用双皮质螺钉且不能固定在严重的粉碎性骨折区域（病例报告13-13之图13-70）。
5. 粉碎性骨折复位时尽量少剥离骨膜，下颌骨舌侧骨膜应予保留以维持骨折断端良好的血供。
6. 手术时清除失活的软组织、硬组织、牙齿碎片、异物等，能有效地降低术后并发症。
7. 尽可能地将暴露的骨面覆盖，如果组织不充分，可以考虑使用局部及区域滑行皮瓣覆盖。
8. 下颌骨缺损是否进行即刻骨移植需要根据骨缺损的大小、伤口的污染情况和局部的软组织是否能无张力覆盖手术创口而定。

### 病例报告

**病例报告13-12** 严重的双侧下颌骨粉碎性骨折。患者，男，24岁，因机动车事故致双侧下颌角、下颌体和下颌骨前份多发粉碎性骨折（图13-65~图13-67）。

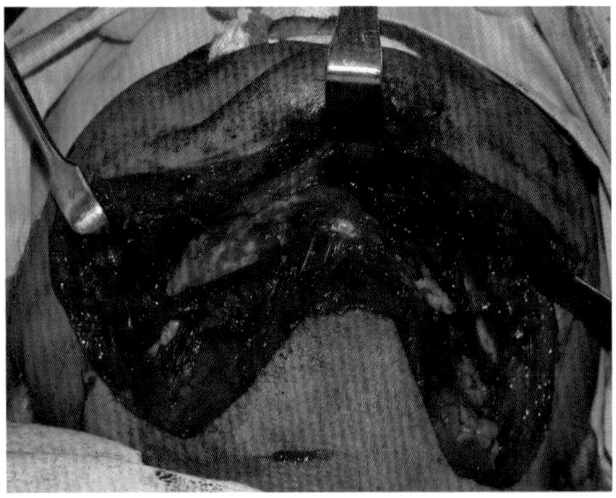

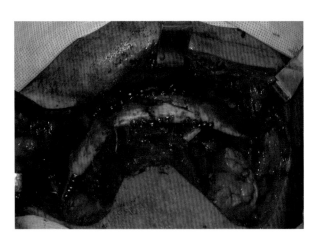

图13-65 经颈入路切口可以充分显露粉碎的下颌骨骨折区域

图13-66 在重建板固定前，先用微型固定板沿下颌骨下缘临时复位固定骨折断端

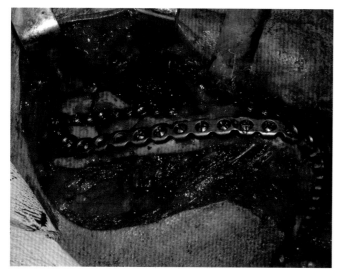

图 13-67　重建板塑形至贴合后沿下颌骨下缘固定，以提供下方的张力带，并最大限度减少骨折断端移动

**病例报告 13-13**　下颌骨前份严重的粉碎性骨折伴连枷下颌。患者，男，65 岁，因下颌前份枪击伤致下颌骨前份严重粉碎性骨折，到达急诊科时患者呈端坐姿势，格拉斯哥昏迷评分 15 分。行 CT 检查后，患者因舌后坠出现呼吸窘迫，送手术室途中于清醒状态下行气管切开。除#18、#30 和#31 牙外，其他牙齿均折断。这 3 颗存留后牙通过 Lvy 环行颌间固定。使用 2.8mm 的重建板对齐固定下颌骨前份，利用钢丝固定舌侧骨板，进而将舌肌复位（图 13-68~图 13-70）。

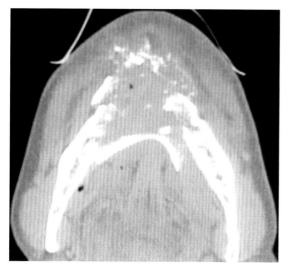

图 13-68　CT 轴位片显示：前份下颌骨舌侧骨板严重粉碎性骨折，并伴有颏舌肌和颏舌骨肌向后移位，导致呼吸道窘迫（连枷下颌）

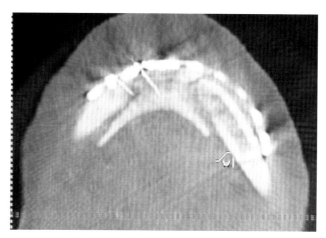

图 13-69　术后 CBCT 轴位片显示：前份下颌骨舌侧骨板和与其相连的舌肌通过钢丝固定在重建板上

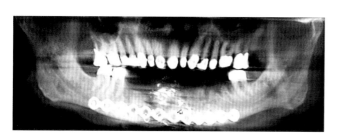

图 13-70　用 2.8mm 的锁定重建板处理粉碎性下颌骨骨折，并用双皮质螺钉固定在粉碎下颌骨的下颌管下方。拔除所有没有保留价值的牙齿，保留剩余磨牙以辅助建立垂直向和前后向的下颌骨形态

**病例报告 13-14**　粉碎性下颌骨骨折的软组织伤口入路。患者，男，36 岁，因左侧面部和下颌骨枪伤致左侧下颌骨体部及下颌角粉碎性骨折，局部中度软组织撕裂伤，呈星状、污染伤口（图 13-71、图 13-72）。

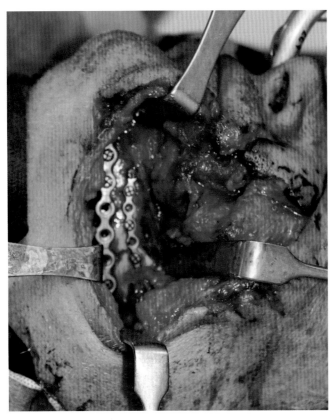

图 13-71　通过本身存在的组织伤口进行下颌骨骨折复位

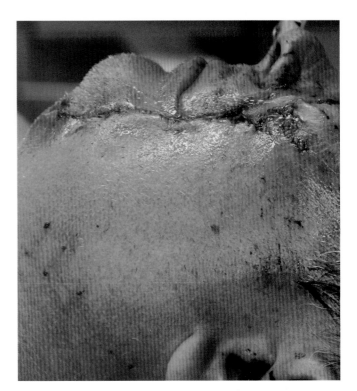

图 13-72　通过局部皮瓣滑行关闭星状缺损

### 下颌骨骨折的外固定

#### 下颌骨骨折外固定的适应证

1. 骨折断端太小而不能用固定板固定的粉碎性下颌骨骨折。
2. 伴有严重组织缺损或撕脱的粉碎性下颌骨骨折。
3. 严重感染的下颌骨骨折。
4. 身体状况不宜全身麻醉者。

#### 下颌骨骨折外固定的禁忌证

1. 需要放置螺钉或固定针的区域存在骨质病变。

#### 外固定方法与步骤

1. 通过气管插管或者气管切开维持呼吸道通畅。
2. 上起眶缘、下至锁骨，包括口腔，术前常规消毒、铺巾。
3. 拔除所有受损的无保留价值的牙齿，通过牙弓夹板、24 号或 26 号不锈钢钢丝和（或）强力橡皮圈进行颌间固定。
4. 仔细触诊检查骨折断端和下颌骨下缘，并利用口内、外数字化技术成像。

5. 在预放置固定螺钉的位置做穿刺切口。
6. 用蚊式钳钝性分离至下颌骨下缘。用套管针或鼻窥镜牵开组织，通过套管针或鼻窥镜固定螺钉。固定螺钉需固定于颊、舌侧皮质骨，但需避免穿出舌侧骨板。
7. 骨折断端每侧至少固定两个螺钉，理想的固定位置是距离骨折点 10mm，相邻的两个固定螺钉之间至少间隔 10mm。
8. 螺钉固定后拆除颌间固定，手指沿口内下颌骨舌侧面触诊是否有穿出舌侧骨板的螺钉。如果存在，需要将螺钉反拧至与下颌骨舌侧骨板齐平。
9. 将连接器、丙烯酸杆、胸管放置于距离皮肤外侧 10mm 处（图 13-74、图 13-75）。使用丙烯酸时需要在皮肤表面覆盖无菌湿纱布，防止聚合反应释放的热量损伤局部皮肤。
10. 使用碘仿纱条或者浸有抗生素药膏的纱布覆盖在固定螺钉进入皮肤处。

#### 术后管理

1. 覆盖于固定钉进入皮肤处的碘仿纱条或者抗生素纱布需每天更换。
2. 术后须应用抗生素。

3. 术后可以通过调节可调节连接器或更换丙烯酸杆对骨折进行调整。

4. 可以通过检查拆除连接器或者丙烯酸杆后下颌骨的稳定性来了解骨折的愈合情况。

### 并发症

1. **感染**　可能来源于固定螺钉周围的骨坏死、游离骨块坏死、组织损伤或保留的无功能牙。

2. **固定螺钉周围蜂窝织炎**　通常是因为连接器、纤维棒、丙烯酸杆与皮肤之间的空间不足，应至少预留 1.0~1.5cm 的距离，放置外固定器后如果预判局部组织可能出现水肿，则需要额外增加距离。

3. **骨不连或错位愈合**　是骨折外固定最常见的并发症之一，骨折外固定后通常需要进行二期骨移植手术。

4. **螺钉松脱**　通常是因为固定螺钉没有完全进入舌侧皮质骨，或者放置连接器、纤维棒、丙烯酸杆时距离皮肤太近。

5. **邻近组织损伤**　通常是因固定螺钉放置不当导致的下牙槽神经、牙根与口底组织损伤。

6. **皮瘘形成**　通常因固定螺钉周围骨坏死导致。

7. **腮腺或下颌下腺损伤**　可导致涎腺囊肿或者涎瘘形成。

8. **局部皮肤烫伤**　丙烯酸聚合反应释放热量所致。需要在皮肤与丙烯酸杆之间放置湿纱布直至聚合反应结束。

### 要点

1. 有几种类型的外固定系统：从经皮螺钉（或克氏针）固定到丙烯酸杆，内充丙烯酸的胸管，以及源自手正骨及前臂外科的轻量级、可调碳纤维棒系统。

2. 经皮固定螺钉需放置在距离骨折线至少 1cm 处，并且需要放置在下颌骨体部或正中联合等骨质较厚的区域。

3. 放置经皮固定螺钉时需注意切勿放于骨折线上，也要避免距离骨折线太近。此外，切勿放于牙根区、下颌管内，也不要太深入下颌骨舌侧骨板。

4. 使用碳纤维棒系统时，固定螺钉应远离连接系统放置。

5. 连接器和（或）连接杆安置时距离皮肤至少 10mm，防止局部组织肿胀后皮肤坏死。

6. 骨折外固定可导致骨不连或错位愈合，通常需要进行二期骨移植手术。

7. 下颌骨粉碎性骨折治疗的并发症总体发生率已有文献报道。其中，克氏针外固定并发症的发病率为 35%，单独使用颌间固定为 17%，切开复位坚固内固定为 10%。研究显示骨折的粉碎程度越重，并发症的发病率越高。

### 参考文献

Alpert, B., Tiwana, P. S. and Kushner G. M., 2009. Management of comminuted fractures of the mandible. *Oral and Maxillofacial Surgery Clinics of North America*, 21, 185.

Braidy, H. F. and Ziccardi, V. B., 2009. External fixation for mandible fractures. *Atlas of Oral and Maxillofacial Surgery Clinics of North America*, 17, 45.

Ellis, E., Muniz, O. and Anand, K., 2003. Treatment considerations for comminuted mandibular fractures. *Journal of Oral and Maxillofacial Surgery*, 61, 861.

Gibbons, A. J. and Breederveld, M. R. S., 2011. Use of a custom designed external fixator system to treat ballistic injuries to the mandible. *International Journal of Oral and Maxillofacial Surgery*, 40, 103.

Li, Z. and Li, Z. B., 2011. Clinical characteristics and treatment of multiple site comminuted mandible fractures. *Journal of Cranio-Maxillo-Facial Surgery*, 39, 296.

Pereira, C. C., Letícia dos Santos, P., Jardim, E. C., Júnior, I. R., Shinohara, E. H. and Araujo, MM., 2012. The use of 2.4 mm locking plate system in treating comminuted mandibular fracture by firearm. *Craniomaxillofacial Trauma Reconstruction*, 5, 91.

Tucker, D. I., Zachar, M. R., Chan, R. K. and Hale, R. G., 2013. Characterization and management of mandibular fractures: Lessons learned from Iraq and Afghanistan. *Atlas of Oral and Maxillofacial Surgery Clinics of North America*, 21, 61.

### 病例报告

**病例报告 13-15**　合并广泛软组织损伤的下颌骨粉碎性骨折的外固定复位。患者，女，62 岁，因机动车事故致无牙𬌗下颌骨粉碎性开放骨折。因患者为无牙𬌗下颌骨，并有严重的骨组织游离及软组织损伤，所以采用外固定螺钉与内充丙烯酸树脂的胸管组成的外固定装置治疗（图 13-73、图 13-74）。

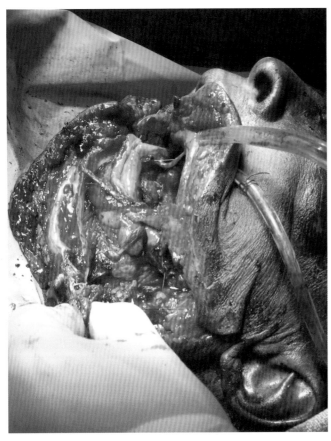

图 13-73　无牙殆下颌骨粉碎性开放骨折，合并严重的软、硬组织撕脱

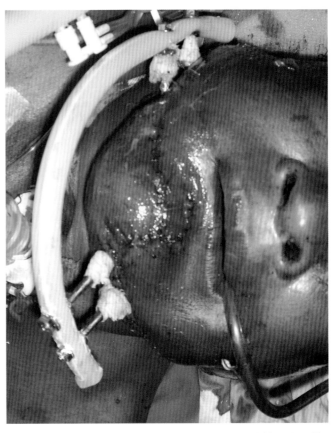

图 13-74　经皮固定螺钉与内充丙烯酸树脂的胸管组成的外固定装置。通过局部滑行皮瓣修复软组织缺损

**病例报告 13-16**　下颌骨粉碎性骨折的外固定复位。患者，男，34 岁，因小口径枪械伤及下颌正中联合及口底区，致下颌骨前份严重粉碎性骨折，不适合使用固定板。通过碳纤维棒和可调节连接器组成的外固定装置对下颌骨前份粉碎性骨折进行外固定（图 13-75）。

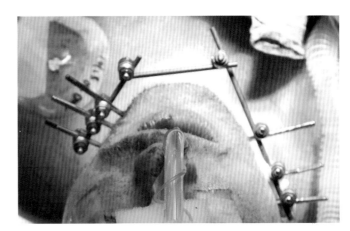

图 13-75　应用轻量级的可调节碳纤维棒外固定系统。固定螺钉固定在距皮肤 10mm 处，以预防局部组织肿胀导致纤维棒压迫，降低局部皮肤发生蜂窝织炎或坏死的可能

（王希乾　彭利伟　译）

# 第 14 章　Le Fort 骨折

复位错位的骨折，恢复咬合关系和面部美观。

## Le Fort 骨折复位的适应证

1. 咬合关系错乱。
2. 骨折断端活动：Le Fort Ⅰ型骨折（上颌骨活动），Le Fort Ⅱ型骨折（鼻上颌复合体活动），Le Fort Ⅲ型骨折（颅面分离——眶外侧壁至上颌骨的面部骨骼活动）。
3. 严重的外观畸形。

## Le Fort 骨折复位的禁忌证

1. 未错位且无咬合关系错乱的骨折。
2. 身体状况不宜全身麻醉者。

## 区域解剖

**Le Fort Ⅰ型骨折**　上颌骨的横行骨折，将上颌牙槽突与翼板、上颌窦外侧壁、鼻外侧壁及鼻中隔下 1/3 分开。

**Le Fort Ⅱ型骨折**　金字塔样骨折线从翼板向上经上颌窦外侧壁、眶下孔、眶底内侧、向后达泪骨、经鼻骨并终于鼻额缝。

**Le Fort Ⅲ型骨折**　又称颅面分离骨折，骨折线自翼板经颧颞与颧额缝、再经眶外侧壁与后壁，向后达泪骨，接着越过鼻骨终于鼻额缝。

见图 14-1 Le Fort 骨折各型比较。

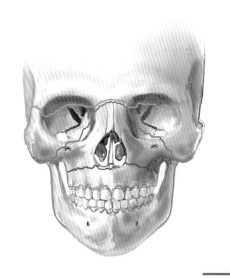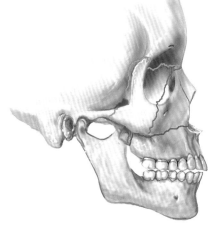

—— Le Fourt Ⅰ型骨折
—— Le Fourt Ⅱ型骨折
—— Le Fourt Ⅲ型骨折

图 14-1　Le Fort 骨折的类型

## Le Fort 骨折的症状和体征

**Le Fort Ⅰ型骨折**　上颌骨活动，咬合关系错乱，上颌前庭沟和腭部淤斑，上颌局部捻发音，上唇及面中份水肿。

**Le Fort Ⅱ型骨折**　鼻上颌复合体活动，咬合关系错乱，上颌前庭沟和腭部淤斑，眶下神经区域麻木，面中份塌陷，鼻部不对称，鼻出血，脑脊液漏，溢泪，结膜下出血，复视，眼球内陷，面中份及眶周肿胀，面中份捻发音及淤斑。

**Le Fort Ⅲ型骨折**　颅颌面分离，眶下神经区域麻木，鼻部不对称，鼻出血，脑脊液漏，溢泪，结膜下出血，创伤性内眦距过宽，眼球内陷，复视，面中份拉长，眶外侧壁区域可触及骨折线，面中份及眶周水肿，面中份及眶周捻发音及淤斑。

## Le Fort 骨折复位方法与步骤

1. 术前给以抗生素，对抗鼻旁窦及伤口细菌污染。

2. 可通过经鼻气管插管、气管切开或者颏下入路气管插管等确保呼吸道通畅。

3. 术前常规消毒、铺巾，范围涵盖颌面诸骨及口腔。

4. 切口区域局部浸润含有血管收缩剂的局部麻醉药物。

5. 上、下颌上牙弓夹板，重建患者伤前咬合关系。因骨折错位，颌间固定可能有一定难度。对于严重移位的 Le Fort 骨折，可以使用 Rowe 骨折复位钳辅助上颌骨的移动及复位。颌间固定后上颌骨居中就位，可通过下颌骨保证髁突位于正常位置。

6. 一般按从下到上的顺序对骨折进行复位固定，颌间固定后先固定下颌骨骨折再固定 Le Fort 骨折。

7. 咬合关系恢复后（如果需要，先固定下颌骨），显露所有的面部骨折线。高位的上颌颊侧前庭沟切口适用于 Le Fort 骨折的所有 3 种类型（图 14-3）。Le Fort Ⅱ型和 Le Fort Ⅲ型骨折可以通过包括睑缘下入路、经结膜入路、上睑入路、眉侧入路、冠状切口入路等在内的多种入路显露。术中需要注意保护眶下血管神经束。

8. 所有骨折区域显露后，手法复位，并使用坚固内固定固定骨折断端。固定板最好沿面部水平及垂直的自然支柱放置。根据手术医生的偏好及骨折的粉碎程度，可行颌间固定 4~6 周而不使用内固定。然而，从功能和营养的角度来说，Le Fort 骨折应优先选择坚固内固定。

9. 较大的上颌骨前壁缺损可以通过钛网修复。

10. 坚固内固定完毕后拆除颌间固定，再次检查咬合关系是否稳定及可重复。使用轻至中度力量的橡皮圈进行颌间牵引。

11. 充分冲洗伤口后关闭手术创口，口内伤口可以使用3-0铬线缝合，皮肤切口需分层缝合，穿结膜切口可松缝合或敞开不缝。

## 术后管理

1. 术后至少 24h 需严密观察患者的呼吸道是否通畅，伤口渗血情况以及控制疼痛。

2. 逐渐减少静脉给予类固醇类激素的剂量，直至停止使用。

3. 患者住院期间需静脉给予抗生素，对于因住院时间较短而静脉输注抗生素少于 72h 的患者，需开具 5d 的口服抗生素。

4. 根据患者是否行颌间固定，开具的止痛药可选择片剂或液体。

5. 患者应注意预防鼻旁窦症状，尽量避免打喷嚏和擤鼻涕，推荐使用鼻喷雾剂和消肿剂。

6. 通过轻度力量的橡皮圈进行颌间固定的患者需要维持 3~4 周的软食，术后 4~6 周拆除牙弓夹板。

## 并发症

1. **眶下区域感觉异常或麻痹**　术中分离过程中须小心仔细，尽量避免损伤眶下神经。

2. **眼球内陷**　眶壁骨折复位不当导致。

3. **鼻中隔偏曲或鼻塞**　鼻中隔骨折复位不当导致。

4. **溢泪**　术中损伤泪道引流系统所致。

5. **感染**　尽量无菌操作，术前、术后应用抗生素治疗以降低感染发生。

6. **血肿形成**　关闭手术创口前需彻底止血，比较大的血肿须外科切开引流。

7. **鼻窦炎**　可以通过使用合适的抗生素和鼻消肿剂治疗，降低鼻窦炎发生的可能性。

8. **错位愈合**　通常因固定装置失败和过早过强的功能训练导致。

9. **咬合关系错乱**　发病率高达 20%，咬合关系错乱可能需要后期正颌治疗。患者通常表现为前牙开𬌗的Ⅲ类错颌畸形。通过使用合适的坚固内固定、上颌与下颌骨间被动的𬌗面接触以预防髁突移位、使用 Rowe 骨折复位钳充分活动上颌骨、颌间固定前去除骨性干扰，以及术终确认咬合关系等方法，尽量降低术后咬合关系错乱的发生。

10. **固定装置暴露**　通常源于手术创口关闭不严及未在无张力条件下关闭手术创口。

## 要点

1. 手术一般在患者受伤后 4~7d 患者病情稳定（如果必要时）、面部消肿后进行。

2. 因患者需要术中进行颌间固定，故不能经口气管插管。经鼻气管插管可以在患者无鼻骨粉碎性骨折、脑脊液漏或筛板骨折的情况下使用。在患者不能经鼻气管插管时，如其仅需短时的气管插管，则可通过颏下入路行气管插管。当患者不能经鼻气管插管又需要长时间维持呼吸道通气时或在上呼吸道阻塞（如水肿或血肿形成）病例中，可以利用气管切开术进行气管插管。

3. 恢复患者受伤前的咬合关系是 Le Fort 骨折的第一步，恢复咬合能重建患者水平及垂直向的面部外形以及复位相关的腭部骨折。

4. 颌间固定后，如果有下颌骨骨折需先复位、固定下颌骨骨折，然后再复位、固定上颌骨和 Le Fort 骨折。

5. 坚固固定板需要有足够的强度以抵抗咬合力和骨折移位。

6. 术前、术中及术后需要静脉给予类固醇类药物（除非有禁忌），以减轻面部肿胀。长期使用类固醇的患者需逐渐减量。

7. 无牙𬌗患者及伴有严重上颌窦积气的患者可能需要通过 gunning 夹板或患者已有的义齿及骨固定等方法稳固骨折断端。

## 参考文献

Fraioli, R. E., Branstetter, B. F. 4th and Deleyiannis, F. W., 2008. Facial fractures: beyond Le Fort. *Otolaryngologic Clinics of North America*, 41(1), 51-76.

Mehta, N., Butala, P. and Bernstein, M. P., 2012. The imaging of maxillofacial trauma and its pertinence to surgical intervention. *Radiologic Clinics of North America*, 50(1), 43-57.

Meslemani, D. and Kellman, R. M., 2012. Recent advances in fixation of the craniomaxillofacial skeleton. *Current Opinion in Otolaryngology and Head and Neck Surgery*, 20(4), 304-9.

Yu, J., Dinsmore, R., Mar, P. and Bhatt, K., 2011. Pediatric maxillary fractures. *Journal of Craniofacial Surgery*, 22
(4), 1247-50.

## 病例报告

**病例报告 14-1**　患者，男，53 岁，因机动车事故致咬合关系错乱、上颌骨活动和前庭沟淤斑（图 14-2 ~ 图 14-5）。

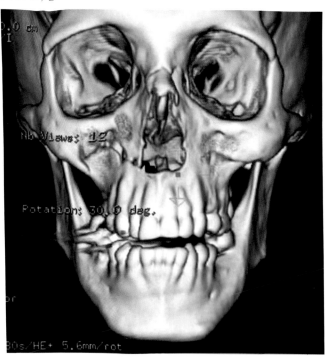

图 14-2　3D 重建片显示：错位的上颌骨 Le Fort Ⅰ型骨折

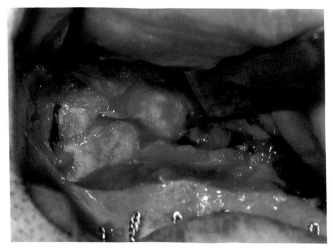

图 14-3　通过上颌前庭切口显露 Le Fort Ⅰ型骨折

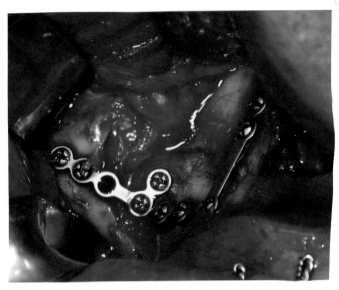

图 14-4　2.0 固定板放置于梨状孔外侧和颧颌支柱处复位，固定 Le Fort Ⅰ 型骨折

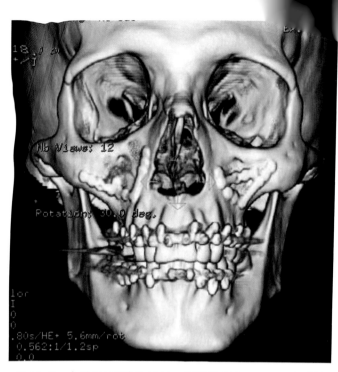

图 14-5　术后 3D 重建片显示：颌间固定和 Le Fort Ⅰ 型骨折解剖复位

**病例报告 14-2**　患者，男，20 岁，因与人争执致鼻上颌复合体活动、咬合关系错乱，眶下区麻痹，面中部肿胀和淤斑（图 14-6、图 14-7）。

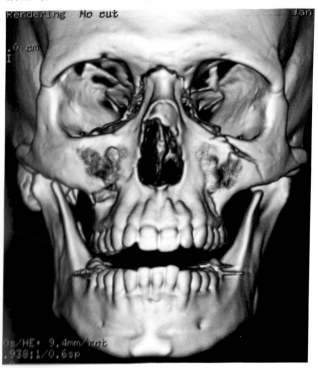

图 14-6　3D 重建片显示：右侧 Le Fort Ⅰ 型骨折，左侧 Le Fort Ⅱ 型骨折

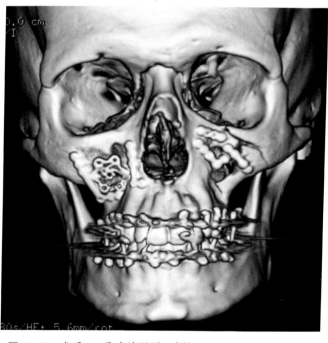

图 14-7　术后 3D 重建片显示：颌间固定，右侧 Le Fort Ⅰ 型骨折及左侧 Le Fort Ⅱ 型骨折解剖复位

**病例报告 14-3**　患者，女，38 岁，因机动车事故致完全性颅颌面分离、严重的面部肿胀、咬合关系错乱、结膜下出血及淤斑（图 14-8～图 14-10）。

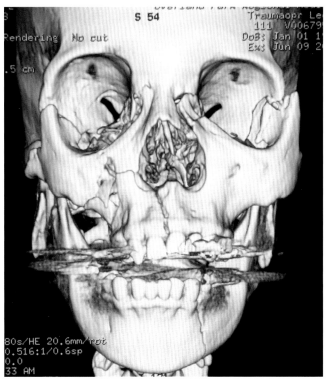

图 14-8　3D 重建片显示：Le Fort Ⅲ型骨折、右侧颧弓粉碎性骨折、腭中线骨折、双侧髁突骨折、下颌骨左侧旁正中联合区骨折

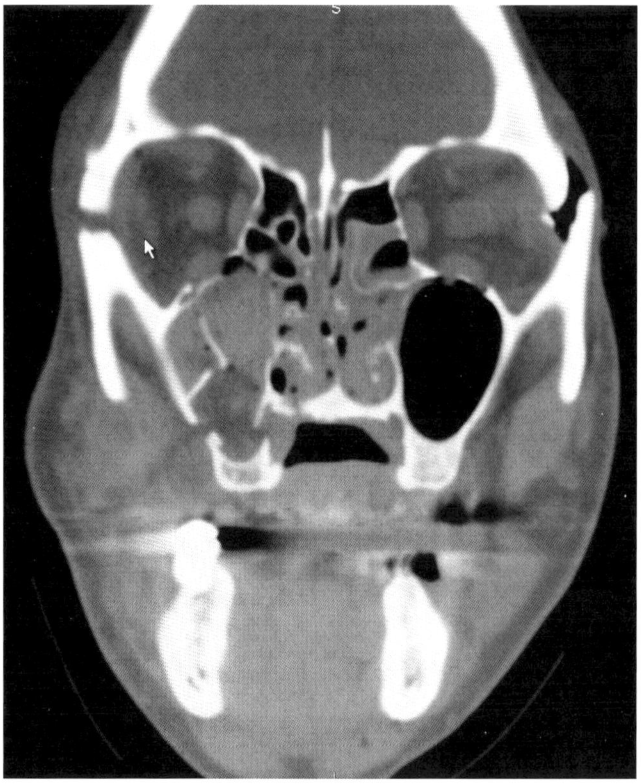

图 14-9　CT 冠状位片显示：Le Fort Ⅲ型骨折，双侧颧额缝错位

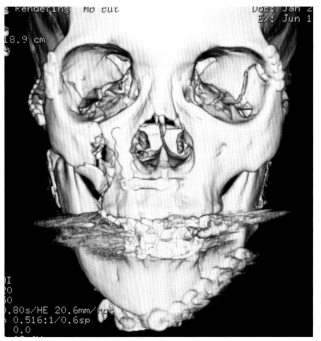

图 14-10　术后 3D 重建片显示：颌间固定，Le Fort Ⅲ型及相关面部骨折解剖复位

（王希乾　彭利伟　译）

# 第 15 章　单独颧骨骨折和颧上颌
# 复合体骨折

## 单独的颧弓骨折复位

单独的颧弓骨折，颧弓复位可以恢复功能和美观。

### 适应证

1. 颧弓弓形丧失。
2. 颧弓粉碎性骨折。
3. 压迫冠突（张口受限）。

### 禁忌证

1. 骨折超过 20d 的陈旧性骨折，可能须行截骨术。
2. 无症状的轻微错位骨折。
3. 年龄大且身体状况不佳的患者。

### Quinn 入路的颧弓骨折复位

1. 手术可在单独局部麻醉、静脉镇静或者全麻下进行。
2. 在下颌支外侧及冠突的软组织内行局部浸润麻醉。
3. 用 15# 刀片或者电刀在口内沿下颌支表面口腔前庭做一个 2~3cm 的切口，分层切开黏膜、黏膜下层、肌层和骨膜。
4. 用骨膜剥离器在骨膜下平面沿下颌支与冠突的外侧面钝性剥离。
5. 通过口内切口在冠突和颧弓之间放置一个牵开器。
6. 侧向施压，直至向内移位的颧弓复位（图 15-1）。
7. 口内切口用可吸收缝线缝合。
8. 如果需要可以使用外固定夹板辅助固定（压舌板、指状夹板、金属眼罩等）。

### Gillies 入路的颧弓骨折复位

1. 术前应用抗生素以抑制皮肤与头皮的菌群，使用类固醇激素以减轻术后软组织肿胀。推荐在全麻下进行手术。

2. 患者取仰卧位，头偏一侧，垫头圈。
3. 常规备皮、消毒、铺巾。用无菌记号笔在颞前嵴下方 3cm 处，沿水平方向设计一 2~3cm 长的切口。
4. 含有血管收缩剂的局部麻醉药物注入切口下方软组织内以减少出血。
5. 用 10# 手术刀片切开皮肤至颞顶筋膜（颞浅筋膜）表面，用骨膜剥离器钝性分离颞顶筋膜层至颞肌浅面发白发亮的颞肌筋膜（颞深筋膜）。
6. 水平切开颞肌筋膜层，显露颞肌。
7. 将 Rowe 颧骨剥离器或者尿道探子于颞肌和颞肌筋膜之间插入直至抵达颧弓内侧面（图 15-2）。
8. 侧向施压，直至向内侧移位的颧弓复位（图 15-3）。
9. 分层缝合切口。
10. 如果需要可以使用外固定夹板辅助固定（压舌板、指状夹板、金属眼罩等）。

## 颧上颌复合体骨折复位

颧上颌复合体简称 ZMC，骨折复位后可恢复面部轮廓、眶内容积与美观。

### 适应证

1. 张口受限（牙关紧闭）。
2. 颧部塌陷。
3. 颧弓塌陷。
4. 眼裂偏斜。
5. 眼球内陷。
6. 眼球移位。
7. 持续性麻痹。
8. 眶上裂综合征。
9. 眼外肌压迫。

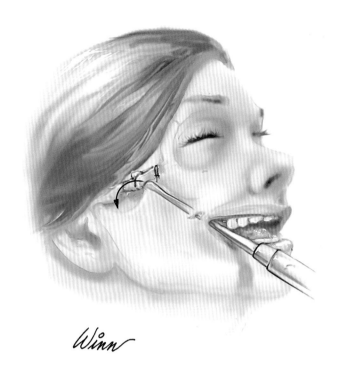

图 15-1　Quinn 入路

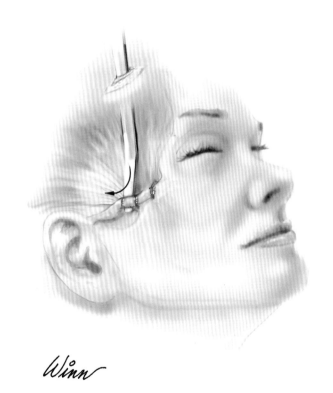

图 15-3　Gillies 入路

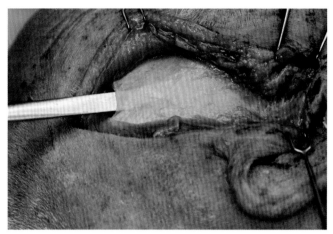

图 15-2　尸体解剖示：将剥离器沿颞肌筋膜与颞肌之间插入

4. 创伤性前房积血，一般需在积血吸收后再进行手术。

5. 年龄大且身体状况不佳的患者。

### 区域解剖

面神经颞支支配额肌、皱眉肌及降眉间肌和眼轮匝肌的一部分。面神经颞支受损后将导致不能皱眉及额纹消失。颞支的走行可以从耳屏前向眶上壁外侧缘上 2cm 处连线标记。面神经颞支位于颞顶筋膜内或深面，紧邻颧弓骨膜（图 15-4）。面神经颞支常位于外耳道前方 0.8～3.5cm（平均 2.0cm）的区域内。

### 经上颌前庭、眉侧、结膜等联合入路

1. 术前应用抗生素以抑制鼻旁窦菌群。

2. 患者取仰卧位，垫头圈。眼睑内涂眼膏，并且行双侧角膜防护。

3. 术前常规消毒铺巾后，将含有血管收缩剂的局部麻醉药物注入颧额缝、颧上颌缝和眶下缘下所覆软组织内。

4. 上颌前庭切口。使用 15# 手术刀或电刀于口内上颌前庭做切口（病例报告 15-1 之图 15-5），分层切开黏膜、黏膜下层、肌层和骨膜。使用骨膜剥离器从翼板至梨状孔钝性剥离，显露上颌骨。向上分离，如必要可至眶下缘。

### 禁忌证

1. 超过 20d 的陈旧性骨折，可能需要截骨手术。

2. 无症状的轻微错位骨折。

3. 对侧失明或眼球破裂伤。

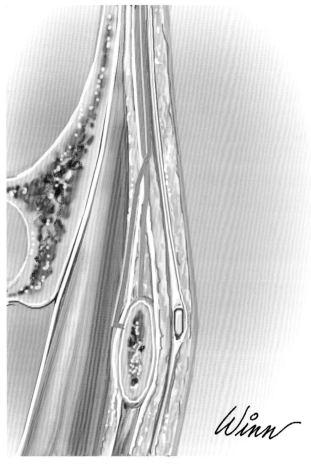

图 15-4　蓝线显示的是筋膜下入路，绿线显示的是深筋膜下入路。改绘自 Kenkere, D., Srinath, K.S. 和 Reddy, M., 2013

5. 眉侧切口。触诊眶外侧壁可以确认颧额缝及骨折区。用手术刀或针状电刀在眉弓内向眉弓外侧做切口直至骨膜（病例报告 15-1 之图 15-6）。沿眶外侧壁分离骨膜，如果需要可与穿结膜切口相连，这样可以显露整个眶下缘和外侧壁（病例报告 15-1 之图 15-8）。如果患者是眉弓高隆的女性患者，可以选择上眼睑成形术切口。

6. 经结膜切口。用眼睑拉钩牵拉下眼睑使其外翻，再以可塑形拉钩向后轻压眼球。用手术刀在眶隔后 2mm、内侧泪点外侧做一黏膜切口。用可塑形拉钩拉开眶隔脂肪以显露眶下缘。注意避免损伤位于中间组和鼻侧组脂肪垫之间的下斜肌，损伤该结构后将导致复视和眼球活动受限。

7. 通过结膜切口可以获得更多的眶内侧壁显露。用 15#刀片沿上、下泪点和泪管系统后方之眶壁内侧将原切口延长。

8. 通过外眦切口可以显露整个眶外侧壁。通过眼裂插入 Stevens 剪，至眶下外侧壁处的结膜处。分层切开皮肤、皮下组织、眼轮匝肌、眶隔、外眦的肌腱的下支和结膜。

9. 骨折区域显露后，对骨折断端进行复位。对于严重错位的或者骨折难以对齐的骨折，可以将 Carroll-Girard 螺钉经口内或经皮拧入颧隆凸。Carroll-Girard 螺钉可以对骨折的颧上颌复合体提供良好的三维方向的控制，有助于颧上颌复合体骨折的复位。

10. 上固定板前需检视所有已复位的骨折处以确保骨折断端已良好复位。颧额缝处的骨折断面需要从眶外侧壁的内侧面评估，经确认已经良好复位之后才能进行坚固内固定。

11. 错位的颧上颌复合体骨折的固定一般按以下顺序固定：颧额缝（病例报告 15-1 之图 15-8）、粉碎的颧骨和（或）颧颞缝、颧上颌缝（病例报告 15-1 之图 15-7）、眶缘，最后是眶底和眶内侧壁（病例报告 15-1 之图 15-9）。固定的顺序可因术者的个人偏好及骨折的具体情况而异。

12. 骨折置板固定后，需要评估眼外肌的功能是否受限，在全麻情况下进行眼球被动牵拉试验。如果存在眼球外侧运动受限，则需要重新评估并相应调整固定的位置。

13. 充分冲洗伤口后分层缝合，局部涂抹合适的抗生素软膏后，敷料包扎伤口。

14. 如果有外眦切口，则需将外眦下翼对齐并仔细缝合眼轮匝肌和皮肤，经结膜切口不需要缝合。

## 术后管理

1. 颧上颌复合体骨折术后需住院 24h 以评估患者眼球后是否有血肿形成。

2. 根据患者情况术后给予静脉或口服止痛药控制疼痛。

3. 术后给予静脉或者口服抗生素。

4. 术后推荐应用鼻腔减充血剂和采取鼻窦防护措施。

## 经半冠状切口入路

1. 术前应用抗生素以抑制皮肤和头皮的定植菌群，应用类固醇激素预防术后软组织肿胀。

2. 患者取仰卧位，垫头圈，头皮切口周围常规备皮，常规使用眼膏和护眼膜。

3. 常规消毒、铺巾后设计冠状或半冠状切口。用无菌记号笔或 10# 针头标记头皮和耳前切口。用记号笔或针头在设计的切口上做定点标记便于术后对位缝合。

4. 在切口区域帽状腱膜下平面注入含有血管收缩剂的局部麻醉药物，以水性分离组织及减少术中出血（病例报告 15-2 之图 15-11）。

5. 用 10# 手术刀在发际线后方 3~5cm 处做皮肤切口（病例报告 15-2 之图 15-12）。切口以弧形向前终止于中线处（半冠状切口），或者延伸至对侧（冠状切口）。将切口做成弧形或者阶梯状以防止术后瘢痕收缩。

6. 切开皮肤、皮下组织及帽状腱膜。用头皮夹或者针状电刀止血。如果需要冠状切口，最好一次只分离一侧以尽量减少失血。

7. 从头部开始在帽状腱膜下方疏松的组织中钝性分离，需保留露骨上附着的骨膜。向外下分离至上颞线（颞肌筋膜附着处）。

8. 用骨膜剥离器从上颞线到颧弓做一个穿通隧道。隧道在颞顶筋膜下方（颞浅筋膜）和颞肌筋膜（颞深筋膜）浅面之间。

9. 将一个 Kelley 止血钳深入穿通隧道直至白亮的颞筋膜表面（病例报告 15-2 之图 15-13）。用 10# 手术刀或者针状电刀切开 Kelley 止血钳尖端处的头皮，在颞筋膜上下分离（病例报告 15-2 之图 15-14~图 15-16）。

10. 到达颧弓后，颞肌筋膜分为深浅两层，可以发现颞肌脂肪垫位于两层之间（病例报告 15-2 之图 15-17）。面神经的颞支在颞顶筋膜内或沿其表面下行走，为了避免损伤该神经，需在颞顶筋膜深面进入颧弓。

11. 可以通过两种入路中的一种到达颧弓（病例报告 15-1 之图 15-4）。第一种入路被称为浅筋膜入路，这一种入路需切开颞肌筋膜浅层，沿颞肌脂肪垫浅面分离直至颧弓的上缘。第二种入路被称为深筋膜入路，这一种入路需切至颞肌表面的颞肌筋膜深层，分离至颧弓的内侧面（病例报告 15-2 之图 15-18）。

12. 为了充分显露颧弓，通常须将耳前切口向下方延伸。在外耳道孔外 0.8cm 范围内设计耳前切口可以避免损伤面神经颞支。在颧弓平面沿骨膜下向前分离以充分显露整个颧弓和眶外侧壁（病例报告 15-2 之图 15-19）。

13. 用骨膜分离器复位颧弓骨折。用固定板固定以维持颧弓位置（图 15-20）。

14. 如果合并有其他部位骨折，可增加辅助切口以显露面中份上部或者眶周等部位（病例报告 15-2 之图 15-21~图 15-23）。

15. 骨折恰当复位固定后，充分冲洗手术创口，分层缝合伤口，伤口留置引流（至颞肌筋膜浅面）。

## 术后管理

1. 如果使用冠状切口或者半冠状切口术后伤口需加压包扎。

2. 根据患者情况术后给予静脉或口服止痛对症处理。

3. 术后给予静脉或者口服抗生素。

4. 如果有留置引流，需在术后第 3 天或者引流量很少的时候拔除。

## 并发症

1. **皮下血肿、积液**　通过仔细缝合、消除死腔和加压包扎可以降低发生的可能性。如血肿较大，则需切开引流。

2. **感染**　可以通过严格的无菌操作、恰当的复位、术后给予抗生素及戒烟等措施降低发生的可能性。

3. **眼球内陷**　术中恢复眶内容积可以预防术后眼球内陷的发生。不恰当的复位导致眶内容积增大或忽略的眶内壁或者眶底骨折将导致术后眼球内陷。

4. **复视**　常在眼向上或向下看时发生。通常是因为创伤后水肿、血肿形成、肌肉挫伤和（或）神经性因素等，一般在伤后 5~10d 后改观。因眼肌运动受限或者 14d 后仍未改善的复视，须探查并将脱出的眼眶组织恰当复位。

5. **眼球移位**　眶底不恰当的复位导致眼球下部移位。

6. **创伤性前房积血**　虹膜或者睫状体血管破裂导致眼球前房积血。治疗的选择有眼保护（眼罩）、限制活动、局部睫状肌麻痹（阿托品或东莨菪碱）、局部或者全身应用类固醇类药物、抗纤维溶解剂、镇痛药、抗青光眼药物、β 受体阻滞剂和避免非甾体类抗炎药等。很少需采取外科治疗。

7. **视网膜脱离**　症状包括闪光和视野缺失（描述为眼前幕状或窗口状阴影），需要紧急手术处理。

8. **创伤性视神经挫伤和血管损伤**　从轻度的视力敏感度下降到视力丧失、色觉减低以及相对的传入性瞳孔障碍。归因于视神经或者视网膜中心动脉受损。

9. **眶上裂（SOF）综合征**　眶上裂内包含第 Ⅲ，Ⅳ，Ⅴ

（眼神经的泪腺、额与鼻睫支）和Ⅵ脑神经，和眼静脉的上、下支。当有血肿形成、组织水肿或者错位的骨折断端压迫眶上裂内容物时将导致眶上裂综合征。其症状包括上睑下垂（第Ⅲ脑神经）、眼肌麻痹（第Ⅲ，Ⅳ，Ⅵ脑神经受损引起眼外肌肉无力，常导致复视）、眶后疼痛、额部麻木（第Ⅴ脑神经眼神经的泪、额与鼻睫支），以及瞳孔固定（第Ⅲ脑神经）。眶上裂综合征既是颧上颌复合体骨折切开复位的适应证又是该手术潜在的并发症。眶上裂综合征的症状一般在手术复位后都会消失，如果没有消失，需要探查眶后锥形空间。

10. **眶尖综合征**　骨折区波及了眶上裂和视神经管导致。涉及结构包括第Ⅱ，Ⅲ，Ⅳ，Ⅴ第1支和Ⅵ脑神经。症状包括眶上裂综合征症状和视力敏感度丧失。治疗方法存在争议，包括观察、大剂量类固醇、视神经减压或这些方法的综合应用。

11. **眼球后血肿**　血肿形成产生于视网膜循环被破坏，将导致不可逆性缺血或永久失明。本质上是筋膜室综合征，伴有视网膜中央动脉压迫，可导致视神经缺血。症状包括严重的眶后疼痛、眼球突出、眼球硬化、眼睑张力过大、眼球运动受限、视力敏感度下降。治疗措施包括眼眶减压（紧急外侧开眶减压）、沿下眼睑的眶隔剥离，血肿清除，放置引流48h。

12. **严重的张口受限**　早期的张口受限是因为颧上颌复合体骨折压迫了下颌骨冠突所致。晚期的严重张口受限是因为冠突和颧弓的纤维或者骨性粘连导致。合并颧上颌复合体粉碎骨折和冠突骨折的患者，手术过程中切除冠突可以有效地降低术后的纤维或者骨性粘连的发生（病例报告15-3之图15-26~图15-28）。

13. **面部畸形**　面部畸形表现为颧骨区域和（或）眶外侧壁和眶下缘区扁平或凹陷，尤其仰视时更明显，原因是颧上颌复合体复位不恰当。颧弓的过度复位或复位不足也将导致面部畸形。

14. **面部麻痹**　面神经颞支的损伤归因于骨折的严重错位或者术中分离过程中损伤。颞支的部分麻痹可以观察，颞支完全麻痹可以通过向对侧注射肉毒杆菌，以麻痹对侧额肌、降眉肌、皱眉肌，从而起到掩饰效果。

**要点**

1. 颧上颌复合体合并眶周骨折的患者术前需请眼科医生对患者眼部情况进行完整的评估。

2. 所有颧上颌复合体骨折都存在眶壁骨折，并多伴有眶底和（或）眶内侧壁粉碎性骨折。

3. 恰当的治疗包括选择的手术入路须能最大化地直视各个骨折区域、尽可能降低并发症、能使颧上颌复合体完全活动，并且便于骨折的坚固内固定。

4. 当治疗的患者颧上颌复合体粉碎性骨折或者严重错位，合并全面部骨折时，建议使用冠状切口。冠状切口可以显露双侧的颧上颌复合体眶上壁、眶内侧壁、眶外侧壁、鼻骨和额窦，并且必要时可经鼻穿钢丝固定。单侧的颧上颌复合体粉碎性骨折，常选用半冠状切口联合经结膜切口和口内切口。

5. 沿颞顶筋膜（颞浅筋膜）深面的组织平面进入颧弓，是预防面神经颞支损伤的关键。

6. 在颧上颌复合体骨折置板过程中，Carroll-Girard螺钉可提供良好的稳定性及可操作性。

7. 评估颧上颌复合体骨折复位的关键部位是颧蝶缝。在进行坚固内固定前，需要从眶外侧壁的内侧面评估，以确保颧蝶缝良好复位。

8. 颧上颌复合体骨折时外侧结膜下可能出现一似三角形的出血，这是因为超薄的结膜下红细胞直接氧化所致。

9. 颧上颌复合体骨折的症状可能包括口内尖牙窝区疼痛、口内淤斑、严重张口受限等。

10. 与经结膜切口相比，睑下和睑板下切口入路的病例中睑内翻的发生率较高，且巩膜外露增加。

11. 可以通过手指追踪的方法来评估眼外肌功能。如果检测到活动受限，可进行眼局部麻醉，进行被动转向测试。在距角膜缘7mm处夹住眼直肌，向各个方向牵拉眼球。被动牵拉试验阳性提示存在肌肉的嵌顿。被动牵拉试验阴性伴有眼外侧运动受限，提示有肌血肿、肌挫伤或神经源性的肌麻痹。

**病例报告**

**病例报告 15-1**　患者，男，24 岁，因与人争执致右侧颧上颌复合体骨折、眶底骨折、Le Fort Ⅰ 型骨折以及下颌骨骨折。患者颊部、鼻旁、上唇及上颌前牙区感觉异常、复视、尖牙窝区淤斑、外侧结膜下三角形出血以及仰视可见颧骨区域塌陷（图 15-5~图 15-9）。

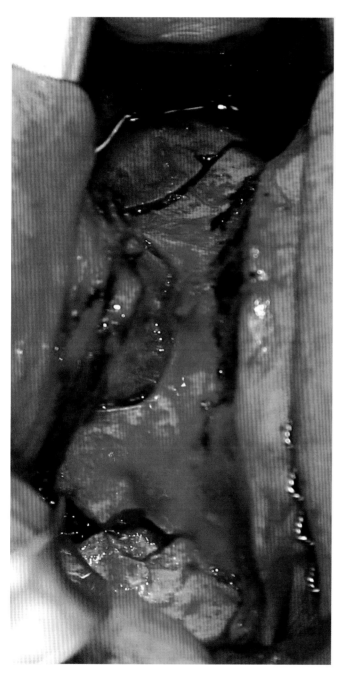

图 15-5　Le Fort Ⅰ 型骨折，通过口内前庭切口显露右侧颧颌支柱骨折

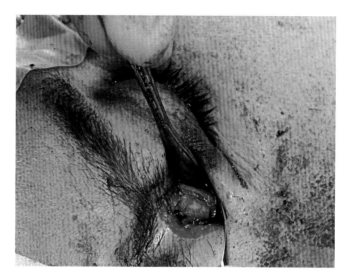

图 15-6　通过眉侧切口显露颧额缝

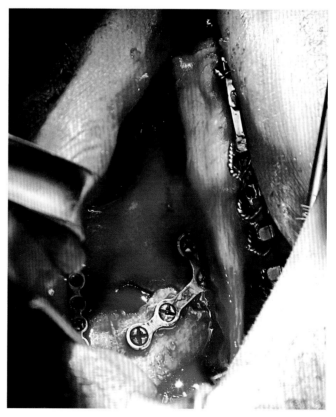

图 15-7　口内颧颌支柱置板固定

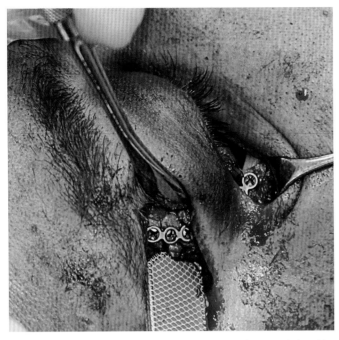

图 15-8　眶外侧缘粉碎性骨折置板固定。眉侧切口联合经结膜切口显露整个眶外侧缘

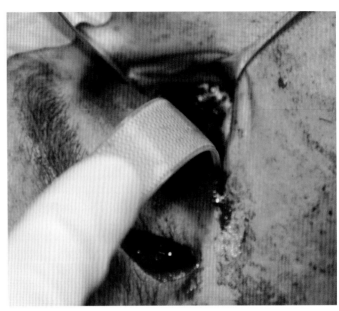

图 15-9　通过 1.7mm 眶下缘固定板和钛网重建眶下缘和眶底

**病例报告 15-2**　患者，女，38 岁，因与人争执致左侧颧上颌复合体骨折，合并颧弓粉碎性骨折。其症状包括严

重张口受限、三叉神经第 2 支麻痹、眼外肌活动受限以及颧弓区域明显塌陷（图 15-10~图 15-25）。

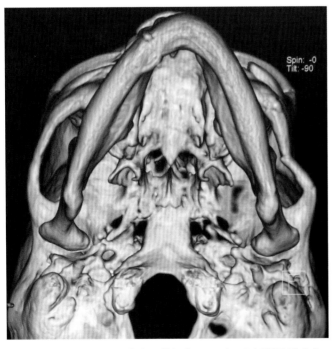

图 15-10　术前 3D 重建片（仰视位）显示：左侧颧弓严重向内移位

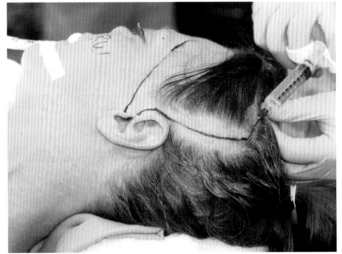

图 15-11　切口区域头发剔除，并用记号笔标记切口。从耳屏向眶外上缘上方 2.0cm 处做一标记线，以显示面神经颞支的走向

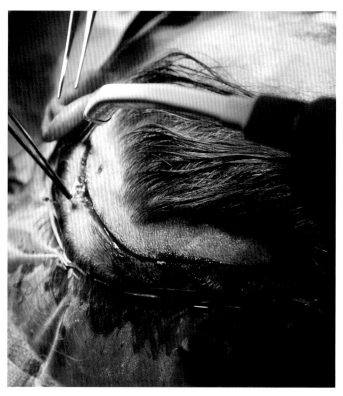

图 15-12　沿发际线后 4~5cm 做切口，分别向前、后切开

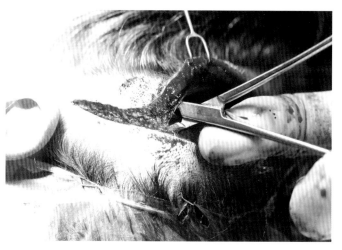

图 15-13　用 Kelley 钳向下外侧，沿颞顶筋膜与颞肌筋膜之间组织层分离至上颞线

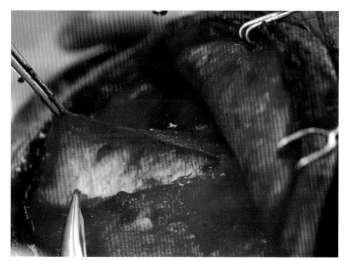

图 15-14　颞区内蛛网膜样颞顶筋膜

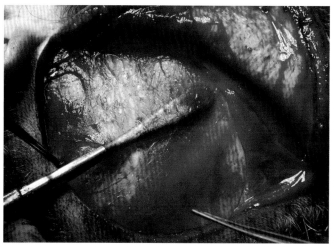

图 15-15　骨膜剥离器钝性分离穿过颞顶筋膜，显露白亮的颞肌筋膜

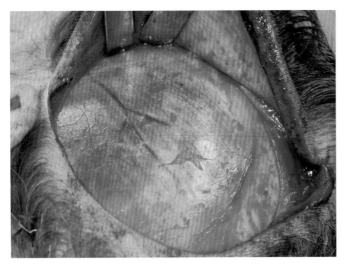

图 15-16　显露颞肌筋膜

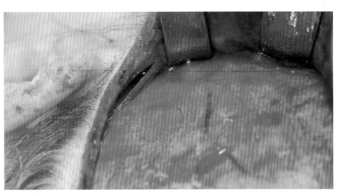

图 15-17　在颞肌筋膜的深、浅层之间可见颞脂肪垫，面神经的颞支于颞顶筋膜内或其深面行走

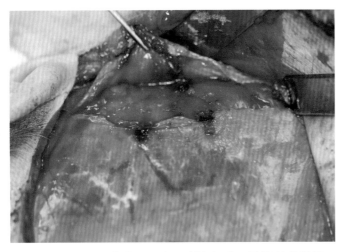

图 15-18　通过深筋膜下入路显露颧弓。切开颞肌筋膜深层，达到位于颞肌浅面的颧弓

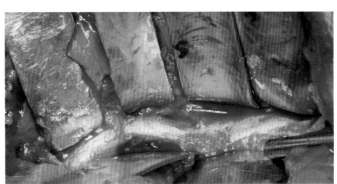

图 15-19　充分显露整个粉碎性骨折的颧弓

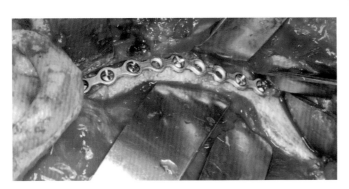

图 15-20　用 2.0mm 固定板复位固定颧弓骨折。一定注意要恰当复位颧弓并且通过合适的固定限制骨折断端的移动

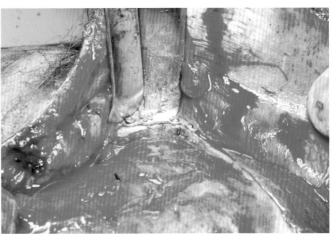

图 15-21　通过半冠状切口显露并使用 2.0mm 固定板固定颧额突区骨折

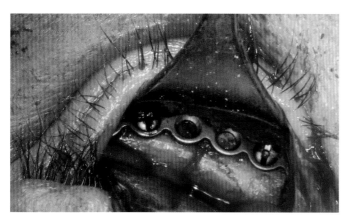

图 15-22　经结膜眶隔后入路显露、复位并固定颧上颌复合体骨折的眶下缘部分

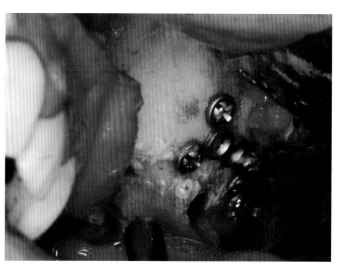

图 15-23　通过上颌颊侧前庭切口显露、复位，并固定上颌颧突区域骨折

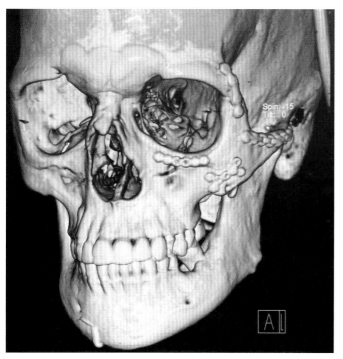

图 15-24　术后 3D 重建片显示：颧上颌复合体和颧弓骨折已充分复位和固定

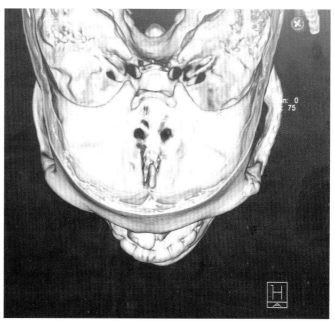

图 15-25　术后 3D 重建片（俯瞰位）显示：左侧颧弓骨折已准确复位

**病例报告 15-3**　患者，女，24 岁，右侧颊部枪伤后 8 周，右侧颧上颌复合体严重错位骨折、右侧上颌骨后份粉碎性骨折、右侧冠突向内移位骨折。伤后患者未行手术干预。随后患者逐渐出现右侧颞下颌关节强直，最大

垂直开口 1cm。该病例显示了早期手术干预、准确的骨折复位以及早期积极的物理治疗的重要性。在颧上颌复合体合并冠突骨折的情况下，作者常规切除冠突（图 15-26~图 15-28）。

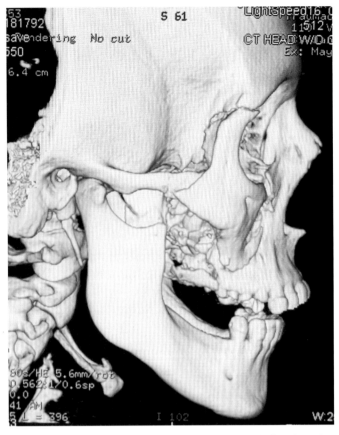

图 15-26　术前 3D 重建片显示：右侧颧上颌复合体骨折、右侧上颌骨后份粉碎性骨折、右侧冠突骨折、向内侧移位

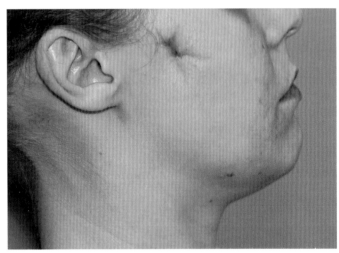

图 15-27　右侧颊部枪伤穿通口

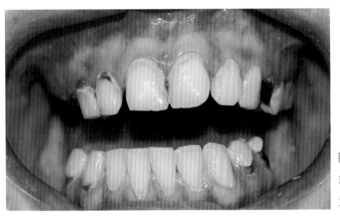

图 15-28　患者伤后 8 周，最大垂直张口度（小于 1.0cm）。因未及时恰当的手术复位固定，患者表现为未修复骨折同侧冠突明显的关节强直

### 参考文献

Abubaker, A. O., 1998. The coronal approach. *Oral and Maxillofacial Surgery Update*, 2, 61–79.

Bailey, J. S. and Goldwasser, M. S., 2004. Management of zygomatic complex fractures. In *Peterson's principles of oral and maxillofacial surgery*. Hamilton, ON: BC Decker Inc. Pp. 445–62.

Blanchaert, R. H., 1995. Naso-orbital-ethmoidal fractures: anatomic correlation. *Oral and Maxillofacial Surgery Knowledge Update*, 1(2), 109–24.

Boyd, S. B., 1995. Naso-orbital-ethmoidal fractures: primary treatment. *Oral and Maxillofacial Surgery Knowledge Update*, 1(2), 125–36.

Chang, E. L., Hatton, M. P., Bernardino, C. R. and Rubin, P. A., 2005. Simplified repair of zygomatic fractures through a transconjunctival approach. *Ophthalmology*, 112,

1302.

Chotkowski, G., Eggleston, T. I. and Buchbinder, D., 1997. Lag screw fixation of a nonstable zygomatic complex fracture: a case report. *Oral and Maxillofacial Surgery*, 55, 183.

Ellis, E. and Kittidumkerng, W., 1996. Analysis of treatment for isolated zygomaticomaxillary complex fractures. *Journal of Oral and Maxillofacial Surgery*, 54, 386.

Ellis, E. and Zide, M. F., 2006. Transconjunctival approaches. *Surgical Approaches to the Facial Skeleton*, 41-64.

Haggerty, C., Demain, N. and Marchena, J., 2012. Zygomaticomaxillary complex fractures. In *Current therapy in oral and maxillofacial surgery*. Amsterdam: Elsevier. Pp. 324 – 33.

Heiland, M., Schulze, D., Blake, F. and Schmelzle, R., 2005. Intraoperative imaging of zygomaticomaxillary complex fractures using a 3D C-arm system. *International Journal of Oral and Maxillofacial Surgery*, 34, 369.

Hoelzle, F., Klein, M., Schwerdtner, O., Lueth, T., Albrecht, J., Hosten, N., Felix, R. and Bier, J., 2001. Intraoperative computed tomography with the mobile CT Tomoscan M during surgical treatment of orbital fractures. *International Journal of Oral and Maxillofacial Surgery*, 30, 26.

Hollier, L. H., Thornton, J., Pazmino, P. and Stal, S., 2003. The management of orbitozygomatic fractures. *Plastic and Reconstructive Surgery*, 111, 2386.

Kenkere, D., Srinath, K. S. and Reddy, M., 2013. Deep subfascial approach to the temporal area. *Journal of Oral and Maxillofacial Surgery*, 71, 382.

Kushner, G. M., 2006. Surgical approaches to the infraorbital rim and orbital floor: the case for the transconjunctival approach. *Journal of Oral and Maxillofacial Surgery*, 64, 108.

Lieblich, S. E. and Piecuch, J. F., 1995. Orbital-zygomatic trauma. *Oral and Maxillofacial Surgery Knowledge Update*, 1(2), 165-76.

Ochs, M. W. and Johns, F. R., 1998. Evaluation and management of periorbital and ocular injuries. *Oral and Maxillofacial Surgery Knowledge Update*, 2, 45-60.

Stanley, R., 1999. Use of intraoperative computed tomography during repair of orbitozygomatic fractures. *Archives of Facial Plastic Surgery*, 1, 19.

Walton, W., Von Hagen, S., Grigirian, R. and Zarbin, M., 2002. Management of traumatic hyphema. *Survey Ophthalmology*, 47, 297.

（王希乾　彭利伟　译）

# 第 16 章　眼眶骨折

眼眶骨折患者须重建创伤性眼眶缺损及恢复伤前眶内容积。

## 眼眶骨折复位的适应证

1. 被动牵拉试验阳性，证实有组织嵌顿。
2. 眶内容积显著增大。
3. 眼球移位（垂直向或水平向）。
4. 眼球内陷。
5. 双眼复视持续超过 10～14d。
6. 异物。
7. 软和（或）硬组织缺损：眶底缺损大于 1cm，或者大于眶底表面积的一半。

## 禁忌证

1. 患者病情不稳定。
2. 肿胀严重，限制临床检查（相对禁忌证）。
3. 眼球破裂、眼前房出血或者其他类型的眼外伤。
4. 急性感染。

## 区域解剖

**眼眶的骨性结构（7 块）**　上颌骨、腭骨、蝶骨、颧骨、额骨、筛骨和泪骨。眶上裂将蝶骨大、小翼分开。

**眶上裂内容物**　第Ⅲ，Ⅳ，Ⅴ第 1 支（眼神经的鼻睫、额、泪腺支）和Ⅵ脑神经；来自海绵窦丛和上、下眼静脉的交感神经纤维。

**眶下裂内容物**　第Ⅴ脑神经第 2 支（上颌神经）、颧神经、眶下神经、来自翼腭神经节的副交感神经纤维；眶下血管和将眼下静脉与翼静脉丛相连的导静脉。

**视神经管内容物**　视神经、脑膜、交感神经纤维和眼动脉。

## 重要的眶壁标志

1. 成人视神经距眶下缘的平均距离为 42mm。

2. 筛前动脉孔位于眶下缘和泪前嵴后方 24mm。
3. 筛后动脉孔位于眶下缘和泪前嵴后方 36mm。

## 经结膜（眶隔后）入路

1. 患者全身麻醉，根据相关的面部骨折特点以及是否需要颌间固定，选择经鼻或经口气管插管。
2. 患者垫头圈，以便术中操控头部位置。
3. 眼科碘液（不推荐碘伏用于黏膜）消毒并铺巾、眼裂涂眼膏并放置角膜保护。
4. 于切口区域局部浸润含有血管收缩剂的局部麻醉药物。应该使用较高浓度的局部麻醉药物，以减少注射的液体量及减轻软组织结构变形。
5. 使用眼睑拉钩向前牵拉下眼睑（病例报告 16-1 之图 16-9）。用可塑形拉钩连同角膜保护膜向后上拉开眼球。牵拉眼球时注意避免眼球所受压力过大。另外，在牵拉眼球前须告知麻醉医生，提醒他患者可能会出现脉率减少（眼心反射）。
6. 经结膜切口需用带保护的针状刀或者 Colorado 针状电极在内泪点外侧、巩结膜交界前方 5mm 处做切口。切开覆于眶下缘上方的黏膜。黏膜切开后，眶隔后入路（图 16-1）会导致切口区域的眶周脂肪疝出。用眼眶拉钩或者可塑形拉钩将疝出的脂肪组织向后牵拉。向眶下缘分离至骨膜。切开骨膜后钝性剥离以显露眶下缘、眶底。注意避免切断位于鼻侧（内侧）脂肪垫和中央脂肪垫之间的眼下斜肌。
7. 显露所有的眶壁和眶底错位骨折。在经结膜切口前方沿骨膜下剥离显露眶下缘（病例报告 16-1 之图 16-10），向后剥离显露眶底区域的任何缺损。如果需要显露眶外侧壁，可以向外延伸经结膜切口至颧额缝。如果充分牵拉还不能充分显露眶外侧壁，可附加外眦切开以增加显露范围。

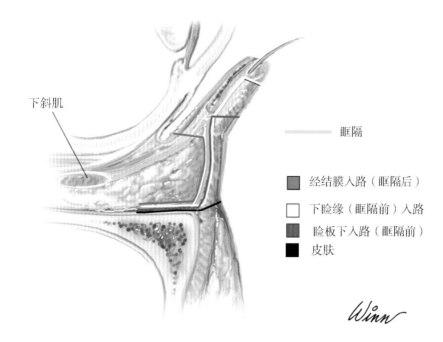

图 16-1　到达眶下缘及眶底的手术入路。注意下睑缘入路与睑板下入路是通过分离任一点的眼轮匝肌建立台阶样切口进入眶缘

8. 如果需要更多地显露眶内侧壁，结膜切口可以向内延伸（图 16-2），至泪阜后（经泪阜切口），沿眶内侧壁延伸。经结膜切口可以沿位于泪囊和半月襞后方的结膜沟延伸。切口可以沿眶缘内侧延伸约 12mm。沿骨膜下钝性剥离以显露眶内侧缘和眶内侧壁。

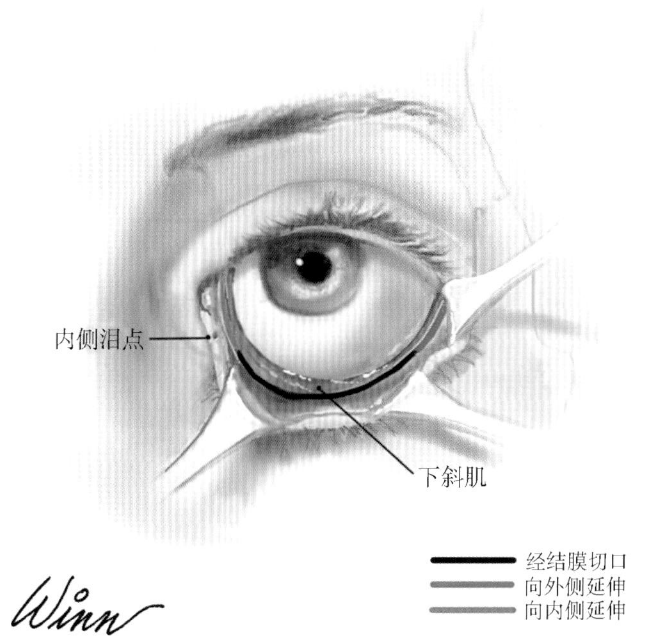

图 16-2　经结膜切口的位置：切口向内、外延伸

经结膜切口
向外侧延伸
向内侧延伸

内侧泪点

下斜肌

9. 显露所有的眶壁骨折区域，包括邻近的未骨折区域，

以便于固定。理论上所有的眶底骨折缺损周围均应有完整的骨块。

10. 安放任何眼眶固定装置前，所有嵌顿的组织均应以钝头骨膜剥离器仔细地从眶底缺损区域游离、复位（图 16-3）。

11. 眼眶固定装置包括眶缘固定板、眼眶修复钛网、眼眶重建板和预制的种植体。一般先固定眶缘再固定眶底。复位后根据眶缘外形对固定板进行塑形，固定于骨折线附近未骨折区域骨质上。放置眶底固定装置时需注意，确保材料的边缘均在牢固的骨面上，并且固定装置下方不能有眶内容物嵌顿（图 16-3；另见病例报告 16-1 之图 16-11）。眶底修复材料的后缘至少应该有 2~3mm 的骨支撑。在固定前需要评估眶底修复材料是否能重建窦隆起、恢复眶内容积以及其周围骨折的完整性等。

12. 眶底修复材料可用 4mm 自攻螺钉沿着眶下缘固定（前提是眶下缘完整）。如果没有组织嵌顿而眶底修复材料又不能置入，可以使用一个光滑异质材料的模塑件（缺损不能过大，否则模塑件易变形而影响使用）。修复材料固定后需再次检查其周围组织是否存在嵌顿，需最终再进行一次眼球被动牵拉试验。

13. 确认解剖复位后，上辅助固位螺钉。结膜切口不需要严密缝合，过度缝合易导致术后眼睑组织短缩。对于比较大的切口用6-0普通肠线，间断缝合2~4针，使结膜松散对位即可。

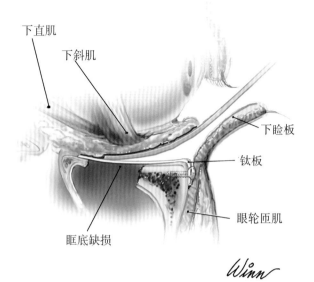

图16-3  经结膜入路示意：恰当重建眶底缺损、恢复上颌窦凸度、眶底修复材料后缘置于牢固骨质上

（图中标注：下直肌、下斜肌、下睑板、钛板、眼轮匝肌、眶底缺损）

## 上眼睑（上眼睑整形，睑板上皱襞）切口入路

1. 第1~4步骤同经结膜切口入路。

2. 平行于上眼睑皮肤自然皱褶做切口（图16-4），如果局部组织肿胀，需在眼睑上10mm处做切口。可以与对侧的眼睑对比，以选择合适的切口位置。切口可向外侧延伸至鱼尾纹区域以充分显露，但须保持在外眦上方至少6mm，以避免损伤面神经颞支。

3. 切开皮肤、皮下组织及眼轮匝肌，翻起肌皮组织瓣，保持在眶隔上睑提肌腱膜浅面分离（图16-5），向上外侧分离至颧额缝或眶上缘。用双头皮肤拉钩将肌皮组织瓣向上牵拉，于眶缘上切开骨膜（图16-4）。从滑车窝上分离滑车和上外斜肌以增加眶缘显露范围。眶壁骨折显露复位后用眶缘板（图16-4）或钛网固定。

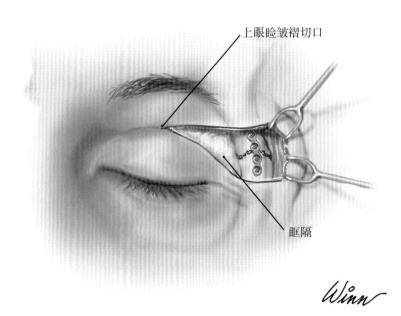

图16-4  用双头皮肤拉钩将肌皮组织瓣向上牵拉，切开骨膜，显露眶缘骨折区域并将其复位、固定

（图中标注：上眼睑皱褶切口、眶隔）

4. 恰当重建眶上缘和恢复眶内容积后，分层缝合手术创口，4-0薇乔线缝合骨膜，6-0可吸收羊肠线缝合皮肤。避免缝合过紧，以免术后上眼睑缩短和巩膜外露。

### 术后管理

1. 术后需尽快进行视敏度和眼外肌运动测试。最好在复苏室进行评估，以便及时进行手术处理。如果怀疑眼润滑剂影响视力测试，可以用平衡盐水冲洗。除非存在组织嵌顿和感染，否则术后眼外肌活动不会产生疼痛。

2. 广泛的眼眶骨折手术后，24h内须严密观察患者病情。

3. 如果没有术中CT，术后需复查CT，评估固定装置的位置，确认有无组织嵌顿。

4. 严格的无菌操作和围手术期抗生素应用以预防感染。

5. 术后急性期，患者需保持头抬高体位。

6. 术后 48h 内手术创口周围冰敷。

7. 术前及眶修复术后 2 周须给予窦腔防护处理。

8. 术后 2~3d 内可以使用羟甲唑啉鼻喷剂缓解鼻腔不适症状。

9. 术后给予 5d 的盐酸伪麻黄碱以缓解症状。

10. 如果术后球结膜水肿严重，可以使用眼膏。

11. 滴眼剂不需要常规应用，但是当经结膜切口出现兔眼症时可以使用 5~7d。

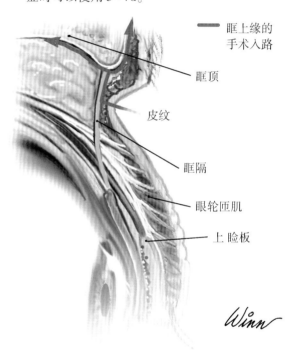

图 16-5 上眼睑整形切口入路：沿平行于上眼睑皱褶的天然皮纹内做切口，保持在眶隔浅面进行分离

## 并发症

### 早期并发症

1. 视神经病变导致部分或完全视力丧失。

2. 眼外肌嵌顿、内斜视或者眼球活动受限。

3. 角膜擦伤或者其他眼球损伤。

### 后期并发症

1. 眶内容物复位不恰当导致的眶内容积相关性改变：眼球内陷、眼球垂直及水平向移位，或者眼球下限。

2. 眼睑外翻或眼睑内翻（伴或不伴下眼睑收缩）以及巩膜外露增加。

## 要点

1. 与外眦切口相比眶隔前切口入路容易导致术后眼睑外翻。进行外眦切口时需注意重新悬吊眶周的肌肉组织，并在关闭伤口时实施精确的外眦固定。需广泛显露眶下缘时，尤其是存在肿胀的伤后患者中，可选择眶下切口入路（眼睑中份）（图 16-6）。该入路可以提供眶下缘和眶底广泛的显露，而不需要外眦切开。眶下切口也是美容切口，而且可以使眼睑外翻和巩膜暴露的风险降到最低。

2. 根据笔者的经验，经结膜切口联合外眦切口的下眼睑离断可能会导致术后外侧眶周不自然的外观。独立的眶隔后经结膜入路结合上眼睑的整形切口入路，通常能为大多数的眼眶手术提供合适的入路，并且术后外观效果较好。对于严重粉碎或错位的眶上缘骨折，需结合神经外科干预或眼眶骨折合并面部其他骨折，冠状切口可以为眼眶上半部分和眶上缘顶提供良好的显露（图 16-7）。

3. 眼眶成功重建的关键是通过恢复后下（上颌窦凸度）和后内（筛骨凸度）的眶凸度来恢复伤前眶内容积。典型的错误是将眼眶植入材料与眼眶前部齐平放置，并径直向后延伸至上颌窦后壁上。另一个类似的错误是将眼眶植入材料沿眶内侧壁误放置进入筛骨迷路。

4. 根据笔者的经验，钛板是最可预测与通用的植入材料，因为钛板可以快速弯制成与眶底和眶内壁的解剖形状贴合的形态，而不需另加手术部位。对于较大的骨折，使用眼眶钛重建板可以快速而精确地恢复眶内容积。注意在安置植入材料时避免旋转偏差，否则将导致植入材料在眼眶后内侧放置位置不理想，术后将会导致眼球内陷。

5. 眼眶重建装置固定后，需立即进行眼球被动牵拉试验，以确认眼球可以自由活动。眼球凸度、眼球位置或眼睑的解剖形态在拔管前也应予以评估。

6. 术中 CT 检查可以快速地对手术效果进行评估，便于术中修正不恰当的眼眶植入材料位置。需要使用可透射的碳纤维头枕，术前最好获得患者同意可能需多次 CT 扫描。现代移动 CT 扫描仪可以与术中导航系统相结合，为手术提供实时信息，以辅助植入材料精确安放。

7. 最近，术前 CT 辅助的虚拟修正和构建立体光刻模型已经与术中导航技术相结合，以期获得更加精确的骨性眼眶重建和最优的治疗效果。通过将健侧各个清晰的3D断面镜像转换为畸形侧，再利用虚拟矫治预先规划手术程序，从而可进行理想的单侧重建。这些计算机

模型在术中可以作为虚拟模板，可导航设计预定的骨性轮廓和眼球凸度。

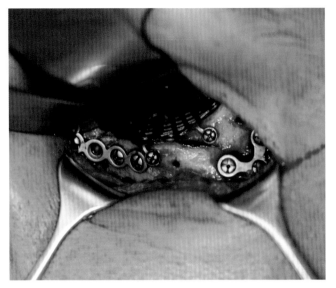

图16-6　眶下缘（眼睑中份）或睑板下切口入路：复杂的眼眶骨折或眶周严重水肿的病例中，该切口可以充分显露眶下缘和眶底区域，而不需要外眦切开

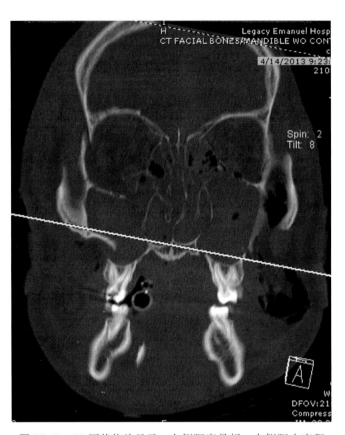

图16-8　CT冠状位片显示：右侧眶底骨折，右侧眶内容积显著改变，双侧上颌窦积液

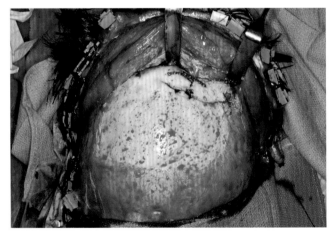

图16-7　严重粉碎或错位的眶顶骨折，需结合神经外科干预，或者眼眶骨折合并面部其他骨折，冠状切口可以提供广泛的显露，而不需要其他辅助切口

### 病例报告

**病例报告16-1**　患者，男，27岁。因机动车事故致右侧眶底大台阶样缺损，眶内容物疝入上颌窦（图16-8~图16-12）。

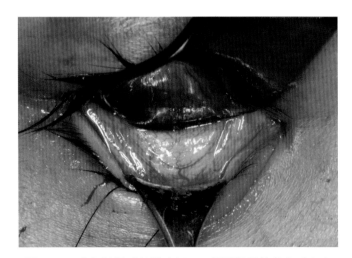

图16-9　准备眶隔后经眼睑切口：用可塑形拉钩向后上牵拉眼球，另以眼睑拉钩向下前牵拉下眼睑

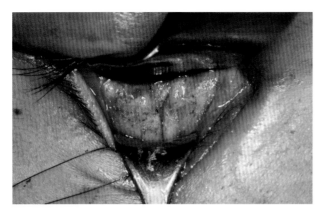

图 16-10 显露眶下缘和眶底

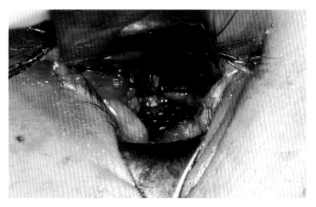

图 16-11 弯制钛网以重建受伤前的眶内容积，回纳疝入上颌窦内的组织，并桥接所有眶底骨折区的缺损

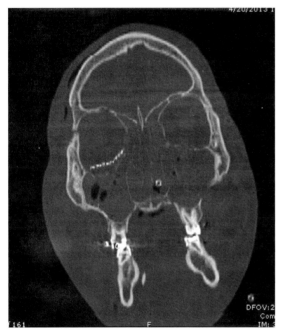

图 16-12 术后 CT 冠状位片显示：眶底缺损重建恰当，伤前眶内容积得以恢复

## 参考文献

Baumann, A. and Ewers, R. , 2000. Transcaruncular approach for reconstruction of medial orbital wall fracture. *International Journal of Oral and Maxillofacial Surgery*, 29(4), 264-7.

Bell, R. B. and Al Bustani, S. , 2012. Management of orbital fractures. In：S. C. Bagheri, R. B. Bell and H. A. Kahn, eds. *Current therapy in oral and maxillofacial surgery*. Philadelphia：Elsevier.

Bell, R. B. and Markiewicz M. R. , 2009. Computer assisted planning, stereolithographic modeling and intraoperative navigation for complex orbital reconstruction：a descriptive study on a preliminary cohort. *Journal of Oral and Maxillofacial Surgery*, 67(12), 2559-70.

Converse, J. M. , Firmin, F. , Wood-Smith, D. and Friedland, J. A. , 1973. The conjunctival approach in orbital fractures. *Plastic and Reconstructive Surgery*, 52(6), 656-7.

Ducic, Y. and Verret, D. J. , 2009. Endoscopic transantral repair of orbital floor fractures. *Otolaryngology—Head Neck Surgery*, 140(6), 849-54.

Markiewicz, M. R. , Dierks, E. J. and Bell, R. B. , 2012. Does intraoperative navigation restore orbital dimensions in traumatic and post-ablative defects? *Journal of Craniomaxillofacial Surgery*, 40(2), 142-8.

Markiewicz, M. R. , Dierks, E. J. , Potter, B. E. and Bell, R. B. , 2011. Reliability of intraoperative navigation in restoring normal orbital dimensions. *Journal of Oral and Maxillofacial Surgery*, 69(11), 2833-40.

Shorr, N. , Baylis, H. I. , Goldberg, R. A. and Perry, J. D. , 2000. Transcarular approach to the medial orbit and orbital apex. *Ophthalmology*, 107(8), 1459-63.

Tessier, P. , 1969. Surgical widening of the orbit. *Annales de Chirurgie Plastique et Esthétique*, 14(3), 207-14.

Tessier, P. , 1973. The conjunctival approach to the orbital floor and maxilla in congenital malformation and trauma. *Journal of Maxillofacial Surgery*, 1(1), 3-8.

Walter, W. L. , 1972. Early surgical repair of blowout fracture of the orbital floor by using the transantral approach. *Southern Medical Journal*, 65(10), 1229-43.

（王希乾 彭利伟 译）

# 第 17 章　鼻骨骨折

鼻骨骨折患者须对移位鼻骨及相关结构复位。

## 鼻中隔骨折闭合性复位适应证

1. 骨折移位合并外观畸形。
2. 骨折合并鼻腔堵塞。
3. 严重粉碎性骨折。

## 鼻中隔骨折开放性复位适应证

1. 严重移位的骨折。
2. 严重移位的鼻软骨复合体骨折。
3. 合并广泛鼻组织撕裂伤。
4. 闭合性复位后留有畸形。

## 禁忌证

1. 脑脊液鼻漏。
2. 陈旧性骨折（4周以上）。

## 区域解剖

1. 金字塔形状的鼻骨复合体，包括与额骨鼻部和上颌骨相连的一对鼻骨。
2. 鼻中隔由以下结构构成：上颌骨鼻嵴和腭骨鼻嵴、筛骨垂直板、犁骨和四边形的软骨。
3. 鼻骨血运丰富，源自颈内动脉（筛前动脉及其分支）及颈外动脉（腭大动脉、上唇动脉、蝶腭动脉、内眦动脉）。
4. 鼻前部出血通常在名为 Little 区或克氏丛的血管复合体（腭大动脉、上唇动脉、蝶腭动脉汇集）。

## 闭合性鼻中隔复位术方法与步骤

1. 根据移位的程度，对患者实施局部、静脉内或全身麻醉。全身麻醉时，对患者行经口腔气管插管，鼻腔、颌面部常规消毒、铺巾。
2. 使用含血管收缩剂的局部麻醉药物沿着鼻底、鼻外侧壁、鼻中隔、鼻甲、鼻根对鼻骨复合体行局部麻醉，并行双侧眶下神经、滑车下神经、滑车上神经阻滞麻醉。
3. 用含羟甲唑啉（或 4% 可卡因）的纱布填塞双侧鼻腔（病例报告 17-1 之图 17-4）。
4. 使用无菌记号笔标记定位内眦韧带（MCT）和中线。
5. 使用 Goldman 剥离子紧贴鼻子外表面，其头端邻近内眦以便确定鼻孔和鼻根（鼻额缝）之间的距离（病例报告 17-1 之图 17-5）。使用器械的指尖置于器械上以便标记距离。将器械插入鼻腔向上、外侧复位移位的鼻骨，同时另一只手的手指在外部使用对抗力辅助鼻骨成形（图 17-1 和病例报告 17-1 之图 17-6）。
6. 使用鼻骨骨折复位钳将鼻中隔复位于上颌骨鼻前棘（病例报告 17-1 之图 17-7）。如果单独使用鼻骨骨折复位钳不能复位鼻中隔，可通过 Killian 或半贯穿切口掀起黏膜软骨膜瓣行鼻中隔成形术。
7. 使用鼻镜再次检查鼻中隔，观察鼻中隔的位置、评价鼻道堵塞情况以及有无血肿形成。如果已行鼻中隔血肿清除术或存在鼻腔黏膜撕裂，可放置 Doyle 夹板以减少术后粘连（病例报告 17-1 之图 17-9）。Doyle 夹板浸渍三联抗生素软膏，放置于鼻腔，用 3-0 缝线缝合于膜性鼻中隔（病例报告 17-1 之图 17-10）。
8. 将无菌纱条置于鼻背（病例报告 17-1 之图 17-11），低温材料热塑形鼻夹板加热、修剪后放置于鼻背（病例报告 17-1 之图 17-12）。

## 鼻中隔切开复位术方法与步骤

1. 使用全身麻醉，患者消毒与铺巾、局部麻醉药物的注射以及鼻内纱布的放置同闭合性鼻中隔复位术。
2. 联合皮肤撕裂伤，使用 Lynch 切口、H 形切口（病例报告 17-2 之图 17-14 和图 17-16）、鼻整形术或鼻中隔成形术切口，暴露鼻骨复合体。

3. 建议尽量少暴露软骨、骨碎片以减少坏死的风险。注意勿使内眦韧带从附着点剥离。

4. 使用微型钛板和螺钉固定移位的骨折碎片（病例报告 17-2 之图 17-14）。骨质撕脱或严重粉碎性骨折时，需行游离颅骨移植或其他自体或异体骨移植重建鼻梁。

5. 用缓慢吸收的缝线将软骨缝合到位。Doyle 夹板可以为粉碎的骨折碎片提供辅助支持。

6. 用可吸收缝线关闭皮肤和鼻内切口。

7. 如果鼻背部有缝线，通常不放置低温材料热塑形鼻夹板，因其干扰伤口护理。

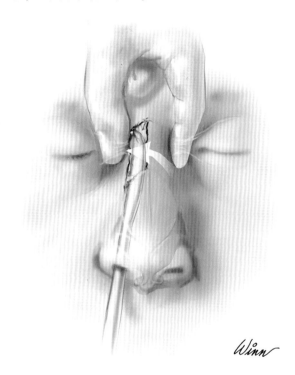

图 17-1　使用骨折复位钳向侧方和上方复位鼻骨骨折

## 术后管理

1. 48h 内，患者头部抬高并在面部放置冰块。

2. 避免擤鼻子、打喷嚏以及剧烈运动，以免术后再次出现鼻腔出血或骨折片移位。

3. 术后应用止痛药、止血药及广谱抗生素。

4. 术后 3~5d 去除鼻腔填塞的碘仿纱条，以免中毒性休克和鼻窦炎的发生。如果必须额外的鼻腔内支持，可以在鼻腔内放置一新纱条。Doyle 夹板可放置数周。外部鼻夹板可于术后 7~10d 拆除。

## 并发症

### 早期并发症

1. **鼻出血**　轻微出血可以将头抬高或外部加压，大量持续性出血需要在鼻内填塞纱条。

2. **鼻中隔血肿**　即刻引流血肿，并在鼻内填塞纱条，对防止软骨坏死、鼻中隔穿孔、鞍鼻畸形，均十分关键。

3. **鼻泪管损伤**　若水肿消退后几周内泪溢仍未改善，须请眼科会诊。

4. **脑脊液鼻漏**　通常见于筛状板骨折，可选 B₂ 转铁蛋白试验（首选方法）、环形试验或脑脊液葡萄糖分析等诊断方法。

### 后期并发症

1. **鼻畸形、鼻中隔畸形或鞍鼻畸形**　需要二次鼻整形术解决。

2. **鼻腔堵塞**　因鼻中隔偏斜导致，可以使用鼻中隔成形术解决。

3. **鼻中隔穿孔**　通常由鼻中隔血肿导致，治疗方法包括局部皮瓣推进修复。

4. **鼻腔粘连**　鼻腔粘连由黏膜损伤形成的瘢痕导致，通常发生于鼻甲和鼻中隔之间。鼻腔粘连导致鼻腔堵塞，需要二次松解手术治疗。

### 要点

1. 行全面的临床学和影像学检查以确定有无筛状板骨折、鼻中隔血肿、脑脊液鼻漏。

2. 如果存在面部广泛水肿，需要延迟 5~7d 直到水肿大部分消退。

3. 大多数鼻腔出血可通过填塞前鼻纱条有效治疗。用 4 英寸（非法定计量单位，1 英寸 = 2.54cm）的凡士林碘仿纱条从鼻底呈叠层填塞放置。此外，市售纱条如 Merocel（Medtronic, Jacksonville, FL, USA）或快鼻（Arthro Care ENT, Austin, TX, USA）可作为鼻塞用于鼻前部的止血。在鼻前部填塞未能止血的情况下，要考虑后鼻道出血的可能。用抗生素软膏润滑儿童 Foley 导管，然后将其置入鼻孔，并向后方插入直至其可见于咽腔后部。用 7~10mL 生理盐水注入导管气囊，然后将其牵拉至鼻咽部，并邻近鼻孔以止血钳钳夹紧密。为了防止鼻翼坏死，鼻孔垫以纱布。鼻腔前部可填塞碘仿纱条或其他市售纱条。或者，鼻腔通道可以放入一个 Epistat 鼻导管（Medtronic）（图 17-2），可加压处理前鼻出血、后鼻出血或者二者同时存在的情况。对于治疗困难的持续性鼻腔出血，需要介入治疗以栓塞相关血管。

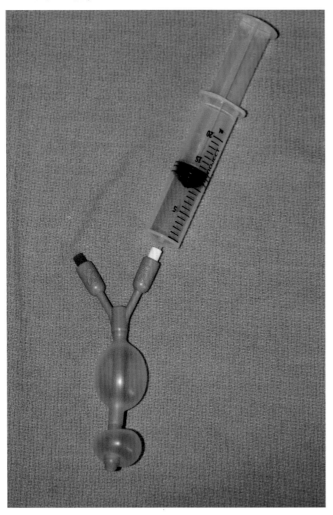

图 17-2　Epistat 鼻导管能对前、后鼻腔施压以控制出血

**病例报告**

**病例报告 17-1**　患者，女，58 岁。因高空坠落导致鼻骨严重移位骨折。鼻镜检查发现患者存在一大的鼻中隔血肿和严重鼻中隔歪斜。在急诊室，立即清除血肿，并以浸渍抗生素软膏的 1/4 英寸纱布条行鼻腔填塞。患者被送往手术室行鼻中隔和鼻骨骨折闭合性复位术（图 17-3~图 17-12）。

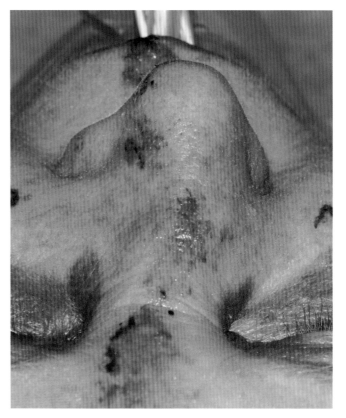

图 17-3　严重的鼻和鼻中隔畸形

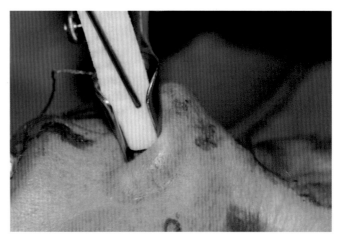

图 17-4　将羟甲唑啉垫放置于鼻腔内止血

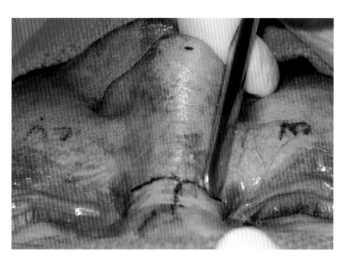

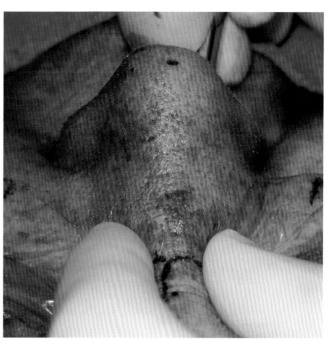

图 17-5　在中线和内眦韧带（MCT）做标记，用 Goldman 剥离子估量鼻孔至 MCT 的距离

图 17-6　用 Goldman 剥离子复位移位的鼻骨骨折片，另一只手在外部使用对抗力辅助鼻骨成形

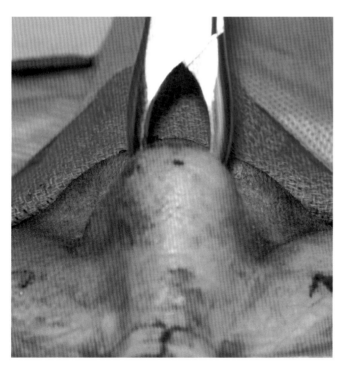

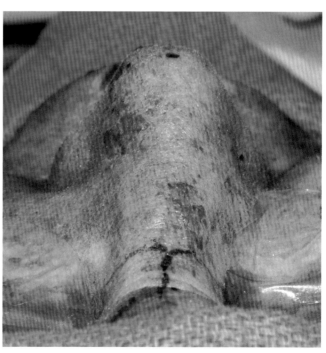

图 17-7　鼻骨骨折复位钳复位鼻中隔骨折和定位鼻中隔中线

图 17-8　骨折复位后观：鼻尖、鼻中隔和鼻骨均位于中线

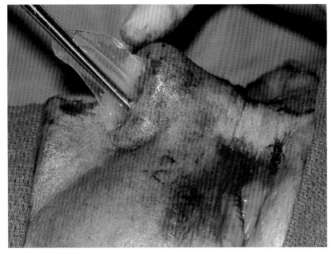

图 17-9　浸渍抗生素软膏的 Doyle 夹板放置于鼻腔

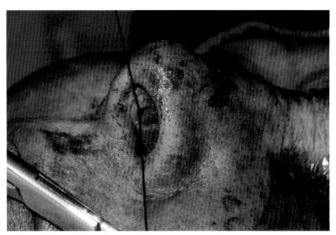

图 17-10　Doyle 夹板以丝线缝合固定于膜性鼻中隔

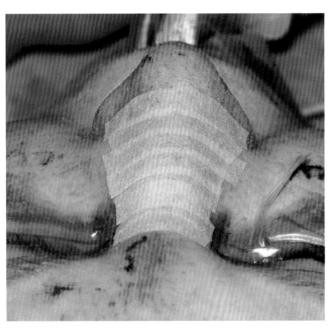

图 17-11　无菌纱条放置于鼻背部

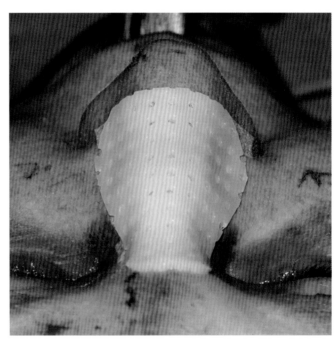

图 17-12　低温材料热塑形夹板就位

**病例报告 17-2**　患者，男，41 岁。因遭受袭击导致严重面中部骨折。因严重的损伤和面部水肿，10d 水肿渐渐消退后患者被送往手术室。使用 H 形切口入路显露鼻骨复合体，并应用小型钛板和螺钉（图 17-13~图 17-16）。

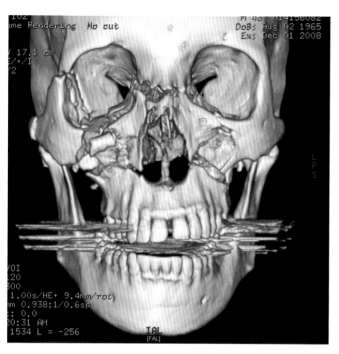

图 17-13　CT 三维重建显示：面中部和鼻骨粉碎性骨折

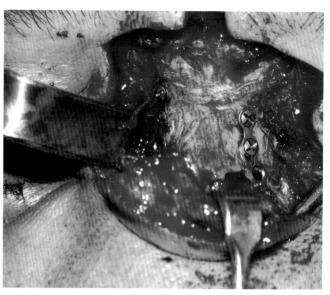

图 17-14　H 形切口入路显露鼻骨粉碎性骨折

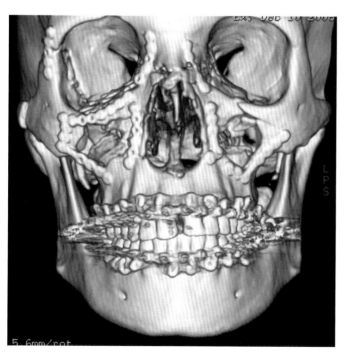

图 17-15　术后 CT 三维重建显示：鼻骨粉碎性骨折和相关面部骨折已复位

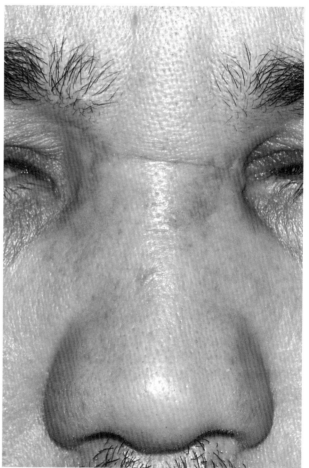

图 17-16　H 形切口术后 10 周外观

**参考文献**

Bartkiw, T. P., Pynn, B. R. and Brown, D. H., 1995. Diagnosis and management of nasal fractures. *International Journal of Trauma Nursing*, 1(1), 11-18.

Fattahi, T., Steinberg, B., Fernandes, R., Mohan, M. and Reitter, E., 2006. Repair of nasal complex fractures and the need forsecondary septo-rhinoplasty. *Journal of Oral and Maxillofacial Surgery*, 64(12), 1785-9.

Indresano, T., 2005. Nasal fractures. In: R. Fonseca, ed. *Oral andmaxillofacial trauma*. Vol. 2. 3rd ed. St. Louis, MO: Elsevier Saunders. Pp. 737-50.

Kucik, C. J. and Clenney, T., 2005. Management of epistaxis. *American Family Physician*, 71(2), 305-11.

Mondin, V., Rinaldo, A. and Ferlito, A., 2005. Management ofnasal bone fractures. *American Journal of Otolaryngology*, 26(3),181-5.

Powers, M. P., 2005. Management of soft tissue injuries. In: R. Fonseca, ed. *Oral and maxillofacial trauma*. Vol. 2. 3rd ed. St. Louis MO: Elsevier Saunders. Pp. 791-800.

Ziccardi, V. B. and Braidy, H., 2009. Management of nasal fractures. *Oral and Maxillofacial Surgery Clinics of North America*, 221(2), 203-8, vi.

（刘磐　彭利伟　译）

# 第 18 章　额窦骨折

通过封闭非功能性的鼻额管（NFDs）和重建额骨前部骨板解剖可矫治额窦骨折外观和功能缺陷。去除额窦内呼吸黏膜可使黏液囊肿和脓性囊肿形成最小化。可通过颅骨切开和颅腔化术将移位的额窦后部骨板骨折碎片去除。

## 额窦消除术适应证

1. 前部骨板移位明显。
2. 明显的前部骨板粉碎性骨折。
3. 额窦内有异物、感染灶。
4. 鼻额导管的潜在性损伤。
5. 外观畸形。

## 额窦成形术适应证

1. 后部骨板移位明显。
2. 明显的前部骨板粉碎性骨折。
3. 贯通伤。
4. 颅前窝异物。
5. 硬脑膜撕裂合并脑脊液漏。

## 额窦前部骨板骨折手术禁忌证

1. CT扫描检查未见明显的鼻额导管损伤，外形缺陷较小。
2. 患者病情不稳定。

## 额窦后部骨板骨折手术禁忌证

1. 后部骨板骨折未见明显移位。
2. 患者病情不稳定。

## 区域解剖

额窦在6岁时开始发育，12~16岁发育完成。额窦底部内侧由筛骨构成，外侧由眼眶顶部构成。整个额窦内衬假复层纤毛柱状上皮。纤毛向后及由内向外摆动，推动黏液进入NFDs，在筛漏斗前、中鼻道下方流出。

## 冠状切口层次

1. 皮肤。
2. 皮下结缔组织。
3. 帽状腱膜。
4. 腱膜下疏松结缔组织。
5. 颅骨骨膜。

## 额窦前部骨板骨折手术方法与步骤

1. 患者处于30°反向特伦伯氏位，头部置于头枕内，并呈15°~20°伸展。头皮常规消毒、铺巾。
2. 使用三联抗生素软膏和梳子在患者发际线后约5cm范围内预留一水平区域，或者也可在设计的冠状切口范围内剃除头发。若为秃顶男性患者，切口应尽量向后以减少瘢痕（图18-4，本章引用的所有图片均见于病例报告）。
3. 使用含有肾上腺素的局部麻醉药物沿手术切口线注射到腱膜下疏松结缔组织内，使腱膜下组织肿胀，有利于进一步止血并使腱膜下组织与其下方的颅骨骨膜易于分离（图18-6）。
4. 从一侧耳前区到对侧耳前区设计一个扇形的冠状切口（图18-4）。切口向下方延伸的长度取决于需要暴露的范围。欲显露额部、眶上区时，将切口下端限制在耳轮水平即可；欲显露颧弓，则需将耳前切口延伸至耳垂水平（图18-5）。
5. 可以使用头皮夹或针状电极控制头皮出血。
6. 在腱膜下疏松结缔组织与颅骨外膜之间掀开冠状瓣（图18-7）。颞部、耳前的解剖平面位于颞肌筋膜浅面（图18-8）。冠状瓣设计及掀起过程中应小心保护颅骨骨膜附着，以便应用带蒂含血管的颅骨骨膜瓣（图18-18）。
7. 移除额窦前部骨板，以更充分显露额窦。额窦的周缘可以仪器（图18-10）或光导纤维识别（图18-9、图

157

18-31、图 18-32）。额窦前部骨板的移除可使用骨锯、骨钻（图 18-11）、骨凿或咬骨钳。在完成额窦探查或消除后，常使用骨锯和骨钻以使移除的骨折断片解剖复位。

8. 一旦额窦前部骨板所有骨断片移除后，即对 NFDs 损伤和通畅情况予以评估。NFDs 的通畅与否可通过在额窦内放置无菌介质（丙泊酚、亚甲蓝或无菌水），并观察鼻腔或口咽后部的引流情况来确定。NFDs 通畅的额窦可通过区域解剖重建前部骨板来修复。如果疑有 NFDs 损伤，可用刮匙和（或）牙科手机去除 NFDs 内或整个额窦内的骨性间隔和黏膜（图 18-13~图 18-17）。

9. 使用颞肌和纤维蛋白黏合剂封闭 NFDs（图 18-20、图 18-21），并将带蒂颅骨骨膜瓣置于额窦内（图 18-22）。颅骨骨膜瓣未能完全填满额窦缺损时，可用腹部脂肪（图 18-23）或合成填料填补额窦缺损。

10. 根据额窦前部骨板骨折的粉碎程度，可将其原断片重新复位，并行坚固固定，或选择钛网固定（图 18-24、图 18-25）。

11. 冠状切口分为 3 层缝合：2-0 薇乔线间断对位、缝合帽状腱膜，3-0 薇乔线对位、缝合皮下组织，3-0 尼龙缝线或装订对位关闭皮肤层。如果耳前切口需延长，则其皮下组织层以 4-0 单乔线缝合，皮肤层以 5-0 普通肠线缝合（图 18-26）。

12. 切口表面涂以薄层的三联抗生素软膏，敷贴覆盖切口，再以敷料轻压。引流口通常不需完全关闭。

## 额窦后部骨板骨折外科手术

1. 按照额窦后部骨板骨折手术前 6 个步骤操作。建议使用三钢钉头颅固定器固定头部以防止颅骨切开术中头部移动。

2. 使用穿孔钻和开颅器行前颅骨切开术（图 18-33），移除额窦前、后部骨板，为颅前窝提供足够的视野。注意不要穿透额骨盲孔后方的上矢状窦。

3. 使用头部圆钝的 Penfield 挺子将硬脑膜从颅骨上分离，掀起及移除切开的颅骨片（图 18-34）。对于非粉碎性骨折，移除整个额窦前、后部骨板。对于骨板粉碎性骨折，移除骨折断片，充分显露颅前窝术野。

4. 去除额窦后部骨板上所有的呼吸黏膜及间隔（图 18-35）。

5. 移除额窦后部骨板以便向前疝出的额叶进入额窦（颅腔化）。

6. 检查颅前窝，然后行适当的神经外科干预治疗。去除骨折碎片和异物，检查硬脑膜有无撕裂，必要时需进行修复（图 18-36）。如果前额硬脑膜裂开，因硬脑膜很薄且额叶下的操作空间受限，直接严密修补可能非常困难。为了尽可能减少术后经由筛板形成的脑脊液漏，可使用帽状腱膜带蒂旋转皮瓣（或辅加一层硬脑膜替代物，如胶原基质或硬脑膜补片）插入硬脑膜和筛板之间。

7. 去除 NFDs 内呼吸黏膜，并使其闭塞。

8. 如额窦前部骨板断片够大，则将其解剖复位（图 18-37）。根据损伤的严重程度、额窦前部骨板断片的复位可能性、是否需重建前颅骨的外形缺损，可放置强化钛网（图 18-38）或定制植入物。

9. 操作同额窦前部骨板骨折的外科手术第 11、12 步。

## 术后管理

1. 根据情况静脉注射止痛剂和抗吐药。

2. 短期静脉注射类固醇。

3. 根据伤口污染的程度和术后一系列的检查使用抗生素。

4. 切口小心护理，并使用 5~7d 的三联抗生素软膏。

5. 术后 48~72h 拆除引流和加压敷料。

6. 术后 6 个月、12 个月、24 个月、5 年、10 年随访并复查 CT 确定有无黏液囊肿、脓性囊肿、脓肿和骨髓炎形成。

## 额窦骨折并发症

1. **脑脊液鼻漏**　由额窦后部骨板骨折或合并筛板骨折导致。脑脊液鼻漏可以通过 $B_2$ 转铁蛋白试验（最精确）、环形试验和鼻腔分泌物的葡萄糖浓度试验来确定。

2. **神经系统疾病**　来源于下方的额叶和相关结构的损伤。

3. **脑膜炎**　可能由脑脊液漏或 NFDs 的创伤性堵塞发展而来。

4. **骨髓炎**　可能由手术导致，最常见来源于最初受伤时非手术治疗导致的额窦长期感染。

5. **黏液囊肿和脓性囊肿**　黏液囊肿是额窦骨折手术治疗或非手术治疗最常见的慢性并发症。治疗方法包括：额窦探查术、黏液囊肿、脓性囊肿及其周围累及骨质的刮治术或切除术。

6. **脑脓肿**。

7. **海绵窦血栓形成**。

8. **嗅觉消失**　因筛板受损导致。

9. **慢性头痛**。

10. **外观缺损和轮廓畸形**　可通过额窦前部骨板非粉碎性骨折的解剖复位或使用钛网矫治。术后缺损的治疗包括应用骨移植、定制植入物和填充物。

## 要点

1. 额窦手术的目标是建立一个安全的窦腔。当 NFDs 损伤和（或）闭塞时，为了尽可能减少黏液腺囊肿和脓囊肿的形成，必须去除所有的呼吸黏膜。

2. 必须评估 NFDs，并确定其通畅情况。可将血管导管置入 NFDs 内，并注入无菌液体介质（如异丙酚、生理盐水、无菌婴儿牛奶、亚甲蓝或荧光素等），观察液体从中鼻道下方流入鼻腔或口咽后部液体聚集情况。

3. 无 NFDs 损伤、无移位的额窦骨折患者可通过非手术治疗。

4. 合并 NFDs 损伤的额窦前部骨板骨折须行额窦探查术，去除额窦内呼吸道黏膜，填塞额窦和 NFDs，重建额窦前部骨板（额窦填塞术）。

5. 合并 NFDs 损伤的额窦后部骨板骨折须行额窦及前颅窝探查，去除额窦内所有呼吸道黏膜，填塞额窦和 NFDs，重建额窦前部骨板（额窦成形术）。

6. 颅腔化术需要通过常规的颅骨切开术去除整个额窦后部骨板，使额叶向前突入额窦。

7. 在颅腔化术的所有操作程序中都要封闭 NFDs，以防止鼻腔内污染物进入颅前窝。当额窦后部骨板完整且 NFDs 通畅，没有必要填塞额窦或封闭 NFDs。

8. 建议使用腹部脂肪移植时，从腹部左下象限切取。因为右上象限切口瘢痕会被误认为胆囊切除术所致，而右下象限切口瘢痕会被误认为阑尾切除术所致。

## 病例报告

**病例报告 18-1**　填塞术（额窦前部骨板骨折）。患者，男，28 岁。因所乘四轮越野车翻转导致面部多发骨折，包括额窦前部骨板骨折、Le Fort Ⅲ 型骨折、Le Fort Ⅱ 型骨折、Le Fort Ⅰ 骨折、双侧眶底及颧上颌复合体骨折。头部、颌面部 CT 检查没有颅内损伤、额窦后部骨板受损的指征，也没有明显的 NFDs 损伤的影像学证据。患者被送往手术室并行颏下气管插管。通过冠状切口向下延伸至耳垂、眼睑下缘切口入路、口内切口入路显露面部骨折区。NFDs 的通畅情况在术中进行了评定，即将无菌异丙酚放置于额窦内，并未能从鼻腔内引流出。修复面部相关骨折、填塞额窦、封闭 NFDs，将额窦外部骨板复位至解剖与美观均兼顾的位置（图 18-1～图 18-27）。

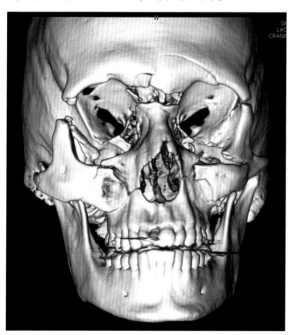

图 18-1　三维重建 CT 显示：额窦骨折合并相关面部骨折

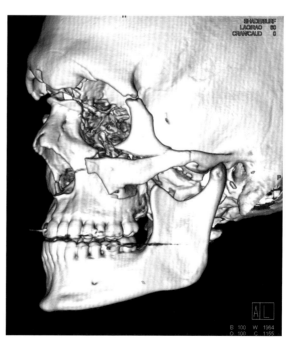

图 18-2　侧方三维重建 CT 显示：额窦骨折移位、严重粉碎性骨折碎片（内含 NFDs）

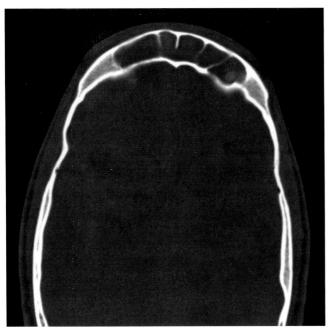

图18-3　CT轴位扫描显示：额窦后部骨板完整，无颅内损伤、额窦积液，并见多个窦间隔

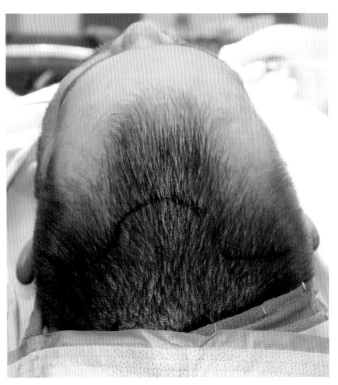

图18-4　在发际线后沿预设计的冠状切口位置做一扇形标记

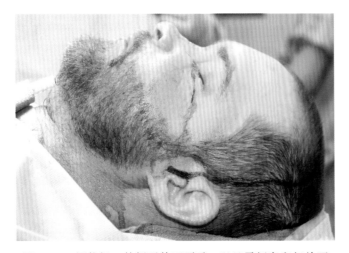

图18-5　冠状切口外侧延伸至耳垂，以显露额窦和相关面部骨折处

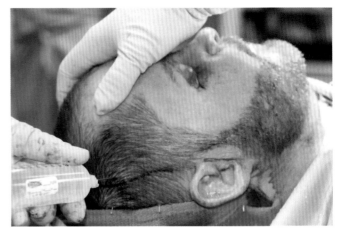

图18-6　将含有肾上腺素的局部麻醉药物沿手术切口线注射到帽状腱膜下疏松结缔组织，以助止血并使腱膜下组织与与其下方的颅骨骨膜易于分离

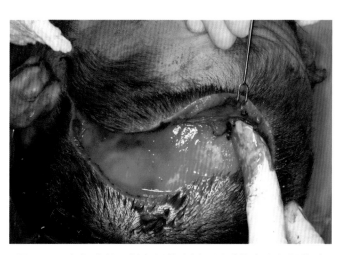

图 18-7　轻轻牵拉、掀起冠状皮瓣，用手指在疏松帽状腱膜下组织平面内分离。保持颅骨骨膜附着以制作成为额窦衬里的血管化的组织瓣

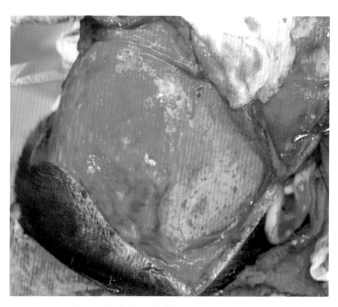

图 18-8　在颞肌筋膜浅面向外侧掀起冠状皮瓣

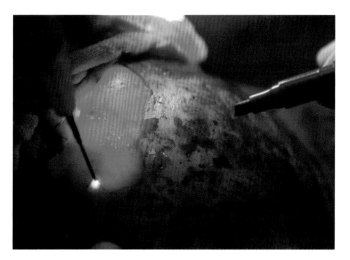

图 18-9　用无菌光源行额窦照明；用无菌记号笔或电刀标记额窦边缘

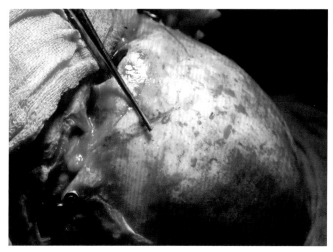

图 18-10　使用一对传感器确定额窦的面积。但对于额窦有间隔的患者，使用这种方法是无效的

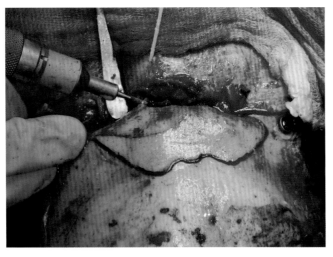

图 18-11　用带有冲洗液的裂钻行额窦前部骨板外周截骨。需要宽广的手术视野以便暴露 NFDs 和整个额窦

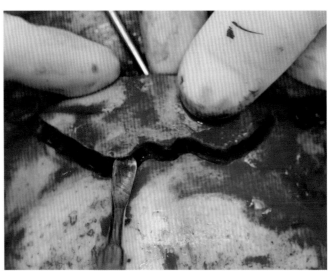

图 18-12　小心掀起额窦前部骨板以尽量减少对其损坏的可能

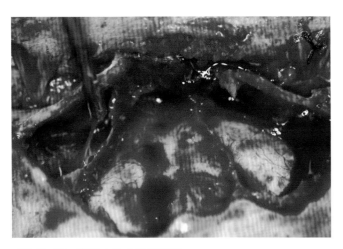

图 18-13　额窦内的骨隔和黏膜

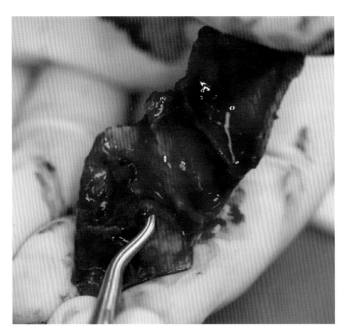

图 18-14　使用刮匙（见上）或含有冲洗液的骨钻将被移去的额窦前部骨板底面的黏膜和骨隔去除

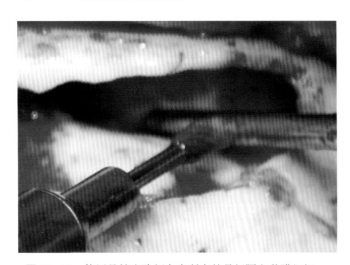

图 18-15　使用骨钻去除额窦内所有的骨间隔和黏膜组织

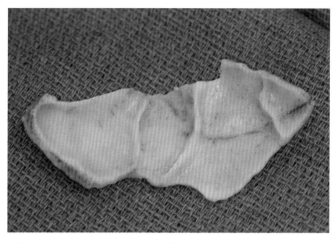

图 18-16　所有黏膜已从额窦前部骨板底面去除

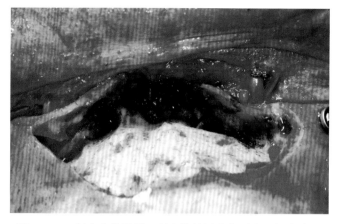

图 18-17　额窦充分暴露，所有的外围边缘露出，额窦内和 NFDs 内的所有黏膜已去除，所有骨隔也被消除

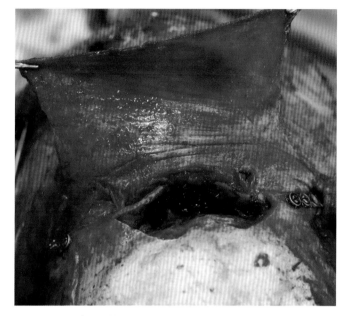

图 18-18　保护并掀起颅骨骨膜瓣，作额窦衬里

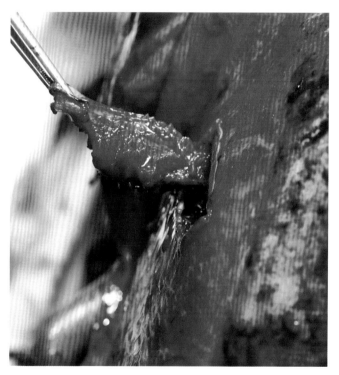

图 18-19　制备小块颞肌

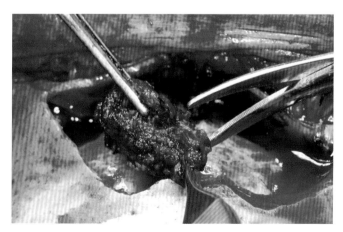

图 18-20　切断颞肌并用于封闭 NFDs

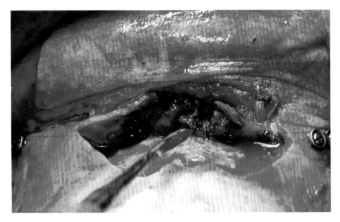

图 18-21　使用纤维蛋白黏合剂和颞肌封闭损伤的 NFDs

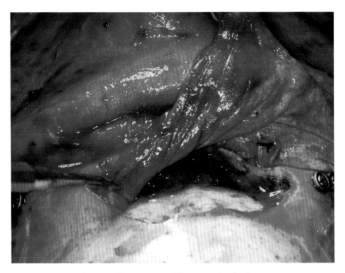

图 18-22　修剪带蒂颅骨骨膜瓣并置于额窦内

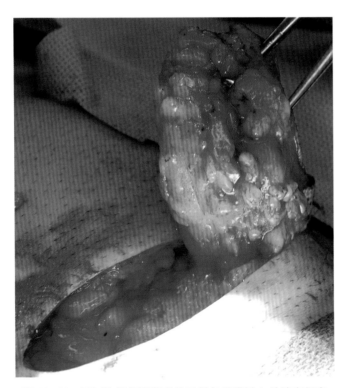

图 18-23　可切取腹部脂肪覆盖于颅骨骨膜瓣上并填塞额窦的大型缺损

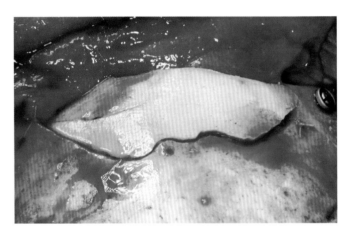

图 18-24　额窦前部骨板断片解剖复位

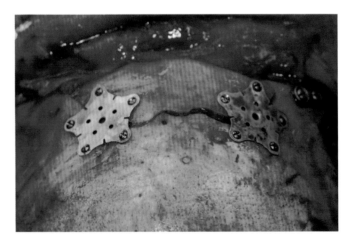

图 18-25　使用两块小型微钻孔钛网固定额窦前部骨板断片。对于大型缺损，可以使用重建钛网

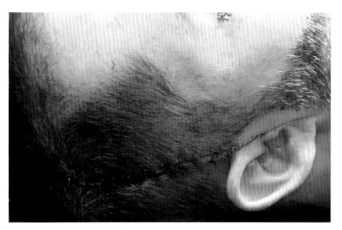

图 18-26　缝合所有深层组织后，使用薇乔线或装订对位缝合头皮。使用 5-0 普通肠线对位缝合皮肤

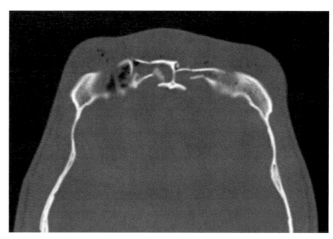

图 18-28　CT 轴位扫描显示：额窦前、后部骨板粉碎性骨折

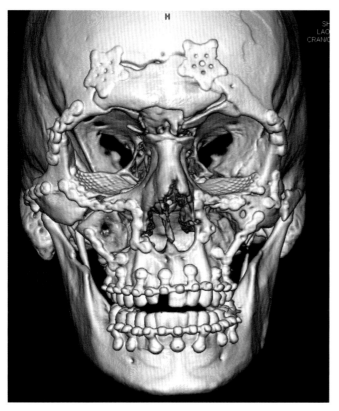

图 18-27　术后三维 CT 显示：额窦前部骨板已解剖复位，相关骨折被修复

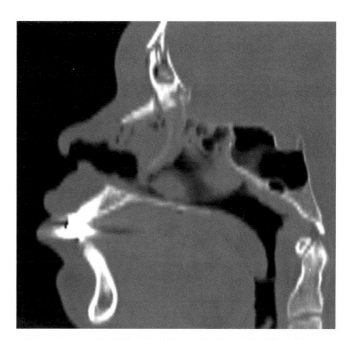

图 18-29　CT 矢状位扫描显示：额窦前、后部骨板骨折

**病例报告 18-2**　颅腔化术（涉及额窦后部骨板）。患者，男，42 岁。因机动车事故导致额窦前、后部骨板粉碎性骨折并伴有后部骨板移位、脑脊液鼻漏和 NFDs 损伤（图 18-28 ~图 18-38）。

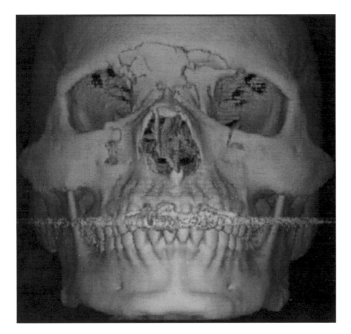

图 18-30　三维 CT 显示：额窦前部骨板粉碎性骨折合并鼻-眶-筛骨折

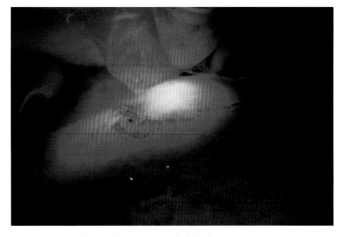

图 18-31　光导纤维光源用于确定额窦面积

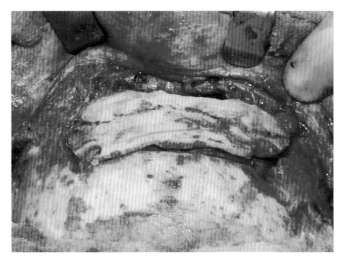

图 18-33　实施前颅骨切开术

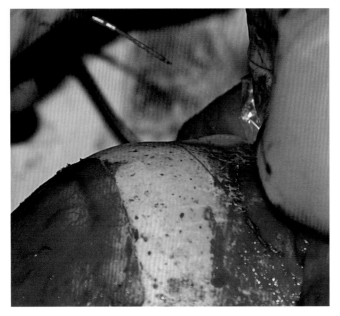

图 18-32　前颅骨切开术前用针状电极标记出额窦边缘

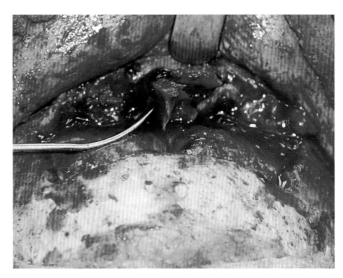

图 18-34　移除额窦前、后骨板，暴露下方的额叶。注意筛板已离断

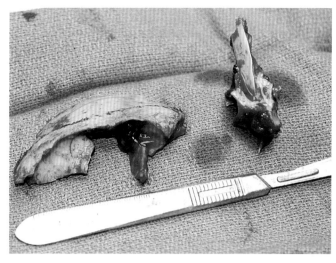

图 18-35　将整个颅骨切开骨段腔向外放置，去除所有呼吸黏膜和骨隔，重建前部骨板

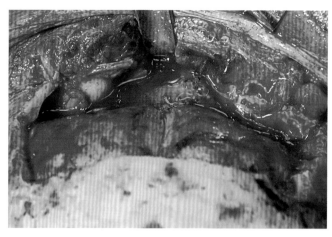

图 18-36　检查硬脑膜有无撕裂，从额窦内去除呼吸黏膜，复位鼻-眶-筛骨，用颞肌和纤维蛋白黏合剂封闭 NFDs

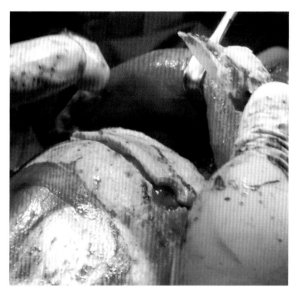

图 18-37　颅腔化术后重新复位额窦前部骨板

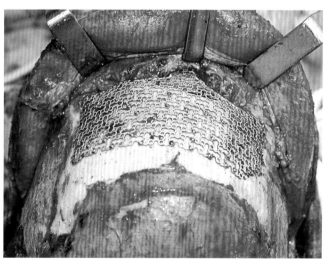

图 18-38　放置钛网加固额窦前部骨板

**参考文献**

Bell, R. B., Dierks, E. J., Brar, P., Potter, J. K. and Potter, B. E., 2007. A protocol for the management of frontal sinus fractures emphasizing sinus preservation. *Journal of Oral and Maxillofacial Surgery*, 65, 825.

Gonty, A. A., Marciani, R. D. and Adornato, D. C., 1999. Management of frontal sinus fractures: a review of 33 cases. *Journal of Oral and Maxillofacial Surgery*, 57, 372.

Sivori, L. A., de Leeuw, R., Morgan, I. and Cunningham, L. I., 2010. Complications of frontal sinus fractures with emphasison chronic craniofacial pain and its treatment: a review of 43 cases. *Journal of Oral and Maxillofacial Surgery*, 68, 2041.

Tiwari, P., Higuera, S., Thronton, J. and Hollier, L. H., 2005. The management of frontal sinus fractures. *Journal of Oral and Maxillofacial Surgery*, 63, 1354.

（刘　磐　彭利伟　译）

# 第19章　全面部及鼻-眶-筛骨折

全面部及鼻-眶-筛（NOE）骨折须进行复位，重建面部软、硬组织损伤，以便面部外形、对称性和功能的早期、全面恢复。

## 全面部及 NOE 骨折复位适应证

1. 不稳定骨折、血肿扩大和异物吸入等需建立安全气道时。
2. 大面积的软组织损伤需清创缝合时。
3. 面部损伤致大量失血。
4. 大的开放、污染的复合伤。
5. 伴有全身性损伤，需由另一外科亚专业立即实施手术干预。
6. 恢复伤前面部外观和功能。
7. 预防潜在的美学和功能缺陷。

## 禁忌证

1. 患者伴有严重的全身系统创伤，不适宜行骨折切开复位内固定术（ORIF）。
2. 身体状况不稳定的患者，需要纠正失血、电解质紊乱和营养缺失。
3. 严重的面部水肿患者，可干扰准确的临床评估，使面部解剖及外科手术标志变得模糊不清，从而造成外科手术难度增加。
4. 伴有颅脑损伤的患者，其颅内压升高 > 15mmHg 时。

## 区域解剖

面部的骨骼通过一系列的横向和垂直向支柱获得支持和稳定。面部支柱结构代表骨质厚实的区域，它们支撑周边较薄的面部骨骼，承受咀嚼力，并保护着重要结构。面部宽度、高度和凸度的恢复是通过恢复和重建面部支柱来实现的。

## 横向（水平）面部支柱

1. **面上部横向支柱（额杆）**　额骨的眶板和筛骨筛板。

2. **面中部横向支柱**　颞骨、颧弓、眶下缘和眶底、上颌骨额突以及鼻骨。横跨颞颧、颧上颌与鼻额缝。
3. **面下部横向支柱**　硬腭及上颌牙槽嵴。
4. **下颌骨上部横向支柱**　下颌牙槽嵴。
5. **下颌骨下部横向支柱**　两侧下颌角之间的下颌骨下缘。

## 垂直向面部支柱

1. **中央鼻筛支柱**　筛骨和犁骨。
2. **鼻上颌支柱**　上颌骨额突、鼻骨、鼻根和上颌窦内侧壁以及眼眶。
3. **颧上颌支柱**　上颌磨牙后区垂直经由颧上颌缝、颧骨体和眶外侧壁进入额骨。
4. **翼上颌支柱**　蝶骨翼突、上颌窦后外侧和后内侧壁。
5. **下颌后部支柱**　下颌支和髁突。

图 19-1 显示了面骨的横向及垂直支柱。

**鼻-眶-筛（NOE）复合体**　常分为两部分：眶间隔和眶内侧壁。

a. 眶间隔：两筛骨迷路，上、中鼻甲，以及筛骨垂直板。
b. 眶内侧壁：向前为泪骨、泪器和筛骨纸样眶板；向后为蝶骨体和内眦韧带。
c. NOE 骨折的体征包括触诊鼻无骨骼支撑、宽而塌陷的鼻根（扁平鼻）、上翘的鼻尖、泪腺功能障碍、内眦区肿胀、外伤性内眦距过宽、睑裂缩短、眼球内陷、眼球异位、脑脊液鼻漏，以及眼睑牵拉试验阳性。

**内眦韧带**　内眦韧带是由纤维带组成，纤维带来源于上、下眼睑的睑板并且嵌入上颌骨额突（前支）和泪骨的后上方（后支）。内眦韧带附着的上述骨断片常被称为中央片段。

**Markowitz NOE 分类系统**　根据中央片段和相关内眦韧带附着的断裂方式进行分类。

**Markowitz I 型**　大中央片断，不伴有内眦韧带撕脱。

**Markowitz II 型**　中央片段呈粉碎性，不伴有内眦韧带撕脱。

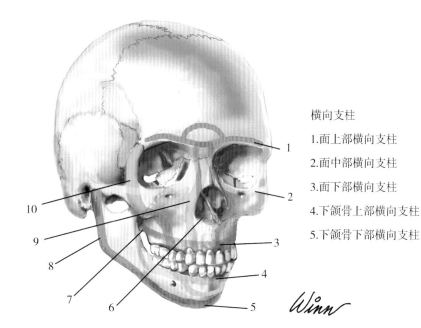

垂直支柱
10.颧上颌支柱
9.鼻上颌支柱
8.下颌后部支柱
7.翼上颌支柱
6.中央鼻筛支柱

横向支柱
1.面上部横向支柱
2.面中部横向支柱
3.面下部横向支柱
4.下颌骨上部横向支柱
5.下颌骨下部横向支柱

图 19-1　面骨的横向及垂直支柱

**Markowitz Ⅲ 型**　中央片段呈粉碎性，伴有内眦韧带撕脱。

### 全面部骨折和 NOE 复位方法与步骤

1. 患者于手术台上取仰卧位，颈椎（如受累）需固定并且需保持气道通畅。

2. 角膜防护上涂抹 LacriLube 软膏后覆盖于角膜上。

3. 将患者的咽腔分泌物吸引干净后，将打湿的显影线纱布放置于口咽后部内作为咽腔填塞纱包。

4. 使用 0.12% 口腔内氯己定漱口剂和牙刷清洁患者口腔。仔细彻底地擦洗牙齿、牙龈和舌。

5. 患者常规消毒、铺巾，保证所有相关结构及正常的相邻解剖部位充分暴露。

6. 标记所有设计好的切口部位，随后于术区注射含血管收缩剂的局部麻醉药物。

7. 撕脱和污染的软组织损伤需要彻底的冲洗和清创，以清除所有的异物和碎片。通常采用脉冲式冲洗的方法。评估软组织损伤能否作为外科手术的入路。

8. 安放上、下颌牙弓夹板，以便重建创伤前的咬合关系并且充当下颌骨及面部骨折修复的稳定基础。

9. 如果有下颌骨骨折，应首先注意基于患者咬合关系及已知解剖标志进行下颌骨骨折复位术。下颌骨骨折采用标准的口内或口外切口暴露术野、复位及内固定（病例报告 19-1 之图 19-5）。双侧髁突下骨折的病例，至少切开一侧髁突术区，复位并行坚固固定，以建立合适的垂直高度（病例报告 19-1 之图 19-4）。

10. 一旦下颌骨骨折修复完毕，即进行面中部骨折手术。

11. 其余骨折术区的显露采用联合入路，也可利用现有伤口，具体方法已在前面的章节中详述。

12. NOE 骨折通过重建鼻上颌垂直支柱及上、中面部水平支柱来复位和固定。通常情况下，需行颅骨和鼻小柱支撑移植，并同时对内眦韧带重新悬吊。

13. Markowitz Ⅰ 型和轻度的 Markowitz Ⅱ 型骨折可通过接骨板复位中央片段的方式来修复。Markowitz Ⅲ 型和严重粉碎的 Markowitz Ⅱ 型骨折可通过联合应用接骨板和穿鼻结扎来修复，以复位移位或撕脱的内眦韧带。

14. 确认撕脱的内眦韧带或包含内眦韧带的小骨段（中央片段）。对于单侧 Markowitz Ⅱ/Ⅲ 型骨折，用 28 号或 30 号金属丝（带或不带倒钩）穿过内眦韧带或中央片段两次。使用骨锥或脊髓穿刺针将金属丝穿过鼻腔后上方到达泪骨。将一小固定板（锚定板）沿眶内侧壁或重建的鼻根固定在对侧坚硬骨质内。将金属丝拴结在固定板（锚定板）上以恢复眼角间距。对于双侧 Markowitz Ⅱ/Ⅲ 型骨折，利用穿鼻金属丝缝合双侧内眦韧带或中央片段并将其固定在锚定板上以纠正眼角间距。对于上述任一情况，均可以进行轻度过矫正。

15. 所有面部骨折复位、固定后，将颌间固定（MMF）松开，并且做咬合关系检查以确保有足够的稳定性。如果患者咬合关系不理想，需重新进行颌间固定、重新评估面部骨折，并进行调整。

16. 使用大量生理盐水冲洗所有切口并缝合关闭。大面积、撕脱性软组织损伤可能需要清创并使用局部或区域皮瓣予以关闭。

17. 手术操作完毕后，吸除患者口、咽分泌物，取出咽腔填塞纱包。通常需使用橡皮圈或不锈钢丝重新进行颌间固定。

18. 去除角膜防护，用平衡盐溶液冲洗眼睛。使用湿润的和干燥的单巾将患者皮肤上的血液及消毒液清除。

19. 使用无菌条和加压敷料。必要时可放置一坚硬的 C 形衣领。

## 术后管理

1. 术后早期进行多学科的管理是必要的。这包括协调所有咨询团队（如创伤、口腔颌面外科、整形外科、耳鼻咽喉科、神经外科、骨科、眼科、住院医生、营养师、物理治疗、职业治疗等）的协作。

2. 术后应尽早行颌面部三维重建 CT 检查，用来评估骨折复位和固定是否适当。应当特别注意 2D 扫描的重要性（轴向位、冠状位和矢状位），因为它可以显示出 3D 图像不能显示出的各层细节。如果涉及额窦，应在术后第 1 年内的 3~6 个月附加颅脑及面部 CT 检查，并且在接下来的 5 年里每年复查 1 次，确保窦腔形成，排除囊肿形成的可能，并对骨折段的稳定性做出准确评估。

3. 术后患者苏醒后即刻于手术室内进行视力检测（如果有条件实施）是必要的，并且以后若需则每天由眼科医生检查。

4. 术后用药包括镇痛药、减充血剂、糖皮质激素和抗生素。三联抗生素软膏可用于各种皮肤伤口。口腔内可用含漱液如 0.12% 葡萄糖酸氯己定（洗必泰）溶液进行消毒。

5. 如果术区放置引流装置，当 24h 内引流量小于 20~30mL 时，即可去除引流装置。

6. 如果合并鼻骨骨折，围手术期填塞的止血纱条可于术后 24~48h 内去除。Doyle 夹板在 7d 后去除。鼻外夹板术后留置在位 1~2 周。

7. 术后 24~48h 放置冰袋有助于减轻组织水肿。

8. 不可吸收缝线于术后 5~7d 从皮肤拆除。皮肤吻合钉在术后 10~14d 拆除。建议患者术后 6 个月内避免阳光直晒并且在创口处涂抹防晒霜或 Kelo-Cote 油膏。

9. 术后至少要在 3 周内实施窦腔预防，以免眶周皮下气肿和（或）口腔上颌窦瘘形成。这就要求患者不能擤鼻涕，并且打喷嚏时要张开嘴，以降低窦腔压力。术后可应用减充血药、羟甲唑啉鼻喷剂和盐水洗鼻喷雾剂以减轻鼻塞症状。

10. 在患者使用 MMF 的情况下，MMF 的持续时间变数较大，取决于几个因素，包括骨折的程度与类型、所用固定类型、患者年龄以及患者的咬合稳定性。牙弓夹板需要使用软毛牙刷及消毒漱口水每日清洁，并注意避免触及口内创口。可以在钢丝表面涂石蜡油的方式来减轻唇黏膜的创伤。

11. 在使用 MMF 的情况下，患者需要管饲饮食直到患者病情稳定、能够耐受全流食为止。这段时间，患者需要维持全流食直至 MMF 拆除。在 MMF 拆除后，或对于不需行 MMF 的病例，患者需进软质、非咀嚼类食物至少 6 周的时间，以最大限度减少面骨愈合过程中所承受的咀嚼力。

12. 在伴有下颌骨骨折的情况下，可用物理治疗预防或处理术后张口受限及颞下颌关节强直，其目标是术后 4 周内患者最大切牙间张口度达到 40mm。

## 并发症

主要针对涉及多个面部区域的全面部及 NOE 骨折的骨质及结构。

## 早期并发症

1. **面后部垂直高度降低** 源于面部垂直支架连续性的缺损及未复位的双侧髁突骨折（通常表现为前牙区开𬌗）。其治疗包括对骨折区行骨切开和（或）正颌外科。

2. **面部宽度增加** 常源于未复位或复位不良的硬腭骨折。也可源自合并下颌骨正中联合部骨折及双侧髁突颈部骨折时未行充分复位或固定。当解剖复位未能达到时，面中部及下颌骨骨折断端可发生扇样张开（伴有或不伴有错𬌗），此时也会造成面部宽度增加。其治疗包括对骨折区行骨切开和（或）正颌外科。

3. **前—后面部凸度降低** 可发生在任何可使面部宽度增加的骨折及 NOE 骨折。其治疗包括对骨折区行骨切开和（或）正颌外科。

4. **创伤性内眦过宽** 正常的内眦间距男性为 33~34mm，女性为 32~33mm，或瞳距为 60~62mm。创伤性内眦过宽早期应给予穿鼻结扎修复，后期应行内眦韧带固定术。

5. 感染与脑脓肿。

6. 脑积水。

7. 脑膜炎

8. 神经功能障碍，包括运动和感觉（麻醉和感觉异常）障碍。

9. 鼻阻塞和（或）畸形。

10. 脑脊液漏。

11. 嗅觉缺失。

12. 失明。

13. 皮下气肿。

14. 血肿。

15. 错拾畸形。

### 后期并发症

1. 创伤后癫痫发作。

2. 额窦黏液囊肿、脓性囊肿。

3. 骨髓炎。

4. 面部轮廓畸形。

5. 慢性头痛和（或）神经功能障碍。

6. 瘢痕。

7. 错位愈合。

8. 骨不连。

9. 复视。

10. 眼球内陷。

11. 睑内翻或外翻。

12. 上睑下垂。

13. 下睑退缩。

14. 泪溢症。

15. 固定材料失败。

16. 颞下颌关节功能紊乱。

17. 颞下颌关节强直。

18. 牙齿问题。

19. 瘘管形成（口腔上颌窦瘘、口鼻瘘或口面瘘）。

### 要点

1. 面部创伤的修复通常遵循从底部到顶部（由下颌骨开始）和由内到外的顺序（先修复深层结构再修复表面结构）。

2. 常要求颈椎的稳定。保持颈椎稳定的措施包括将患者置于 C 形枕内，或是使用三叉式 Mayfield 头夹，或者于两侧颈部放置沙袋固定（最后始选方法）。无论以上哪种技术，颈椎的活动范围应保持最小。

3. 重要的解剖里程碑包括颅颌面骨骼正确的水平和垂直支柱的有关知识。

4. 严重的全面部创伤常伴有全身多系统脏器的严重损伤，因此需要多学科团队的协同治疗。

5. 全面部骨折可以导致面部复合体的增宽，并伴有面部凸度的丧失。重点必须放在面骨的解剖复位和上下牙弓形态的恢复上。

6. 矢状位的腭骨骨折，或伴有双侧髁突颈部骨折的下颌骨正中联合部骨折未能行解剖复位者，面中部及下颌骨都有一种扇样张开并伴错拾畸形的趋势。

7. 创伤性内眦过宽、内眦间距大于 40mm 是 NOE 骨折几近确诊的特征。创伤性内眦过宽源于内眦韧带或其附着点——中央片断的断离。

8. 对于移位的 NOE 骨折，包括因过小而无法用钛板固定的中央片段（某些 Markowitz Ⅱ型骨折），以及对于伴有内眦韧带附着完全撕脱的严重粉碎的中央片段（Markowitz Ⅲ型骨折），穿鼻结扎是必需的。

9. NOE 骨折修复的目标包括所有骨折的解剖复位、创伤性内眦过宽的矫正、获得鼻中隔的面部中线位置、鼻背畸形的重建（颅骨和鼻小柱支架移植）、下外侧软骨的解剖定位，以及眼球内陷、眼球错位和泪腺功能障碍的矫正。

10. 外侧面中部宽度及凸度的恢复取决于颧骨复合体的解剖复位，同时颧蝶缝的复位至关重要。

### 病例报告

**病例报告 19-1** 患者，男，40 岁。因高速公路车祸前往急诊科就诊。到达医院后，由于患者出现上呼吸道梗阻而行紧急环甲膜切开术。待患者病情平稳后，行 CT 扫描检查显示波及除额骨外的所有面部骨骼的全面部骨折。骨折包括 NOE Ⅰ型骨折、Le fort Ⅱ型骨折、双侧颧上颌复合体（ZMC）骨折、双侧眶下缘和眶底骨折、正中腭骨骨折、双侧髁突高位骨折和下颌正中联合部骨折。除广泛的面部创伤外，患者颈椎骨折并行 C 形衣领固定。随着患者气道开放及颈椎骨折的固定，患者被推入手术室，原紧急环甲膜切开术转为开放式气管切开术。面部骨折按由底部到顶部及由内而外的顺序进行复位及固定（图19-2~图 19-14）。

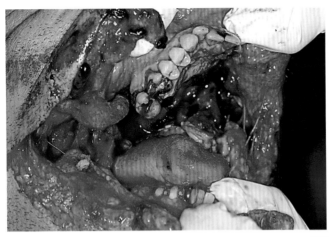

图 19-2　患者表现为广泛的面部硬、软组织损伤

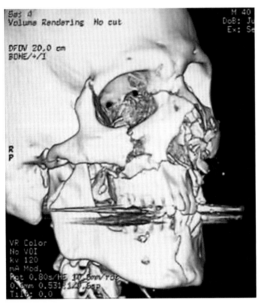
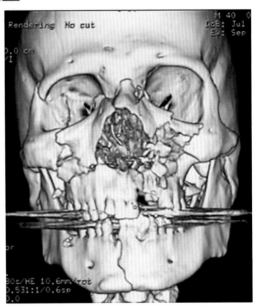
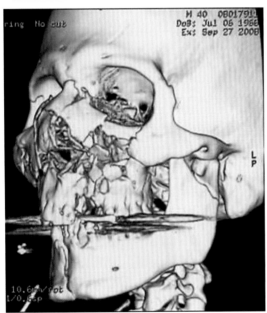
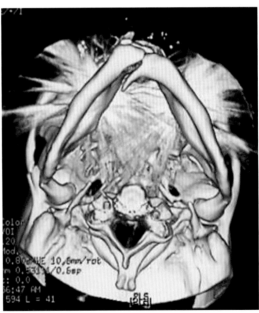

图 19-3　选择术前面部三维重建 CT 扫描显示：双侧髁突骨折、下颌骨前部骨折、Le Fort Ⅱ型骨折、双侧颧上颌复合体骨折、鼻骨粉碎性骨折、双侧眶下缘及眶底骨折、腭骨骨折、双侧上颌窦壁粉碎性骨折，以及 NOE Ⅰ型骨折

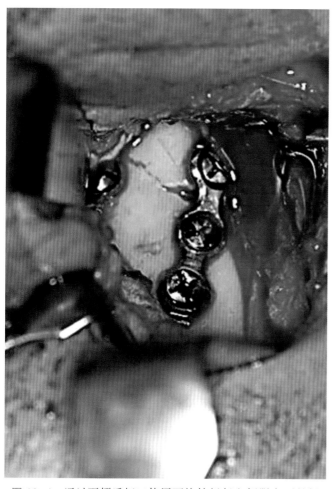

图 19-4　通过下颌后切口使用两块钛板行左侧髁突下骨折切开复位内固定术

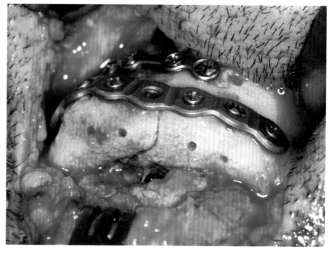

图 19-5　通过外伤既有创口使用两块钛板行下颌骨正中联合部骨折切开复位内固定术。注意正中联合部舌侧的解剖复位

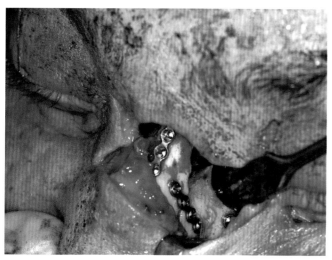

图 19-6　用一"H"形切口行 NOE 及鼻骨骨折切开复位内固定术

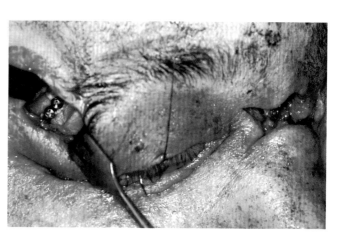

图 19-7　通过眉弓外侧切口行左侧颧额缝切开复位内固定术

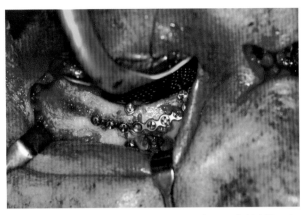

图19-8　通过下睑缘切口行右眶下缘及眶底骨折切开复位内固定术

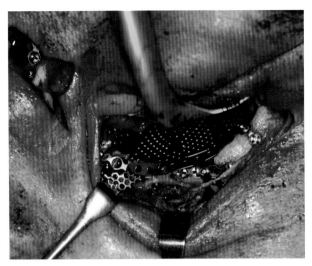

19-9　通过下睑缘切口行左眶下缘及眶底骨折切开复位内固定术

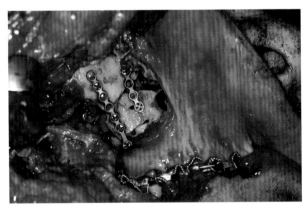

图19-10　行右侧颧上颌及鼻上颌支柱切开复位内固定术

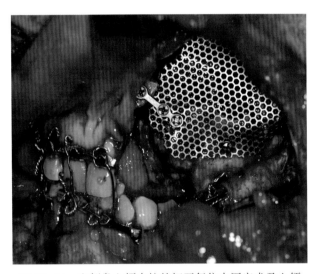

图19-11　左侧鼻上颌支柱的切开复位内固定术及上颌窦前壁大面积缺损的钛网重建术

## 参考文献

Bluebond-Langner, R. and Rodriguez, E. D., 209. Application of skeletal buttress analogy in composite facial reconstruction. *Craniomaxillofacial Trauma and Reconstruction*, 2, 19-25.

Cohen, S. R. and Kawamoto, H., 1992. Analysis and results of treatment of established posttraumatic facial deformities. *Plastic and Reconstructive Surgery*, 90, 574-84.

Gasparini, G., Brunelli, A., Rivaroli, A., Lattanzi, A. and DePonte, F. S., 2002. Maxillofacial traumas. *Journal of Craniofacial Surgery*, 13, 645-9.

Girotto, J. A., MacKenzie, E., Fowler, C., Redett, R., Robertson, B. and Manson, P. N., 2001. Long-term physical impairment and functional outcomes after complex facial fractures. *Plastic and Reconstructive Surgery*, 108, 312-27.

Gruss, J. S., 1995. Advances in craniofacial fracture repair. *Scandinavian Journal of Plastic and Reconstructive Surgery and Hand Surgery* (Suppl. 27), 67-81.

Gruss, J. S., 1995. Craniofacial osteotomies and rigid fixation in the correction of post-traumatic craniofacial deformities. *Scandinavian Journal of Plastic and Reconstructive Surgery and Hand Surgery* (Suppl. 27), 83-95.

Gruss, J. S., Bubak, P. J. and Egbert, M., 1992. Craniofacial fractures: an algorithm to optimize results. *Clinics in Plastic Surgery*, 19, 195-206.

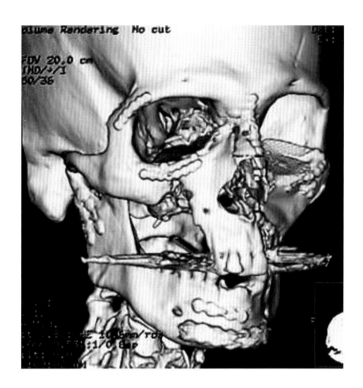
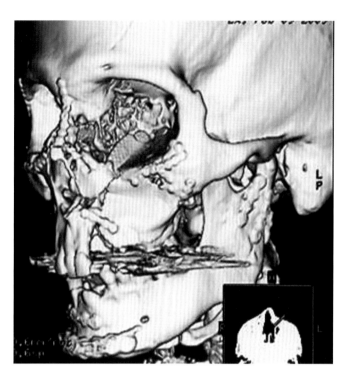

图 19-12 和图 19-13　术后颌面部三维重建 CT 显示：下颌骨和面部骨折复位情况良好，面部高度、宽度及凸度得以恢复。

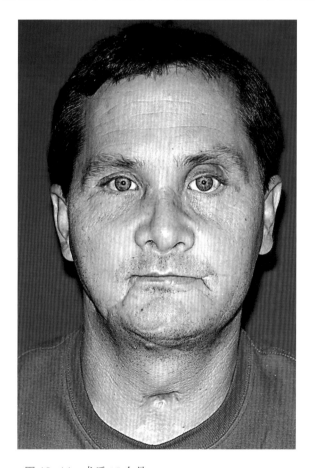

图 19-14　术后 15 个月。

Gruss, J. S. and Mackinnon, S. E., 1986. Complex maxillary fractures: role of buttress reconstruction and immediate bone grafts. *Plastic and Reconstructive Surgery*, 78, 9-22.

Hopper, R. A. and Gruss, J. S., 2012. Maxillofacial trauma. In: M. W. Mulholland, K. D. Lillemoe, G. M. Doherty, R. V. Maier, D. M. Simeone and G. R. Upchurch, Jr., eds. *Greenfield's surgery: scientific principles & practice*. 5th ed. Philadelphia: Lippincott Williams & Wilkins.

Hopper, R. A., Salemy, S. and Sze, R. W., 2006. Diagnosis of mid-face fractures with CT: what the surgeon needs to know. Radiographics, 26, 783-93.

Kelley, P., Crawford, M., Higuera, S. and Hollier, L. H., 2005. Two hundred ninety-four consecutive facial fractures in an urban trauma center: lessons learned. *Plastic and Reconstructive Surgery*, 116, 42e-49e.

Kelly, K. J., Manson, P. N., Van der Kolk, C. A., Markowitz, B. L., Dunham, C. M., Rumley, T. O. and Crawley, W. A., 1990. Sequencing Le Fort fracture treatment. *Journal of Craniofacial Surgery*, 1, 168-78.

Luce, E. A., 1992. Developing concepts and treatment of complex maxillary fractures. *Clinics in Plastic Surgery*, 19, 125-31.

Manson, P. N., Clark, N., Robertson, B. and Crawley, W. A., 1995. Comprehensive management of panfacial fractures. *Journal of Craniofacial Trauma*, 1, 43-56.

Manson, P. N., Clark, N., Robertson, B., Slezak, S., Wheatly, M. and Van der Kolk, C. A., 1999. Subunit principles in midface fractures: the importance of sagittal buttresses, soft-tissue reductions, and sequencing treatment of segmental fractures. *Plastic and Reconstructive Surgery*, 103, 1287-306.

Markowitz, B. L. and Manson, P. N., 1989. Panfacial fractures: organization of treatment. *Clinics in Plastic Surgery*, 16, 105-14.

Markowitz, B. L., Manson, P. N., Sargent, L., Vander

Kolk, C. A., Yaremchuk, M., Glassman, D. and Crawley, W. A., 1991. Management of the medial canthal tendon in nasoethmoid orbital fractures: the importance of the central fragment in classification and treatment. *Plastic and Reconstructive Surgery*, 87, 843-53.

McDonald, W. S. and Thaller, S. R., 2000. Priorities in the treatment of facial fractures for the millennium. *Journal of Craniofacial Surgery*, 11, 97-105.

Rohrich, R. J. and Shewmake, K. B., 1992. Evolving concepts of craniomaxillofacial trauma management. *Clinics in Plastic Surgery*, 19, 1-10.

Romeo, A., Pinto, A., Cappabianca, S., Scaglione, M. and Brunese, L., 2009. Role of multidetector row computed tomography in the management of mandibular traumatic lesions. *Seminars in Ultrasound CT MR*, 30, 174-80.

Stanley, R. B., 1984. Reconstruction of midface vertical dimension following Lefort fracture treatment. *Archives of Otolaryngology*, 110, 571-5.

Stanley, R. B., 1989. The zygomatic arch as a guide to reconstruction of comminuted malar fractures. *Archives of Otolaryngology*, 115, 1459-62.

Tang, W., Feng, F., Long, J., Lin, Y., Wang, H., Liu, L. and Tian, W., 2009. Sequential surgical treatment for panfacial fractures and significance of biological osteosynthesis. *Dental Traumatology*, 25, 171-75.

Tessier, P., 1986. Complications of facial trauma: principles of late reconstruction. *Annals of Plastic Surgery*, 17, 411-20.

Tullio, A. and Sesenna, E., 2000. Role of surgical reduction of condylar fractures in the management of panfacial fractures. *British Journal of Oral and Maxillofacial Surgery*, 38, 472-6.

（杨光　彭利伟　译）

# 第 20 章　软组织损伤

腮腺导管修复术是一种对损伤或断裂的腮腺导管进行重建，以使腮腺分泌的唾液顺利流过的方法。

## 适应证

腮腺导管创伤性断裂。

## 禁忌证

1. 腮腺导管部分断裂但导管口有充足的唾液量流过。
2. 身体状况欠佳或病情不稳定的患者，须延期干预。

## 区域解剖

**腮腺导管**　预估腮腺导管的走行可从耳屏至上唇中份画一直线，腮腺导管起自腮腺前部并向前走行达咬肌前缘。在咬肌前缘水平，腮腺导管向内穿过颊脂垫和颊肌，终止于颊黏膜上的腮腺导管乳头，乳头开口邻近上颌第二磨牙。导管的长度大约为 7.0cm。行程中，面神经颧支和颊支可能与其交叉。

## 腮腺导管修复术方法与步骤

1. 施行全面的临床检查。因腮腺导管损伤常伴有面神经的损伤，故需对面神经功能进行评估。
2. 在手术室内对患者实施全身麻醉。使用短效麻醉剂以便在手术中使用神经刺激仪进一步刺激面神经。患者口内、外消毒铺巾，完全暴露面部伤口。
3. 面部伤口进行清创及轻压冲洗。面神经暴露或损伤的病例须暂缓脉冲式冲洗。
4. 伤口的探查通常使用放大工具（放大镜和手术显微镜）进行。
5. 口内通过腮腺导管开口插入 4 型血管导管（病例报告 20-2 之图 20-5）或 16 号硬膜外导管。必要时使用泪道探针扩张腮腺导管以容纳插入之导管（病例报告 20-1 之图 20-2、病例报告 20-2 之图 20-4）。

6. 通过插入导管注射生理盐水或异丙酚（TEVA Pharmaceuticals，North Wales，PA，USA），观察创面有无溢液发生。过去使用的是甲苯胺蓝，但通常它会模糊术野其他部分而影响腮腺导管的修复。
7. 如果存在溢液，即可确认腮腺导管断裂的位置。尝试辨认腮腺导管的近腺体端，并将血管导管或硬膜外导管插入其内，封闭腮腺导管的远腺体端部分。放置蓝色背景会提高术野的可视度。
8. 使用不可吸收的尼龙缝线（9-0，10-0）或丝线（7-0，8-0）对插管上的腮腺导管断端行一期吻合。
9. 对于较大的腮腺导管缺损，可考虑插入移植显微外科修复。供体血管包括：面静脉、隐静脉以及来自前臂的静脉。
10. 腮腺导管远端损伤可以通过造瘘术治疗，即将带有插管的近端腮腺导管断端转移到口腔内并缝合于颊黏膜，创建一新的开口。
11. 邻近腮腺导管的近端损伤及广泛腺体实质损伤者可通过结扎近腺体的导管残端处理。使用抗胆碱能药物或针对腺体的低剂量放射治疗可以减少唾液的流量。
12. 明确处理导管断裂后，缝合腮腺鞘以尽量减少涎囊肿形成的可能。如果存在广泛的实质损伤，可放置引流并将其缝合固定于伤口前部皮肤边缘。
13. 冲洗伤口并分层缝合，加压包扎伤口 48h。

## 术后管理

1. 术后 48h 去除加压敷料。
2. 如有引流，可于术后 1 周去除。
3. 2 周后去除口内留置的导管。

## 并发症

1. **涎腺囊肿和涎瘘形成**　可源于术中没有发现导管损伤或损伤修补不完整，或广泛的腺实质损伤，或没有充分关闭腮腺鞘。早期处理包括于打开伤口前部放置引流、加压包扎、重复吸引、再次使用止涎药和抗胆碱能药物等。晚期处理包括肉毒毒素注射、鼓膜神经切除术、腮腺切除术和低剂量放射治疗。

2. **唾液腺腺功能减退**　在腮腺损伤或导管修复导致唾液流量减少的情况下，使用人工唾液替代品、催涎剂或胆碱能药物可以增加唾液产量。

3. **面神经缺陷**　在已证实面神经功能未受损、预计仅有暂时性缺陷（机能性麻痹和轴索断裂）的病例中可应用神经感觉测试予以验证。对于面神经断裂伤，应予以修复。

## 要点

1. 所有涉及腮腺的面深部撕裂伤均应行腮腺导管插管，以便评估腮腺导管是否完整（病例报告20-1之图20-2）。

2. 覆盖在咬肌表面的腮腺导管损伤最适合修复，而腮腺实质内的导管损伤则很难发现和修复。腮腺导管远端的损伤可使用造瘘术处理或将腮腺导管改道、重新于口内颊黏膜上造口。

3. 腮腺导管损伤修复的选择依赖于损伤的位置以及识别导管损伤近端和远端的能力。

4. 延期修复可因涎腺囊肿和瘢痕的形成而变得复杂。应优先考虑及早初期修复。

5. 涎腺造影术可用于术前诊断腮腺导管损伤，也可用于术后评定和监控腮腺导管修复后的状态和功能。

6. 腮腺区域的穿通伤必须检查排除有无面神经损伤。

7. 所有软、硬组织损伤均需细致的清创和缝合，特别要注意如波及唇红缘，缝合时需将其对齐。

## 参考文献

Demian, N. and Curtis, W., 2008. A simple technique for cannulation of the parotid duct. *Journal of Oral and Maxillofacial Surgery*, 66, 1532-3.

Lewkowicz, A. A., 2002. Traumatic injuries to the parotidgland and duct. *Journal of Oral and Maxillofacial Surgery*, 60, 676-80.

Liang, C., 2004. Reconstruction of traumatic stensen duct defectusing a vein graft as a conduit: two case reports. *Annals of Plastic Surgery*, 52, 102-4.

Lim, Y. C., 2008. Treatment of an acute salivary fistula after-

parotid surgery: botulinum toxin type A injection as primary treatment. *European Archives of Otorhinolaryngology*, 265, 243-5.

Steinberg, M. J., 2005. Management of parotid duct injuries. *Oral Surgery, Oral Medicine, Oral Pathology, Oral Radiology, and Endodontology*, 99, 136-41.

Sujeeth, S., 2011. Parotid duct repair using an epidural catheter. *International Journal of Oral and Maxillofacial Surgery*, 40, 747-8.

Van Sickels, J. E., 2009 Management of parotid gland and duct injuries. *Oral and Maxillofacial Surgery Clinics of North America*, 21, 243-6.

Von Lindern, J. J., 2002. New prosepects in the treatment of traumatic and postoperative parotid fistulas with type A Botulinum toxin. *Plastic and Reconstructive Surgery*, 109, 2443-5.

## 病例报告

**病例报告20-1**　患者，女，27岁。因被菜刀袭击导致一处涉及腮腺及周围结构的深在撕裂伤（图20-1、图20-2）。

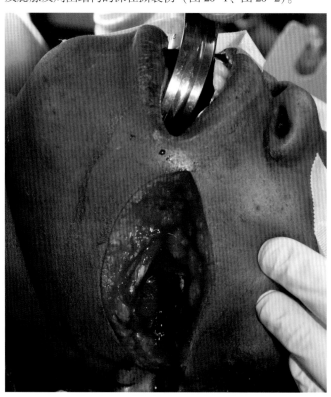

图20-1　面深部撕裂伤涉及腮腺实质

**病例报告20-2**　患者，男，29岁。因枪伤致左脸受伤。考虑到呼吸道问题，患者到达时带着气道插管。患者有软、硬组织损伤，包括腮腺和周围结构（图20-3~图20-7）。

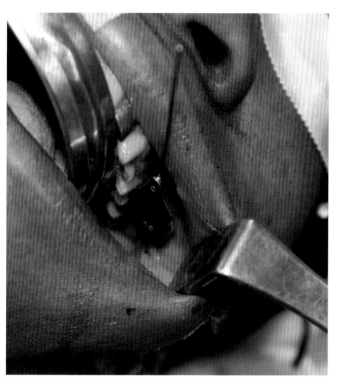

图 20-2 完整通畅的腮腺导管，泪道探针检查后已证实损伤没有涉及腮腺导管

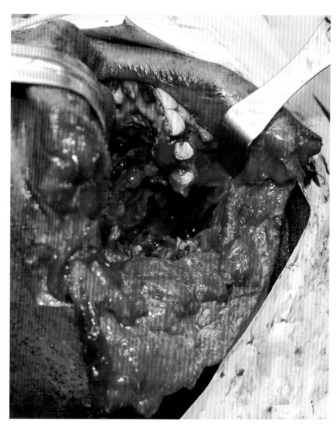

图 20-3 广泛的腮腺区软、硬组织损伤

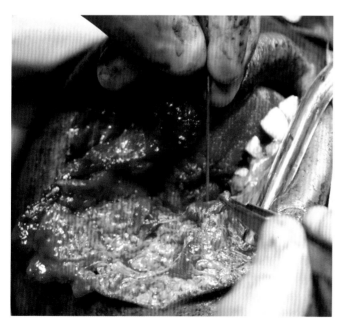

图 20-4 使用泪道探针识别并扩张腮腺导管近腺体端部分

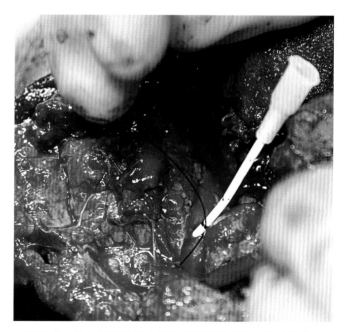

图 20-5 将血管导管插入腮腺导管近腺体端。腮腺导管远腺体端由于软组织损伤广泛而无法定位。导管被缝合于口内颊黏膜上而形成一个新开口

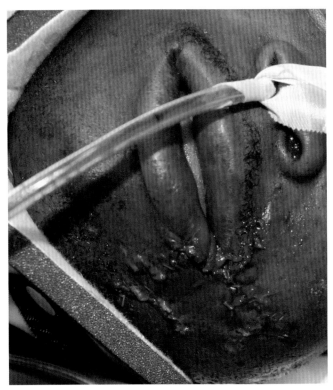

图 20-6　修复口腔软、硬组织损伤，植入腮腺导管支架，初期关闭星状伤口等术后即时情况

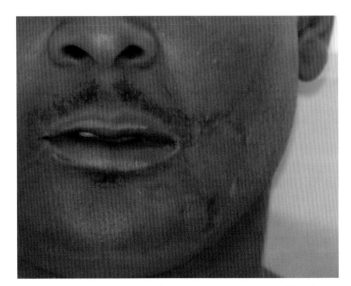

图 20-7　患者伤后 12 个月，唾液流量充足、唇红缘对位正确、瘢痕愈合良好

## 面部复杂撕裂伤修复术

面部复杂撕裂伤修复术是指利用清创、冲洗、探查、修复波及的结构及分层缝合等方法、步骤，对复杂软组织创伤进行的修复。

### 适应证

1. 创伤后软组织撕裂与缺损伤口的关闭。
2. 限制瘢痕挛缩和软组织畸形。
3. 使外观效果不良达到最小化。

### 禁忌证

1. 污染的伤口。
2. 身体状况不佳或病情不稳定的患者。
3. 最终的伤口关闭可推迟至相关骨折处理后。

### 区域解剖

1. 头皮：层次从浅至深包括皮肤、皮下结缔组织、帽状腱膜、疏松结缔组织以及颅骨膜。
2. 眶区：泪腺位于眶上外侧壁的前部。泪腺分泌物经上、下眼睑内侧之泪点，流入泪小管。泪小管垂直走行 2mm，再向内走行 6.0mm 达泪囊。泪囊经鼻泪管达下鼻甲下方的下鼻道。

### 方法与步骤

1. 置患者于最佳的手术操作及视野体位。
2. 伤口按照无菌操作方式进行冲洗、消毒与铺巾。
3. 使用含血管收缩剂的局部麻醉药物注射于创伤区域。在可能使用局部皮瓣修复的撕脱性缺损区，应考虑使用不含肾上腺素的利多卡因。在可能区域（颏孔、眶下、眶上或滑车上），可行神经阻滞麻醉。沿创缘注射有助于止血，然而伤口关闭时需注意勿使创缘扭曲。
4. 损伤的组织使用无菌生理盐水仔细冲洗，并实施完全的伤口探查与清创。除非怀疑面神经受损，清创时均应行脉冲式加压冲洗。
5. 检查重要结构有无损伤（鼻泪管、腮腺导管、面神经、潜在的骨折以及邻近软骨的血肿）并相应予以修复。
6. 去除区域内明显坏死的非重要组织，直到健康的出血组织。
7. 大范围、撕脱性的缺损需利用局部和区域皮瓣和（或）组织移植等进行修复。
8. 分层关闭创口。深层组织使用可吸收缝线关闭。按层次关闭可以最大限度减小死腔与血肿形成的可能。表层关闭应使皮缘外翻。创口关闭时应避免组织承受过大的张力及绞压力，否则，创缘可变白。注意仔细对齐唇红缘、眼睑灰线、鼻堤等重要解剖标志。

9. 伤口关闭后使用药膏和敷料覆盖创面。耳撕裂伤修复后应使用衬垫以防血肿形成。

## 术后管理

1. 需应用抗生素及破伤风抗毒素（狗和人咬伤）。
2. 48～72h 或引流量很少时可拆除引流。修复术后 5～7d 拆除不可吸收缝线，必要时接着使用胶贴。头皮钉于修复术后 10～14d 拆除。
3. 为了避免色素过度沉着，建议避免日晒及使用防晒霜。
4. 瘢痕按摩和（或）类固醇注射会使瘢痕增生最小化。

## 并发症

1. **瘢痕过度增生** 瘢痕过度增生限于原有瘢痕边界。治疗包括硅胶薄膜、类固醇注射和（或）去瘢术（高起的瘢痕）。瘢痕修整于修复后 6～12 周、胶原蛋白最大程度重塑时进行。小瘢痕可以于修复术后 6 个月切除，而较大的瘢痕可能需要多种软组织重建技术，包括 Z 成形术、折线缝合术（W 成形术或几何设计修复）和局部皮瓣（滑行、移位、旋转皮瓣）。

2. **瘢痕疙瘩形成** 瘢痕疙瘩超出了原有瘢痕的边界并进入邻近组织。瘢痕疙瘩发病率在 Fitzpatrick 皮肤分类 Ⅲ～Ⅶ型（深色皮肤）中是增加的。任何瘢痕疙瘩的切除或减积术必须与其他方法结合以防止复发。使用类固醇（去炎松）注射和硅胶薄膜可达此目的。
3. **皮肤变色** 避免阳光直接照射可减少其发生可能。
4. **凹陷性瘢痕** 组织初期对位时使创缘适度外翻可以使凹陷性瘢痕最小化。
脂肪萎缩可能导致瘢痕组织的凹陷。可以使用各种不同的植入物和皮肤美容填充剂，包括人工真皮、胶原蛋白、脂肪和透明质酸。

## 要点

1. 所有伤口必须被当作污染伤口进行彻底、仔细的冲洗、清创。没有取出的异物（灰尘、玻璃和沥青）会导致伤口感染、伤口裂开和皮瓣坏死。
2. 所有复杂的软组织撕裂伤在关创前应探查以排除潜在重要结构（神经、血管、泪小管、导管等）的损伤。
3. 头皮血运丰富，可以在短时间内造成大量出血（图20-8）。头皮应分层缝合以消灭潜在的死腔（图20-9）。

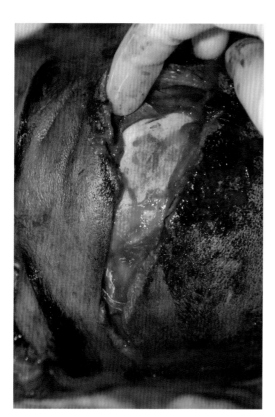

图 20-8 深部头皮撕裂伤可伴有大量失血

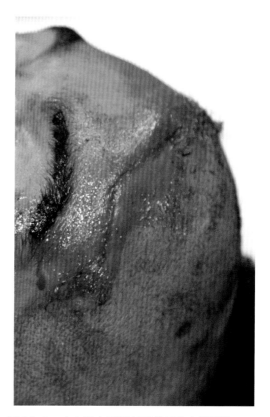

图 20-9 止血及全面清创后关闭头皮撕裂伤

4. 泪腺功能障碍的体征包括持续流泪、结膜炎和泪囊炎。泪腺损伤应使用泪囊 X 线照片和琼斯 I / II 测试法检查。泪道排泄系统的修复可以通过泪囊鼻腔造瘘术建立一个新排泄系统（图 20-10、图 20-11）。

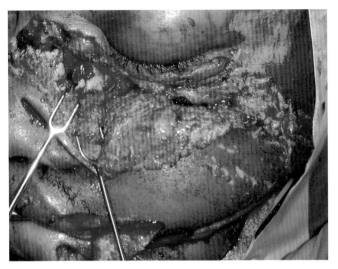

图 20-10　评估鼻和眶周的伤口有无泪腺损伤

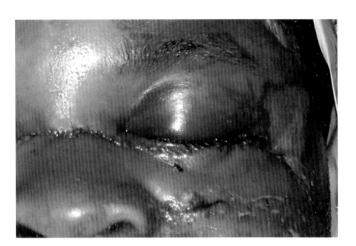

图 20-11　测试泪小管通畅性，分层关闭伤口

5. 眼睑撕脱 25% 以下时可初期直接缝合，超过 25% 时需用组织移植（耳后组织）或局部皮瓣修复。

6. 行鼻内检查以明确有无鼻中隔血肿形成或软骨暴露造成的撕裂。鼻腔血肿表现为鼻中隔软组织的红-蓝色隆起，应通过一个与鼻底平行的切口行立即引流。冲洗后使用填料、Dolye 夹板或褥式缝合可以防止血肿的再次形成。

7. 所有的耳撕裂伤应进行彻底的耳镜检查以评定鼓膜状况（有无破裂和鼓室积血）、撕裂伤是否涉及外耳道、有无异物。外耳血肿应予以引流并加压包扎。耳有着丰富的血供，一个小的蒂部就可以保持血运。小范围的软骨暴露可以使用抗生素浸渍的敷料处理。大面积的软骨暴露需要皮肤移植处理。

8. 唇红缘重建在唇部撕裂伤的修复中是关键的步骤（病例报告 20-1 之图 20-6；图 20-12、图 20-13、图 20-18）。全厚唇撕裂伤的缝合需从内（黏膜）向外（皮肤）进行。唇部撕脱 25% 以下时可初期直接缝合，缺损超过 25% 时需用局部皮瓣修复，以使创口裂开最小化。

9. 颈部伤口被分为 3 个区域。病情不稳定的患者需全麻下行紧急探查。病情稳定的患者，根据损伤的区域和深度，需要行 CT 血管造影和食管造影检查（图 20-14）。

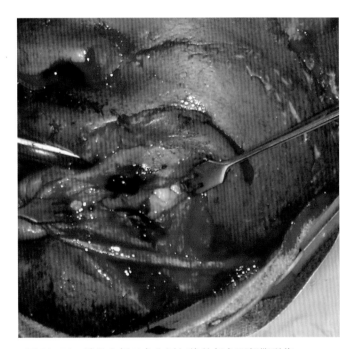

图 20-12　涉及左侧口角和唇红缘的复杂面部撕裂伤

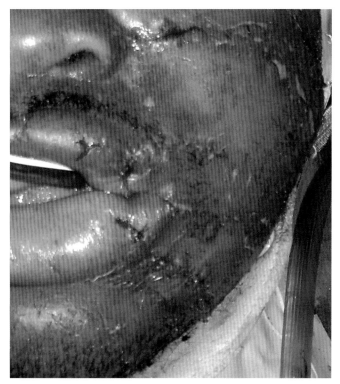

图 20-13　唇部复杂撕裂伤缝合的初始步骤是对齐唇红缘，随后从内向外缝合并对齐口轮匝肌

### 参考文献

Janfaza，P.，2011. *Surgical anatomy of the head and neck*. Cambridge，MA：Harvard University Press.

Persing，J. A.，2007. *Soft tissue surgery of the craniofacial region*. London：Informa Health Care USA.

### 面神经损伤修复术

面神经损伤修复术是一种利用直接吻合或插入移植修复创伤性面神经损伤（完全横断）的方法。

### 适应证

1. 面神经颅外段创伤性损伤伴有面部无力或面肌麻痹。

2. 面神经创伤性断裂伤。

3. 邻近外眦垂线的面神经损伤适合手术修复。远端神经损伤通常由于神经分支广泛、相邻神经爬行替代而不行手术修复。

### 禁忌证

1. 面神经颅内损伤。

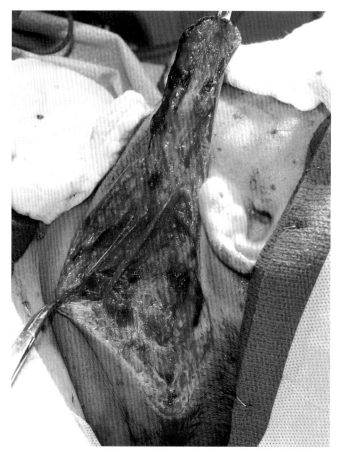

图 20-14　病情稳定的患者，在 CT 血管造影检查后对其颈部伤进行探查、清创及关闭

2. 面神经失能性或轴突损伤伴有暂时性感觉异常。

3. 损伤时间大于 1 年（由于肌肉萎缩）。

4. 贝尔麻痹症或者病毒相关的面神经功能减弱。

### 区域解剖

出茎乳孔后，面神经主干可通过以下解剖标志定位：

1. 耳屏指示点（面神经位于耳屏指示点 1.0cm 深面的前下方）。

2. 二腹肌后腹附着处（面神经位于二腹肌后腹内侧附着的上方）。

3. 鼓乳裂（面神经位于鼓乳裂前份的尾侧 5～10mm）。

4. 茎突（面神经主干从茎突后方发出并越过其外侧）。
   接着，面神经再向前上方平均走行 14.0mm 后分为 5 个分支（颞支、颧支、颊支、下颌缘支及颈支）。

### 方法与步骤

1. 全麻下，置患者于仰卧位，头偏向对侧，颈部略伸长。

2. 常规消毒铺巾。

3. 通过现有的裂开伤口行即刻修复。在延迟修复的情况下，使用改良布莱尔切口，即耳前至颌下的 S 形切口，完全暴露术区。从 SMAS（表浅肌肉腱膜系统）下向前掀起皮瓣，按照本章所述解剖标志寻找定位面神经主干。

4. 沿着耳屏软骨内侧软骨骨膜下分离、确认耳屏指示点。经向前下方的钝性分离后，在耳屏指示点的深部 1.0cm 处可发现面神经主干。

5. 另外，也可向下方找到面神经主干。牵拉胸锁乳突肌，于二腹肌沟处暴露二腹肌后腹，于此深度的平面向上可以发现面神经主干。

6. 掀开腮腺浅叶，沿着面神经的末梢分支可找到其近端。另外，腮腺浅叶切除术有助于减小张力，适用于神经较长距离的不连续缺损。

7. 探查伤口，确认面神经近、远端（病例报告 20-3 之图 20-16）。应该确定有无腮腺和导管的损伤，因涎囊肿形成可能会影响面神经修复。

8. 借助显微镜和彩色背景（病例报告 20-3 之图 20-16、图 20-17），去除粘连组织，通过电刺激检测面神经近端。如果没有引起任何反应，可行神经切断术。使用 Victor-Meyer 神经切断仪器去除损伤或瘢痕区域直到神经末端显露出成束或正常的外观。

9. 如果缺损断端距离较小，允许面神经的无张力修复，则可直接行端-端吻合（病例报告 20-3 之图 20-17）。如果张力过大，可考虑电缆式移植（腓神经和耳大神经）、"跳起"移植（jump grafts）、跨面神经移植、同种异体神经移植（Axo Gen，Alachua，FL，USA）或神经导管移植（自体或同种异体）。

10. 应确认面神经的成束模式。在单束或少于 10 束的区域，用不可吸收缝线缝合神经外膜即可。

11. 尽可能调整对位神经束（对接）。如果选择成束修复或神经束膜修复，去除神经外膜末端（约 5.0mm），修剪所有突起的轴突。

12. 8-0 尼龙缝线是神经外膜修复的首选，必须在无张力下缝合。

13. 确保使神经束保持正常的方向，这在直径较大的多数神经近端较容易。刚开始两针的位置在神经外围呈 180°。缝合松紧适度，缝合过紧可能导致神经束扭转。第一针缝线尾端的留置应足够长，以便在神经修复的后续部分中方便操作神经残端。

14. 翻转神经以便缝合神经外膜的其余部分。缝合的针数取决于神经的直径。然而，通常 4 针足够。

15. 修剪不可吸收缝线的线结（1.0~2.0mm）。

16. 冲洗伤口后将其分层缝合。

## 术后管理

1. 术后加强理疗和日常锻炼非常必要，以确保适当的动力训练。

2. 眼部支持治疗可能是有必要的（眼泪替代品、眼胶贴、安放重金属材料）。

## 并发症

1. **"连带运动"**　为无意识的肌运动同时伴有自主的肌肉运动。立即行理疗和生物反馈治疗。可考虑注射肉毒杆菌毒素。

2. **接触性眼角膜病**　行眼部支持治疗。

3. **涎腺囊肿**　引流并加压包扎。

## 要点

1. 眼外眦垂线内侧的面神经损伤不需要修复。

2. 只要可能均应行即刻修复。在确认神经完全断裂后，如果计划行延期修复，神经断端用不可吸收缝线妥善标记，以便后期识别。

3. 神经横断尚未证实的情况下，用电生理学检测（EP）（肌电图，EMG）判定其预后。直到损伤后 10~21d 纤颤电位出现时，肌电图呈现的精确结果才有用。

## 参考文献

Blanchaert，R. H.，2001. Surgical management of facial nerve injuries. *Atlas of the Oral and Maxillofacial Surgery Clinics of North America*，9，43-58.

Coker，N. J.，1991. Management of traumatic injuries to the facialnerve. *Otolaryngologic Clinics of North America*，24，215-27.

Davis，R. E.，1995. Traumatic facial nerve injuries：review of diagnosisand treatment. *Journal of Cranio - Maxillofacial Trauma*，1，30-41.

Janfaza，P.，2011. *Surgical anatomy of the head and neck*. Cambridge，MA：Harvard University Press.

Pather，N.，2006. Landmarks of the facial nerve：implications forparotidectomy. *Surgical and Radiologic Anatomy*，28，170-75.

Rovak，J. M.，2004. Surgical management of facial nerve injury. *Seminars in Plastic Surgery*，18，23-29.

病例报告

**病例报告 20-3** 患者，男，32 岁。因摩托车事故导致广泛的颌面部软组织损伤。检查中因左侧面肌无力而发现患者有面神经损伤。患者立即被送往手术室，在全麻下

全面行软组织损伤探查。行面部伤口清创、探查、冲洗，在放大镜下面神经分支断裂得以确认及修复。神经吻合后，冲洗伤口并分层缝合软组织撕裂伤（图 20-16 ~ 图 20-18）。

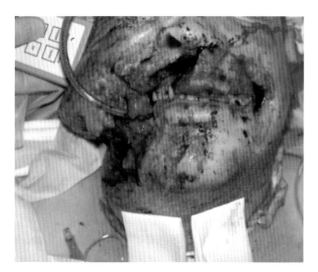

图 20-15 初步展示严重的软组织损伤

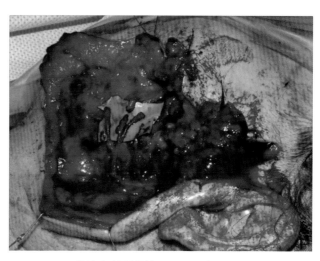

图 20-16 辨认出断裂的神经近、远端。彩色手术背景在神经吻合中有助于视野清晰

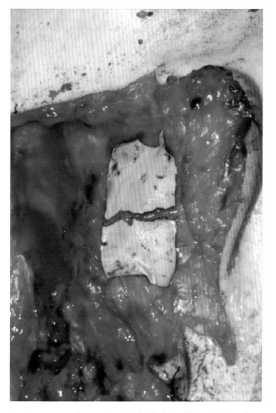

图 20-17 使用显微吻合术在无张力下吻合断裂之神经

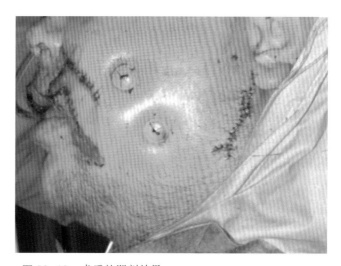

图 20-18 术后的即刻效果

（刘磐 彭利伟 译）

# 第4篇

## 正颌与颅面外科

# 第 21 章　上颌手术

## Le Fort I型截骨术（单块法）

本术式是一种将上颌骨整块移动至新位置从而矫治先天或获得性牙面畸形的方法。

### 适应证

1. 上颌牙面畸形的三维空间矫治。
2. 病变位于上颌窦、鼻腔与颅底时的手术入路。
3. 对萎缩的无牙𬌗上颌骨行插入式植骨术时。

### 禁忌证

1. 上颌恒牙完全萌出前进行的手术。
2. 身体状况禁止手术时。

### 手术解剖学

上颌骨的血供丰富，来自上颌动脉的终末支（包括上牙槽后动脉、眶下动脉、腭降动脉及蝶腭动脉）、咽升动脉（为颈外动脉分支）以及行经软腭的腭升动脉（面动脉的分支）。

上颌骨由 3 个支柱构成：颧上颌支柱、鼻上颌支柱和翼上颌支柱。颧上颌支柱在外侧、鼻上颌支柱（梨状孔边缘）在内侧形成了上颌窦的外围边界，可作为 Le Fort 截骨操作后的固定区域。翼板则参与构成位于上颌骨后部的翼上颌支柱。

眶下神经是三叉神经第 2 支的终末支，支配下眼睑、鼻外侧面及上唇的感觉，在上颌骨前外侧壁骨膜下翻瓣时可遇到该神经。

### 方法与步骤

1. 患者仰卧于手术床上，经鼻腔气管插管，麻醉管固定稳妥。在患者各肢端置放衬垫。若预计手术时长超过 150 min，应给患者下尿管。手术过程中，患者眼睛涂以眼膏、眶周覆以眼贴保护。口咽后部可以纱布块填塞。口腔以聚维酮碘液或 0.12% 葡萄糖酸氯己定漱口剂消毒，范围包括牙齿、牙龈、舌和腭部。颌面部以聚维酮碘液消毒，范围从发际至锁骨。继以无菌方式铺巾，显露出口腔、鼻梁与眼眶等手术区域。

2. 以含有血管收缩剂的局部麻醉药物注入上颌前庭沟周围。此外，鼻底、鼻中隔及下鼻甲区域也应注入该药以助止血。

3. 可将一克氏针插入鼻额缝作为上颌骨的垂直参考（图 21-1，除特别注明外，本部分所引图片均见于病例报告 21-1）。用博利测规测量从克氏针至上颌前份参考点（上颌前牙区正畸弓丝，#8 与 #9 牙齿的正畸托槽，或#8 与 #9 牙齿的切缘）的距离，并予以记录。

4. 对术前要行某些牙齿釉质成形的患者，可在所选牙面以金刚砂钻进行，并辅以大量水冲洗。

5. 上颌前庭沟切口从上颌前磨牙至中线切开黏膜（图 21-2）。切口位于膜龈联合上 10mm 并与之平行。为增加皮瓣的上翻程度，黏膜下切口可延长至第一磨牙区。切口穿过黏膜下组织、肌肉及骨膜而延伸。

6. 掀起骨膜，显露上颌骨外侧壁、颧上颌支柱、鼻上颌支柱及梨状孔（图 21-3）。在对侧以同样切口、同法操作。

7. 骨膜下锐性解剖进入鼻腔，并从梨状孔掀起鼻黏膜。可用骨膜剥离子从鼻外侧壁及鼻底掀起鼻黏膜。小心将鼻黏膜掀开将减少向下折断上颌骨时造成的鼻黏膜撕裂。

8. 用拉钩牵拉上颌后份以显露翼上颌连接（上颌结节与翼板的接合处），并翻起所覆之软组织。将骨膜剥离子沿鼻腔外侧壁放于黏膜下平面以在截骨时使鼻黏膜得以保护（图 21-3）。

9. 用往复锯从上颌结节后点至鼻底上点行水平截骨（图 21-4）。该截骨线位于上颌牙根尖以上水平。同法操作对侧。

10. 用一双保护犁骨凿将鼻中隔与犁骨从上颌骨鼻嵴凿开

（图21-5）。

11. 用一翼突弯凿分离翼上颌连结。将骨凿置于上颌结节与翼板之间，方向向内、向下，避开翼丛及上颌动脉（图21-6）。可将一手指放于腭部翼上颌切迹区以感知该分离。

12. 用一单保护骨凿分离鼻外侧骨壁（图21-7）。当向后凿至较厚的腭骨水平板时，可听到声音的改变。部分腭骨的截开可减少向下折断上颌骨时不利的折裂类型，该折裂可能造成眼眶及颅底的破坏。

13. 在上颌所有截骨完成后，利用指端压力将上颌骨向下折断。将Tessier骨分离器放于上颌结节后缘（图21-8），并向前外方向牵拉上颌骨以完成骨分离及延长后方的软组织蒂。上颌骨在各方向的活动度应能达到1.5cm。

14. 腭大动脉应予以辨认及保护或结扎（外科医生之所爱）。

15. 去除上颌骨鼻嵴、鼻外侧壁及上颌窦后方和侧方区域内的骨性干扰（图21-9）。

16. 可将鼻前棘降低，尤其当上颌需向前、向上移位时。

17. 冲洗术区，吸除骨碎屑。

18. 下鼻甲切除术及鼻中隔下端成形术作为辅助程序，在上颌骨需明显上移或鼻阻塞明显的病例中可予实施。垂直切开下鼻甲表面覆盖的鼻黏膜，显露下鼻甲。用一把Kelley钳或组织钳夹持下鼻甲基底部，继以电刀或重剪横断下鼻甲。以铬制肠线缝合、关闭鼻黏膜伤口。

19. 在上颌骨上移的病例中，为防止上移及固定上颌骨导致的鼻中隔偏曲，软骨性的鼻中隔下端应予以切除。

20. 利用手术定位䶲板，对患者行颌间固定。上、下颌复合体旋转就位，并确保髁突位于颞下颌关节窝的理想位置。去除所有的骨性干扰以达到平稳的被动接触及合适的预计上颌骨垂直向位置。对于术前设计要改变上颌骨垂直向位置的手术，术前来自克氏针测量的数值在术前检查的基础上，被用作判定上颌骨上移数量的依据。

21. 在两侧颧上颌支柱、鼻上颌支柱（梨状孔边缘）行坚固内固定（图21-10，或见病例报告21-2之图21-17）。对于上颌骨前移或下移较多所遗较大骨缝，可用移植骨插入其中（图21-11）。

22. 坚固内固定完毕后，解除颌间固定，评估患者的咬合、下颌运动及整体面部对称情况。任何咬合或中线偏差、下颌运动偏斜、鼻变形，或某区域出血过多，均应于拆除固定后将其一一矫治，确保去除所有的骨干扰、完成髁突的就位、纠正鼻中隔偏曲及组织止血完善。

23. 为减少不美观的过宽的鼻翼基底，可采用收紧鼻翼的缝合方法。

24. 黏膜的缝合采用"V-Y"法进行以避免上唇变薄（图21-12）。用单齿钩牵拉形成缝合时Y形的垂直边，以铬制肠线连续缝合、关闭伤口。垂直边与牙龈相连，并以连续的水平褥式缝合方式完成缝合（图21-13）。

25. 气管插管拔除前，将一根胃管插入胃内，排空胃内容物体。

26. 患者上、下颌间安放橡皮圈，帮助引导下颌进入正常咬合。

## 术后管理

1. 术区给予加压包扎和冰袋冰敷，可减轻水肿及血肿形成。

2. 推荐24h内使用湿化氧及床头抬高。

3. 可将Yankauer吸引器放于患者床旁以吸除持续出现的口内分泌物。

4. 如果颌间固定较紧，患者床旁应备有剪刀或钢丝剪。

5. 推荐使用抗生素、止痛药、止吐药及类固醇药物。

6. 术后应检视鼻中隔，确定是否有血肿形成。

7. 鼻塞或鼻腔充血可用鼻腔吸引、鼻腔冲洗及减充血剂处理。

8. 鼻出血时可通过抬高床头、加压包扎及羟甲唑啉喷涂等处理。对于出血严重的病例，可用鼻腔后部填塞法处理。

## 并发症

1. **鼻中隔偏曲**　源于上颌骨上移时鼻中隔下端修整不充分。术后管理可行辅助的鼻中隔成形术。

2. **内固定失败**　钛板外露、钛板折断、固定物可触知、螺钉松动。处理包括取出钛板、钛钉，根据骨愈合情况决定是否重行固定。

3. **牙齿根尖损伤**　水平截骨线应至少位于预估的上颌牙列根尖上5mm。

4. **错位愈合或骨不连**　源于固定不充分或固定失败。

5. **美学效果不佳**　源于治疗计划设计不佳或不切实际的患者预期。

6. **大出血**　一般来自腭大动脉或翼丛，也需考虑动静脉畸形或未确诊的出血性疾病的可能。

7. **感染**　少见。处理包括应用抗生素、放置引流、去除可疑的内固定材料等。

### 要点

1. 咽升动脉和腭升动脉维持着向下折断的上颌骨的血供。

2. 阻生的智齿可于行 Le Fort 上颌骨手术时同期拔除。当心要将翼突弯凿放于上颌阻生智齿之后。

3. 后部的骨性干扰可能导致髁突移位或受牵拉、下颌非对称运动（偏移）、咬合紊乱及上颌骨位置异常。

4. 坚固内固定前，上颌骨如活动不充分将阻碍其理想的前移。

5. 颧上颌支柱和鼻上颌支柱为骨质较厚区，是理想的可靠固定之所。

### 参考文献

Perciaccante, V. J. and Bays, R. A., 2004. Maxillary orthognathic surgery. In: M. Miloro, ed. *Peterson's principles of oral and maxillofacial surgery*. 2nd ed. London: BC Decker. Pp. 1179-204.

### 病例报告

**病例报告 21-1**　Le Fort I 型截骨术：单块法。本操作步骤见图 21-1~图 21-13。

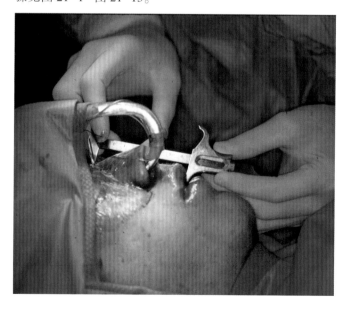

图 21-1　患者消毒与铺巾。从插入鼻额缝之克氏针至上颌前份参考点（正畸托槽，或中切牙的切缘，或上颌正畸弓丝）进行中线垂直测量

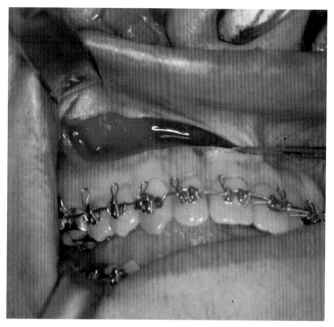

图 21-2　切开的垂直松弛切口，位于颧上颌支柱之前的前磨牙区内，切口向前切至中线

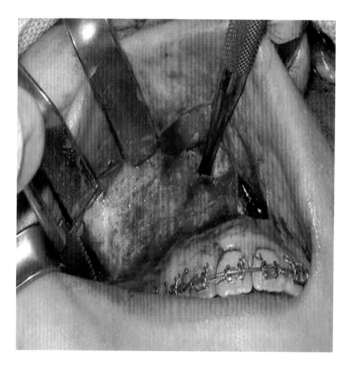

图 21-3　骨膜下掀起及显露上颌骨外侧壁。该骨膜下袋形区是通过顺着鼻侧方骨壁向后至翼板的方向操作做成。骨切开时置一骨膜剥离子保护鼻腔黏膜

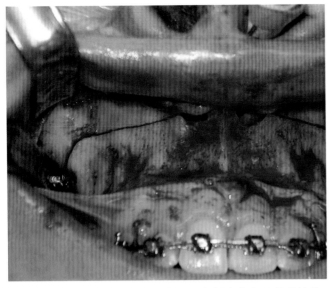

图 21-4　用往复锯从颧上颌支柱至鼻侧壁略高于鼻底处做
一截骨线

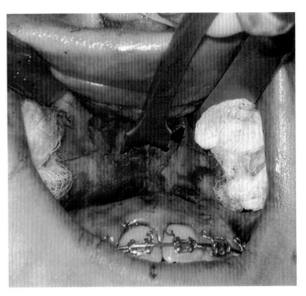

图 21-5　用犁骨凿将鼻中隔和犁骨从上颌鼻嵴凿开

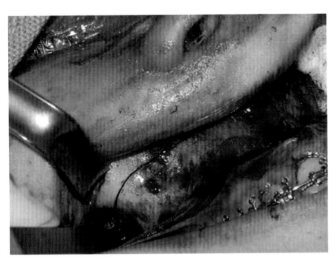

图 21-6　用翼突弯凿以向内向下之力将翼板从上颌骨后方
分离

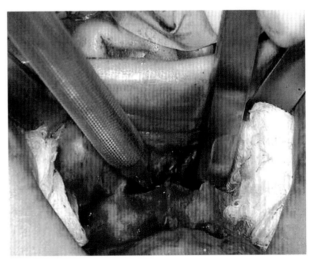

图 21-7　用单保护凿分离鼻侧壁。用9号骨膜剥离子掀
起鼻黏膜、显露鼻侧壁

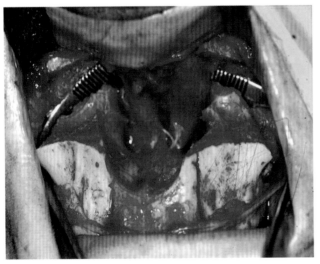

图 21-8　向下折断上颌骨，然后以 Tessier 骨分离器使其
活动、分离

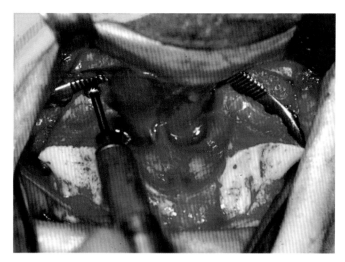

图 21-9　利用咬骨钳或电动磨头去除骨性干扰

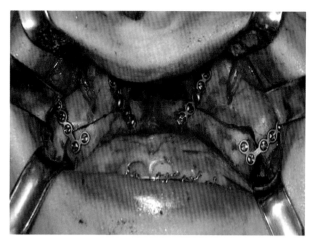

图 21-10　将钛板置于颧上颌支柱及鼻上颌支柱处固定

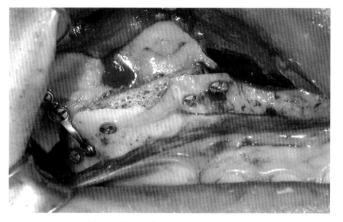

图 21-11　另外，上颌手术中，对于重叠骨块及移植骨块，也可采用钛钉固定

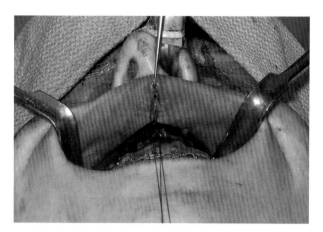

图 21-12　V-Y 缝合，随之缝合前庭沟其余伤口

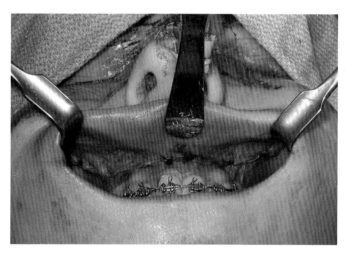

图 21-13　用铬制肠线以连续的水平褥式缝合方式关闭前庭沟切口

## 节段性上颌截骨术（两块或三块法）

节段性上颌截骨术是一种矫治上颌横向异常（发育不足或过度）和（或）多个咬合平面的方法。

### 适应证

1. 两块法适用于矫治上颌横向异常。
2. 三块法适用于矫治上颌垂直向及横向异常。

### 禁忌证

牙间截骨时的空间不足。

### 节段性截骨术的方法与步骤

1. 按照 Le Fort Ⅰ型单块截骨术步骤 1~12 操作。
2. 在拟行牙间截骨处切断正畸弓丝。
   （1）对于两块法，牙间截骨可在上颌两中切牙间的中线区进行。如果横向异常为单侧，则牙间截骨可在该异常侧上颌第一前磨牙与尖牙之间或尖牙与侧切牙之间进行。
   （2）对三块法，牙间截骨可在两侧上颌第一前磨牙之间或尖牙与侧切牙之间进行。理想状态下，尖牙应被保留在前份骨段。
3. 牙间截骨在向下折断上颌骨前实施有助于较好的稳定性及对截骨的控制（图 21-14，本部分所引图片均见于病例报告 21-2）。在骨膜下平面向下分开牙间截骨区域内的牙龈至牙槽嵴水平，可见牙根突起部分。小心截骨，并使其平行于牙根、垂直于牙槽骨且在两牙根之间进行。可用矢状锯进行牙间截骨。截骨时经过腭板但切勿穿通腭部黏骨膜。将一手指放于腭部可感知刀片是否已穿过腭骨皮质。截骨线应从 Le Fort Ⅰ型截骨的水平线沿牙间向下延伸。
4. 向下折断及松解上颌骨后，用往复锯行垂直截骨并在腭部内向后延伸（图 21-15）。可将腭部截骨线设计在中线一侧，这是由于较之中线区，该区域黏膜较厚而骨质较薄。小心操作，确保腭黏膜不被穿破。截骨时，可向一侧倾斜，这样一旦腭黏膜撕裂，其上尚有骨质覆盖。
   （1）对于两块法中的上颌骨，其旁矢状切骨线与术前设计的牙间截骨线相连。在两块法中，牙间截骨线通常位于上颌尖牙外侧或上颌牙中线内。
   （2）对于三块法中的上颌骨，其旁矢状切骨线与术前设计的牙间截骨线相连。根据上颌扩弓的量及前部骨段移动情况，可设计多种腭骨截骨线。牙间截骨线通常位于上颌尖牙外侧，然而，也可小心地将其放于侧切牙外侧。

5. 向下折断上颌骨后，用骨锯、骨钻或薄骨凿进行牙间截骨。用骨凿分开骨段。各骨段用手在水平及垂直向松解以确保其适度分离。牙间骨干扰以小骨凿或骨钻去除（图 21-16）。检视腭部黏膜是否撕裂。
6. 将上颌夹板与上颌牙列拴结固定，这样各骨段即被定位在夹板内。可将一金属丝穿过磨牙带环充当手柄（handle）以协助加宽上颌。各种骨性干扰应予以去除以利骨段在手术夹板中的就位。为增加硬度，上颌夹板应含有腭杆或舌翼。
7. 移植骨块可插置于骨切开的间隙处以助于骨段的稳定性及提供新骨生长的支架。
8. 参照 Le Fort Ⅰ型单块截骨术步骤 15 及其以下操作步骤。

### 术后管理

1. 使用橡皮圈以帮助下颌牙列在定位𬌗板引导下就位。
2. 上颌夹板固定应保持 4~6 周以利完全的骨愈合。
3. 去除上颌夹板需与正畸医生协作，以便在夹板去除后可立即置入腭部横行弓丝，从而可减少横向复发。

### 节段性截骨术的并发症

1. **腭黏膜撕裂**　源于上颌过度扩张或机械性穿通。
2. **血管损伤及上颌牙龈缺血**　可进展为骨段的缺血性坏死。
3. **瘘管形成**　口腔上颌窦瘘通常源于 Le Fort Ⅰ型截骨术同期拔除萌出或部分萌出的上颌第三磨牙。口腔上颌窦瘘及口鼻瘘也可能发生于愈合不良的腭黏膜撕裂。
4. 牙间截骨区牙龈退缩和（或）牙周缺损。
5. 牙间截骨区牙齿损伤或缺失。
6. 上颌横向异常复发。

### 要点

1. 上颌在第二磨牙的横向扩张应限制在 10mm 或以下，以防出现骨不连、复发及腭部张力性坏死。
2. 每个上颌骨段必须从相邻骨段完全松解以利其在手术夹板内就位。若就位不佳，可能导致手术夹板变形及咬合紊乱。

## 参考文献

Perciaccante, V. J. and Bays, R. A., 2004. Maxillary orthognathic surgery. In: M. Miloro, ed. Peterson's principles of oral and max illofacial surgery. 2nd ed. London: BC Decker. Pp. 1179-204.

## 病例报告

病例报告 21-2　Le Fort Ⅰ型截骨术：节段性（图 21-14~图 21-17）。

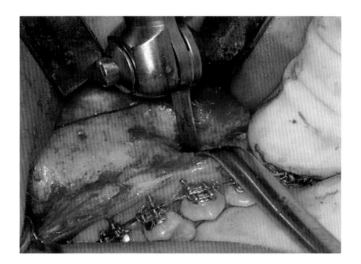

图 21-14　在向下折断上颌骨前，用矢状锯行牙间截骨

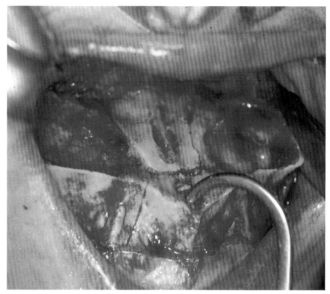

图 21-15　用骨钩向下牵拉上颌骨，继之去除所有骨干扰。可用往复锯在上颌内行旁矢状截骨

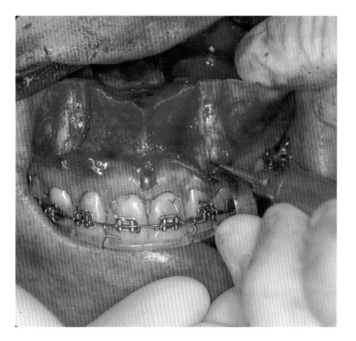

图 21-16　用一 701 号骨钻去除牙间截骨区的干扰

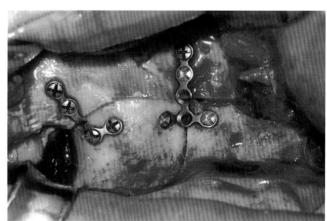

图 21-17　可将钛板置于横跨牙间截骨线位置以增加上颌的稳固性

## 外科辅助快速腭扩展

外科辅助快速腭扩展（SARPE）是一种在上颌横向发育不足但腭缝已完全融合的患者中扩展其上颌骨号的正畸-外科联合方法。

## 适应证

1. 上颌横向发育不足。
(1) 单独的上颌横向畸形的独立程序。
(2) 确定的正颌外科术前的预备程序。
2. 弓长与牙量不调（拥挤）。
3. 上颌发育不足并伴有腭裂患者的扩弓。
4. 正畸腭扩展失败的病例需克服腭中缝的阻力时。
5. 骨骼发育成熟的患者：需要外科辅助干预腭扩展的年龄段有争议，从14岁至25岁不等。

## 禁忌证

1. 依从性差患者：患者或其监护人术后阶段须每天启动腭装置。
2. 患有严重牙周炎的患者。
3. 骨骼发育尚未成熟的患者（骨骼发育成熟前的患者，推荐使用正畸扩弓器）。
4. 身体状况禁忌外科手术时。

## 区域解剖

硬腭由形成腭缝的上颌骨两腭突及腭骨两水平板构成。腭中缝从切牙孔向腭部后方延伸，并与腭上颌缝垂直，这就将腭骨水平板与上颌骨腭突连结起来。

腭中缝在青春后期前处于未闭状态。腭部融合过程的特点是逐渐交错接合和骨化，通常在人生的第3个10年内完成。

## 方法与步骤

1. 治疗开始前，确认扩弓器就位并牢固，且开启装置的钥匙存在（图21-20，本部分所引图片均见于病例报告21-3）。
2. 按照Le Fort Ⅰ型单块截骨术步骤1~12操作。不将上颌骨向下折断（图21-21）。
3. 颧上颌支柱处的截骨端去除少许骨质以使分离过程中有空间、无阻挡（图21-22）。
4. 掀起两中切牙区域牙龈，显露牙槽嵴。用矢状锯从梨状孔至牙槽嵴行中线截骨（图21-23）。用骨凿顺腭中缝完成截骨。
5. 在手术室启动腭部装置以确保两侧部分均等分离。确认颧上颌支柱处的间隙存在（图21-24）。
6. 参照Le Fort Ⅰ型单块截骨术步骤23及其以下操作步骤。

## 术后管理

1. 术后第3天启动腭部装置，并使用由正畸医生确定的牵张频率。

## 并发症

1. 术中或术后即刻出血：动脉出血来自腭升动脉，可通过向下折断上颌骨、结扎该血管来控制，或采用介入治疗。
2. 术后扩弓失败或仅单侧得以扩展：需再手术。
3. 复发：去除腭部扩弓装置，尽量使放置的腭杆最小化。
4. 口鼻瘘。
5. 装置对腭部组织的机械刺激。
6. 装置松动或断裂。

## 要点

1. SARPE主要适用于V形腭弓，该型前部较后部更需扩弓或二者需要同等扩弓。
2. 患者的模型可手工拼接以直观显示其横向异常。牙弓宽度分析可在横跨牙弓的两牙间进行，并与对应的牙弓相比较。牙齿的颊舌向倾斜也应予以考虑。单独正畸治疗对骨骼超过5mm的横向差异无能为力。
3. 节段性Le Fort扩弓超过7mm被认为是其上限。在明显的需行上颌骨扩展的病例中，SARPE程序更为平稳。根据骨骼发育、复发及颌骨发育异常等情况，将来可能需要实施上颌骨分块式手术。不过，经过SARPE，此时的移动将更平稳。
4. 应拍摄中切牙的射线照片以确保其牙间截骨时有足够的空间。
5. 对于SARPE程序，Le Fort Ⅰ型截骨术需完成的所有截骨此时也应被完成。不过，上颌骨不需向下折断。翼板的分离与否根据术者的喜好及后方需要扩张的程度而定。
6. 上颌扩弓最大的阻力区在颧上颌支柱。腭部装置应在手术室中启动以确保无干扰情况下上颌双侧对称性扩展。
7. 上颌横向扩展是最不稳定的上颌移动，推荐过矫治以防复发。
8. 腭部装置可用牙支持式（Haas及Hyrax装置）或骨支持式。牙支持式装置微创、卫生，从而患者依从性较好。牙支持式装置也在牙槽骨及牙齿水平建立起咬合翻动效应。通过至少 3 颗后牙参与支持式装置，可使该翻动效应减至最低。骨支持式装置在腭部水平对骨骼的移动（与牙齿相比）更为可控，但创伤稍大，且需一陡直的腭穹隆锚固。

## 参考文献

Spalding, P. M., 2004. Craniofacial growth and development: current understanding and clinical considerations. In: M. Miloro, ed. *Peterson's principles of oral and maxillofacial surgery*. 2nd ed. London: BC Decker. Pp. 1051-86.

Suri, L. and Taneja, P., 2008. Surgically assisted rapid palatal expansion: a literature review. *American Journal of Orthodontics and Dentofacial Orthopedics*, 133, 290-302.

## 病例报告

**病例报告 21-3** 外科辅助快速腭扩展（SARPE）程序见图 21-18 至图 21-28。

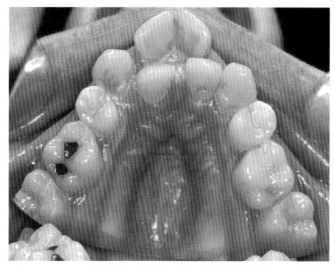

图 21-18 V 形腭弓患者咬合面观：狭窄的弓空间、重度前牙拥挤及横向异常

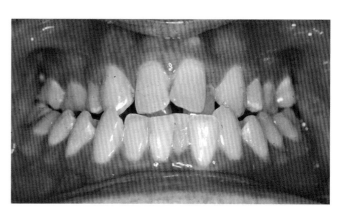

图 21-19 图 21-18 患者前后向观：证实有明显的上颌横向异常

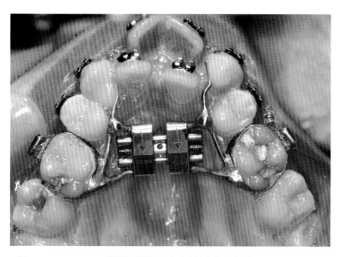

图 21-20 Hyrax 腭扩展器及正畸托槽准备就绪

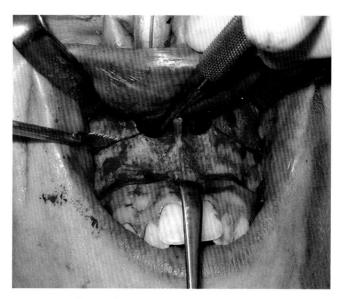

图 21-21 标准的水平 Le Fort 截骨术被实施

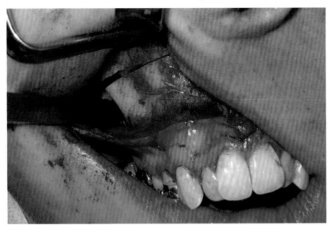

图 21-22　颧上颌支柱处的截骨端去除少许骨质以使分离过程中有空间、无阻挡

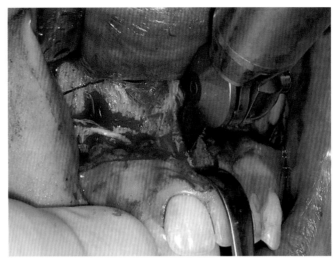

图 21-23　用矢状锯行中线牙间截骨

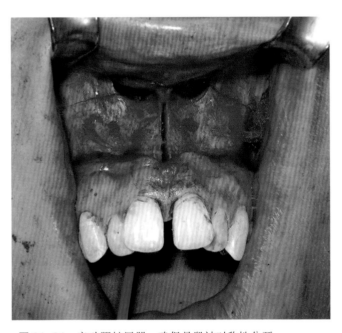

图 21-24　启动腭扩展器，确保骨段被对称性分开

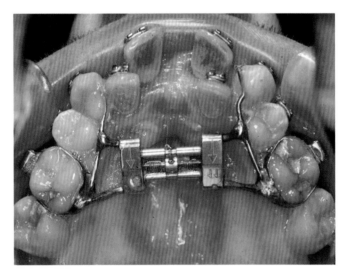

图 21-25　扩展后的咬合面观：证实正中分开

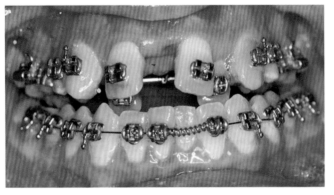

图 21-26　扩展后的前后向观：证实对上颌横向异常的过矫治

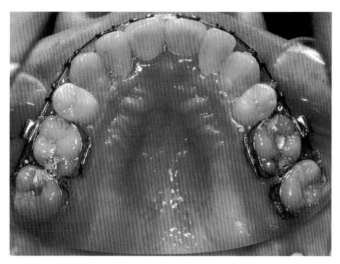

图 21-27　咬合面观：证实 U 形腭弓形成，横向异常得以矫治

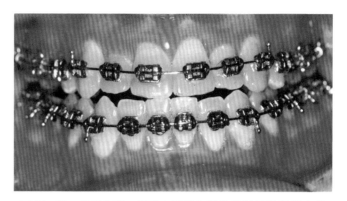

图 21-28　前后向观：证实上颌横向异常得以矫治但仍有前牙开拾。该患者需要进一步的下颌骨手术

（彭利伟　译）

# 第 22 章　下颌骨截骨术

## 下颌支矢状截骨术（双侧矢状骨劈开术）

下颌支矢状截骨术是一种通过下颌骨截骨使下颌重新定位的外科手术方法。

### 适应证

1. 先天性牙颌面畸形的矫治，包括下颌骨发育不足、发育过度、不对称，以及上、下颌发育异常。
2. 获得性牙颌面畸形的矫治，其原因包括面部创伤、肿瘤根治性手术，以及颞下颌关节不对称和畸形。

### 禁忌证

1. 升支解剖变异（变薄或形状异常）。
2. 需过度逆时针旋转（开𬌗超过 2cm 时需双颌手术）。
3. 下颌骨前徙超过 12cm。
4. 感觉神经方面的顾虑。
5. 以往有头颈放疗史。

### 区域解剖

1. **下颌小舌后凹陷**　位于下颌骨舌侧，下颌小舌与下颌骨后缘之间的凹陷。
2. **下颌小舌**　神经血管束进入下颌管的入口。下颌支矢状截骨术从其上开始操作。
3. **对下颌小舌**　沿下颌支外侧的隆突，可预测下颌支内侧下颌小舌的位置。
4. **下牙槽神经**　神经血管束进入紧邻下颌小舌的下颌管，并在下颌管内向前走行至颏孔。

### 下颌支矢状截骨术方法与步骤

1. 患者经鼻腔气管插管，麻醉管固定稳妥。下咽部可以纱布块填塞。
2. 沿外斜线、磨牙后三角区及后部颊侧前庭沟注入含有血管收缩剂的局部麻醉药物。

3. 以标准方式对患者消毒和铺巾，范围包括口腔和颌面骨。
4. 实施预先计划的釉质成形，放入后部牙垫。
5. 用 15 号刀片在外斜线外侧 2~3cm 切开黏膜（病例报告 22-1 之图 22-5），向内牵开软组织至外斜线，显露其下肌肉（病例报告 22-1 之图 22-6）。锐分离至下颌支外侧，横断肌肉及骨膜。
6. 用骨膜剥离子在骨膜下掀起、显露下颌骨外侧向前至邻近磨牙区的 Dalpont 隆突。继续向后解剖至外斜线及下颌支上份。用下颌切迹拉钩判断其位置，并从下颌支牵拉颞肌附着。在下颌骨内侧继续骨膜下解剖，形成一个下颌小舌上的骨膜下袋状空间。辨认下牙槽神经血管束，可通过直视或以神经探子来完成。
7. 将一 Seldin 拉钩置于舌侧骨膜下袋状空间内并旋转 45°以保护神经血管束，并创造一插入往复锯的空间（病例报告 22-1 之图 22-7）。
8. 用往复锯以 45°角开始对内侧骨皮质进行截骨（若下颌支较薄时，可使截骨方向更近垂直）（病例报告 22-1 之图 22-8）。锯片头端应伸入下颌小舌后的凹陷区，并使锯片在神经血管束上以全部深度深入完成该处截骨（图 22-1、图 22-2）。
9. 截骨线延伸，向前穿透骨皮质，内侧至外斜线，外侧达牙列。截骨线延伸至位于磨牙区颊侧之骨性隆突（Dalpont 隆突）（病例报告 22-1 之图 22-9）。
10. 取出牙垫，沿 Dalpont 隆突前部的下颌骨下缘放置隧道拉钩。将隧道拉钩旋转 45°、显露下颌骨下缘，以便插入往复锯。
11. 在 Dalpont 隆突前部下缘处行垂直骨切开，向下切断颊、舌侧皮质骨板至下颌管。截骨继续垂直进行，仅穿透外侧皮质，并与沿外斜线走行的截骨线相连（病例报告 22-1 之图 22-10）。

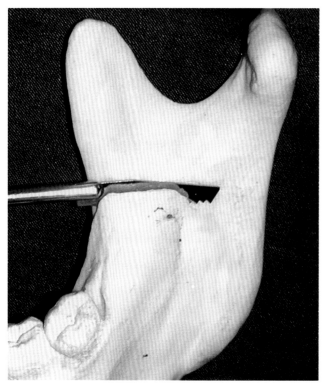

图 22-1　Hunsuck 改良术式包括将往复锯置于下牙槽神经入口和下颌小舌上方的下颌小舌后凹陷内，从前缘至后界断离下颌骨

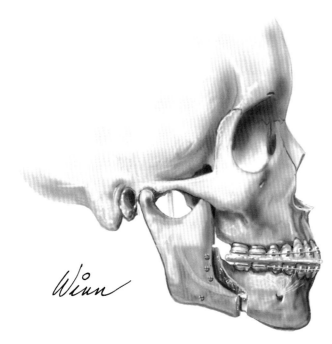

图 22-2　插图描绘了良好的下颌支矢状劈开（Hunsuck 改良）、下颌前徙及固位螺钉固定

12. 将牙垫重归原处，使下颌骨分开为近中、远中段过程中保持下颌骨的稳定。在下颌支矢状劈开分离过程

中，应使截骨全程均在直视下进行，以确保其整体均匀分离。

13. 骨凿的使用可有助于截骨时起初的骨分离（病例报告 22-1 之图 22-11）。注意勿以牙列后部作为骨凿支点，防止远中骨段的舌侧骨板折断。

14. 初步分离后，用较大的骨凿或骨撑开器置于截开的骨缝内，将其均匀分离，完成劈开。注意确保下颌骨下缘与近中骨段相连（病例报告 22-1 之图 22-12）。下颌骨下缘为近中骨段提供了结构的完整性，有助于避免不利的骨折。

15. 及早辨认出神经血管束以确保正确的定位，避免截开的骨质间因器械操作进一步造成的医源性损伤。

16. 下牙槽神经通常走行于远中骨段，需要精细操作（病例报告 22-1 之图 22-13）。该神经偶尔会隐匿于近中骨段的下颌管内，需要去除其表面覆盖之骨质，将其松解、游离出来。骨膜剥离子和（或）骨凿可用于松解神经，并使其定位于远中骨段内。

17. 用 J 剥离器将翼内肌的肌肉及肌腱附着从远中骨段的下缘及内侧面松解，以确保下颌骨的被动移位。下颌后退手术要求从近中骨段内侧面将软组织松解以便对远中骨段重新定位。

18. 利用预制𬌗板，用 24 号或 26 号不锈钢钢丝行颌间固定（maxillomandibular fixation，MMF）。

19. 确认近中、远中骨段移动后的位置。用骨锯、钻及锉去除骨性干扰，改善骨接触（病例报告 22-1 之图 22-14）。

20. 使下颌骨下缘成一线，用向后、向上之力推压髁突就位。

21. 用经皮（病例报告 22-1 之图 22-15）或口内路径对两骨段行固定。以局部麻醉针头穿通皮肤，随后以 15 号刀片刺破该处皮肤，从而完成套管针的定位。通过套管针，与皮质骨垂直进行坚固内固定。

22. 固定选项包括在上缘安放固位螺钉成一直线（病例报告 22-1 之图 22-15，另见病例报告 22-2 之图 22-24）或倒置的"L"形（图 22-2）。利用截骨范围内固位螺钉的间距可提高截骨的稳定性。可将钛板放置在下颌骨外侧截骨线处，以单皮质螺钉固位。如果远中骨段骨量不足（伴有第三磨牙拔除）而不适合单皮质螺钉固位（病例报告 22-2 之图 22-21），或下颌前徙较多而两骨段重叠有限的病例，则可合用双皮质位置螺钉及钛板固位（病例报告 22-1 之图 22-16）。

23. 固定完成后，去除颌间结扎丝，核对咬合关系。咬合偏向一侧提示髁突未能正确就位，这要求去除受影响侧的固定，重新定位近中骨段。

24. 间断缝合原套管针切口。口内切口以可吸收缝线缝合关闭（病例报告 22-1 之图 22-17）。

25. 取出咽部纱布块，去除外科夹板。可使用导向橡皮圈以利神经肌肉引导及功能重建。用加压敷料有助于控制术后水肿。

## 下颌支口内垂直截骨术（IVRO）方法与步骤

1. 与下颌支矢状截骨术类似，将切口置于外斜线外侧，切开黏膜。切开长度以能充分显露下颌支为度（4~5cm）。

2. 行骨膜下剥离、显露下颌骨外侧面。随即以骨膜剥离子通过牙列后缘的下颌骨舌侧面，以确保当下颌切迹拉钩从下颌支剥离颞肌肌腱时，有足够的软组织松解、防止撕裂。剥离应从后缘到前缘，上至下颌切迹、下到角前切迹，使整个下颌支显露（病例报告 22-3 之图 22-27）。

3. 将隧道拉钩放进下颌骨内侧下颌切迹处。用往复锯切断冠突，以提高可视性及消除颞肌拉力。通过游离肌腱附着，可将冠突完全取出。

4. 下颌切迹及角前切迹处各放置一 Bauer 拉钩，显露下颌骨外侧面。此外，将一大直角下颌支后缘拉钩放置于下颌支后缘辅助显露术区（LeVasseur 拉钩也常用）。软组织解剖及冠突截骨均在使用牙垫情况下完成。当进行下颌支垂直截骨时，为便于到达下颌骨后缘，可将口腔闭合。

5. 以摆动锯（105°）行下颌支垂直截骨，截骨方向与下颌骨后缘平行。截骨方向十分重要，可避免截骨线进入髁突颈部或偏离下颌骨后缘。截骨线位于下颌小舌及下牙槽神经进入下颌管的入口之后，通常形成一约 8~10mm 宽（从下颌骨后缘量起）的近中骨段。

6. 摆动锯的转动在下颌支中份形成了最初的截骨。确认截骨方向后，将锯片朝向下颌支，摆动锯向上切入下颌切迹（病例报告 22-3 之图 22-28）。随后将锯片返回下颌支中份，以同样方式确定方向并向下切入角前切迹。

7. 下颌支垂直截骨完成后，用一组织钳使近中骨段保持

稳定，而该骨段下内侧肌肉及骨膜附着被松解。软组织的松解可形成一袋形空间，供向后移位的远中骨段套叠而入。

8. 利用预制的殆板将上、下颌骨行颌间固定，确保近中骨段位于远中骨段外侧（病例报告 22-3 之图 22-29）。若非如此，将失去近中骨段内侧，这需要去除颌间结扎，重新定位并将近中骨段置于外侧。

9. 近中骨段适合于被动而均匀地接触远中骨段。骨性干扰（通常位于下颌切迹处上端）可用塑形钻或锉从任一侧骨段去除，确保骨段的被动重叠。髁突的就位不易察觉（与骨性 II 类颌矫治时的就位用力相反）。

10. 应用坚强内固定需要通过套管针的经皮入路。下颌支垂直截骨的稳固一般通过垂直排列的 3 枚固位螺钉实现（病例报告 22-3 之图 22-29、图 22-30）。如果未应用坚固内固定的话，也可单独选用颌间结扎固定一段时期，或联合骨段间金属丝拴结固定。

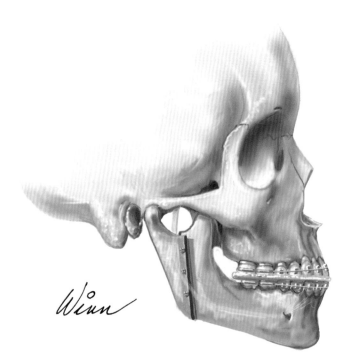

图 22-3　插图描绘了良好的下颌支垂直截骨断离、下颌后退及固位螺钉垂直向固位

11. 下颌骨外侧形成的骨性台阶如果出现过多的外侧或下缘突起，可削减近中骨段的下端部分骨质。口内及穿皮伤口的关闭与本章下颌支矢状截骨术中的描述相似。

## 口外下颌支截骨术方法与步骤

1. 进入下颌支可通过经口或经皮颌下入路。口外入路时，神经麻痹的避免措施应于术前同麻醉师一起商讨。可在软组织解剖过程中以神经刺激器检测面神经。

2. 采用锐性与钝性分离解剖软组织，直至下颌角。从下颌角向上进行下颌支骨膜下解剖，显露冠突基底与髁突颈之间的下颌切迹。

3. 一旦软组织从术野完全松解，即在直视下完成原计划采用的截骨术（下颌支垂直截骨、倒置 L 形截骨或 C 形截骨）。下颌骨分开为近中、远中骨段后，预制的𬌗板引导完成患者的颌间固定。根据术前计划，重新定位下颌骨。用固位螺钉和（或）钛板对近中、远中骨段行坚固内固定。

4. 分层缝合、关闭伤口。要特别注意切勿缝及面神经下颌缘支或使其受损。皮肤可用不可吸收缝线或可吸收缝线关闭。

注意：用大幅逆时针移动矫治严重下颌骨发育不足时，要求在截开的骨间隙中植入移植骨块以确保维持骨的连续性及促进骨愈合。

## 术后管理

1. 给予非甾体类抗炎药、抗生素及止痛药。对于行颌间固定的患者，可给予液体药物。

2. 加强口腔卫生。

3. 口服或经静脉给予类固醇药物有助于减轻术后水肿。

4. 术后 24~48h 内可使用冰敷。48h 后可用湿热敷并轻柔按摩。

5. 术后 48h，视情况可去除面部加压敷料。

6. 手术结束麻醉拔管前插入胃管可减少恶心和呕吐。推荐术后及时使用预防性止吐药物（行颌间结扎的患者，可经皮肤或肛门给药）。

7. 适当的经口摄取是必需的，可以维持水化。术后第 1 周，最初的摄取物通常是清亮液体形式，随后转为不需咀嚼的软食。接下来的数周内，随着不适及水肿的减退以及下颌运动范围及身体活动的恢复，饮食的黏稠度可逐渐增加。

8. 术后早期应用导引橡皮圈有利于神经肌肉功能的重塑。橡皮圈牵引方式通常根据颌骨畸形矫治情况而定：下颌骨前徙矫治下颌发育不足后，应采用骨性 Ⅱ 类向量；上颌骨前徙或下颌骨后退矫治骨性 Ⅲ 类颌骨异常后，应采用骨性 Ⅲ 类向量。术后第 1 周，通常需以橡皮圈牵引，进食或清洁口腔时可间断定时取下。

## 并发症

### 术中并发症

1. **切断下牙槽神经**　可能发生于下颌骨前份（下缘）垂直截骨过程中或外侧皮质骨截骨过程中。显露其远端残余部分需要在下颌骨颊侧开窗以便再吻合。实施无张力下神经吻合，可利用 2~3 针神经外膜缝合。

2. **损伤舌神经或鼓索支**　可因过度的组织操作、固位螺钉穿通过多以及截骨过程中往复锯的损伤所致。

3. **出血**　在正确的手术操作下，因下颌骨手术所致的过多术中出血并不常见。血管损伤可能来源于过度牵拉和（或）沿下颌骨舌侧面的牙周膜破裂。器械在截骨间隙内方向掌控不当，可能会误伤神经血管束。当截骨线深及下颌切迹时（IVRO），可能会遭遇上颌动脉、咬肌动脉。在下颌支垂直截骨的下方，面动脉可因器械操作的过度延伸而损伤。术中出血的处理包括降压麻醉、纱布填塞、电凝、注射血管收缩剂及可吸收止血剂等。

4. **意外骨折**　可能源于截骨不完全、存在第三磨牙、截骨分离过程中采用了暴力，以及患者骨髓较少或缺乏等。意外骨折处理的目标包括完成截骨以便骨段能被充分再定位、重建骨折骨段的连续性（固定断片）、基于术前计划再定位下颌骨、为骨段提供充分固定以防截骨处活动，以及确保两骨段间骨的连续性以利骨愈合等。

5. **面神经损伤**　传统上，常见于经皮肤入路，但也可于口内操作过程中因骨膜损伤或穿透而发生。

### 术后并发症

1. **感染**　下颌骨截骨术后的感染发生率很低（2%~7%），通常发生在手术后的第 1 个月内。浅表感染的处理可通过前庭沟行切开引流，并对收集物（血肿或脓）及抗生素作用范围进行评估。后期感染可能是固定的金属材料松动所致，需暴露原术区，取出可能的钛板、钛钉。

2. **错𬌗**　不明显的咬合错位常见于术后早期，源于肌肉的影响及姿势。咬合错位可通过上橡皮圈牵引、持续重塑神经肌肉功能解决。下颌骨中线偏斜产生不对称畸形，可能因髁突扭转或下弯使近中骨段定位不当所致。小的偏斜可通过早期积极的正畸治疗解决。显著的偏斜则需要再行修正手术、改进骨段位置。

3. **固定失败或骨不连**　固定失败的体征包括可触及骨段活动、持久的感染、开𬌗倾向、患侧Ⅲ类𬌗、中线偏对侧、患侧早接触等。可行早期手术治疗以加强固定、稳定骨断端。延迟返回手术室解决骨不连更为复杂，其处理与创伤性下颌骨折后的骨不连类似。

## 要点

1. 下颌支矢状截骨术是解决下颌骨发育过度中下颌支分歧方式呈"U"形者首选的外科手术技术。下颌后退的区域解剖考量最好根据经由颏顶点的平片或3D影像（锥形束CT）判定。完成"V"形下颌骨的下颌支矢状截骨术将在重新定位后的近中、远中骨段间形成一骨性间隙。认识到该区域解剖关系会有助于防止固定过紧及其进而造成的髁突的扭转及内侧移位。

2. 下颌支分歧方式呈"V"形者通常最好采用口内入路或穿口腔入路的下颌支垂直截骨术（IVRO或TOVRO）。完成截骨术并后退下颌骨后将产生下颌骨的缩短。对平行的"U"形下颌骨行下颌支垂直截骨术将产生骨性干扰，这需要行积极的外形修整以防止近中骨段为适应远中骨段后方活动而发生的外侧移位。

3. 下颌支矢状截骨进入下颌小舌后凹陷的完成对下颌后退操作程序是至关重要的。Hunsuck改良术式（图22-1）允许远中骨段向后移动而不侵犯翼下颌韧带，最大限度提高运动骨骼的稳定性。

4. 舌侧骨板断裂可能与下颌截骨术同期拔除下颌第三磨牙或牙列后方骨切开时暴力操作有关。早期拔除智齿（截骨术前9~12个月）允许该区充分愈合，以及小心分开截骨段上端均会降低舌侧骨板断裂的风险。

5. 截骨线通过下颌骨下缘是下颌支矢状截骨术最具技术敏感的方面。将下颌骨下缘保持在近中骨段提供了结构的完整性，有助于避免意外骨折的发生。

6. 术中并发症通常是背离了截骨术完成、骨段分离或固定等的标准技巧的结果。

7. 下颌后退手术时下颌远中骨段向后、向下移位，在保持下颌下缘成一线的基础上，将远中骨段上端置于近中骨段上端旁。采用下颌支矢状截骨术的下颌后退操作程序中，需对近中骨段的前方、上方进行外形修整以便直视其内（病例报告22-2之图22-22~图22-24），并需避开牙周组织及防止骨段的过度旋转。如果修整不充分，近中骨段的凸点将抬起软组织，引起炎症并导致牙周问题。上缘的不正确对齐会造成近中骨段过度旋转进而侵犯翼下颌韧带，导致稳定性相关问题。

8. 具有"青枝"下颌骨（低弹性模量）的年轻患者完成的截骨术中，其下颌角及下颌骨后缘常要保持完整无损，这就要求完成近中、远中骨段的分开时需加倍努力。截骨缝隙中对下牙槽神经的识别将允许放置骨凿或骨锯以使截骨线向内侧走行、进入下颌小舌后凹陷，进而防止如截骨线向外侧延伸所致的近中骨段骨折。

## 病例报告

**病例报告22-1**　下颌支矢状截骨术：下颌前徙。患者女性，28岁。下颌骨发育不足，Ⅱ类深覆𬌗（图22-4~图22-19）。

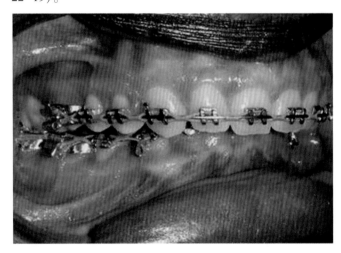

图22-4　术前照片，显示Ⅱ类深覆𬌗，下颌后缩

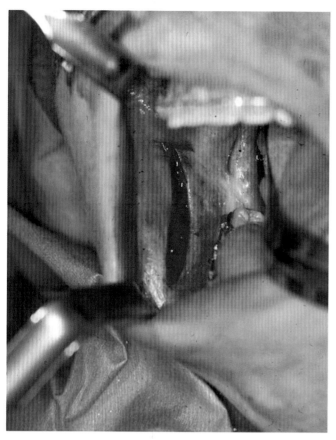

图 22-5 口内黏膜切口，仅位于外斜线外侧 2~3cm

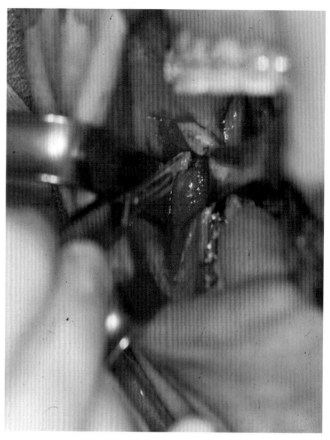

图 22-6 切开后的软组织向内侧牵拉，越过外斜线，显露其下肌肉。用 15 号刀片切断覆盖肌肉及骨膜，显露外侧下颌支

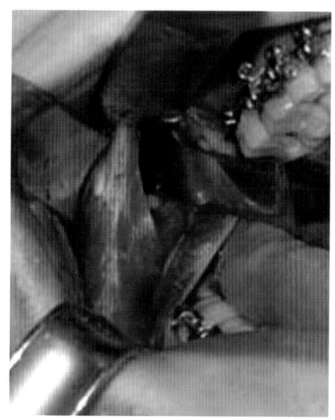

图 22-7 沿着下颌小舌后凹陷形成骨膜下袋样空间，下牙槽神经可见，该空间可供往复锯插入

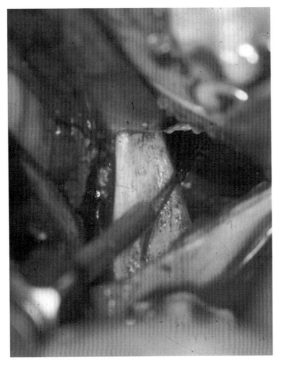

图 22-8　用往复锯行改良的 Hunsuck 截骨术。45°角为截骨理想角度，可降低意外裂开的风险。在薄下颌骨中，可能需减小该截骨角度

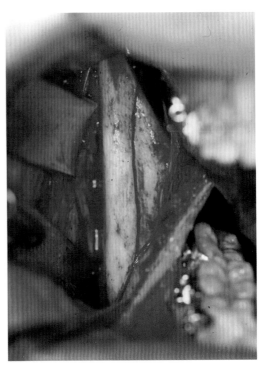

图 22-9　截骨线延伸至位于磨牙区颊侧的骨性隆突（Dalpont 隆突）

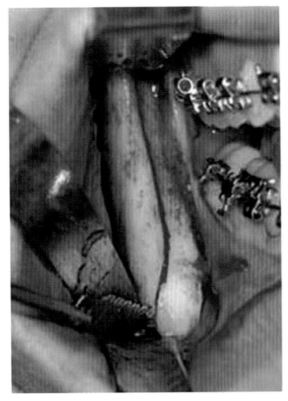

图 22-10　截骨线继续垂直向下呈切向锯开，深达外侧皮质骨（与外斜线截骨线相连），接着实施下缘截骨

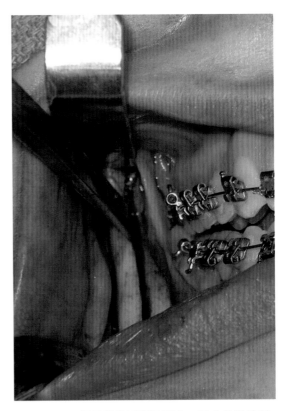

图 22-11　用骨凿将下颌骨近中、远中骨段劈裂处扩开

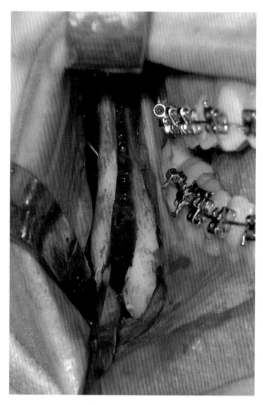

图 22-12　下颌骨下缘被撬动。注意确保裂开的所有骨段均匀分离以防意外骨折的发生

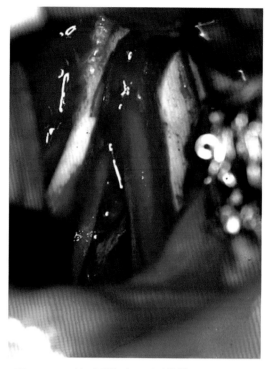

图 22-13　扩开裂处后，下牙槽神经即可看见。注意保护下颌远中骨段内的下牙槽神经

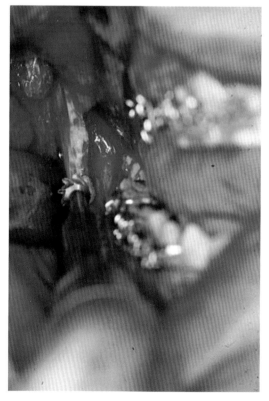

图 22-14　剥离翼内肌，确认下颌近中、远中骨段可被动活动后，去除所有的骨性干扰

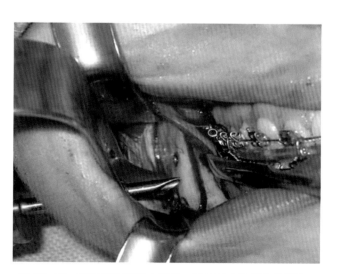

图 22-15　髁突在关节窝内就位，通过经皮路径实施固定

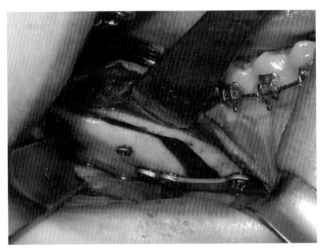

图22-16　对下颌前徙，固定可用单皮质钛板或并用固位螺钉以增加牢固度

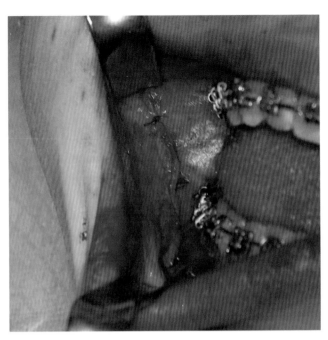

图22-17　黏膜切口用铬制肠线、以连续水平褥式缝合方式关闭

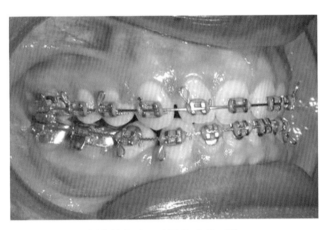

图22-18　下颌前徙术及正畸牙移动后6周

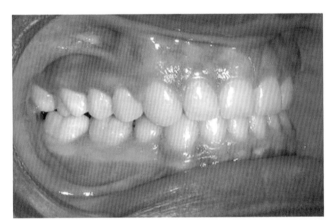

图22-19　患者最终的下颌位置及咬合

**病例报告22-2**　下颌支矢状截骨术：下颌后退。患者，女性，18岁。非对称性下颌骨发育过度，Ⅲ类错殆（图22-20~图22-26）。

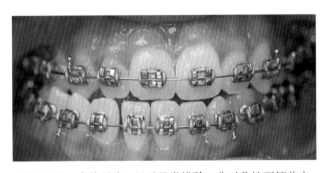

图22-20　术前照片，显示Ⅲ类错殆，非对称性下颌前突

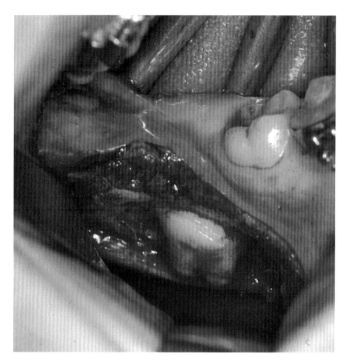

图 22-21　矢状骨劈开后，可见发育中的智齿及下牙槽神经

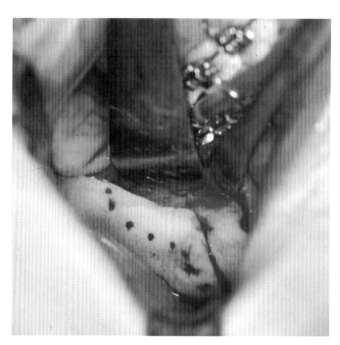

图 22-22　采用下颌支矢状截骨的下颌后退操作程序中，近中骨段要求行外形修整以利直视，并需避开牙周组织及防止骨段的过度旋转

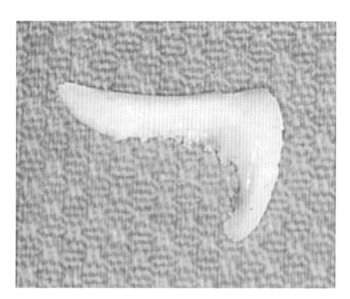

图 22-23　切除的近中骨段前缘、上缘骨片

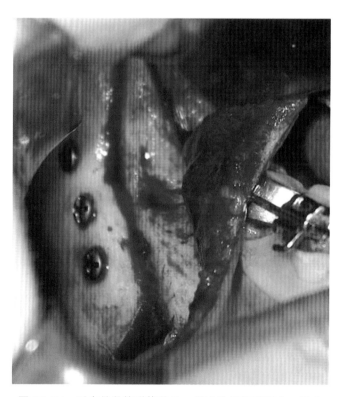

图 22-24　近中骨段外形修整后，用固位螺钉对近中、远中骨段行上缘固定

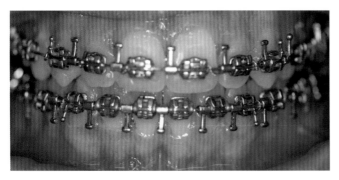

图 22-25　下颌后退术及正畸牙移动后 4 周

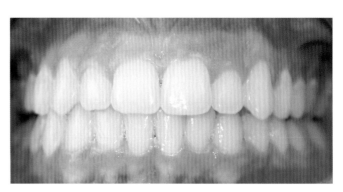

图 22-26　患者最终的下颌位置及咬合

**病例报告 22-3**　下颌支口内垂直截骨术（IVRO）。患者，男性，21 岁。下颌骨发育过度，Ⅲ类错拾（图 22-27~图 22-30）。

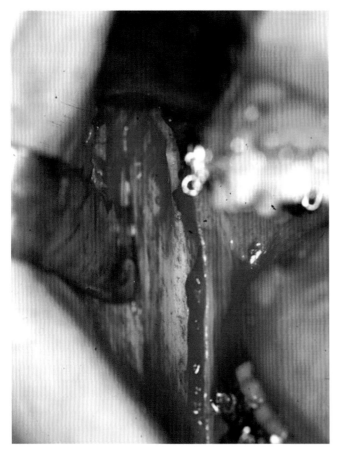

图 22-27　上至下颌切迹，下至角前切迹显露外侧下颌支。为提高可视性及消除颞肌拉力，冠突已被去除

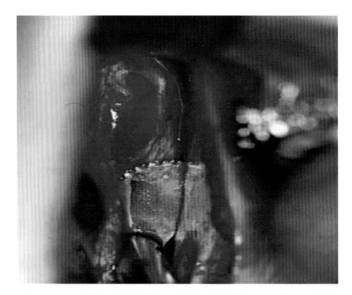

图 22-28　用摆动锯从下颌支中份开始截骨，向上切入下颌切迹，再向下切入角前切迹

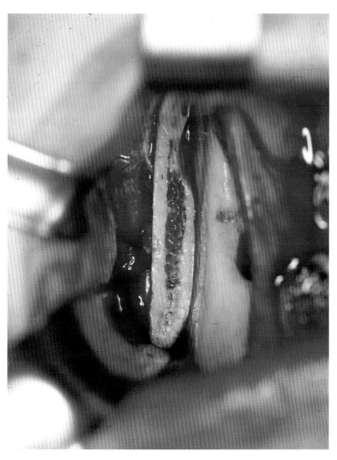

图 22-29　行颌间固定时，将近中骨段保持在远中骨段的外侧

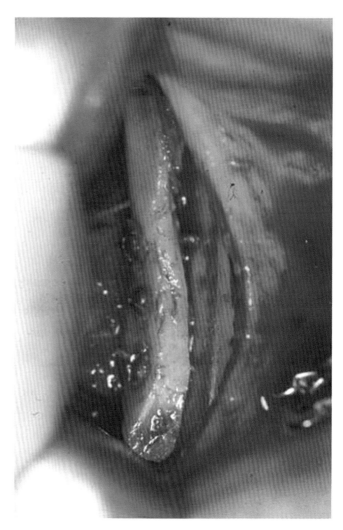

图 22-30　下颌支垂直截骨后骨段的稳固通过经皮放置垂直排列的固位螺钉（至少 3 枚）来实施

（彭利伟　译）

# 第 23 章　颏成形术（前部滑行截骨术）

颏成形术是一种增大或减小下颌前部的方法。

## 适应证

1. 矫治颌骨畸形，包括轻度下颌后缩、巨颏畸形、小颏畸形、颏部不对称等。
2. 增大后气道间隙以治疗阻塞性睡眠呼吸暂停。

## 禁忌证

1. 颏部发育正常的下颌后缩。
2. 困难的或扭曲的解剖。
3. 下颌正中联合短。
4. 感觉神经方面的顾虑。

## 区域解剖

1. **颏神经及颏孔**　在自下颌前磨牙根尖区的颏孔处穿出前，颏神经向前走行 1~5mm。
2. **颏肌**　为一起自下颌骨切牙窝、止于下唇皮肤的中线肌带，其功能是前伸下唇。
3. **颏舌肌**　是一对起于颏上棘、止于舌体的舌外肌，其功能是伸舌及降舌。

## 方法与步骤

1. 患者经鼻腔气管插管，麻醉管固定稳妥。下咽部可用纱布块填塞。对患者消毒和铺巾，范围包括口腔和颌面部。
2. 下颌前部两侧颏孔间前庭沟内注入含有血管收缩剂的局部麻醉药物，可直接注入颏肌内。
3. 切口位于下颌前部前庭沟内、沟底前方 1cm（病例报告 23-1 之图 23-1）。这样设计切口可保存附着的及未附着的组织以供关闭伤口。切口距附着组织太近会因瘢痕收缩造成附着组织后退，进而危及下切牙。切开黏膜后，辨认向浅表走行于下唇的颏神经的小分支并将其从术区向外游离。用组织剪锐性解剖颏肌。注意

尽量减少近皮肤处的解剖，避免造成医源性的下唇穿孔。

4. 骨膜下剥离至下颌骨前部下缘，在前方显露下颌正中联合（病例报告 23-1 之图 23-2）。尽量减少切口上方的解剖，以避免下颌切牙上附着组织不必要的剥离并保护颏肌上部分供关闭伤口。
5. 向后解剖以确定颏孔位置（病例报告 23-1 之图 23-3）。向下及向后行骨膜下解剖至颏孔，显露下颌骨体部下缘。
6. 用矢状锯沿下颌正中划一垂直线，作为下颌前部截骨操作时的参考（病例报告 23-1 之图 23-4，病例报告 23-2 之图 23-10）。计划的截骨线应位于颏孔下及前牙根尖下至少 5mm。水平截骨线应尽可能在下颌骨体部内向后延伸，不要侵及下颌管。
7. 用往复锯在下颌前部唇侧皮质骨内向两侧划痕、标记出计划的截骨线（病例报告 23-2 之图 23-10）。
8. 截骨设计满意后，将锯片垂直从下缘向中线方向切透唇、舌侧骨质。对侧同法行骨切开。骨切开完成后，其下缘被向下折断及活动。
9. 可以布巾钳或钢丝稳定游离骨段。可用钻针在唇侧皮质骨上打孔以穿过 26 号钢丝。准备固定游离骨段时，可用布巾钳或钢丝将其控制（病例报告 23-1 之图 23-4）。
10. 根据治疗计划将游离骨段重新定位，并进行检查以确保位置合适及两侧对称。可用两脚规判定骨骼移动的程度以帮助将术前计划转换为实际手术。当颏部拥有明显的畸形（不对称）时，可用虚拟计划制作模具以有助于建立骨骼的对称性及适当的突度（病例报告 23-3 之图 23-12、图 23-13）。
11. 钛板及固位螺钉可用于前部骨段的固定（病例报告 23-1 之图 23-5，病例报告 23-2 之图 23-11）。检视

固定的前部骨段并从口外触摸截骨后形成的台阶，确保前部骨段的对称性及位置得以矫正。

12. 软组织关闭以分层缝合方式完成，其中骨膜及颏肌以可吸收缝线间断缝合。对颏肌进行充分的对位缝合是必要的，可防止下唇组织外翻（病例报告 23-1 之图 23-6）。单独留置一黏膜中线缝合线有助于黏膜关闭时的方向定位。以可吸收线连续缝合、关闭黏膜伤口。

13. 将敷料置于颏部有助于重建覆盖软组织的褶皱。将敷料用于下颌前部与颏下区以支持软组织，并施压术区，可减轻水肿。

## 术后管理

1. 术后使用抗生素 1 周。
2. 开具止痛药及止吐药。
3. 术后 5~7d 去除面部敷料。
4. 加强口腔卫生。

## 并发症

1. 舌下血肿形成：如果血管被切断或软组织被过多损伤，出血可能发生。未能充分止血可能导致舌下血肿的发展。血肿扩展会引起舌抬高，需行探查以清除外渗之血块，避免可能的通气道狭窄。

2. "巫婆下巴"：源于未能对位缝合颏肌和（或）伤口裂开，导致下唇外翻。通过颏肌对位缝合及合适的伤口缝合可予以矫正。

3. 尖下巴：源于旁正中联合区之间截骨较短，颏部显得窄而尖。其治疗包括下颌骨前部截骨时将下颌骨体部涵盖其中。

4. 颏部不对称：源于治疗计划设计不当和（或）骨段摆放位置有误。

## 要点

1. 必须做到以同一平面切开唇侧、舌侧皮质骨，以防止颏部前徙时其垂直高度降低。

2. 对阻塞性睡眠呼吸暂停的患者而言，锥形束 CT 可标示出后气道间隙的解剖边界，并可用以识别出可能是软组织塌陷病因的区域。舌根通常是后气道狭窄的病因。通过前部骨段的骨切开将附着于颏棘上的颏舌肌前徙，可以增加气道间隙、解决造成阻塞性睡眠呼吸暂停的区域解剖原因。

3. 骨移植材料可用于前部节段性截骨后的间隙内，以便在较大的颏部前徙后可消除或减轻截骨处形成的台阶。移植骨有助于形成巧妙的骨性过渡，并提供更美观的下面部软组织轮廓。

4. 在颌骨中线偏离牙齿中线情况下，矫治错𬌗畸形的传统正颌外科可能无法达到面部对称。下颌骨下缘或颏部可能需接受辅助截骨以矫治潜在的颌骨畸形。

5. 具有下缘垂直向变形的下颌骨前部，其对称性的建立经常会产生不均一的截骨间隙，当骨段被重定位时，需要对此间隙垫片和（或）骨移植。

6. 当矫治一非对称性的𬌗畸形时，虚拟计划提高了精度。虚拟计划可供术前深度了解颌骨畸形及对称性地重定位颏部所需移动量。除了附着于稳定的参考线（𬌗弓）的夹具外（该参考线可传递虚拟计划及准确重定位前份骨段），也可制作切割模板。

7. 颏部植入材料可用来丰隆或改善下颌前份轮廓。库存或定制的植入材料可用来实现所要求的设计及外形。与下颌前份截骨术相比，颏部植入材料的优势包括较少的侵入性操作及神经感觉变化的风险降低。其缺点包括如没有足够的稳定，可出现潜在的骨重塑或吸收。此外，尚有感染、移位、纤维囊形成、异物反应，且无法影响气道空间等。

## 病例报告

病例报告 23-1 对称性颏前徙（图 23-1~图 23-8）。

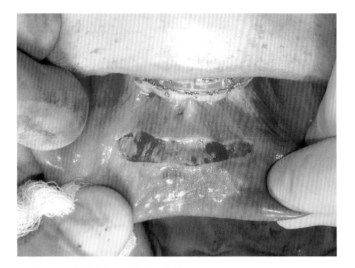

图23-1　下颌前庭沟黏膜切口

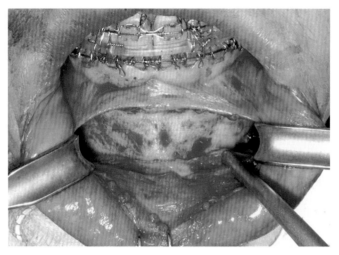

图23-2　显露正中联合及下颌骨下缘

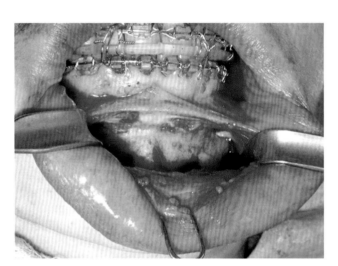

图23-3　确认两侧颏孔。侧方向后、向下解剖至颏孔

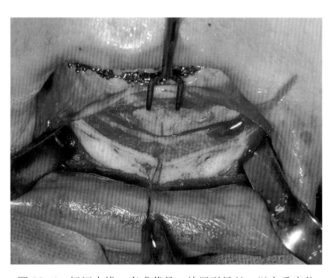

图23-4　标记中线，完成截骨。放置引导丝，以在重定位及固定过程中控制游离骨段

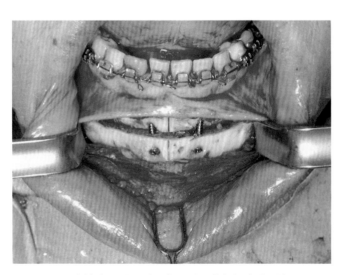

图23-5　当前移骨量达到要求，用固位螺钉完成固定

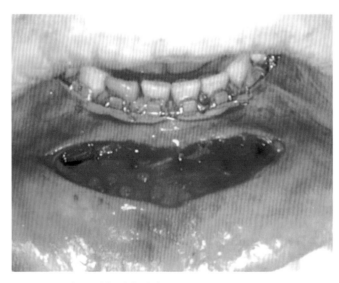

图23-6　颏肌重新对位缝合

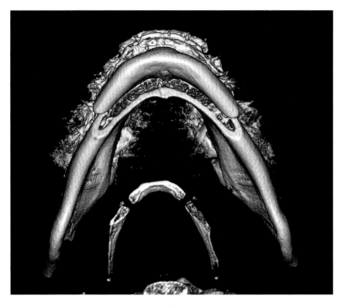

图 23-7　术后 3D 轴位 CT 图像证实前份节段性截骨段对称性前移

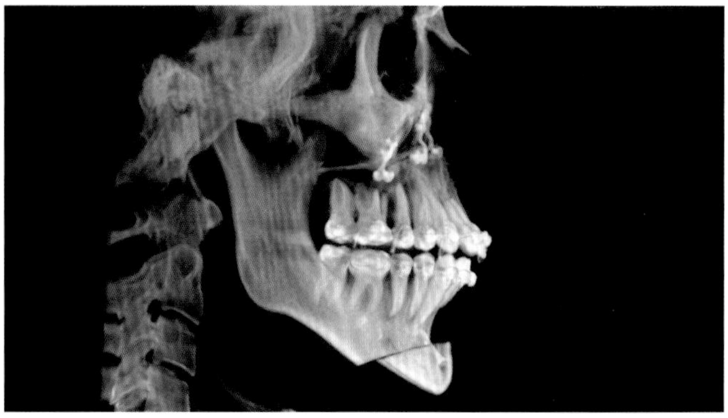

图 23-8　术后 3D 重建证实前份节段性截骨段对称性前移

**病例报告 23-2**　对称性颏后退（图 23-9~图 23-11）。

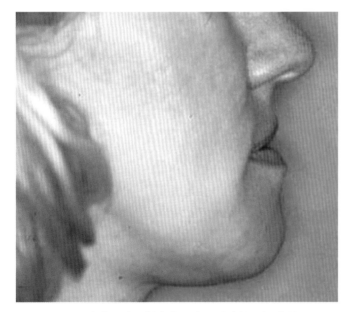

图 23-9　患者表现为下颌发育过度及对称性巨颏畸形

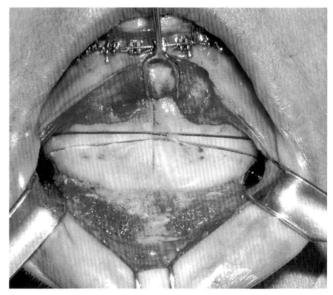

图 23-10　标记垂直中线及截骨位置。一对称性楔形骨将去除以矫治患者对称性的巨颏畸形

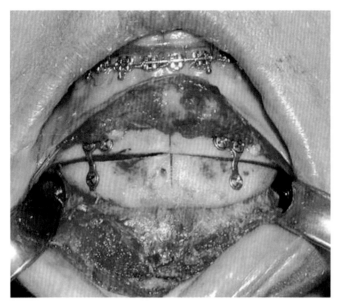

图 23-11　前份骨段向后重新就位及固定

病例报告 23-3　非对称性颏移位（图 23-12、图 23-13）。

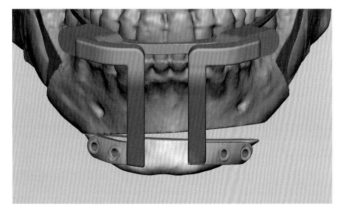

图 23-12　对于严重的颏部不对称，推荐使用虚拟手术计划及制作定制导板

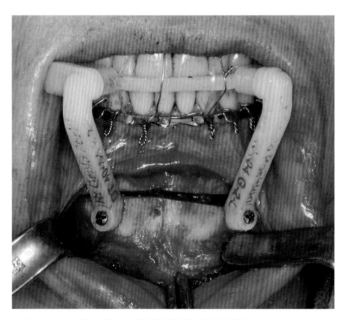

图 23-13　完成截骨，前份骨段位置导板就位

### 参考文献

Tucker, M. R., 1995. Orthognathic surgery versus orthodontic camouflage in the treatment of mandibular deficiency. *Journal of Oral and Maxillofacial Surgery*, 53, 572-8.

（彭利伟　译）

# 第 24 章 利用 Le Fort I 型截骨术及 RED2 外固定器的上颌骨牵引

利用 Le Fort I 型截骨术及 RED2 外固定器的上颌骨牵引是一种利用牵张器使上颌骨及面中份明显前徙的方法。

## 适应证

1. 非腭裂患者上颌骨前徙大于 8mm 时。

2. 腭裂患者上颌骨前徙大于 5mm 时。

3. 辅以植入物的上颌骨下移存在稳定性问题时。

4. 上颌骨前徙和（或）辅以植入物的下移活动其稳定性用坚固内固定亦不可得到时。

## 禁忌证

1. 颅骨发育不完全。

2. 影响理解力与合作的发育延迟。

3. 癫痫史。

4. 心理不稳定，有严重的抑郁、焦虑或精神分裂症等。

5. 不能合作的患者。

## 方法与步骤

1. 口腔气管插管后，固定好插管，双侧角膜涂以眼膏保护（图 24-1，本章引用的所有图片均来自病例报告 24-1）。面部、头皮及口腔常规消毒铺巾。带有两块方巾的半块床单置于患者头下，将内侧方巾钳夹包头，暴露两侧额部、颞部以下至上颈部。然后用大单覆盖患者身体其余部分。环状牵张器拟附着的区域必须在此术野内。

2. 将局部麻醉药物注入上颌前庭沟及腭大管内。固定装置在无菌区域的后方桌子上组装。将垂直杆与环状牵张器连接。

3. 将 8 枚固位螺钉用油膏轻微润滑，然后部分插入颅骨前部皮质骨的所需位置。应注意制造商推荐环状牵张

器内使用 6 枚螺钉，但 8 枚可提高其稳定性。

4. 两水平杆连接到垂直杆形成了上颌骨的四点固定。四点固定可完全控制上颌在各方向的移动。

5. 上颌前庭沟切口被用于显露上颌骨前侧及外侧壁，这点同 Le Fort I 型截骨术程序。从鼻前棘将黏膜掀起，并以隧道方式向后延伸至鼻骨粗隆区。从鼻底、鼻外侧壁及鼻中隔将鼻黏膜掀起。注意减少鼻黏膜的撕裂。

6. 用往复锯在 Le Fort I 水平截骨。水平截骨线位于上颌最长牙根上 5~6mm 及鼻底与梨状孔边缘交界点以上。需在上颌骨预留放置固定板的足够空间，不要伤及牙根。

7. 与标准的 Le Fort I 型截骨术类似，分离各骨连接。用防护性犁骨凿将上颌骨鼻嵴与鼻中隔-犁骨凿开；用单防护性骨凿将鼻外侧壁分离；用弯骨凿在两侧紧邻翼上颌连结前方或上颌结节后部区域内将上颌骨后部与翼板分离。将上颌骨向下轻压折断。腭裂患者中鼻腔黏膜与腭黏膜的任一连接均予以确认及仔细分离。维持上颌骨向下状态，检查鼻腔黏膜，确保其从上颌骨完全分离。

8. 用咬骨钳去除鼻外侧壁后部残留的任何连接。活动上颌骨，勿撕裂黏膜附着。上颌骨的充分活动是必要的，然而必须小心保留所有的软组织附着以维持血供。在上颌骨充分活动实现前，不可安放牵张器。

9. 在两侧上颌骨前上缘各安放两块 L 形钛板，每块板用 4~5 枚螺钉固定，在 L 形板的短臂上为 25 号长不锈钢钢丝留下 1 个钉孔（图 24-2）。将长钢丝穿过钛板上最前端的孔，然后从此处折回，并以血管钳扭结。

10. 两侧上颌第一磨牙上的正畸管均用一 25 号钢丝穿过。钢丝穿过一半后反折。两侧的钢丝游离端均用血管钳

扭结。上颌骨上的四点固定即建立，可控制上颌在各方向的移动。

11. 在人中外侧数毫米、两侧鼻底处的鼻唇沟，以 15 号刀片切一小口。用细头血管钳将穿附于上颌骨两侧钛板上的钢丝穿过同侧皮肤切口，使上颌钢丝外露（图24-2）。也可利用 Keith 针将钢丝穿过两侧上颌皮肤。牙用钢丝经由口腔穿出（图 24-3）。

12. 连接固定装置前，确认其已正确安装、各装配螺丝充分拧紧。连接 halo 牵张器需两人。术者将牵张器维持在理想位置，助手用手上紧螺丝。如果用螺丝刀上紧螺丝的话，可能发生颞骨骨折。

13. 从前往后、两侧同时上紧螺丝。目标是使螺丝点牢固接触颅骨外层皮质。固定架的垂直杆维持在中线（图24-4）。

14. halo 牵张器置于眶上缘上 2～3cm，并平行于 FH 平面。所有固定螺钉均位于发际内，至少每侧用 4 枚固定螺钉（总共 8 枚）。所有的固定螺钉均用手指尽可能拧紧，勿对颞骨施加过度的压力。外固定装置的稳定性可通过轻摇装置及观察头部活动来确定。

15. 固定器的两个短的水平杆连于上颌骨上（图 24-5）。如果需要垂直移动上颌骨，与垂直螺丝连接的水平杆必须设置为驱使上颌骨移动在所需方向。与上颌骨钛板相连的两根钢丝被连于上水平杆。与第一磨牙相连的两根钢丝用一消毒尿管覆盖以保护唇部，并将其连于下水平杆。

16. 为减少上颌骨前徙过程中的鼻翼加宽，可采用收紧鼻翼的缝合方法。患者麻醉苏醒前，对牵张器进行最后调整，再一次用手轻轻上紧固定螺丝。

17. 将固定装置用螺丝刀及钢丝剪交给麻醉师，并标注患者名字。教会麻醉师在出现呼吸道紧急的情况下，如何通过剪断四根钢丝、拧开固定垂直杆的上方螺钉从而去除垂直杆（图 24-6）。复苏室工作人员也应熟悉气道危机情况下如何紧急去除垂直杆。只有当患者完全清醒后，才能拔除麻醉插管（图 24-7）。

## 术后管理

1. 术后全流饮食。

2. 加强口腔及装置卫生。

3. 开启装置前，3～7d 的间歇期要观察。

4. 牵张速率通常为每天 1mm。通过转动水平杆上的 4 枚

螺钉，以每天 2 次、1 次 0.5mm 的速率开启装置。

5. 牵张期间，严密监控患者。每次巡视患者，均要用手上紧固定螺丝，以防牵张器移动位置。

6. 上颌达到理想位置时，牵张器的最后旋转即告完成，固定期开始。固定期持续至少 8 周。过早去除固定会导致明显的复发。骨愈合的监测可利用 X 线头影测量片进行。

7. 拆除装置时，剪断那 4 根钢丝、拧掉 8 枚固定螺丝。去除口内那两根连于上颌第一磨牙的钢丝，最后在局部麻醉下或静脉镇静下去除连于上颌钛板上的两根钢丝。

8. 拆除装置后，短时期内利用弹性治疗使再生骨塑形，可达到理想的咬合结果。每一病例需要不同程度的力量关闭咬合，但这通常可利用与正畸钩相连的弹性带完成。

## 并发症

1. 由于上颌骨松解不完全，可导致 halo 牵张器向下朝眉弓移动。

2. 复发。

3. 金属固定材料失败。

4. 牵张器螺丝固定过紧所致的颞顶颅骨骨折。

5. 一个或多个平面不均衡的牵引。

## 要点

1. 外科牵引应延至骨骼发育成熟后进行，避免重复治疗的必要性。

2. 大多数腭裂患者已经历多个上颌内的手术操作，因此尤要注意确保充分的上颌骨血供。软腭的软组织附着必须保留。如果腭大动脉得以保护，那么再生所需血供就会增加。维持前庭沟切口在两侧第二双尖牙之间，是另一项增加上颌骨血供的操作。

3. 为使上颌骨充分松解，须断离其与各骨连结。未能充分松解上颌骨及去除潜在的骨性干扰会导致牵引不完全和（或）不对称。各骨连结的断离与 Le Fort Ⅰ型截骨术相同。

4. 后方截骨可在上颌骨与翼板或上颌结节后部之间进行。通过将后方截骨置于上颌结节后部内并跨过硬腭，可减少腭咽功能不良。

5. 上颌动、静脉恰位于上颌骨后壁之后，如意外损伤，可致明显出血。

6. 鼻腔黏膜附于鼻底，需小心掀起。上颌骨鼻嵴与鼻中隔相连处的鼻腔黏膜附着较紧，将其掀起而不撕裂更

具挑战性。黏膜撕裂导致术后出血量增大及不适感。无完整硬腭的腭裂患者中，鼻腔黏膜会在一瘢痕组织带内与腭黏膜紧密相联。此处操作更为困难。通过建立截骨线及小心向下折断上颌骨，可避免黏膜撕裂。随着上颌骨缓慢向下，可用电刀从前往后，将鼻腔黏膜从腭黏膜上分开。

病例报告

**病例报告 24-1**　患者，男性，18 岁。重度上颌骨发育不足及颌发育异常。出生时即有眶距过大及双侧唇腭裂。2 个月大时行唇裂修复术，18 个月时行腭裂修复术，3 岁时行括约肌成形术，6 岁时行面眶成形术，8 岁时行牙槽突裂植骨术（图 24-1 ~ 图 24-8）。

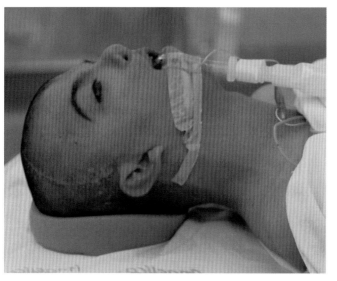

图 24-1　患者仰卧于手术台上，角膜防护到位，经口气管插管置于下方并固定稳妥

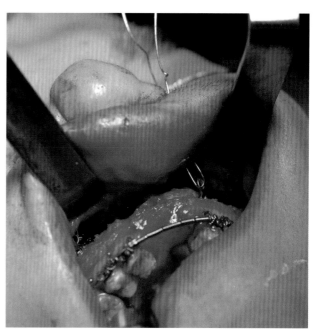

图 24-2　将 L 形钛板固定于上颌骨前部，留一螺丝孔供穿入 25 号不锈钢钢丝用。梨状孔钢丝经皮置于鼻堤水平

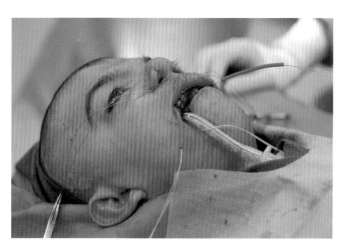

图 24-3　固定于磨牙带环上的牙钢丝穿经口腔

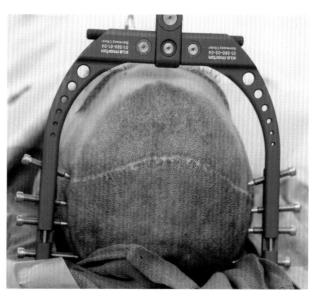

图 24-4　固定螺丝固定于颅骨前份的皮质骨内，halo 牵张器位于眶缘上 2 ~ 3cm，并与 FH 平面平行。固定装置的垂直杆保持在中线

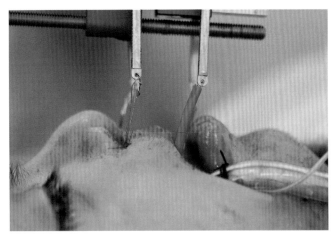

图 24-5　将上颌骨与固定装置的两短水平杆相连

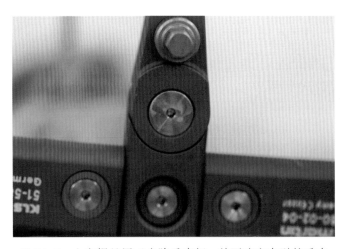

图 24-6　上方螺丝用于去除垂直杆，并可改变牵引的垂直方向

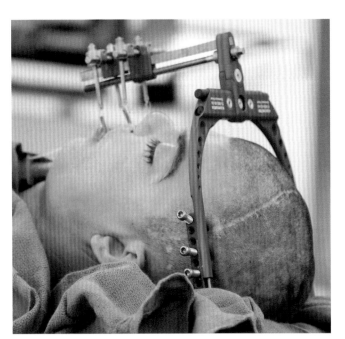

图 24-7　halo 牵张器固定在颅骨的适当位置。拔除麻醉插管前，要使患者完全清醒

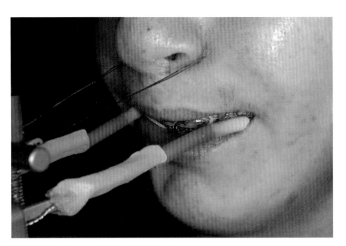

图 24-8　牵引过程中的患者。通过调整牵张器内连接，可改变上颌的位置。连接在第一磨牙的两根钢丝被一胶管覆盖，从而使治疗过程中下唇得以保护

**参考文献**

Nout, E., Wolvius, E. B., van Adrichem, L. N. A., Ongkosuwito, E. M. and van der Wal, K. G. H., 2006. Complications in maxillary distraction using the RED-2 device: a retrospective analysis of 21 patients. *International Journal of Oral and Maxillofacial Surgery*, 35, 897-902.

Polley, J. and Figueroa, A., 1997. Management of severe maxillary deficiency in childhood and adolescence through distraction osteogenesis with an external rigid distraction device. *Journal of Craniofacial Surgery*, 8, 181-5.

Polley, J. W. and Figueroa, A. A., 1998. Rigid external distraction: its application in cleft maxillary deformities. *Plastic Reconstructive Surgery*, 102, 1360-72.

（彭利伟　译）

# 第 25 章　牙槽突裂修复术

牙槽突裂修复术是重建先天性上颌前份牙槽嵴及颌骨缺损，并关闭相关口鼻痿的方法。

### 适应证

1. 为上颌骨裂隙区内的牙齿萌出与正畸移动提供稳定的骨性介质。
2. 关闭口鼻痿。
3. 通过提供鼻底的骨性支持及牙槽弓的连续性而改善面部外观。
4. 为相邻牙列建立适当的牙周支持。
5. 为骨内种植体的最终植入提供骨性介质。
6. 为以后的正颌治疗提供稳定且完整的上颌骨弓。

### 禁忌证

1. 感染活跃期。
2. 患者口腔卫生依从性差。
3. 裂隙萎陷拟于将来行正畸扩弓治疗。植骨前为加宽裂隙至所需牙弓形状，需将腭部扩展。扩大的裂隙更易见，也更易行器械操作。此外，一旦植入物合为一体，正畸加大裂隙空间将极为困难（参考本章要点 1）。

### 方法与步骤

1. 患者仰卧位，用一口腔专用 RAE 管经口行气管插管。
2. 颈部过伸以较好显示腭部及牙槽突，以纱布块填塞口咽后部。患者常规准备，包括口腔、鼻腔、周围面颌骨，以及口鼻痿（如果存在的话）。铺巾，暴露口腔及鼻腔。
3. 沿腭部、鼻底、上颌前庭及上颌前份或裂隙处附着和未附着的软组织注入含有血管收缩剂的局部麻醉药物。局部麻醉针头可作为探针，术者用其在做切口前判断裂隙程度及骨的位置。双侧完全腭裂患者伴有活动的前颌，由于该前颌处血供脆弱，切勿在此注入血管收缩剂。

4. 沿裂隙外侧面做切口（图 25-1）。用 15 号刀片沿有正常骨质支撑的裂隙外侧面做一全厚黏骨膜切口。切口前部延伸至上颌前庭高度，后部沿硬腭内的裂隙后缘延伸。切口应分开口腔黏膜与鼻腔黏膜。
5. 利用颊、腭侧龈沟内切口，横向延伸切口。切口外侧最远延伸至最后磨牙的远端，并在其末端附加一颊侧后、上松弛切口（图 25-2）。
6. 近中切口以龈沟内方式沿牙齿的颊、腭侧面延伸，对单侧腭裂而言，终止于对侧尖牙或第一磨牙（图 25-2）。对双侧裂隙，则终止于中线。
7. 利用骨膜下解剖，显露梨状孔、鼻前棘及鼻底。拔除多生牙或畸形牙。注意避免暴露正发育的未萌尖牙的牙冠。如果在裂隙解剖过程中暴露了该尖牙的牙冠，强烈建议将其拔除。邻近暴露牙齿的牙冠进行骨移植操作将极大降低移植的成功率。
8. 在存在口鼻痿的病例中，沿裂隙内部边缘行骨膜下全厚组织解剖，并沿裂隙外侧壁向上延伸至鼻底及鼻中隔软骨。源自裂隙内的软组织被仔细掀起、内翻并缝合在一起，形成一新的鼻腔屏障。组织边缘用 5-0 可吸收缝线行水平褥式缝合，缝合后该边缘将内翻进入鼻腔（图 25-3）。将一块生物胶原膜修剪后贴敷于鼻底。
9. 在翻起的全厚黏骨膜组织内行骨膜松弛切口，前移唇黏膜直至其可无张力地轻松覆盖裂隙缺损。
10. 将移植材料置入裂隙缺损内，并压紧以消除死腔。根据裂隙大小及性质，笔者偏爱选用来自前髂的骨髓或矿化与脱矿的人异体骨混合物。移植区域应从鼻底延伸至牙槽嵴。

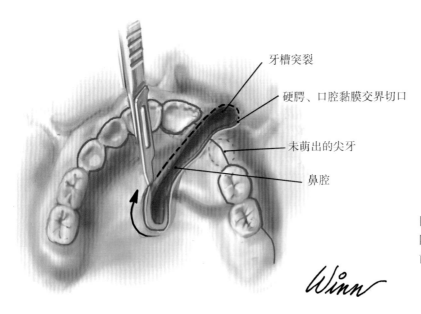

牙槽突裂

硬腭、口腔黏膜交界切口

未萌出的尖牙

鼻腔

图 25-1　切口沿有骨质支撑的裂隙外侧、在裂隙外侧的角化组织内开始。切口向前延伸至上颌前庭高度，向后沿裂隙后缘在硬腭内延伸

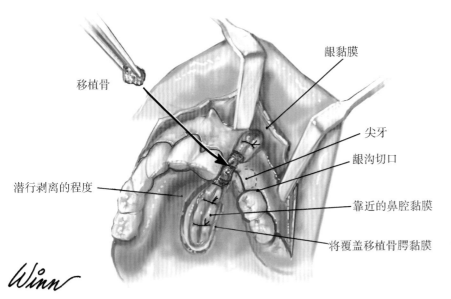

移植骨

龈黏膜

尖牙

龈沟切口

潜行剥离的程度

靠近的鼻腔黏膜

将覆盖移植骨腭黏膜

图 25-2　切口内侧延伸至尖牙，外侧延伸至上颌结节。鼻腔黏膜被翻转、缝合，移植材料被置于裂隙缺损处

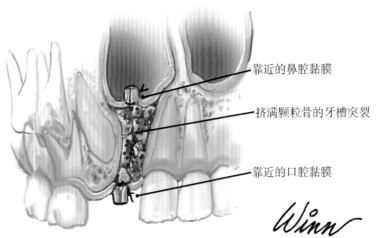

靠近的鼻腔黏膜

挤满颗粒骨的牙槽突裂

靠近的口腔黏膜

图 25-3　骨颗粒在裂隙缺损内被压紧，以消除无效腔

11. 将第二块生物胶原膜修剪，并贴敷于裂隙缺损内的移植材料上。掀起的黏骨膜组织以无张力方式覆盖移植缺损处及生物膜并缝合。为获得无张力原位缝合，以附加的松弛切口、骨膜下剥离和（或）骨膜划痕完成（图 25-4）。

12. 对于双侧裂隙病例，步骤 1～12 中描述的操作程序首先要在最大裂隙侧进行。对侧裂隙至少在 6 个月的愈合期后再以类似方式修复。

## 术后管理

1. 细致的口腔卫生是必需的，以减少感染的风险。

2. 开具鼻充血减轻剂。

3. 单侧裂隙修复的患者维持 3～4 周的半流质饮食，而双侧裂隙修复的患者推荐 6 周的半流质饮食。

4. 体力活动取决于移植材料的供体部位，对于髂部取骨的患者，建议术后 4～6 周内活动受限。

5. 可用非甾体类抗炎药及麻醉药控制疼痛。

6. 术后抗生素持续应用 10d。

## 并发症

1. 感染：感染极少见，通常来自术后早期口腔卫生不佳或保留埋伏牙的暴露。感染可导致移植材料的丢失及较大口鼻瘘的产生。

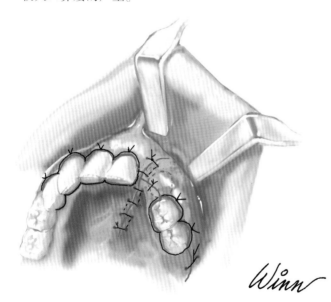

图 25-4　口腔黏膜滑行瓣以无张力方式关闭

2. 自然萌出失败：比较罕见。尖牙不能通过移植处的牙槽骨段萌出时，可在移植材料合并为一体后通过手术将其暴露，与非裂隙患者的阻生尖牙的处理相同。

3. 移植材料丢失：移植材料丢失的常见原因包括感染与不足的软组织覆盖。千万注意对覆盖黏膜瓣的无张力缝合。口内较小的撕裂可通过局部清创有效治疗，通常不会产生完全的移植材料丢失。所有移植程序完成后，有些移植材料的减少在预料之中（尤其是在受损区域），不被认为是并发症。在有充足软组织覆盖的条件下，推荐行过度移植。

4. 上颌骨生长受限：上颌骨生长受限常常与初期的移植操作有关，表现为非对称性上颌骨发育不良，来自移植操作导致的瘢痕组织形成。这不易被误认为对称性上颌骨发育不良，后者常出现在腭裂患者中（无论手术矫治与否）。确定性治疗包括：待骨骼发育成熟后（14～18 岁），扩展腭、通过正颌外科前徙上颌骨，或牵张成骨。

## 要点

1. 上颌骨内的骨移植根据手术干预的时机可归类为一期手术或二期手术。然而，一期骨移植已显示与上颌骨生长的不利影响有关，因此，应首选二期骨移植。

2. 上颌牙槽突裂的二期骨移植通常在涉及的尖牙萌出前的混合牙列期实施，理想状态是 7～11 岁。当尖牙牙根形成约 2/3、临床牙冠完全被骨包绕时，实施骨移植可获得较高的成功率。

3. 双侧上颌裂隙需分两阶段实施骨移植，以减少对前颌段血供的损害。

4. 理想情况下，为了确保最佳的牙周支持，应将切口置于阻生牙未穿过角化组织萌出之处。然而，由于裂隙区相对缺乏角化组织，前述情况并非总能实现。

5. 自体的（供体包括髂骨、颅骨、胫骨、下颌骨和肋骨）和异体的移植材料均已被成功用于重建牙槽突裂。利用携有脱矿基质的重组人骨形态发生蛋白-2（BMP-2）作为自体骨移植适应证外的替代品，在初始及挽救程序中均获得了高成功率。

6. 多生牙或畸形牙在植入移植材料时均予以拔除。裂隙区尖牙的暴露可导致移植程序的失败。应注意避免临床牙冠的暴露，如果有明显暴露的话，应考虑拔除暴露的尖牙。

7. 根据术者的偏好、裂隙大小及黏骨膜组织瓣能否原位缝合，决定是否放置生物膜。当不能在无张力状态下关闭隆起的黏骨膜组织时，可使用脱细胞真皮基质。

8. 对于双侧裂隙患者，避免过度牵拉唇黏膜覆盖前颌伤口，以免损害其血供。

9. 对于双侧裂隙患者，勿使前颌活动是减少潜在不结合风险的关键。夹板可被用以提供稳定性，通常可于术后保留夹板 4~8 周。

10. 关闭口鼻瘘及骨植入材料完成后 6 周，可恢复正畸治疗。在此期间被动正畸保持不变，以助于骨段的稳定。

11. 随着双侧裂隙的重建，预计唇、鼻外形会明显改变。因此，建议行延期的唇、鼻修整术，而非与骨移植同期进行。

12. 在骨内种植体植入前，常需行二期骨移植以提供充足的骨量。然而，即使有充足的硬组织量，由于植骨的裂隙区不自然的形态及软组织状貌，种植体常需以不理想的方向与角度植入。此外，无牙区内常缺少角化组织，这导致非理想的牙周组织，并增加了将来种植失败的风险。因此，在这些患者骨移植程序前，修复科医生积极参与治疗计划的制订是必要的。当选择种植体与固定修复时，应慎重考虑。适当定位与轴向荷载的牙种植体有促进移植材料存留的优点，而固定义齿则可增加植入材料骨段的稳定性。

病例报告

**病例报告 25-1**　患者 8 岁，左侧完全唇腭裂术后。也患有左侧上颌小的不完全裂，先天缺失#7 和#10 牙。早期骨移植被实施，为腭侧错位埋伏的尖牙提供了萌出通过的骨及软组织（图 25-5~图 25-9）

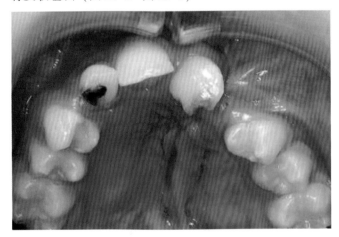

图 25-5　患者 8 岁，左侧牙槽突裂修复术后 6 个月。患者表现为上颌骨横向不足、口颌异常、上颌发育不良。植骨区有些塌陷，左侧中切牙畸形

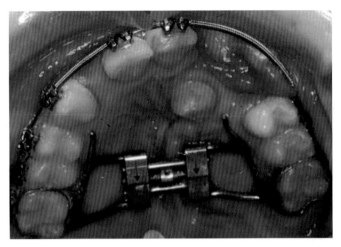

图 25-6　患者 10 岁时，可见牙弓明显扩展（上颌正畸扩弓器在位）、咬合改善、腭侧萌出的尖牙。注意左侧中切牙已被调改，显现为正常外形。尖牙已如预期在腭侧萌出，其在牙弓内的空间已被建立，现在可开始将其向牙弓内移动了。为了给正畸医生移动尖牙就位提供足够的牙槽骨，附加的牙槽突裂植骨术将被实施

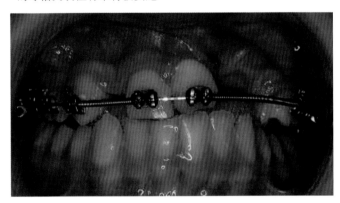

图 25-7　患者 10 岁时，显示上颌发育不良及发育不全的组织。现在空间已建立，尖牙可被移动就位

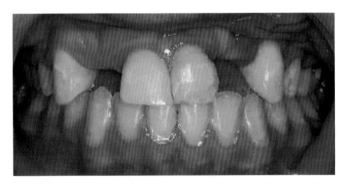

图 25-8　患者 14 岁时，上颌弓被充分扩展，牙列被排齐，种植体植入或固定桥的空间已建立

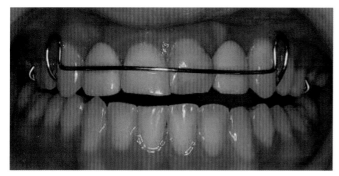

图 25-9　患者 16 岁时，正畸治疗完成，包含缺失侧切牙的保持器被戴入。一旦患者骨骼发育成熟，这些牙齿将被种植体或固定桥代替

病例报告 25-2　患者 14 岁，左侧完全唇腭裂术后。9 岁时左侧牙槽突裂被修复。#10 牙在牙槽突裂植骨时被拔除，因为该牙为畸形及在裂隙内萌出较高（图 25-10~图 25-12）

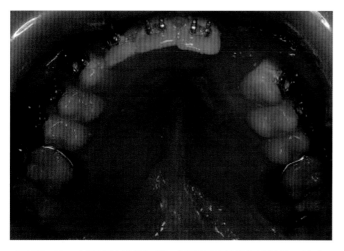

图 25-10　有健康的附着组织，但牙槽嵴留有轻度缺陷。决定实施附加的牙槽嵴骨移植，并植入种植体代替缺失的侧切牙

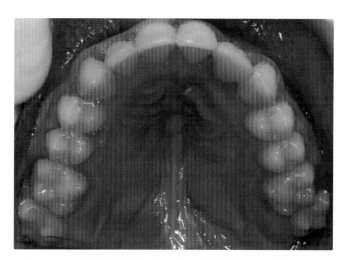

图 22-12　修复的牙列与重建的上颌牙槽嵴。在原裂隙区的颊侧牙槽嵴有轻微凹陷

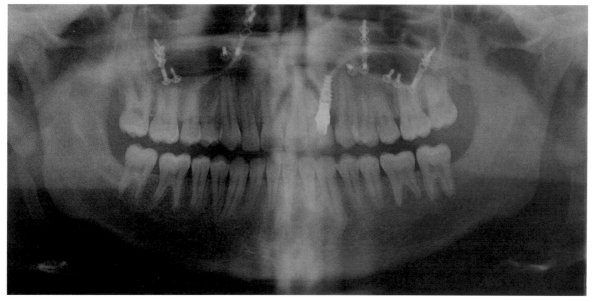

图 25-11　患者 18 岁时，带有烤瓷基台的种植体被植入就位。由于骨量不足与较厚瘢痕组织的存在，注意种植体的上端安放点

## 参考文献

Bruce, E. N., 2000. Alveolar-anterior maxillary cleft repair. *Atlas of Oral and Maxillofacial Surgery Clinics of North America*, 17, 167−73.

Cho-Lee, G. Y., Garcia-Diez, E. M., Nunes, R. A., Martí-Pagès, C., Sieira-Gil, R. and Rivera-Baró, A., 2013. Review of secondary alveolar cleft repair. *Annals of Maxillofacial Surgery*, 3, 46−50.

Deodatta, B. V. and Ferdinand, O. A., 2002. Rhinoplasty in adolescent cleft patients. *Oral and Maxillofacial Surgery Clinics of North America*, 14, 453−61.

Epker, B. N., 2009. Alveolar-anterior maxillary cleft repair. *Atlas of Oral and Maxillofacial Surgery Clinics of North America*, 17, 167−73.

Francis, C. S., Mobin, S. N. and Lypka, M. A., 2013. rh-BMP-2 with a demineralized bone matrix scaffold versus autologous iliac crest bone graft for alveolar cleft reconstruction. *Plastic and Reconstructive Surgery*, 131, 1107−15.

Kaban, L. B. and Troulis, M. J., 2004. *Pediatric oral and maxillofacial surgery*. Philadelphia: W. B. Saunders.

Kazemi, A., Stearns, J. W. and Fonseca, R. J., 2002. Secondary grafting in the alveolar cleft patient. *Oral and Maxillofacial Surgery Clinics of North America*, 14, 477−90.

Koh, K. S., Kim, H., Oh, T. S., Kwon, S. M. and Choi, J. W., 2013. Treatment algorithm for bilateral alveolar cleft based on the position of the premaxilla and width of the alveolar gap. *Journal of Plastic, Reconstructive and Aesthetic Surgery*, 66(9), 1212−8.

Larsen, P. E., 2004. Reconstruction of the alveolar cleft. In M. Miloro, ed. *Peterson's principles of oral and maxillofacial surgery*. London: B. C. Decker. Pp. 859−70.

Matsa, S., Murugan, S. and Kannadasan, K., 2012. Evaluation of morbidity associated with iliac crest harvest for alveolar cleft bone grafting. *Journal of Oral and Maxillofacial Surgery*, 11, 91−5.

Meyer, S. and Molsted, K., 2013. Long-term outcome of secondary alveolar bone grafting in cleft lip and palate patients: a 10-year follow-up cohort study. *Journal of Plastic Surgery and Hand Surgery*, 47(6), 503−8.

Miloro, M., Ghali, G. E. and Larsen, P. E., 2004. *Peterson's principles of oral and maxillofacial surgery*. 3rd ed. London: B. C. Decker.

Posnick, J. C., 2000. Cleft lip and palate: bone grafting and management of residual oronasal fistula. In J. C. Posnick, ed. *Craniofacial and maxillofacial surgery in children and young adults*. Philadelphia: W. B. Saunders. Pp. 827−59.

Posnick, J. C., 2000. *Craniofacial and maxillofacial surgery in children and young adults*. Philadelphia: W. B. Saunders.

Toscano, D., Baciliero, U. and Gracco, A., et al., 2012. Long-term stability of alveolar bone grafts in cleft palate patients. *American Journal of Orthodontics and Dentofacial Orthopedics*, 142, 289−99.

（彭利伟　译）

# 第 26 章　腭裂修复术

腭裂修复术是利用鼻腔和口腔的黏骨膜瓣修复先天性腭缺损，以达到完全的腭封闭、恢复腭咽功能并对上颌骨生长产生最小影响的方法。

## 适应证

腭部的硬、软组织缺损。

## 禁忌证

1. 无绝对禁忌证。
2. 相对禁忌证包括患有不能耐受全身麻醉的合并症。

## 区域解剖

### 软腭的肌肉：

1. 腭帆提肌。
2. 腭帆张肌。
3. 腭咽肌。
4. 腭舌肌。
5. 腭垂肌。

## Bardach 两瓣法腭成形术操作方法与步骤

1. 患者仰卧于手术台上，用一 RAE 气管导管经口行气管插管。
2. 颈部小心过伸以较好显示腭部及牙槽突。
3. 口腔及面部以聚维酮碘消毒、常规铺巾。
4. 将一 Dingman 或类似拉钩插入，使腭垂至上颌前牙槽嵴的腭部完全显露。
5. 用 30 号针头蘸亚甲蓝邻近裂隙缺损标记计划的切口部位。
6. 将含有血管收缩剂的局部麻醉药物注入上唇前庭沟、牙槽突裂隙缘、硬腭、软腭及犁骨黏骨膜。
7. 鼻腔用浸有羟甲唑啉的棉球填塞。
8. 用#15c 刀片在两侧软腭、硬腭内，紧邻鼻腔与口腔黏膜层交界处的裂隙缘切开。切口从裂隙后部开始，向前延伸至硬腭与牙槽黏膜交界处（病例报告 26-1 之图 26-1）。第二切口在硬腭与上颌牙槽交界处进行，该切口起于第一切口的末端，在两侧向后延伸至上颌结节附近。
9. 沿裂隙全长，用 Cottle 剥离子掀起全厚黏骨膜瓣，将鼻腔黏膜与口腔黏膜分离。注意保护腭大血管蒂。
10. 口腔黏膜瓣一旦被掀起，可用 4-0 丝线将瓣向侧方牵开（病例报告 26-1 之图 26-2）。剥离血管蒂周围的纤维附着，从两侧腭骨上松解腭帆提肌与腭帆张肌区的异常附着。
11. 从腭骨表面剥离鼻腔黏膜，接着从鼻腔、口腔衬里松解腭帆提肌。审慎使用双极电凝止血。
12. 掀起犁骨瓣，以供无张力缝合鼻腔黏膜。非对称性分开犁骨黏骨膜，并将其从裂隙前端至硬、软腭交界掀起。
13. 硬腭裂隙用两层缝合修复，软腭裂隙则用 3 层缝合修复。首先采用 5-0 单乔可吸收线间断或连续缝合、关闭硬腭与软腭的鼻腔衬里（病例报告 26-1 之图 26-3）。对于较宽裂隙，鼻腔黏膜无法对位缝合时，可用脱细胞真皮（AlloDerm Lifecell，Bridgewater，NJ，USA）缝合于硬、软腭鼻腔衬里，以减少瘘形成的风险。或者，也可使用取自腹股沟的真皮移植片。因为自体的真皮本质上富有弹性，因此比 AlloDerm 更易缝合。
14. 软腭内腭成形被实施。将软腭肌肉组织分离，并向后及中线重新定位。将腭垂分开，并切除多余黏膜组织。用 5-0 单乔线可吸收线间断水平褥式缝合、重建腭垂。
15. 4-0 牵引丝线被去除，从腭垂至切口前端，先用 5-0 单乔可吸收线间断水平褥式缝合、关闭口腔黏膜（病例报告 26-1 之图 26-4）。用 5-0 单乔可吸收线将鼻腔及口腔衬里缝合在一起，以消除二者间的无效腔。用 4-0 单乔可吸收线在前端及侧缘将硬腭黏骨膜与附着龈附加间断缝合。利用非裂隙侧的犁骨瓣及唇侧前庭黏膜瓣覆盖暴露的牙槽骨。

## 术后管理

1. 术后 24~48h 内，密切监测与术后水肿相关的呼吸通畅情况。
2. 术后 48h 内对腭部黏膜瓣进行检查，以评估其内血运情况。
3. 术后营养支持的目的是防止对腭部修复产生抽吸应力。术后第 1 周全流质饮食。
4. 有牙患者注意充分的口腔卫生。
5. 建议根据患者的体重，术后使用 5d 抗生素。

## 并发症

1. **瓣坏死** 源于腭大血管蒂的切断。
2. **腭咽闭合不全（VPI）** 产生于不合适的肌肉移位和（或）软组织长度不足。其症状包括鼻音过重和鼻漏气。VPI 的治疗可用二期腭延长术、括约肌（侧方的）咽成形术或蒂在上的咽后瓣修复术。
3. **口鼻瘘** 产生于未能实现所有瓣的完全无张力缝合，或由于血供的缺失所致的瓣坏死。其症状包括鼻漏气和口内液体回流入鼻腔。其发生与术者的经验（最明显的变数）及患者腭裂修复时的年龄有关。另外不常见的相关因素有修复术的类型或腭裂畸形的严重程度。其矫治可通过再制作腭瓣（方法同初次手术）、局部带蒂瓣（舌瓣、肌黏膜瓣、颊肌瓣及局部腭黏骨膜瓣）、真皮瓣，或带血管蒂瓣如面部动脉肌黏膜瓣（FAMM 瓣）。
4. **上颌骨生长受限** 9 个月龄前实施腭裂修复术时，常发生上颌骨的生长受限。9~18 个月龄间实施修复术时，25% 的患者显示上颌骨生长某种程度的受限。上颌骨生长受限的早期处理采用正畸治疗，包括上颌扩展与面罩牵引装置；后期则待骨骼发育成熟后采用正颌外科手术。

## 要点

1. 无论使用何种技术，腭裂手术的目的均包括：沿腭部缺损全长建立一完整腭部，避免口鼻瘘，通过建立允许自然发声的动力性软腭从而减少 VPI 的风险。
2. 尽管不是总能做到，尤其伴有较宽裂隙时，但是为了防止腭部瘢痕组织的形成及其对上颌骨生长的限制，应尽可能减少暴露腭骨。
3. Bardach 两瓣法腭成形术技巧的优势包括一期完成整个腭部的关闭，建立更多生理性的软腭肌悬带，以及分层的缝合技巧。硬腭以两层关闭（鼻腔黏膜与口腔黏膜），软腭以三层关闭（鼻腔黏膜、软腭肌肉组织及口腔黏膜）。
4. 在语音发育前（9~12 个月龄）完成软腭、硬腭的修复，语音收效更好。

## 病例报告

**病例报告 26-1** Bardach 两瓣法腭成形术（图 26-1~图 26-4）。

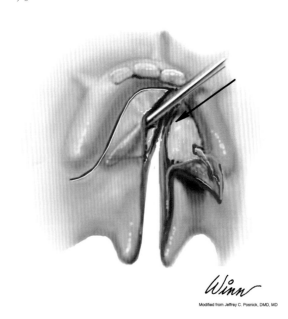

Modified from Jeffrey C. Posnick, DMD, MD

图 26-1 从口腔与鼻腔黏膜分离的切口开始。切口起自腭垂，并向前延伸至硬腭与牙槽黏膜交界处。第二切口在硬腭与牙槽黏膜交界处开始，该切口起自第一切口末端，并向后延伸至两侧上颌结节附近（修饰的图片来自 Jeffrey C. Posnick 并得其同意）

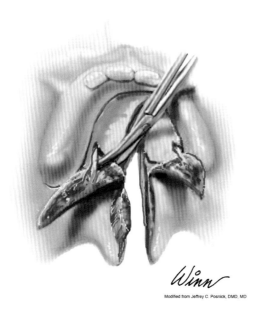

Modified from Jeffrey C. Posnick, DMD, MD

图 26-2　沿裂隙全长，用 Cottle 剥离子掀起全厚黏骨膜瓣，将鼻腔黏膜与口腔黏膜分离。注意保护腭大血管蒂（修饰的图片来自 Jeffrey C. Posnick 并得其同意）

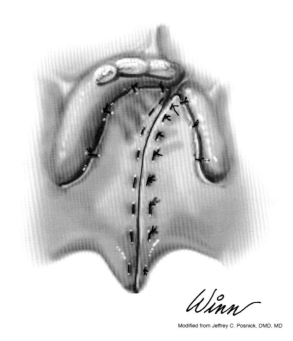

Modified from Jeffrey C. Posnick, DMD, MD

图 26-4　从腭垂至切口前端缝合口腔黏膜。在前端及侧缘附加缝合硬腭黏骨膜与附着龈（修饰的图片来自 Jeffrey C. Posnick 并得其同意）

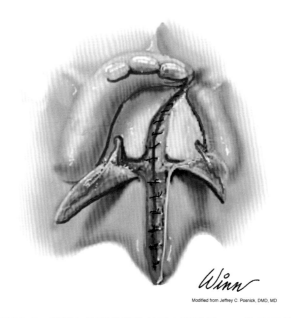

Modified from Jeffrey C. Posnick, DMD, MD

图 26-3　硬腭与软腭的鼻腔衬里主要采用 5-0 单乔可吸收线间断或连续缝合关闭（修饰的图片来自 Jeffrey C. Posnick 并得其同意）

care: cleft palate repair techniques and postoperative management. *Plastic and Reconstructive Surgery*, 124, 899 - 906.

Losken, H. W., van Aalst, J. A., Teotia, S. S., Dean, S. B., Hultman, S. and Uhrich, K. S., 2011. Achieving low cleft palate fistula rates: surgical results and techniques. *Cleft Palate Craniofacial Journal*, 48, 312-20.

Padwa, B. L. and Mulliken, J. B., 2003. Complications associatedwith cleft lip and palate repair. *Oral and Maxillofacial Surgery Clinics of North America*, 15, 285-96.

Salyer, K. E., Sng, K. W. and Sperry, E. E., 2006. Two-flap palatoplasty: 20-year experience and evolution of surgical technique. *Plastic and Reconstructive Surgery*, 118, 193 - 204.

（彭利伟　译）

## 参考文献

Katzel, E. B., Basile, P., Koltz, P. F., Marcus, J. R. and Girotto, J. A., 2009. Current surgical practices in cleft

# 第 27 章  唇裂修复术

唇裂修复术是一种利用皮肤、肌肉与黏膜三层缝合达到鼻、唇对称，恢复正常唇功能并使外观瘢痕最小化的方法。

## 适应证

单侧或双侧，完全或不完全唇裂畸形。

## 禁忌证

1. 无绝对禁忌证。
2. 足够的患者年龄、体重及血红蛋白（10s 规则）。［原文如此，应为"相对禁忌证：未能满足 10s 规则，即年龄不足 10 周、体重低于 10 磅（磅为非法定单位，1 磅＝0.45kg）、血红蛋白小于 10g/dL"。译者注]

## 区域解剖

1. 口轮匝肌。
2. 鼻小柱。
3. 人中嵴和结节（唇珠）。
4. 白线（唇红缘）。
5. 红线（红唇-黏膜接合线）。
6. 鼻翼软骨。
7. 下外侧软骨。
8. 鼻中隔。
9. 鼻前棘。

## 改良的 Millard 旋转-推进瓣方法与步骤

1. 患者仰卧于手术台上，用一 RAE 气管导管经口行气管插管。
2. 口腔及面部以聚维酮碘消毒、常规铺巾。
3. 可用消毒记号笔或蘸有亚甲蓝的 30 号针头标记旋转瓣（M 瓣）、推进瓣（L 瓣）、鼻小柱瓣（C 瓣）及鼻甲瓣。在唇红缘（白线）上标记唇弓各点，并标记出红

唇-黏膜接合线（红线）（见病例报告 27-1 之图 27-1 及图 27-3）。重要的标记依序如下：

- 标记 2 代表的是非裂隙侧唇峰点。
- 标记 3 代表的是修复后裂隙侧唇峰点。
- 标记 1 代表的是唇弓的中点。
- 标记 3' 代表的是裂隙侧唇峰点。
- 标记 4 代表的是非裂隙侧口角点。
- 标记 5 代表的是裂隙侧口角点。
- 标记 6 代表的是鼻小柱基底部中点。
- 标记 7 代表的是非裂隙侧的鼻小柱基底点。
- 标记 8 代表的是裂隙侧的鼻小柱基底点。
- 理论上，从 4 点至 2 点的距离应等于从 5 点至 3' 点的距离。然而，并非总有此可能。
- 从 2 点至 7 点的距离必须等于 3（或 3'）点至 8 点的距离。
4. 含有血管收缩剂的局部麻醉药物（剂量依体重而定）注入上述皮瓣内。
5. 鼻腔用浸有羟甲唑啉的棉球填塞。
6. 用#15c 手术刀片沿旋转瓣与 C 瓣切开，并延伸越过白线进入红唇。
7. 在黏膜下平面掀起黏膜瓣，将口轮匝肌所有异常附着从前颌剥离。
8. 在黏膜下平面掀起 M 瓣，接着在皮下平面掀起 C 瓣。
9. 将口轮匝肌从旋转瓣内覆盖之皮肤与黏膜下掀起，并完全脱离鼻底与前鼻棘以备向下旋转。
10. 用锐性解剖将 C 瓣的切口穿过黏膜和部分黏膜软骨膜向其尾端的鼻中隔基部延伸，并实施鼻中隔成形术。
11. 剥离尾端鼻中隔上的韧带前缘附着，接着行黏膜软骨膜下解剖，将黏膜软骨膜从鼻中隔软骨剥离。
12. 将鼻中隔从犁骨分离，并复位至中线位置。
13. 旋转 M 瓣、加深前庭沟，以 5-0 单乔可吸收线缝合。

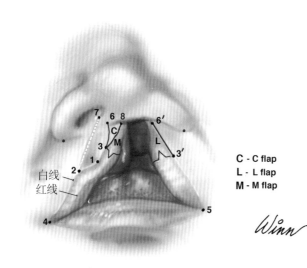

图 27-1　用记号笔或蘸有亚甲蓝的 30 号针头标记唇裂的旋转瓣（M 瓣）、推进瓣（L 瓣）、鼻小柱瓣（C 瓣）及鼻甲瓣

C - C flap
L - L flap
M - M flap

白线
红线

14. 掀起 L 瓣，解剖口轮匝肌。

15. 用 5-0 单乔可吸收线将 L 瓣与尾端鼻中隔的黏膜软骨膜切口的下缘缝合，以建立裂隙侧的鼻底。

16. 通过切开前外侧壁以外的所有鼻腔外侧壁区域内附着，将下鼻甲瓣从鼻腔外侧壁掀起。然后将该瓣从外侧向内侧旋转，修补至尾端鼻中隔黏膜软骨膜切口，并用 5-0 单乔可吸收线缝合，以建立裂隙侧鼻底的上层。

17. 用 5-0 可吸收线将裂隙两侧口轮匝肌行水平褥式缝合，重建其连续性。

18. 将 C 瓣插入鼻底。

19. 缝合黏膜与皮肤切口（见病例报告 27-1 之图 27-5），继沿皮肤切口边缘涂抹 Dermabond 皮肤黏着剂。

20. 鼻孔内插入润滑的鼻支架。

## 术后管理

1. 局部伤口护理和外用抗生素软膏防止结痂或干燥。

2. 手臂限制 7~10d 以防唇部意外受伤。婴儿处于监管之下时可去除手臂限制。

3. 术后前 2d 用 Brecht 喂具（小管注射器）喂食。术后至少 2d 内不要使用奶嘴。

4. 术后 3 周开始用硅乳膏按摩上唇。

5. 术后 1 周去除鼻支架，然后每天继续使用 12h，并持续 3~6 个月。

## 并发症

1. 伤口感染：罕见，但可引起灾难性后果，导致组织收缩、瘢痕形成，使再次修复更具挑战性。

2. 瘢痕过大：源于感染或缝合时张力过大。过度增大的瘢痕可通过按摩瘢痕区、外用类固醇激素处理。可能的手术整复或激光治疗需待患者 5 岁后进行。

3. 伤口裂开：罕见，可能源于术后瓣的创伤和（或）未能分层缝合伤口。更常见于缺乏经验的术者。

4. 美观欠佳：与手术计划不周、方法不当及术者技能和经验欠缺有关。

## 要点

1. 婴儿早期实施手术修复须满足 10s 规则，即婴儿至少 10 月龄、体重 10 磅、血红蛋白至少 10g/dL。

2. **修复的目标**　重建口轮匝肌的连续性和鼻翼、鼻孔、人中嵴的对称性以及唇弓的完整性。此外，还要重建充分的鼻尖突度及丰满的唇珠。

3. 术者须确保裂隙两侧的鼻翼基底至白线的距离相等。

4. 将裂隙侧梨状孔上被覆之骨膜剥离，将使裂隙侧鼻翼基底能够抬起、上移以便两侧对称。

## 病例报告

病例报告 27-1　患儿，男性，4 个月。出生时即有左侧完全性唇裂。垂直唇高相差约 3mm。由于严重鼻中隔偏曲（偏向右侧）及左侧下鼻甲肥大引起鼻通气阻塞，故计划实施鼻中隔成形及下鼻甲切除术，并利用鼻甲黏膜瓣重建裂隙侧鼻底（图 27-2~图 27-6）。

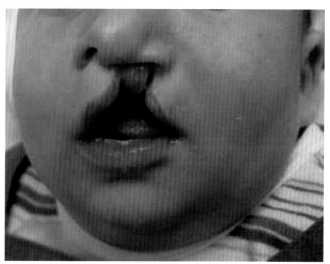

图 27-2　左侧完全性唇裂，4 个月

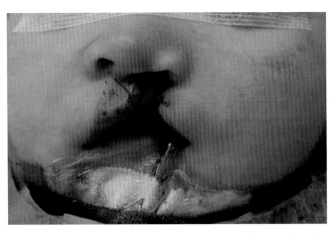

图27-3 术前标记。注意描绘从非裂隙侧鼻小柱基底至非裂隙侧唇峰距离的虚线。用蘸有亚甲蓝的30号针头将标记点1、2、3和3'刺青标记

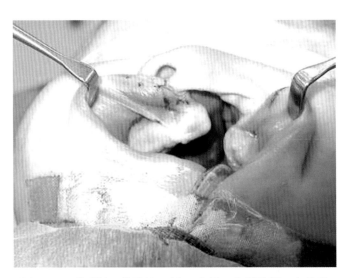

图27-4 黏膜瓣：旋转的M瓣（内侧，非裂隙侧）与推进的L瓣（外侧，裂隙侧）

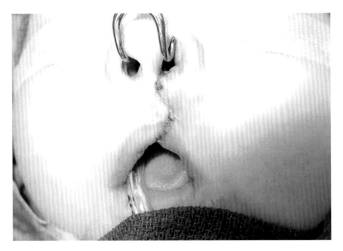

图27-5 唇裂修复术后当时：注意红唇缘、白线及红线均已对齐

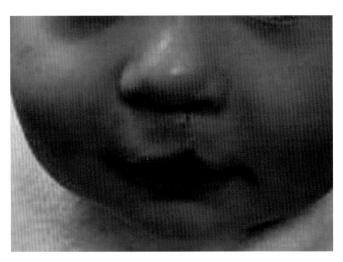

图27-6 术后1年

**参考文献**

Millard, D. R., 1976. *Cleft craft. The evolution of its surgery. I: the unilateraldeformity.* Boston: Little, Brown. P. 251.

Millard, D. R., 1960. Complete unilateral clefts of the lip. *Plastic and Reconstructive Surgery*, 25, 595-605.

Millard, D. R., 1964. Refinements in rotation advancement cleft lip technique. *Plastic and Reconstructive Surgery*, 33, 26-38.

Nordoff, M. S., 1984. Reconstruction of vermillion in unilateral and bilateral cleft lips. *Plastic and Reconstructive Surgery*, 73(1), 52-61.

Stal, S., Brown, R. H., Higuera, S., Hollier, L. H., Jr., Byrd, H. S., Cutting, C. B. and Mulliken, J. B., 2009. Fifty years of the Millard rotation-advancement: looking back and moving forward. *Plastic and Reconstructive Surgery*, 123, 1364-77.

（彭利伟 译）

# 第28章 腭裂患者的正颌外科——Le Fort Ⅰ型截骨术

腭裂患者的 Le Fort Ⅰ型截骨术是一种在腭裂患者中建立上颌外形及功能的方法。

## 适应证

1. 恢复面部对称。
2. 建立 Ⅰ 类𬌗。
3. 将颅面骨各组成部分置于理想的美观位置。
4. 为裂开的上颌骨提供稳定性。

## 禁忌证

1. Ⅰ 类𬌗。
2. 与牙面畸形无关的牙齿错𬌗。
3. 身体条件禁忌全身麻醉。
4. 心理不稳定。

## 方法与步骤：适用于已修复或未修复牙槽突裂的改良 Le Fort Ⅰ型截骨术

1. 做一标准的 Le Fort Ⅰ型截骨术前庭沟切口，并将切口沿牙槽突裂及口鼻瘘垂直延伸至瘘口腭侧。腭侧切口旁组织行潜行剥离以供无张力缝合。然而，腭侧黏膜必须保持完整，以免影响血供。
2. 如同传统 Le Fort Ⅰ型截骨术一样，截骨与骨分离以同样方式完成。然而，对于单侧牙槽突裂尚未修复的患者，一旦 Le Fort Ⅰ型截骨术完成，上颌骨就成了两块。
3. 用轻柔的手指压力将上颌骨向下折断。将 Tessier 拉钩向后置于上颌结节，小心拉伸上颌软组织蒂，活动骨段。为了减少对腭黏膜潜在的创伤，首选 Tessier 拉钩，而非 Rowe 上颌把持钳。
4. 修整偏曲的鼻中隔和犁骨，去除骨性干扰。
5. 在外科夹板的辅助下，通过将上颌两块骨段移在一起，

关闭牙槽骨上的牙缺损。

6. 利用松质骨移植，填充牙槽骨与鼻底内的任何可能的残留缺损。皮质骨、松质骨混合骨块可被用来充填 Le Fort 截骨线间的空隙。
7. 以紧密的无张力方式仔细地完全关闭口鼻瘘，缝合其余伤口。
8. 如果移植骨量较大，一些学者主张对患者行颌间拴结固定（MMF）4~6 周以减少移植骨的丢失。

## 方法与步骤：适用于双侧腭裂的改良 Le Fort Ⅰ型截骨术

双侧腭裂患者通常表现为严重上颌骨发育不良，并伴有侧方骨段发育不全。前颌骨段常常是活动的、错位的，并伴有残余的口鼻瘘、骨缺损、明显的软组织瘢痕及脆弱的血供。鉴于这些情况，推荐下述手术改良。

1. 前庭沟切口从颧突区向牙槽骨缺损处延伸。在牙槽突裂区域内，切口继续沿尖牙缺损处的内侧线角延伸。
2. 前颌骨段的切口每侧均被放在邻近切牙的远中线角并与腭侧相连。
3. 分离鼻腔与口腔黏膜。必须小心保留前颌骨段的唇侧前庭。
4. 截骨常规完成。然而，对于双侧牙槽突裂尚未修复的患者，一旦 Le Fort Ⅰ型截骨术完成，上颌骨就成了 3 块。
5. 用轻柔的压力将上颌骨向下折断。将 Tessier 拉钩向后置于上颌结节，小心拉伸上颌软组织蒂，活动骨段。为了减少对腭黏膜潜在的创伤，首选 Tessier 拉钩，而非 Rowe 上颌把持钳。
6. 修整偏曲的鼻中隔和犁骨，去除骨性干扰。
7. 用骨凿将前颌骨段从腭侧入路截断，同时去除犁骨。

8. 利用预制夹板，使侧方骨段与前颌骨段相接触，关闭牙槽突裂缺损。

9. 将松质骨置于牙槽骨内的任何缺隙处。

10. 将皮质骨、松质骨混合骨块插入 Le Fort 截骨线间的骨性空隙区内。

11. 一期缝合所有切口。

12. 可考虑用 MMF 稳定骨移植区。

## 术后管理

1. 术后早期气道安全是必需的。

2. 充分的疼痛控制、抗生素应用及类固醇激素预防应用均不可少。

3. 对双侧腭裂患者的正颌外科术后状况，可借助毛细血管的再充盈（灌注）评估，经常监测前颌的牙龈灌注是必要的。

4. 患者必须维持足够的口服液体摄入量以免脱水。

5. 细致的口腔卫生是需要的，以减少术后感染。

6. 热量摄入和充足的营养是必不可少的。营养计划应根据患者的热量需求来制定，以确保术后最初的 2~3 周有适当的营养，直至咀嚼功能恢复。

7. 对要求 MMF 的患者，MMF 通常于术后 3~4 周拆除。用小橡皮圈维持或调整咬合，并开始被动张口训练。

8. 正畸治疗通常于术后 6~8 周恢复。

## 并发症

1. **复发** 伴有腭裂的正颌患者通常比非腭裂的正颌患者表现出较高的术后复发率。这是因为腭裂患者中软组织封套非常致密、较少弹性。复发常需二次正颌手术矫治。

2. **上颌骨前徙后腭咽闭合功能不全** 对于轻度和中度病例，或许咨询语音师即可。对于重度病例可能需要附加咽部手术。

3. **鼻翼基底加宽** 利用收紧鼻翼的缝合，术后该情况会减轻。

4. **切口裂开** 通常源自术中未能无张力缝合，也可能产生于过早地、过度地咀嚼运动。

5. **鼻中隔偏曲** 大多数腭裂的正颌患者表现为某种程度的鼻与鼻中隔的偏曲。当向上重新定位上颌骨时，应实施下端的鼻中隔成形术。也可能需要附加的鼻整形术和鼻中隔成形术操作。

## 要点

1. 外科医生和正畸医生应制订合作治疗计划。对于腭裂患者的正颌手术，在手术计划里额外的支持来自颅面团队其他成员，如儿童牙医、语音病理师、营养师和心理咨询师。

2. 对接受正颌手术矫治上颌发育不良及非对称畸形的腭裂患者的独特术前考虑包括：相关牙槽突裂的评估（单侧或双侧，以前是否实施骨移植、移植骨量是否足够，或尚未修复），腭咽、言语功能的评估，口鼻瘘存在与否，心理评估，以及矫治牙面畸形所要求的移动［是单颌（Le Fort）还是双颌手术，常规正颌手术还是上颌骨牵张成骨术，以及横向矫治所需的量］。

3. 大多数腭裂正颌患者均伴有牙槽突裂。理论上，牙槽突骨移植应在 Le Fort Ⅰ型截骨术实施前 5~10 年完成，将多骨段的上颌骨转变为单一骨段单元。在牙槽突骨移植尚未实施或骨量不够充足的情况下，正颌外科手术同期骨移植可能是必需的。

4. 重新定位上颌骨及相关软组织可能改变腭咽括约肌。为了制订针对术后任何潜在语音问题的详细计划，术前应进行语音病理评估及鼻腔内窥镜（确定漏气口数）检查。

5. 存在口鼻瘘时需要改良标准的 Le Fort Ⅰ型截骨术的切口设计。

6. 对任何拟接受正颌手术的年轻成年人均须进行心理评估。然而，患有腭裂的儿童情况较独特，他们已经历多次手术，对于自己的面部外形经常极为自信。

7. 计划正颌手术时，外科成像是需要的。对于腭裂-正颌手术患者，3D CT 扫描颇具价值，可使术者自身对异常的上颌骨、鼻骨和腭骨等骨性解剖更为熟悉。为了获取额外的信息，医学模型可由术前 CT 扫描影像制作而成。

8. 血管造影对于评估腭、口咽和上颌的血管系统及其潜在的血管异常具有附加的价值。

9. 接受 Le Fort Ⅰ型截骨术的腭裂患者中，包绕其上颌的腭部和前庭组织可能显示为具有最小弹性的明显瘢痕组织。因此，上颌骨向前和横向的极限移动可能极具挑战性——如果不是不可能的话。上颌骨向前的极限移动（移动量>8mm）可从牵张成骨受益，而横向的极限移动（移动量>5mm）可受益于外科辅助的快速腭扩展，而非单独的传统正颌手术。

## 参考文献

Phillips, J. H., Nish, I. and Daskalogiannakis, J., 2012. Orthognathic surgery in cleft patents. *Plastic and Reconstructive Surgery*, 129, 535e.

Posnick, J. C., 1997. Maxillary deficiency: unilateral cleft lip and palate. In: *Fundamentals of maxillofacial surgery*. New York: Springer. Ch. 19.

Wolford, L. M., 1992. Effects of orthognathic surgery on nasal form and function in the cleft patient. *Cleft Palate-Craniofacial Journal*, 29, 546.

（彭利伟　译）

# 第5篇

## 颞下颌关节外科

# 第 29 章　颞下颌关节影像学

## 适应证

1. 关节内异常的评估（关节内紊乱）。
2. 牙关紧闭的检查评估。
3. 颞下颌关节紊乱的术前评估。
4. 颞下颌关节炎引起的软组织改变的评估。

## 绝对禁忌证

1. 体内有植入金属设备（带有心脏起搏器、颅内血管夹等）的患者及体内有金属异物的患者严禁 MRI 检查。
2. 对造影剂过敏的患者及肾功能缺损的患者严禁接受血管造影。
3. 孕妇。

## 相对禁忌证

1. 肥胖症。
2. 幽闭恐惧症。
3. 不合作及无法保持静止的患者。

## 定义

1. **关节内紊乱**　关节盘、髁突及关节结节相互关系的异常。
2. **磁共振成像（MRI）**　是一种非电离辐射，利用恒定磁场中的核子，在相应的射频脉冲激发后的电磁能量的成像技术。它可以直接做出横断面、矢状面、冠状面和各种斜面的体层图像，可以直接反映关节和关节周围的软组织、骨组织异常，髁突关系的动态评估以及关节盘运动（开口位及闭口位）。
3. **T1 加权像**　可以清晰显示颞下颌关节的解剖结构，以及关节盘的结构。液体为低信号，脂肪组织呈现高信号。
4. **T2 加权像**　用来显示关节周围组织退行性病变及关节积液。液体在 T2 加权像呈现高信号。

5. **$^{99m}$锝骨扫描（$^{99m}$T）**　$^{99m}$T 是一种放射性的复合物，经常适用于诊断骨代谢的活跃性。此复合物的吸收取决于骨内血流量及成骨状态。主要用于诊断活动性髁突生长（即髁突增生）及骨肿瘤。
6. **MRI 动态增强扫描（post-gadolinium MRI）**　造影剂通常会导致关节盘后炎症的加重，造影剂钆作用于肾功能损害的患者后可引发肾源性纤维化（即肾源性纤维化皮肤病）。

## 区域解剖

1. **关节盘**　颞下颌关节盘由无血管、无神经支配的致密纤维结缔组织组成。关节盘可以分为 3 部分：较厚的前带、后带和中间带。这 3 部分构成了于闭口位矢状面 MRI 的 T1 加权像可见的蝶形形态。关节盘中间带是最薄部分，并且是在关节运动时，位于髁突与关节结节之间的负重部位。后带是最厚的部位，连接到盘后组织。正常情况下后带与髁突在张口位和闭口位的位置关系是"12 点钟方位"关系。正常情况下中间带与髁突在张口位和闭口位的关系是"10 点钟方位"关系。
2. **盘后组织**　关节盘后带向后延伸为有丰富的神经和血管支配的位于双板区的盘后组织。盘后组织受到挤压是引起颞下颌关节不适的潜在原因。
3. **双板区**　关节盘的后部延伸为双板区，由上板和下板组成。
4. **双板区上板**　上板主要由弹力纤维组成，成为关节盘向后附着至鼓鳞裂及外耳道软骨膜的颞后附着。主要作用为限制关节盘过分的水平运动。
5. **双板区下板**　下板由致密的纵向纤维组成，成为关节盘向后附着于髁突后斜面后缘的下颌后附着。主要作用为限制关节盘随髁突转动时过度旋转。

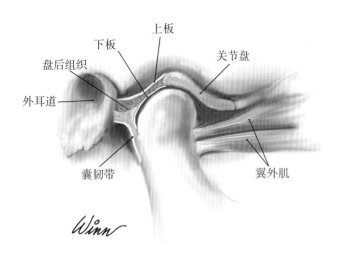

图 29-1　关节盘于闭口位矢状面的正常位置

## 5 条颞下颌关节韧带

1. **关节盘内、外侧韧带**　将关节盘附着于髁突内侧及外侧（病例报告 29-1 之图 29-4）。将关节分隔成上、下两个腔。允许关节盘随髁突做旋转运动。

2. **囊韧带**　附着围绕于髁突的前、后、内侧及外侧，其内包含滑膜液。从关节窝上缘发出向下伸入环绕髁突，防止髁突向下脱位。

3. **颞下颌韧带**　起始于关节结节和颧突，止于髁突颈部后外侧。限制髁突向下脱位以及后退的运动。

4. **蝶下颌韧带**　起始于蝶骨角棘，止于下颌小舌。为颞下颌关节提供内侧支撑。

5. **茎突下颌韧带**　起于茎突，止于下颌角。限制颞下颌关节过度前伸。

**颞下颌关节的神经支配：**耳颞神经、咬肌神经及颞深神经。

**颞下颌关节的血供：**颞下颌关节血供丰富，包括颞浅动脉、脑膜中动脉、上颌动脉、耳深动脉、鼓室前动脉、咽升动脉及各自相应的静脉。

## 核磁共振成像技术（MRI）

T1 及 T2 加权像扫描薄片（1~3mm）于张口位及闭口位方向的冠状面、矢状面、横断面重建成像。技术人员必须确保对准扫描位置，使得各部分以髁突长轴为中心，从而使整个颞下颌关节区域及周围组织能够成像清晰。

## 关节盘的功能及常见疾病

1. **正常关节盘功能**　正常的运动包括使中间带在开闭口运动时保持位于髁突与关节结节之间。这个运动过程

于 MRI 开口位及闭口位显示为关节盘后带位于髁突的 12 点钟方位，中间带位于髁突的 10 点钟方位（病例报告 29-1 之图 29-2~图 29-4）。

2. **可复性盘前移位（ADDWR）**　通常为过度运动后的双板区上板断裂，表现为张口受限，伴或不伴有弹响。当关节盘前移位时，正常的蝶形形态变成一个椭圆形。在 MRI 闭口位显示为关节盘后带到达髁突头部的前侧。但在张口位，髁突-关节盘的位置关系正常。

3. **不可复性盘前移位（ADDWOR）**　通常表现为过度运动后双板区上板断裂，导致不能张口。在 MRI 开口位和闭口位显示后带到达髁突头部前侧（图 29-5）。通常很难获取足够开口位的 MRI 图像，因为向前移位的关节盘的机械梗阻导致张口受限。

## 要点

1. 对于因为不适而导致的张口受限患者，拍摄 MRI 时，为了获取开口位关节运动的足够信息，最好保持开口垂直距离不小于 20~25mm。若无法取得足够的张口度，则会降低检查的质量。通常 MRI 检查时给患者使用开口器或牙垫以确保足够的张口度以及防止意外移动。

2. 当分析颞下颌关节的 MRI 扫描结果时，同时检查开口位和闭口位的关节盘形态，以及关节盘、髁突、关节结节和关节窝互相的关系。

3. 检查髁突形态的异常，如磨损、扁平化、吸收、硬化、骨赘形成、肿块、囊肿、软骨下骨髓水肿以及囊内骨折。检查关节结节和关节窝的形态和乳突气房。检查关节腔是否有血肿、积液、肿块及滑膜炎。

4. 虽然盘前移位是最常见的一种关节盘移位，但是相对髁突的位置，关节盘也可后移位、外侧移位和（或）内侧移位。

## 病例报告

**病例报告 29-1**　正常关节盘位置。患者，女，24 岁。主诉为开闭口时左侧面部疼痛。患者没有明显的关节弹响或功能异常。体格检查未发现咬合异常。患者表现为正常的前向和侧向的下颌前突，最大垂直无疼痛张口度 25mm，伴疼痛时的最大张口度 40mm。双侧开口位和闭口位 MRI 检测显示未发现关节异常及关节盘不规则，关节盘运动正常。并未发现髁突异常或渗出液。患者被诊断为肌筋膜疼痛，接受保守治疗，包括单翼颌板、非甾体类

抗炎药，以及流质饮食（图 29-2～图 29-4）。

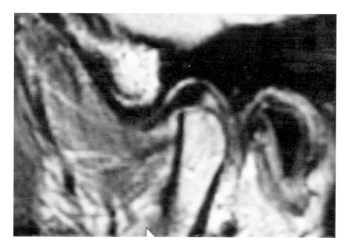

图 29-2　T1 加权像闭口位矢状面 MRI 显示双凹形关节盘正常位置。关节盘后带位于髁突 12 点的位置。中间带位于髁突的 10 点钟方位

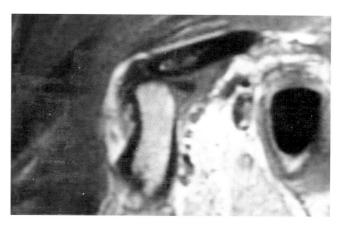

图 29-3　T1 加权像开口位矢状面 MRI 显示双凹形关节盘正常位置

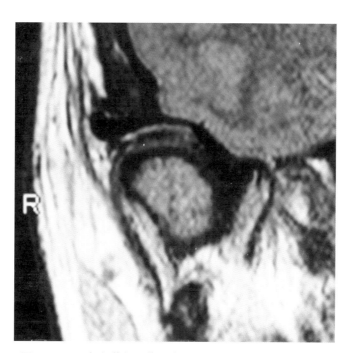

图 29-4　T1 加权像闭口位冠状面 MRI 显示关节盘在髁突头上的正常位置及双侧韧带附着

**病例报告 29-2**　不可复性盘前移位（ADDWOR）。患者，男，19 岁。主诉为近来左侧面部疼痛及张口受限。患者诉说大张口后颞下颌关节半脱位，于急诊接受复位治疗。于复位后 4d 左侧颞下颌关节中度疼痛并张口受限

（4mm）。接受 MRI 检查，T1 加权像矢状面开口位及闭口位显示不可复性盘前移位。患者成功接受患侧关节穿刺治疗、流质饮食及限制大张口，以及短期非甾体类抗炎药的治疗（图 29-5）。

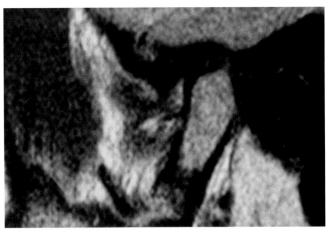

图 29-5　T1 加权像闭口位矢状面 MRI 显示关节盘前移位。
T1 加权像开口位矢状面 MRI 显示不可复性盘前移位

**病例报告 29-3**　颞下颌关节积液。患者，女，32 岁。主诉为右侧颞下颌关节疼痛，无功能障碍。T1 加权像开口位及闭口位未发现关节盘移位，无髁突异常，关节盘运动正常。T2 加权像开口位及闭口位显示右侧关节腔的高信号，符合关节积液的诊断。患者成功接受保守治疗，流质饮食，服用非甾体类抗炎药及 3 个月的夹板固定（图 29-6）。

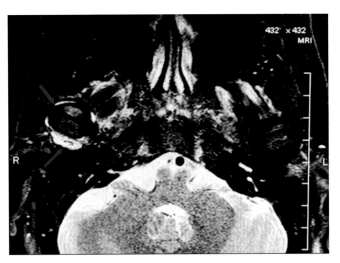

图 29-6　T2 加权像闭口位横断面 MRI 显示右侧关节高信号，提示大面积关节积液。在 T1 加权像，关节盘呈现出相对低信号

**病例报告 29-4**　颞下颌关节肿瘤。患者，男，58 岁。主诉为 5 周前颏部受到撞击，表现为张口受限（10mm）、右侧颞下颌关节疼痛及错𬌗畸形。患者受到外伤后，5 周内并未寻求诊治。T1 及 T2 加权像显示右侧关节腔内软组织肿块，不可复性盘前移位（图 29-7）。患者接受关节置换术、肿块切除术（肉芽组织）及后部关节盘复位（使用 Mitek 系统锚钉）。

**病例报告 29-5**　生长期颌面部不对称。患者，18 岁。主诉为面部逐渐严重的不对称 12 个月。全景片显示左侧髁突增生。锝骨扫描（[99m]T）发现左侧下颌骨髁突的放射性标记物吸收增强。患者被安排 6 个月后重新接受[99m]T 检查以评估髁突是否停止增生。生长发育期过后，患者将接受手术治疗矫正颌面部骨不对称（图 29-8）。

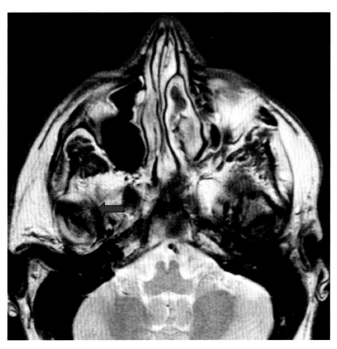

图 29-7　T1 加权像闭口位横断面 MRI 显示右侧关节内的一个低密度区域

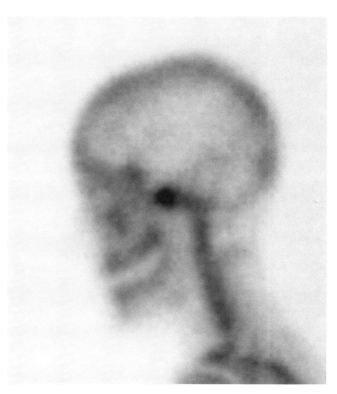

图 29-8　$^{99m}$T 扫描显示髁突增生的患者左侧髁突头放射性核素摄取增加

## 参考文献

Brooks, S. L., Brand, J. W., Gibbs, S. J., Hollender, L., Lurie, A. G., Omnell, K. A., Westesson, P. L. and White, S. C., 1997. Imaging of the temporomandibular joint: a position paper of the American Academy of Oral and Maxillofacial Radiology. *Oral Surgery, Oral Medicine, Oral Pathology, Oral Radiology, and Endodontology*, 83(5), 609-18.

Carroll, Q. B., 2011. *Radiography in the digital age: physics, exposure, radiation biology.* Springfield, IL: Charles C. Thomas.

Eastman, G. and Wald, C., 2005. *Getting started in clinical radiology: from image to diagnosis.* New York, NY: TIS.

Kaban, L. B., Cisneros, G. J., Heyman, S. and Treves, S., 1982. Assessment of mandibular growth by skeletal scintigraphy. *Journal of Oral and Maxillofacial Surgery*, 40(1), 18-22.

Koh, K. J., Park, H. N. and Kim, K. A., 2013. Relationship between anterior disc displacement with/without reduction and effusion in temporomandibular disorder patients using magnetic resonance imaging. *Imaging Science in Dentistry*, 43(4), 245-51.

Lewis, E. L., Dolwick, M. F., Abramowicz, S. and Reeder, S. L., 2008. Contemporary imaging of the temporomandibular joint. *Dental Clinics of North America*, 52(4), 875-90, viii.

Okeson, J. P., 2003. *Management of temporomandibular disorders and occlusion.* 5th ed. St. Louis, MO: Mosby.

Shintaku, W. H., Venturin, J. S., Langlais, R. P. and Clark, G. T., 2010. Imaging modalities to access bony tumors and hyperplasicreactions of the temporomandibular joint. *Journal of Oral and Maxillofacial Surgery*, 68(8), 1911-21.

Whyte, A. M., McNamara, D., Rosenberg, I. and Whyte, A. W., 2006. Magnetic resonance imaging in the evaluation of temporomandibular joint disc displacement - a review of 144 cases. *International Journal of Oral and Maxillofacial Surgery*, 35(8), 696-703.

（王婧谊　译）

# 第 30 章 颞下颌关节穿刺术

颞下颌关节穿刺术是一个成功率很高的微创手术，是颞下颌关节疼痛和功能异常且药物治疗无效时的初始治疗方式。

## 适应证

1. 药物难治性颞下颌关节疼痛、头痛或耳痛，影响患者生活质量。
2. 下颌机械运动的改变如关节绞锁、关节可动性减少，在最大张口时，可动范围减小，下颌侧偏或前突。
3. 咬𬌗改变。
4. 关节杂音及疼痛。

## 禁忌证

1. 同时存在不同病因的面部疼痛。
2. 慢性疼痛性疾病。
3. 存在颞下颌关节畸形或病理改变。
4. 存在可能影响正常愈合过程和组织稳态的局部或系统性疾病。

## 区域解剖

1. **颞下颌关节** 是一个复合的左右联动关节，由髁突于关节腔内做转动。颞下颌关节有一含丰富血管和神经支配的纤维囊腔，外侧增厚形成颞下颌韧带。颞下颌关节血供来自颞浅动脉与上颌动脉的分支，并伴有双板区内丰富的静脉丛。
2. **关节结节** 是颧弓根部的骨性突起，与周围致密结缔组织一同在关节运动时承受咀嚼压力。
3. **关节窝** 是颞骨关节面的凹部，内衬纤维软骨，与颅中窝有 1~2mm 的颞骨间隔。
4. **关节盘** 呈两个半月形，前后部分厚、中间部分薄的纤维软骨盘，无血管。将关节腔分隔成容量为 1.2mL 的关节上腔和 0.9mL 的关节下腔，利于关节做旋转和

移动的复杂运动。
5. **耳颞神经** 为关节囊后侧和外侧提供感觉支配。
6. **咬肌神经** 为关节的前内侧提供感觉支配。
7. **颞深神经** 为关节的前外侧提供感觉支配。
8. **H-H 线（Holmlund-Hellsing line）** 是连接外眦到耳屏中间点的一条线（病例报告 30-1 之图 30-1）。10-2 点（10-2 point）对应后侧凹陷/关节窝（位于此连线的耳屏中点前 10mm，低于耳屏中点 2mm）。20-10 点（20-10 point）对应关节结节的突出位置（位于此连线耳屏中点前 20mm，低于耳屏中点 10mm）。

## 方法与步骤

1. 术前应记录和测量最大张口度（MIO）、侧向运动以及主观疼痛和功能障碍。
2. 杆菌肽抗生素棉球（bacitracin-soaked cotton）放置于外耳道防止血液和液体在外耳道聚集。
3. 使用皮肤标记笔画出 H-H 线以及其上的 10-2 点和 20-10 点（图 30-1）。
4. 术区皮肤消毒，将头发贴至耳垂上，常规手术铺巾。
5. 使用 1% 利多卡因混合 1：100 000 肾上腺素，于标记的 10-2 点及 20-10 点行耳颞神经阻滞麻醉及局部浸润麻醉（图 30-2）。
6. 使用 18 号针头连接 10mL 生理盐水注射器从 10-2 点向前、向上方向进入颞下颌关节（图 30-3）。向关节上腔注射足够的生理盐水，直到获得足够的压力使注射器推出，观察到颞下颌关节活动。
7. 将注射器取出，将 18 号注射针留置于原位，观察少量液体从针头回流。
8. 取另外一支 18 号针头，在第一个针头穿刺点略向前侧的同样角度穿刺进入关节腔，用来作为生理盐水灌洗的出口（图 30-4）。

9. 应至少使用 100mL 生理盐水冲洗关节上腔。

10. 冲洗完毕后，使用 1mL 倍他米松（betamethasone）混合 1mL 的 5% 的丁哌卡因肾上腺素注射入关节上腔。

11. 最后拔除两冲洗用注射针头，按压关节部位 5min。

### 术后管理

1. 术后 24h 内，每小时冰敷 15~20min。

2. 术后 24h 加压包扎以利止血和减小肿胀。

3. 术后 48h 保持患者 30° 床头抬高位。

4. 术后 72h 进食流质。

5. 给予非甾体抗炎药，按需要也可给予麻醉性镇痛药（必要时，或 PRN）。

6. 从手术当天开始坚持开口运动及开口范围练习，鼓励患者术后 1 周每天练习多次。

### 并发症

1. 医源性关节结节及关节窝内的关节纤维软骨擦伤。

2. 颞部血管及上颌动脉损伤和（或）术后出血。

3. 脑神经 V、VII 及 VIII 损伤。

4. 穿刺进入颞下颌关节时损伤关节盘及盘后组织。

5. 术后出血导致的关节内的纤维化和粘连。

6. 中耳穿孔导致损伤。

7. 感染。

### 病例报告

**病例报告 30-1** 患者，男，17 岁。大张口致左侧颞下颌关节半脱位并自行复位后 5d 前来就诊，主诉为左侧颞下颌关节疼痛、张口受限以及轻度错𬌗。体格检查患者左侧颞下颌关节压痛，最大张口度 5mm，关节向外侧运动受限，错𬌗。根据患者的病史及体格检查，诊断为不可复性盘前移位。患者成功接受左侧颞下颌关节穿刺术，保守物理治疗，流质饮食，限制开口以及短期非甾体类固醇抗炎药物治疗，治疗后未复发疼痛、张口受限及错𬌗（图 30-1~图 30-4）。

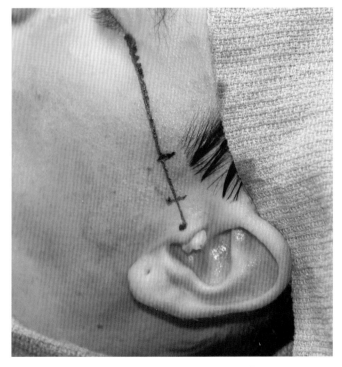

图 30-1 标记 H-H 线以及 10-2 点和 20-10 点

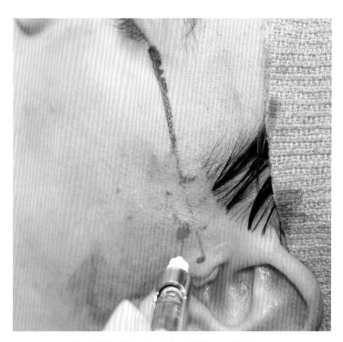

图 30-2 给予局部浸润麻醉及耳颞神经阻滞麻醉

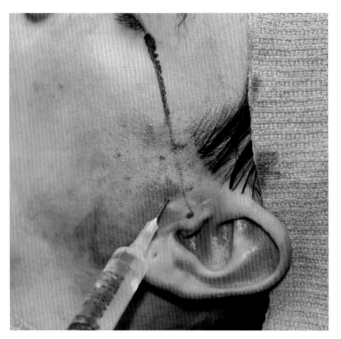

图30-3　18号注射针头连接10mL注射器于10-2点向前上进入关节上腔。通过运动下颌、关节上腔注入以确认注射器进入关节上腔

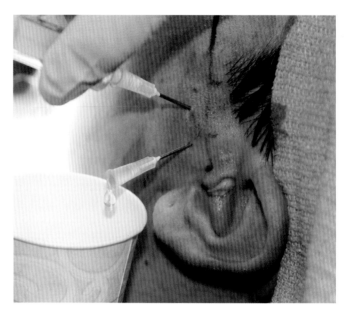

图30-4　在第一个注射器稍前侧以相同的角度置入第二个18号注射针头作为生理盐水灌洗的出口

## 参考文献

Carlson, E., 2012. Parameters of care: clinical practice guidelines for oral and maxillofacial surgery—temporomandibular joint surgery (AAOMS ParCare 2012). *Journal of Oral and Maxillofacial Surgery*, 70 (Suppl. 3), e204-31.

Haddle, K., 2001. Arthrocentesis of the TMJ: oral and maxillofacial surgery knowledge update. *TMJ*, 3, 40-50.

Holmlund, A., Hellsing, G. and Wredmark, T., 1986. Arthroscopy of the termporomandibular joint a clinical study.

*International Journal of Oral and Maxillofacial Surgery*, 15, 715-21.

Rohen, J.W., Lütjen-Drecoll, E. and Yokochi, C., 2011. *Color atlas of anatomy: a photographic study of the human body.* 7th ed. Philadelphia: Lippincott Williams and Wilkins.

（王婧谊　彭利伟　译）

# 第31章 关节镜下颞下颌关节成形术

关节镜下颞下颌关节成形术是用于诊断和（或）治疗许多颞下颌关节病变的微创手术。

## 适应证

1. 关节功能异常，使用药物治疗及初期关节镜治疗未获得明显效果的，需要关节内结构修整的情况。
2. Wilkes 分期 II、III 和（或）IV 早期需要关节盘复位的情况。

## 禁忌证

1. 皮肤感染。
2. 可能的肿瘤种植转移。
3. 特殊的身体状况或其他情况。

## 区域解剖

1. **颞下颌关节** 颞下颌关节是个左右联动关节，由关节盘分为上下两个关节腔。关节下腔包含大概 0.9mL 的关节滑液，关节上腔包含约 1.2mL 关节滑液。关节下腔负责铰链开启和转动（屈戌关节），关节上腔负责张口的第二阶段即滑动及平移（滑动关节）。当铰链开启时，允许下颌骨张大 2~3cm（上、下颌尖牙尖端之间垂直距离）。关节平移运动可允许开口度增大到 4~6cm。平均张口垂直距离为 45mm。髁突的向前平移运动在关节结节前缘终止。

2. **关节盘** 关节盘由致密胶原结缔组织组成。关节盘形状为两个半月形，前后部分厚，中间部分薄。长度约为 22mm，宽度约为 16mm。关节盘紧密附着于髁突内外两侧。关节盘的前端和前内侧附着于翼外肌的外侧头。前外侧仅附着于关节囊，后侧与盘后组织融合，一起附着于关节窝的后壁。盘后组织包含滑膜细胞、胶原纤维、神经、血管及弹性纤维。

3. **翼外肌** 对颞下颌关节功能影响最大的肌肉是翼外肌，因其同时附着于关节盘与髁突。翼外肌有上、下两头。下头起于翼突外侧板外侧面的下三分之二处、腭骨锥突及上颌结节，插入髁突前部凹陷处，收缩部位主要为前部和内侧。上头起于翼突外侧板上部三分之一处，以及蝶骨大翼的颞下面和颞下嵴。插入翼凹的上部、关节囊及内侧关节盘及髁突。当进行前突及开口运动时，翼外肌将髁突及关节盘推向前方，如果仅有右侧肌肉收缩，那么下颌骨向左侧偏移，反之亦然。

4. **关节窝** 关节窝的平均厚度为 0.9mm（0.5~1.5mm），硬脑膜和颞叶位于关节窝上方。

## 关节盘复位术（discopexy）

1. 患者仰卧位，经鼻插管。全身麻醉状态下，检查双侧颞下颌关节的活动度、髁突运动情况及关节杂音（图 31-4，本章所有图片均见于病例报告 31-1）。手术部位常规消毒铺巾，摆放患者体位，以便获得整个耳部及外眦的手术视野。将抗生素溶液或软膏浸润的耳芯放置于外耳道。放置抗菌手术薄膜（quinn drape）以方便于暴露耳部、颞下颌关节及外眦的手术视野，并且防止操控口腔时污染术区。

2. 标记手术切口，标记由外眦到耳屏前缘的连线（H-H line）（图 31-5）、10-2 点及 20-10 点（参考第 30 章）。

3. 使用 22 号针头注射器向关节上腔注射 0.5% 丁哌卡因。良好的压力反弹表示有足够的麻药注入腔室（图 31-6），根据 2.0 Dyonics 手术操作系统操作标准置入关节镜。使用 1.9 Dyonics 视频关节镜连接 Stryker 照相系统检查颞下颌关节。

4. 使用 22 号针头置入关节镜入口前缘建立灌洗通道（图 31-7）。在整个手术过程中，使用乳酸林格液混合 1：300 000 肾上腺素，不断冲洗手术区域，保持灌洗持续进行。

5. 探查整个关节上腔，显示关节镜有诊断意义的相关发现（图31-8）。通常遵循此实施手术操作。

6. 于第一个关节套管穿刺点前25mm处穿刺置入第二个套管，使用矢量测量系统（图31-9）。这一入路是关节镜于关节内操作和诊断的最有效入路，关节镜应能够照亮关节隐窝中最前外侧的部分。然后顺中间带旋转关节镜，进入前侧隐窝，识别关节盘的滑膜皱襞，然后将关节镜旋转进入最前外侧的滑膜皱襞部分。第二穿刺点位于关节上腔最前内侧角上，以方便关节镜套管的灵活操作。根据关节前侧隐窝的体积及关节的状况设计第二穿刺点的位置和手术操作。

7. 将一2.0套管置入关节上腔的前外侧角，这个第二穿刺点的套管是操作使用套管，是设备通道。术者使用一个直探头辨认关节盘滑膜皱襞后，松解其前缘（翼肌切开术）（图31-10），具体操作为切开最内侧的关节盘滑膜皱襞直到前侧隐窝的中部血管弓的部位，将滑膜及翼外肌从关节盘游离。保持将下颌骨拉向前，使用直探头下压关节盘（图31-11）。

8. 使用双极电凝牵拉开盘后组织。有时需要行浅表滑膜切开术（图31-12），使用香蕉样刀头于盘后组织的后外侧沟部位做一个小切口，然后将双极电凝塞入盘后组织深处将其牵拉开。

9. 可使用两种方法固定关节盘：第一种较传统的方法是后拉缝合（suture discopexy）；第二种方法是使用可吸收螺钉或钛钉进行坚强内固定。

10. 使用后拉缝合时，将关节盘保持复位，将Dexon可吸收缝线穿入20号注射针头后，将针头穿透皮肤和皮下组织，触到髁突，进入关节下腔，然后调整角度，向上对准关节盘后带的上外侧部位（图31-13）。继续深入针头进入关节上腔，必须保证20号针头最后进针部位在复位套管的下面。将一个半月板修补器（straight meniscus mender）由关节镜入口下方5~7mm的耳前皱褶处塞入关节上腔。将半月板修补器放置入套管，捕捉住穿过20号针头进入关节上腔的缝线。现在缝线的两端都穿出皮肤，使用11号刀片在缝线穿出皮肤的出口做小切口。使用直血管钳于皮下钝性分离，顺缝线向前解剖至关节囊，解剖路线顺着面神经走行路线。向后方，顺耳屏软骨解剖至关节囊一半距离。

11. 使用圆针（Mayo needle）将缝线从前部穿至后部，现在缝线两端都由后部穿出。将关节盘复位，打外科结，将关节盘折叠至关节囊及皮下组织（图31-15）

12. 关节盘复位后使用关节镜检查，并手动检查关节功能，检查缝线是否牢固（图31-16）。确认关节内无弹响，关节盘、髁突功能及运动正常后，移除所有关节镜手术工具，执行第15至17步操作。

13. 当使用坚强内固定手术方案时，松解前缘翼肌并牵开盘后组织（anterior release is accomplished and posterior scarification），复位关节盘后，可以使用螺钉固定关节盘。保持关节盘的复位状态，将髁突牵拉向前。使用矢量测量系统（vector measuring system）决定第三穿刺点的位置。理论上，穿刺点应距离关节镜入口前方约20mm。套管的大小取决于螺钉的大小。笔者通常使用2.0mm套管。套管的远端有个开窗使得置入螺钉时可以控制其方向面对关节盘。套管及螺钉的置入方向应为由后向前、由上向下、由内侧向外侧。这样的穿刺方向避免了向上接近关节窝以致造成关节窝穿孔。关节盘复位，置入套管后，目标区域是关节盘-髁突复合体的后外侧角。保持套管不动，将钻头置入套管至关节盘，将单皮质骨螺钉（monocortical screw）单独钻入髁突头。取出钻头，将螺丝刀连同螺钉放入套管。将螺钉拧入关节盘固定于髁突，拧紧确保关节盘固定在髁突头上。透过套管头的窗口观察确认螺钉就位。螺钉固定后，取出套管，使用关节镜确认螺钉完全就位并且位置理想。另外，可使用一个直探头从操作套管深入摇晃螺钉确认螺钉固定不松动。

14. 有多种螺钉可选择使用。笔者成功使用Osteomed can nulated screw（Osteomed，TX，USA）、Inion screw（Inion，Tampere，Finland），以及一个Smart nail（ConMed Linvatec，FL，USA）。施行坚强关节盘内固定的最佳状况是关节腔中等大小、关节盘形状良好未穿孔。

15. 结束关节盘固定步骤后，灌洗关节，注入一个安瓿瓶的透明质酸充当关节内的创可贴，控制微出血，并且暂时补充关节内透明质酸的供应（图31-18）。

16. 皮肤切口用5-0快速吸收肠线或6-0尼龙缝线（图31-19）。手术切口覆盖薄层bacitracin及轻便伤口敷料。

17. 将患者颌面部转向上，全麻下活动下颌确认下颌运动正常，无明显半脱位。检查颞下颌关节无关节弹响，以及行使功能时运动平滑。手术结束后咬合应调整至健侧。

## 术后管理

1. 术后于颞下颌关节区给予持续冰敷。

2. 入院后给予静脉滴注抗生素。出院后给予口服抗生素，术后总共使用抗生素 5d。

3. 术后使用皮质类固醇激素。

4. 术后第 2 天进行伤口换药，将过氧化氢及生理盐水等比例混合清洁伤口。清洁完毕使用薄层 bacitracin 覆盖于所有伤口上。

5. 术后第 1 周全流质饮食，之后逐渐增量。

6. 使用殆垫的患者，交代患者术后 1 周停止使用。

7. 手术完毕后，指导患者开始进行关节运动锻炼。

## 并发症

1. **面神经损伤**　关节镜进入组织和操作时，可能不小心损伤或牵拉到面神经的颞支和颧支，或者渗出液压迫周围组织。神经麻痹通常是短暂性的，大部分患者于 4~12 周可完全恢复正常。

2. **耳周麻木和感觉异常**　耳颞神经通常在偏后侧，但是非常接近关节窝的穿刺点。耳颞神经损伤通常由于关节镜进入组织和操作时，或渗出液压迫所致。术后关节镜入口周围组织麻木是常见并发症，通常于 2~4 周自行恢复。

3. **纤维软骨衬里的医源性磨损**　覆盖关节结节及关节窝的软骨很容易在器械操作时受到医源性损伤。严重的磨损影响到关节镜操作时的能见度，有可能导致缺乏经验的关节镜术者误诊为软骨软化症。

4. **中耳损伤**　进入中耳的途径除了通过外耳道骨性部，其次就是通过外耳道软骨部。大的穿孔可以在手术中表现为灌洗液由外耳道流出而确定诊断。为防止耳道穿孔，在插入关节镜的时候，注意保证关节镜每前进 20~25mm 至少检查一次前进的部位。关节镜应位于外耳道的上前方进入组织内，而不是平行于外耳道的外表面。对外耳道及鼓膜的小撕裂伤、小穿孔，一般不使用手术干预就可治愈而无后遗症。治疗这种损伤，使用术后包扎，给予抗生素，以及皮质激素软膏。如果鼓膜穿孔，并且可以从穿孔部位看到听骨，则需立即终止手术，术中请耳鼻喉科医生会诊。

5. **关节窝意外穿孔**　非常少见，可能由不正确的入路，或者器械通过关节窝入口造成损伤。器械操作时方向应朝向关节结节，远离关节窝从而避免损害颅窝中的组织。建议术中神经外科会诊。大部分小的脑脊液漏可以自行愈合。如果脑脊液持续在伤口集聚或者持续从切口部位流出，则需加压包扎，并且将患者收入院保持头抬高并给予抗生素治疗。如果脑脊液漏超过 48h 则应请神经外科会诊决定是否行腰椎蛛网膜下隙引流。应取得头部 CT 检查记录穿孔部位。很少需要手术修补中颅窝硬脑膜。

6. **关节腔内过度出血**　关节囊内出血有很多病因，包括进入关节囊时撕裂颞浅血管导致出血、进入严重发炎的滑膜组织或盘后组织时导致过度出血，或行前缘松解（翼肌切开术）时损伤翼动脉导致过度出血。关节镜手术时，通常在持续出血的情况下使用一定的加压冲洗可以保持术野清晰。有时，加压冲洗并不能止血，导致关节腔内积血视野不清晰，延长愈合，增加术后不适，延长术后恢复时间。有几种方法可以控制压力冲洗不能治疗的囊内出血：

(1) 使用关节镜电凝止血。如果使用激光，在滑膜切除模式下操作直到组织变白。

(2) 注射小剂量的局部麻醉药和血管收缩剂。3.5 英寸脊椎穿刺针接 3mL 注射器通过关节镜套管进入相关组织。

(3) 通过套管注入局部麻醉药和血管收缩剂，使其充分浸泡整个关节。

(4) 使用灌洗液加压灌注至关节内。然后填塞所有套管通道保持 5min，灌注液的静液压直接压迫出血部位而止血。

(5) 如果第 (1) 至第 (4) 步骤过后依旧不能止血，移除关节内所有器械，直接从外部压迫耳周部位止血 5min。为了增加压力，如果出血部位在关节囊后部，可将髁突保持于关节窝内。如果出血部位在关节囊前部，调整下颌骨到下颌前伸位。5min 后，重新将关节镜器械置入原位检查止血情况。

(6) 从第二穿刺点置入一个 4 号球囊扩张导管，用生理盐水扩张球囊，与出血部位保持 5min，然后抽出生理盐水评估止血情况。

(7) 如果依旧持续出血，换为开放性手术打开颞下颌关节，结扎出血点。以上步骤应依照第 (1) 至第 (7) 步骤的顺序依次执行直到出血停止或操作完成。检查关节腔负重部位和最不容易冲洗到的部位，如内侧隐窝，是否有凝结物遗留至关重要。如果有凝结物遗留，行关节穿刺抽吸移除血液遗留物，但应小心操作不干扰到出血部位的血凝块。

7. **颞浅血管损伤，有或（无）动静脉瘘形成**　颞浅血管（颞浅动脉 STA 和颞浅静脉 STV）与关节囊的后部关系密切。损伤 STA 和 STV 应首先压迫止血。若压迫止血失败，则结扎相关血管。虽然很少见，但也有学者报道颞浅动脉损伤后的动静脉瘘形成。颞浅动静脉瘘处理方案为栓塞和瘘管切除术。

8. **器械故障或零件脱落于关节内**　器械故障可由于制造缺陷、器械的误用，以及器械本身内零件的磨损引起。器械破损和零件脱落可以通过使用前检查器械结构是否完好、使用铁磁性器械、始终备用一个"金色猎犬"（golden retriever）回收器、放置及移动器械时避免过度用力、一直保持器械在可视范围内以及在移除器械时保持可以活动的器械处于关闭状态等这些措施，减小此并发症发生的概率。如果发生器械或材料（缝线）破损的情况，应遵循以下处理方式：

（1）停止操作，保持关节镜和套管原位不动。

（2）保持器械在可视范围（关节镜内视野）。

（3）检查流入袋（inflow bags），确保有足够的灌洗液保证关节始终膨胀。

（4）使用一个测量管测量并记录器械进入长度。

（5）准备足够的移除器械，备用器械是必需品。

（6）调整流入量保证视野足够及清晰。

（7）如果脱落零件不能通过关节镜入路找到，则需拍摄 X 线片。

（8）如果通过关节镜不能找到，考虑透视辅助检查定位脱落零件。

（9）如果使用夹持器（grabber）移除一个物件，移除时其头端也许难以从工作套管穿出。因此最好转换操作系统，改为使用 3mm 直径的工作套管。转换时使用"隔离开关操作棒"技术，然后使用器械或"金色猎犬"回收器将零件取出。

（10）如果器械损坏并且不能取出，应考虑再次关节镜手术，或配合透视辅助，或使用开放性手术将其取出。并且应在早期术后阶段（第 1 次手术后 10d），到术后 6 周之内完成。如果未能在限定时间范围内完成，医生必须再次告知患者异物遗留于关节腔内

的并发症。患者应知晓术后发生骨关节炎或异物排斥反应的可能。

9. **穿刺部位感染**　很少发生。减小其发生的风险，可以通过使用正确的无菌技术、在无菌手术室操作、使用预防性抗生素及关节镜手术时充分灌洗等实现。大部分的感染可以通过局部麻醉下充分探查感染区域、移除遗留缝线或者拆除感染部位缝线、口服头孢类抗生素 7~10d 治疗。

10. **非感染性术后渗液**　术后渗液通常为耳周区水肿导致，表现为较正常术后反应更加严重的压痛。处理方案包括术后关节保持放松、减少活动、流质饮食、水肿渗液区域热敷以及给予非甾体类抗炎药止痛。

---

**要点**

1. 适合接受关节复位治疗的患者症状包括 I 类错𬌗，合适的关节腔空间、关节盘脱位但未见重建迹象。这些情况通常存在于 Wilkes 分期 II、III 和 IV 早期并且 80% 的情况可以使用关节复位治愈。而 Wilkes 分期 IV 晚期和 V 期的患者使用关节复位治愈的比率仅有 60%。

2. 应由关节盘滑膜皱襞建立有效的前缘松解术。关节盘附着的肌肉组织应在关节镜可视范围下切断附着。翼外肌上头与下头交会处的间隙可见翼外肌下头比上头颜色更深时，切断翼外肌上头。应注意避免损伤血管弓以防发生大量出血。

3. 关节盘复位时，髁突应处在闭口位，操作套管和关节镜在前隐窝处，前缘松解完成后，操作套管和关节镜返回外侧沟直到后侧囊。当这两个器械到达关节结节，将髁突推向前，然后两个器械可以落入后侧囊。当髁突的位置位于前侧，或前对侧位时，使用一个直探头将盘后组织压向外侧以复位关节盘。在一些情况下，必须压迫斜突起，用钩状探针复位关节盘。

4. 将关节盘缝合固定时，应先通过套索放入针头，然后将缝线穿入超过针头 1cm。再将缝针缝线从套索取出，将套索于缝线周围收紧。当缝合时关节盘应保持复位状态。

5. 为了将手术结埋在皮下脂肪组织内，使用一把血管钳穿过切口顺着前侧向下解剖直到关节囊。解剖方向顺面神经走行。解剖后侧组织直到距离关节囊一半距离。使用 6-0 尼龙线间断缝合关闭皮肤切口。

6. 当在最前内侧角做肌切开术（前缘松解术）时应十分

注意。当切开前内侧滑膜褶皱到其与关节盘交界处时，于交界处正下方可发现直径约 1~2mm 大小的动脉。在关节镜下，这个动脉呈现为白色结节样结构。如果在切开的过程中不小心损伤这根血管，将会引起大量出血。

## 病例报告

**病例报告 31-1** 患者，女，15 岁。主诉为左侧颞下颌关节反复发作的张口受限和疼痛（图 31-1）。药物治疗无效。全景片显示无关节前伸。磁共振检查（MRI）显示左侧颞下颌关节不可复性关节盘移位（图 31-2、图 31-3），以及右侧颞下颌关节轻度可复性关节盘移位但无临床症状。由于患者仍未成年，由患者母亲签署同意接受关节镜下复位术。在麻醉下行专科检查，发现两侧颞下颌关节运动正常，无关节弹响（图 31-4）。

相关诊断性关节镜检查发现左侧关节腔正常，盘后组织压缩。行使功能时，盘后组织中度充血，并中度后退。内侧滑膜皱褶完整并轻微充血。翼肌影呈现紫色。前侧隐窝未发现明显粘连，轻度到中度的充血，未发现软骨软化。症状、体征符合不可复位关节盘伴滑膜炎（图 31-

8）。MRI 检查显示不可复位关节盘，Wilkes 分期为Ⅳ早期。关节镜检查和诊断程序结束后，置入第二个套管（图 31-9）。辨认关节盘滑膜皱襞，在滑膜和翼外肌进入关节盘的部位行前缘松解（图 31-10）。患者的肌肉-关节盘附着并不强，于关节盘内侧行保守性肌肉松解，将关节镜移至后侧囊。现在可以将关节盘用探针复位，同时将下颌骨小心拉向前（图 31-11）。盘后组织被缩短，在低电压下使用钬激光行局部关节融合术。盘后组织复位的同时完成上侧滑膜切除术（图 31-12）。牵拉关节盘复位后行后拉缝合（图 31-12、图 31-14、图 31-15）。通过关节镜检查关节盘位置，确认复位良好。手动活动下颌，关节盘保持于理想位置，缝线打结未松弛（图 31-16）。另外，在低电压下使用钬激光于多余滑膜上行盘后关节融合术（图 31-17）。放入一安瓿的透明质酸钠（图 31-18）。使用 6-0 尼龙缝线关闭皮肤切口（图 31-19），移除蜡耳芯，在麻醉状态下再次检查关节，关节行使功能理想，无运动异常，无弹响和爆破音（图 31-1~图 31-19）。

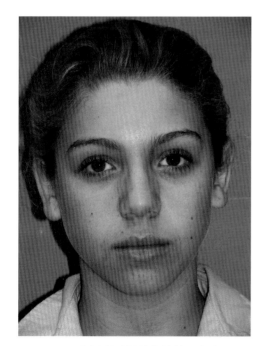

图 31-1 左侧颞下颌关节铰锁、疼痛，面部对称

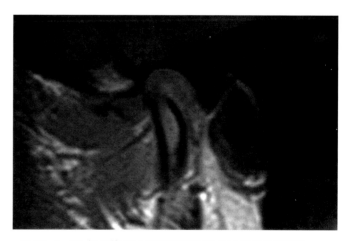

图 31-2 T1 加权像开口位矢状面 MRI 显示关节盘前移位

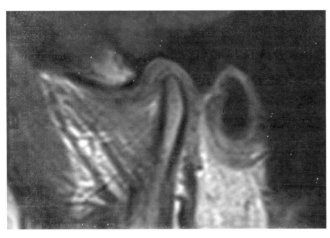

图31-3 T1加权像闭口位矢状面MRI显示不可复性盘前移位

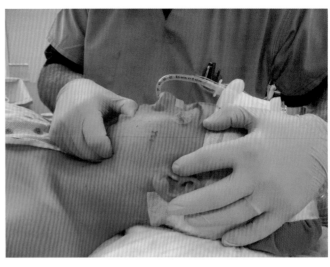

图31-4 全身麻醉下检查颞下颌关节状况

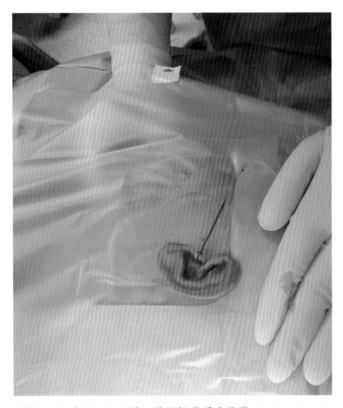

图31-5 标记H-H线，放置抗菌手术薄膜（quinn drape）以便于暴露耳部、颞下颌关节及外眦的手术视野，并且防止操控口腔时污染术区

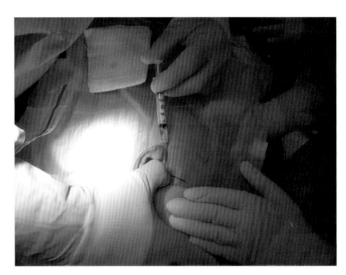

图31-6 向关节上腔注射5mL的0.5%丁哌卡因，并获得良好的压力反弹

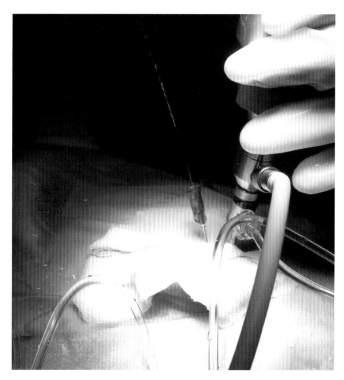

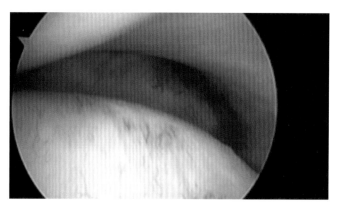

图31-8 关节镜检查符合不可复性关节盘移位合并滑膜炎

图31-7 使用22号针头置入关节镜入口前缘建立灌洗通道。在整个手术过程中，使用乳酸林格液混合1：300 000肾上腺素，不断冲洗手术区域

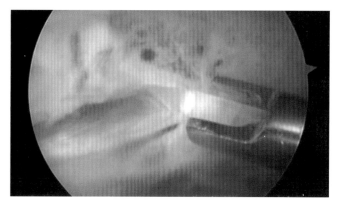

图31-10 辨认关节盘滑膜皱襞，行前缘松解术，切开滑膜囊与翼外肌进入关节盘的交界处

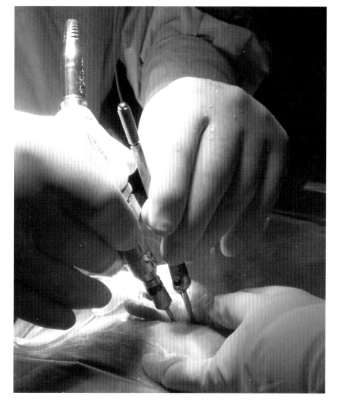

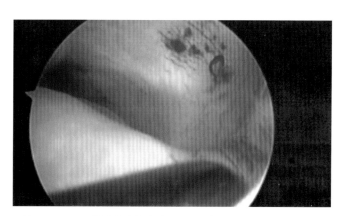

图31-9 于第一个关节套管穿刺点前25mm处穿刺，向关节上腔的前外侧角置入第二个2.0套管

图31-11 于关节盘内侧行保守性肌肉切除术以便于关节盘复位。将下颌前伸，用探针复位关节盘

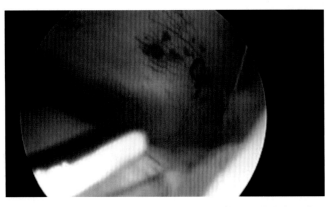

图 31-12　盘后组织被缩短，在低电压下使用钬激光行局部关节融合术。盘后组织复位的同时完成上侧滑膜切除术

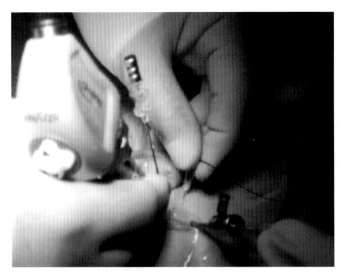

图 31-13　牵拉关节盘复位后，将 1 号 Dexon 可吸收缝线穿入 20 号针头，在关节镜入口旁另选入口进入关节腔，用半月板修补器捕捉缝线

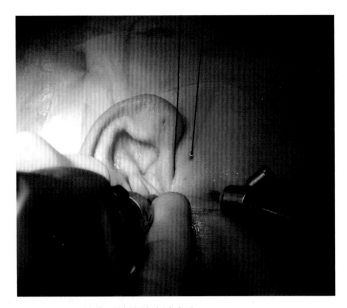

图 31-14　缝线两端均从皮肤穿出

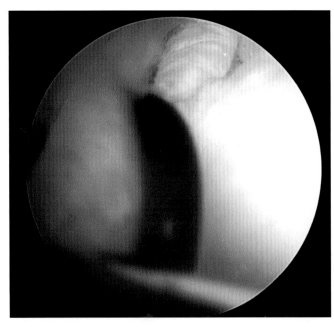

图 31-15　将关节盘复位，打外科结，将关节盘折叠至关节囊及皮下组织

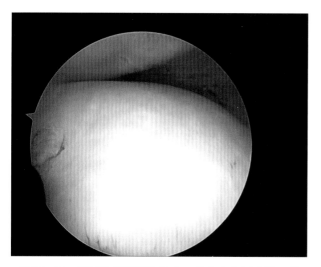

图 31-16 使用关节镜再次检查，关节盘位置理想，关节行使功能正常，并且关节盘未有移位

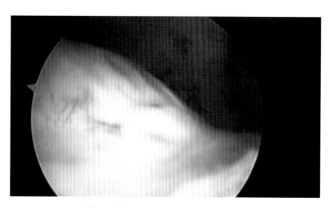

图 31-17 另外，在低电压下使用钬激光于多余滑膜上行盘后关节融合术

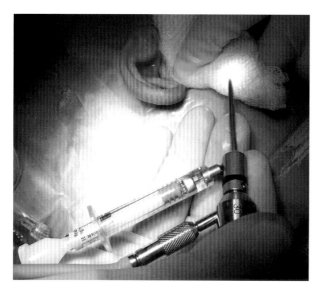

图 31-18 手术结束后，注入一安瓿的透明质酸钠

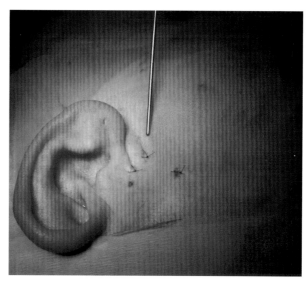

图 31-19 使用 6-0 尼龙缝线关闭皮肤入口

**参考文献**

McCain, J. P. , 1996. *Principles and practice of temporomandibular joint arthroscopy*. St. Louis, MO：Mosby.

McCain, J. P. and Hossameldin, R. H. , 2011. Advanced arthroscopy of the temporomandibular joint. *Atlas of the Oral and Maxillofacial Surgery Clinics*, 19（2）, 145-67.

McCain, J. P. , Podrasky, A. E. and Zabiegalski, N. A. , 1992. Arthroscopicdisc repositioning and suturing：a preliminary report. *Journal of Oral and Maxillofacial Surgery*, 50（6）, 568-79.

Perez, R. , 2007. Temporomandibular joint arthroscopic arthroplasty with rigid disc fixation—preliminary results in treatment of Wilkes internal joint derangement stages Ⅱ-Ⅴ：a 3-year retrospective study. *Journal of Oral and Maxillofacial Surgery*, 65（9, Suppl. ）, 38. e3-38.

Tarro, A. W. , 1994. A fully visualized arthroscopic disc suturingtechnique. *Journal of Oral and Maxillofacial Surgery*, 52（4）,362-9.

（王婧谊 彭利伟 译）

# 第 32 章　颞下颌人工关节置换术

颞下颌人工关节置换术是一种重建严重受损并需要异体修复外形及功能的颞下颌关节的方法。

## 适应证

1. 关节强直：是软或硬组织移植手术的替代方法。
2. 退行性关节病、类风湿性关节炎，或相关的关节病及髁突的自身免疫紊乱：是软或硬组织移植手术的替代方法。
3. 由创伤、病理性原因或任何进展型疾病所导致的髁突缺失。
4. 自体关节重建失败后。
5. 异体关节重建失败后。
6. 有多次关节手术的病史。
7. 翼外肌功能丧失并伴有上述任一情况。
8. 下颌支垂直距离丧失并伴咬合异常。
9. 相对适应证：疼痛、切牙间开口度丧失和（或）非全关节手术难以治愈的咬合失调。

## 禁忌证

1. 移植部位或周围有活动性或可疑性感染。
2. 已证实的对修复材料的过敏反应。
3. 骨骼发育不成熟。
4. 感染易感性增加的系统性疾病。
5. 精神疾病。
6. 身体状况不佳者，如高龄患者、患有未控制的系统性疾病者、药物和（或）酒精成瘾者。

## 诊断和手术计划

外科医生必须对所有术前状况做出诊断，并针对颞下颌关节病理、功能目标、咬合关系、美学要求各方面计划出期望的结果。外科医生可根据自己的偏好以及期望的治疗目标选择一期手术修复，应用一体式或组合式三维石质模型，或是二期手术修复（通常选用一体式三维石质模型）。

## 应用一体式或组合式三维石质模型一期人工关节置换

### 一体式三维石质模型的特定适应证

1. 患者在进行 CT 扫描时可维持正常咬合，并符合美学要求。
2. 外科医生可通过颌间固定调整和维持正常咬合以进行 CT 扫描，并符合美学要求。
3. 咬合理想或接近理想，并在 CT 扫描中可维持该咬合状态。关节窝的解剖结构在手术方案计划中通过微小调整能够较为容易的矫正，并符合美学要求。

制作一个一体式三维石质模型，需有在咬合状态下制造商专用的 CT 扫描，如有需要，可行颌间固定。三维石质模型制作成一个整体，患者的下颌牙列与上颌牙列融合。这种定制的关节修复体是基于制造商专用 CT 扫描过程中所确定的咬合关系来制作的。

### 组合式三维石质模型的特定适应证

1. 当需要同时修复下颌骨和（或）上颌骨时，组合式三维石质模型是首选。为了改进咬合及美观而进行髁突切除术及全关节放置时，组合式三维石质模型也是必要的。在以上的例子中，关节窝的解剖是正常的或接近正常，几乎不需要修整，关节的放置将改善咬合关系。如咬合关系较差，或是特殊的牙列缺失病例，又或是开𬌗、上下颌骨畸形缺损以及下颌骨不对称的患者可在全关节放置的同时进行正颌手术。如要在进行正颌手术与全关节手术的同时重建咬合关系，外科医生必须成竹在胸。如对手术存有疑虑，则最好是制订一个二期手术重建计划，首先通过正颌手术复位下颌骨或上颌骨获得期望的咬合关系。接下来则可通过制造商专用 CT 在患者正常咬合状态下（无或有颌间固定）进行扫描，获取一体式三维石质模型。

制作一个组合式三维石质模型，制造商专用 CT 的扫描需要在上、下颌骨稍微分开的情况下进行。三维石质模型制作分成两部分，即下颌骨与上颌骨是分离的。外科医生在术后管理过程中建立最终咬合，依患者定制的关节则基于所期望的最终的咬合关系来进行制作。咬合及美学需求则在全关节放置手术中进行调整达到，如有需要则同时进行正颌手术。

注意：很多咬合关系尚可接受的关节强直患者只需要进行一期手术，利用一体式模型以对关节解剖做些许修整，这些修整在手术中放置修复体时很容易做到。

### 二期人工关节置换

有异常关节病变的病例（大部分是广泛性骨性强直伴有或不伴有咬合或外观的异常），需要切除强直部位，成形关节窝的解剖结构，通过重置下颌骨调整咬合及面部外形。初次手术之后需要立刻进行颌间固定，以获得制造商专用的、依据 CT 扫描生成的三维石质模型作为一体式模型。依患者定制的全关节修复体在第二次手术时植入。如有计划正颌手术，可在初次手术或第二次手术时进行。如在第二次手术时进行，在制造商专用 CT 扫描时要保持上下颌牙列处于分离状态，一个组合式三维石质模型将如上述进行制作。

### 二期人工关节置换的特定适应证

1. 关节窝或髁突的解剖结构需要大量修改或切除时。
2. 较严重的骨性强直。
3. 伴有 1 或 2 并需要大幅度调整咬合时。
4. 颞下颌关节区域较大肿瘤的切除并伴随硬组织缺损时。
5. 移除失败的异体植入材料时。

### TMJ 个体化假体制作方案

1. 利用制造商专用、医疗级的 CT 在机架轴平面为 0° 的情况下进行扫描，断层片厚度应达 1.0mm 至 0.5mm。扫描范围需至少包括至关节窝以上 2.5cm 及完整的下颌骨下缘。根据手术计划，患者在咬合状态（有或无颌间固定）下进行 CT 扫描（一体式模型），或者上、下颌分离的状态下进行扫描（组合式模型）。

2. 外科医生将 DICOM（医学数字影像和通讯）文件以

CD 形式或直接上传发送至全关节修复体制造商，以制作一体式或组合式三维石质模型。石膏模型、口内数字扫描仪生成数据（图 32-1），或锥形束 CT（CBCT）扫描仪生成的数据可用以去除牙科伪影（如牙科修复体、牙弓夹板、正畸托槽等）造成的影像扭曲，最大程度获得𬌗面解剖情况，并在用到组合式三维石质模型时建立理想的咬合。运用上述方式将大大提高最终咬合关系的精确度。激光扫描石膏模型获得的牙列解剖数据、口内扫描仪，或 CBCT 利用基于表面的比对算法录入制造商的软件中，并在特定制造商的 CT 扫描中取代上、下颌骨的牙列（图 32-2 和图 32-3）。一旦牙列解剖结构被录入至制造商软件的骨性解剖结构中，一个混合的模型就生成了，所期望的咬合关系也可以制作出来。外科医生可以利用组合式模型中被改进过的混合模型来设定咬合，亦可通过已排列好咬合关系的牙科石膏模型直接生成模型。如果用牙科石膏模型生成最终咬合，那么在扫描石膏模型时，需保持原定咬合或"理想"的咬合关系。扫描过的咬合关系被录入 CT 扫描中的上颌混合组件内。下颌骨混合组件位于数字化咬合关系上，然后制作三维石质模型，以便随后的植入物设计（图 32-4）。

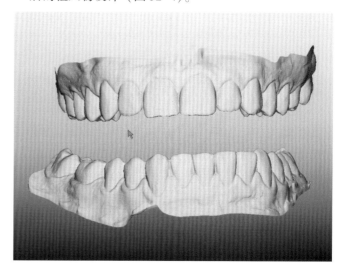

图 32-1　口内数字扫描仪用以捕捉牙列表面形貌。数据以 STL 文件的形式输送至制造商

3. 对于一期手术，外科医生会收到理想咬合的一体式三维石质模型，此咬合关系是在制造商专用 CT 扫描前摆放固定好的，又或者是送去制造商做 CT 扫描前（上、下颌牙分离），外科医生利用石膏模型设定好的。外科医生收到三维石质模型时，会在模型上进行髁突切除

术和冠突切除术以及关节窝的微小调整。制造商通常会标记出髁突切除的截骨线，以及雕刻出想要的关节窝改变或下颌支表面以导引外科医生操作。

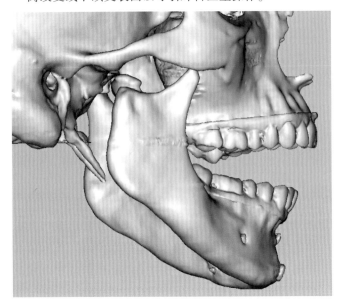

图 32-2　一患者的组合式三维石质模型，显示已行治疗的内侧移位的髁突和正中联合区骨折，并导致颞下颌关节功能紊乱及咬合紊乱。石质模型牙列解剖整合入制造商专用 CT 中，从而建立无扫描伪影的牙列解剖影像。本图承蒙 TMJ Concepts（Ventura, California）提供

4. 如果外科医生改变了所收到的三维石质模型的下颌骨位置，那么保留冠突对于维持下颌骨相对于颅底的正常空间关系可能会有帮助（图 32-4）。

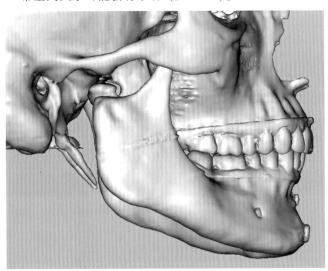

图 32-3　咬合确定并转移至制造商专用 CT 生成的 3D 模型上。本图承蒙 TMJ Concepts（Ventura, California）提供

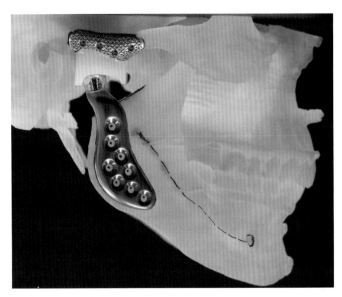

图 32-4　三维石质模型，可见理想咬合已建立，术后右侧全关节已就位。髁突切除术后保留冠突以确定下颌骨到颅底的正常空间关系。本图承蒙 TMJ Concepts（Ventura, California）提供

5. 如果是二期手术，髁突切除术并关节窝成形及冠突切除术则直接在患者手术时完成。如有必要，正颌手术通常也同时进行。制造商专用 CT 扫描则在髁突、冠突或颞骨大部切除后进行，制作一体式模型则使患者处于咬合状态，如果计划进一步手术（较罕见）而需要制作组合式模型则使患者处于非咬合状态时进行扫描。

6. 调整过的模型送返制造商，制造商将制作一个定制假体（关节窝和髁突）的蜡模型（图 32-22）并将之送检外科医生，获得同意后则可制作全关节。医生可同意或要求修改制造商的设计。最终的定制假体经外科医生同意后进行制作（图 32-4、图 32-7、图 32-9、图 32-23、图 32-37）。可生成定制辅助切割线以便在髁突切除和冠突切除术中误差最小化，也可使假体更加精准密合。

## 手术方法及定制 TMJ 假体的放置

### 术前准备

1. 术前使用静脉注射抗生素、类固醇和抑制唾液分泌的药物。患者呈仰卧位并行鼻腔插管。插管时使用短效麻醉药，可在术中刺激并识别面神经分支。口内器械托盘和面部器械托盘分别备好。建议在手术过程中使用保护性铺巾和（或）二次铺巾和消毒，避免在口腔（有菌环境）和面部（无菌环境）来回操作时的交叉

感染。

2. 口咽后部放入填塞物。如果没有安装正畸装置，而上下颌骨已放置 Erich 牙弓夹板但颌间固定尚未开始，则使用碘伏擦进行口腔内消毒（黏膜不推荐使用碘伏擦），并将无菌纱布放置在牙列和唇部内侧黏膜之间以防止唾液污染口腔外区域。

3. 眼眶内涂抹眼膏。用角膜罩或小的密闭式敷料包扎保护眼睛。禁用大的阻塞式敷料以便进行面神经颞支检查时的观察。用一个塑料黏性薄膜（如 Tegaderm 或 Opsite）封住口腔防止口内微生物污染口外手术部位（图 32-14）。禁用大的密闭式敷料以便进行面神经颞支和下颌缘支检查时的观察。

4. 患者术前备皮应保证术区没有头发。如需剃发，不应伤及其下皮肤组织以降低感染风险。

5. 外耳道的消毒用碘伏，并用抗生素浸润过的耳棉芯分别放置在两侧的外耳道内。余下的部位从头皮至锁骨

用碘伏擦拭消毒。患者铺巾并暴露出双侧耳前切口和改良下颌后切口（即使预计仅仅实施同侧手术）以及口腔。口角及眼角必须暴露在手术区域内，以便在术中刺激面神经分支时的观察（图 32-14）。

6. 修复体从制造商的无菌裹布中拿出并在手术开始时放置在广谱抗生素浓溶液中［如普通生理盐水和丽欧迅（Cleocin）、万古霉素的混合液］。手术过程中应反复使用该溶液冲洗伤口。

### 耳前入路

1. 确认耳郭前天然皮肤皱褶。用记号笔由耳轮顶端至外耳道下方水平沿天然皮肤皱褶标记出设计好的耳前切口（图 32-5）。切口上部可附加一个稍向前上方弯曲的松弛切口。

2. 沿设计的切口皮下注射血管收缩剂（如 1 : 200 000 肾上腺素溶液）以助止血。沿之前的标记线做皮肤切口。

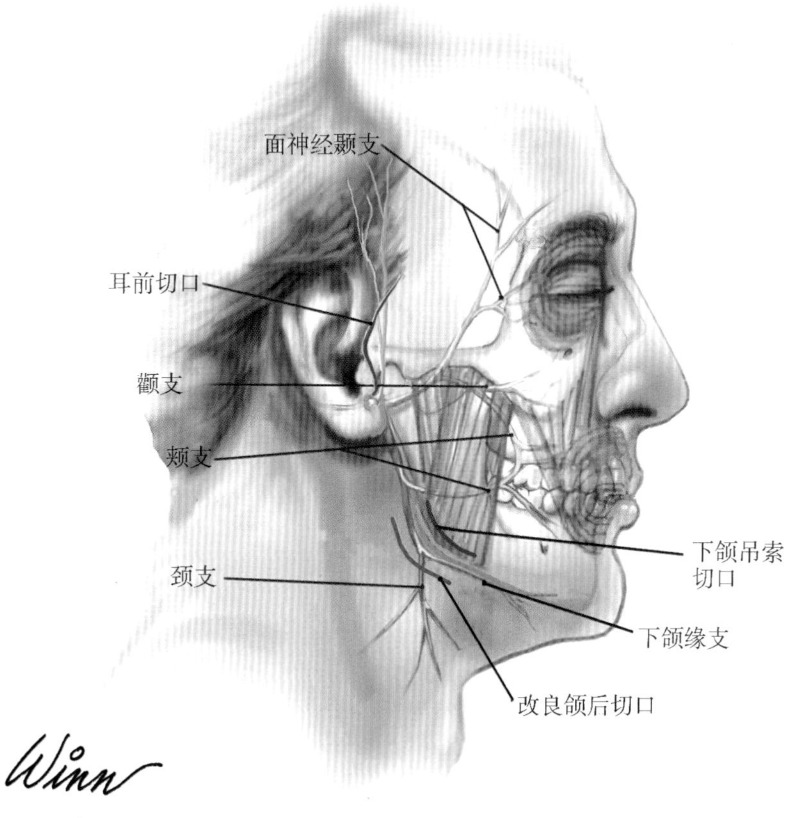

切口

图 32-5　面神经解剖和耳前入路、改良颌后入路切口位置。红线描绘了耳前切口位置。蓝线为改良颌后切口位置。绿线代表在面神经下颌缘支和颊支之间手术分开咬肌进入下颌支外侧的位置

3. 于切口上部至颧弓，切口继续通过下方皮下组织暴露颞肌筋膜浅层（图32-15）。用针状电极横断颧弓根部水平至切口上部的颞肌筋膜浅层或外层。一旦颞肌筋膜浅层或外层被切断，会看到颞肌筋膜浅层与深层之间的脂肪组织。颞肌筋膜深层或内层在颧弓下方行进而不被切断。一旦颧弓根部的骨膜于关节窝后方被切断，便可向前翻起浅层颞肌筋膜骨膜瓣。此瓣也包含关节囊外围软组织（将会在本章接下来的内容中提到）。颞浅血管可与瓣一起翻起或结扎处理。

4. 由颧弓至切口下方，钝性分离至颧弓水平下方约1.5cm处，暴露TMJ关节囊或纤维结缔组织（如关节囊曾行手术）。应避免向下暴露出腮腺叶。在上述颧弓根部剥离组织瓣的过程中，用骨膜剥离器在骨膜下平面滑动越过关节结节。一旦到达关节结节部位，用骨膜剥离器或kitner以扫动方式向下、向前滑动剥离，进一步暴露TMJ关节囊外侧。

5. 该组织瓣上方延伸至颞肌筋膜深层外侧，下至骨膜下组织层下方越过颧弓和关节囊，向前剥离组织瓣并牵拉过关节结节。在颧弓水平或下方经常用神经刺激器测试所有软组织可鉴别面神经颞支。当牵拉的组织瓣越过颧弓（关节后结节前方1~3cm）时，神经必须保留在组织瓣内，并在其内分开支配前额和上眼睑。后方应注意避免暴露或损伤耳郭软骨以降低软骨炎发生的风险。关节后结节是解剖时最后方的结构。

6. 由关节后结节穿过并稍稍越过关节结节，沿关节窝外缘做较深的软组织切口。切口呈一个大U形环绕整个关节囊，或是纤维结缔组织（如曾行手术），暴露髁突或纤维-骨性组织。向前、向下做骨膜下翻瓣至髁突颈部水平（图32-16）。

## 改良下颌后入路

注意：改良下颌后入路是近几十年来主要使用的入路。标准下颌后和下颌下方法的确是可接受的并偶尔使用。该方法提供了美学皮肤切口，并能使解剖在面神经下颌缘支和颊支之间进行，继而穿过咬肌至骨。选择该方法将提供一个更加直接到达下颌支的通道，且是基于髁突体部的长度、预计会涉及的面神经、美学考虑以及外科医生的舒适区。它能让术者选择向上或向后牵拉面神经下颌缘支，通常还能避免涉及腮腺和面部血管的结扎。

1. 触诊下颌角及下颌下缘并用手术记号笔标记。应小心不要拉伸组织以免让手术区域扭曲变形。画一3cm微曲线，不与下颌骨下缘或后缘平行，稍低于下颌角，通常与天然皮肤褶痕平行或沿着皮肤褶痕。此线应只稍低于下颌角并以下颌角为中心，除非预计到重建时会放低下颌角。

2. 沿标记线皮下注射血管收缩剂（如1：200 000肾上腺素溶液）以减少出血。

3. 让皮肤处于轻微张力下，用15号刀片沿着标记线切开皮肤及皮下组织至覆盖颈阔肌表面的筋膜水平。用Ray-Tec海绵向上、向后轻扫表面的皮下组织，充分暴露其下的颈阔肌。用15号刀片锐性切开颈阔肌。神经检测应深至颈阔肌，以保证保护好面神经下颌缘支和颊支（图32-17）。

4. 颈阔肌切开后，即到达颈深筋膜浅层。在该水平，可能会在解剖角前切迹水平的前部时遇到面动脉。一般来说，这是改良下颌后入路的最前端，通常面静脉、动脉如不结扎，可向前牵拉。少数情况下，在后方可能会遇到腮腺尾部，此时可向后、向上牵拉。必须小心沿颈深筋膜浅层鉴别并保护面神经下颌缘支和颊支。神经刺激器设定在2mA用来鉴别面神经分支（图32-17）。一旦确认，术者必须决定是在下颌缘支上方或是下方继续手术。通常手术延伸范围在颊支和下颌缘支之间（图32-5）。做过多次手术的患者中，面神经通常位于瘢痕组织和（或）正常解剖平面之外。

5. 下颌角近下颌下缘处切开下颌吊索和骨膜，利用骨膜下解剖平面暴露下颌支外侧面、冠突和下颌切迹。下颌骨后缘向上解剖至髁突方向并与耳前解剖相连。通道拉钩（channel retractor）放置于下颌切迹处，并在前后方放置内倾拉钩（toe-in retractor），帮助暴露出整个下颌支（图32-18）。

## 无大范围粘连的髁突切除

1. 一旦耳前、改良下颌后解剖完毕，髁突切除即开始进行。根据模型上的多种解剖标志（比如颧弓下方和下颌角）的测量，标示出之前定好的髁突下方的截骨线。或者，术前可制作一个定制的手术模板。用往复锯在反复冲洗下进行截骨，将髁突头部和颈部从下颌支分离。将一弯曲的弗里尔剥离器或骨膜剥离器放置在后方和内侧皮下，以在截骨时保护血管。用Seldin拉钩或弯曲的弗里尔剥离器将游离的髁突部分带到外侧从而取出。如果患者翼外肌侧方及前伸功能良好，那么肌肉附着的髁突前部可置于下颌支中部的顶端，并用一个接骨螺钉固定，以保存此功能（图 32-6）。通常冠突也在此时切除。如果冠突存在的情况下也能获得足够的空间，术者也可选择保留冠突以及附着其上的颞肌，以便牵拉和提升下颌骨。

2. 取出髁突部分后，关节窝必须预备好以便放置关节窝修复体。余下的软组织必须充分清理出整个关节窝、颧弓以及关节结节。如有必要，在反复冲洗下修整关节窝，使之与术前模型（假体亦依此制作）一致。向前暴露颧弓，以放置关节窝假体的翼缘。

### 大范围粘连的髁突切除：二期人工关节置换

1. 获取标准术前 CT 扫描确定粘连的程度以及要去除的骨量（图 32-10）。严重畸形的病例，CT 血管造影片可能会有帮助（图 32-13）。

2. 确认髁突后，用骨膜剥离器做一裂开面，并尽可能使其处在骨粘连与正常关节窝之间（图 32-16）。可放置布巾钳或大血管钳于下颌角处以助在活动骨粘连部位时确定裂开面。确认裂开面后，用骨膜剥离器或弗里尔剥离器将粘连部分从关节窝分离出来。

3. 对于大范围粘连，通常将之切割成小块从口外切口取出，以减小损伤（图 32-10、图 32-18 和图 32-19）。常用工具包括钻、锯或压电装置，同时反复冲洗。截断下颌支外侧部的时候要小心，因为下颌支外侧缘和内侧缘附近通常有大量大血管（图 32-13）。取出骨块（图 32-20），同时取出由关节窝至髁突颈部下端所有不规则骨，从而形成间隙。所有可能影响到修复体就位或制作的区域都被去除。同侧冠突也同时去除。

4. 有大量骨粘连的区域，裂开面可能无法确定，整个关节窝需用圆钻修整成形。小心防止颅中窝穿孔，暴露乳突气房。

5. 髁突切除、冠突切除、下颌支和关节窝不规则骨面都被去除或修整成形后，覆盖切口并确认患者最大切牙开口度（maximum incisal opening, MIO）。患者的 MIO 应为 35~40 mm。单侧病例且 MIO 小于 35~40 mm 的，对侧冠突可能有必要切除。充分切除下颌支且下颌支有足够动度，但对侧冠突切除术没有增加开口度的病例，应考虑对侧颞下颌关节成形术。此外，下颌支内侧和前方的深部纤维结缔组织带可能会显露出来且需

要审慎地去除。有大量手术病史和纤维骨粘连（涉及下颌支内侧和上方）反复发作的病例，可能需要小心剥除尽可能多的下颌支的内侧面，并将腹部脂肪放置在去除纤维结缔组织或骨组织留下的组织间隙中。

6. 切除完成且确认 MIO 后，覆盖口腔并重新消毒。在关节窝和下颌支的组织间隙放置隔离物，防止在第二阶段的手术前形成密实的纤维结缔组织。隔离物可包括自制丙烯酸髁突、人工眼球、桡侧或尺侧前臂（皮瓣——译者加）以及脚趾假体。偶尔正颌手术在此手术阶段或第二次手术放置定制全关节时进行。

7. 术后拍摄制造商专用 CT 扫描，患者行颌间固定，以生成一体式模型（图 32-21）。如果正颌手术或重建手术计划在放置定制关节修复体时进行，扫描时放置一个儿科牙垫分开上下牙列。如本章之前所述，一个组合式模型即生成，以便调整患者咬合。

### 假体放置：一期或二期人工关节置换

1. 髁突切除，关节窝预备好后，放置假体关节窝组件。应注意防止该过程中不要让锐利工具刮伤其塑料受力面。关节窝组件以上方和内侧方向放置，避免软组织残留，放置时用薄弗里尔剥离器剥离组织瓣，并让关节窝修复体沿着剥离器滑行就位。用制造商提供的关节窝就位工具通过颌后切口或耳前切口辅助修复体就位。关节窝修复体必须在关节窝内牢固就位，无摆动或移动，其沿着颧弓安置的翼缘应紧密贴合。关节窝组件如没有正确就位，可能导致植入体失败或髁突假体的关节不理想。任何对关节窝假体就位有明显影响的区域，或使假体移动的区域都被去除。低速固定关节窝组件螺钉，反复冲洗，防止发生骨坏死。固定时用关节窝就位工具稳定植入体。

2. 关节窝假体固位后，患者接受不锈钢丝颌间固定。为了尽可能减小口内微生物对口外无菌切口的潜在污染，在进入口腔内之前应覆盖住口外切口。颌间固定使用过的器械已经被口内微生物污染，不应再继续使用。患者行颌间固定后，术者应重新覆盖口腔（如 Tegaderm 或 Opsite），并重新消毒口腔周围组织，更换手术服和手套，再返回无菌区域。

3. 如果下颌支外侧的骨修整在模型上进行，应在患者行颌间固定后修整。骨去除应保守进行，多次测试髁突组件是否合适，保证适当就位并减少不必要的骨去除。

4. 髁突组件应与下颌骨外侧面相适应，用模型刻画出后缘和下缘的轮廓。关节的最终确定，应通过确保髁突头部在超高分子量聚乙烯关节窝帽的中心，呈内外侧方向，并靠在受力区后边缘上（图 32-24）。下颌骨组件可用制造商提供的下颌骨钳持住，使之抵住下颌支并与之平齐。用弗里尔剥离器检查下颌骨组件周界的间隙，尤其是上方视野受限区域周围。存在间隙可能表明髁突切除不充分、下颌骨修整成形不足，或关节窝组件就位不当。

5. 髁突组件由下颌骨钳把持在位，再次查看髁突头部位置，保证其在关节窝内形成理想的关节，用制造商提供的已定大小和长度的螺钉固定髁突修复体。每个螺钉的就位用制造商提供的引导钻完成。过程中反复冲洗并使用低速，尽可能减小骨坏死的可能。前两或三个螺钉孔钻好后并用螺钉固位，但不上紧。剩余螺钉孔钻好后，螺钉依次就位。钻孔完成后拧紧所有螺钉。

6. 覆盖口外切口，进入口腔内解除颌间固定，检查咬合及功能。利用无菌技术，助手医生直接观察关节各组件在行使功能时的状态，保证其正常移动且不会脱位。患者咬合时，髁突头部应保持在关节窝中心，内侧或外侧方向受力，且靠在关节窝受力区后边缘上。

7. 小心不要让术区与口腔交叉感染，口外切口反复冲洗并分层缝合，加压包扎并保持 24h。放置引导橡皮圈提高术后舒适度，同时降低髁突脱位的可能性。最后进行全面的动度检查，观察髁突脱位的任何倾向。

## 术后管理

1. 加压包扎 48~72h。

2. 按需要术后使用引导橡皮圈 1~2 周，避免大张口。

3. 术后 7~10d 利用下颌锻炼装置（如治疗狯垫，Atos Medical，West Allis，WI，USA）开始物理治疗。术后夜间使用橡皮圈达 3~6 周。

4. 术后 2~3 周全流质饮食，随后患者可过渡至软食。

5. 正畸托槽或牙弓夹板至少保持 6 周，以利训练橡皮圈的使用。

6. 患者每周随访 1 次，共 4~6 周，监控功能和咬合，以及观察远期术后并发症。

7. 术后 7~10 周拆除不可吸收缝线。

8. 沿切口涂抹遮光剂防止潜在的色素沉着过度。

9. 如有必要调整咬合，最好等到下颌开口达到最大、开口过程平滑且开口过程可重复时进行。术后 6~8 周前不建议调整咬合。

## 并发症

### 早期并发症

- 持续疼痛或疼痛加重。
- 当前或之前颞下颌关节的症状恶化。
- 多次手术患者相关的任何问题。
- 感染。
- 患侧间歇性肌筋膜痉挛。
- 第Ⅶ对脑神经暂时性或永久性损伤。
- 切口皮肤暂时性或永久性麻木。
- 耳科问题，包括耳鸣，感染、外耳道损伤、平衡失调，以及听力丧失（暂时性或永久性）等。
- 瘢痕组织（粘连）形成。
- 咬合异常。
- 过敏或异物反应。
- 切口形成不良瘢痕。
- 由关节窝穿孔至颅底。
- 不依从物理治疗。
- 术后神经瘤。
- Frey's 神经痛。
- 无法维持术后初始开口度。

### 后期并发症

- 大量纤维结缔组织或异位骨导致关节强直。
- 材料磨损或折断。
- 未知的设计缺陷或治疗计划。
- 局部或系统性致病源所致的感染。
- 听力并发症。
- 多次手术患者相关的任何问题。
- 需行修正手术治疗。

## 要点

1. 患者如有颅面综合征，大范围骨粘连，或颞下颌关节经历过多次手术，CT 血管造影（图 32-13）检查有助于术前了解大血管的明确位置。

2. 虚拟手术计划（图 32-11），无论有没有制作定制辅助切割线，都会让术者在定制颞下颌关节植入体制作前，对患者的硬组织解剖及所需去除的组织范围有一个更好的理解。

3. 多次手术的患者，面神经和血管通常异位，亦可同时在瘢痕组织内。术者在解剖时应时时严格遵循手术原则，防止神经血管损伤。

4. 从制造商的无菌裹布中取出假体和就位工具，手术开始时即放入广谱抗生素浓溶液中（如普通生理盐水和万古霉素、丽欧迅的混合液）。在多次试放假体的过程中，假体保存在抗生素溶液中让其浸满抗生素，尽可能减小术后感染的可能。

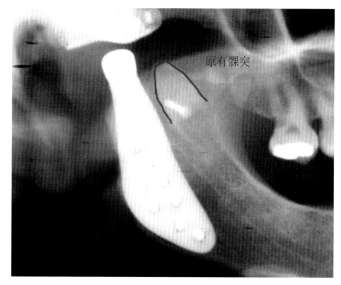

图 32-6　可能的话，髁突前部可固定于下颌支中份上端，从而保留翼外肌的功能

5. 外耳道穿孔或离断可用 4-0 薇乔缝线将软骨拉拢缝合，放置入环丙沙星-地塞米松或环丙沙星滴液浸润过的耳棉芯，以及术后进行耳鼻喉科会诊。

6. 沿颧弓解剖时，非常重要的是要沿骨膜下组织平面进行，且要在颞肌筋膜浅层和深层之间进行，以尽量减小损伤面神经的可能。

7. 对于粘连的关节，裂开面通常在粘连大部和关节窝之间（图 32-16）。弗里尔剥离器可用于分离此裂开面。注意减小在颅底的压力，防止颅底、耳道和（或）乳突气房骨折或穿孔。

8. 裂隙关节成形或下颌骨切除必须提供足够空间放置假体。通常需要在关节窝和下颌支之间形成 15～20mm 的空间。

9. 小心预备好下颌骨和关节窝的表面，保证假体合适就位且无摆动。应完全去除所有纤维、肉芽组织和不规则骨，尤其是关节腔内侧面视野受限处。

10. 一期和二期重建都应时刻遵守制造商 CT 扫描方案。

11. 测试关节窝假体是否合适时，使用关节窝就位工具仅仅为了防止假体损伤。

12. 用制造商指定的螺钉固定关节窝组件和下颌骨组件（图 32-4、图 32-7、图 32-9、图 32-23、图 32-37）。

13. 一体式模型和组合式模型的制作可依赖于患者的咬合。对于髁突切除前后咬合都很稳定的患者，一体式模型是理想选择。组合式模型则更适合需要修正术前严重畸形或需要改善咬合（通过全关节放置重置下颌骨，伴有或不伴有即刻上颌手术）的患者。

14. 作为一般规则，涉及髁突退化和小范围骨粘连的病例较适合一期重建。涉及面部重建手术，联合正颌手术以及大范围骨性粘连的病例，则更适合二期重建。

15. 涉及全颞下颌关节和邻近解剖结构的重建的非典型病例包括单侧下颌骨切除术（图 32-7）、关节窝或颞骨重建（图 32-8、图 32-9）以及联合正颌手术（图 32-27～图 32-42）。

16. 有良好的翼外肌和颞肌功能的患者，保存其在髁突和冠突上的肌肉附着将提高术后下颌骨移动范围，特别是其侧方和前方运动。如果髁突切除后能获得足够的开口度，可保存冠突，以保留颞肌的功能（提升及后缩下颌骨）。如果能在保存翼外肌附着的情况下切除髁突，并将髁突坚强固定于下颌支中份上方（图 32-6），即可保存翼外肌的功能（前伸和侧方移动）。

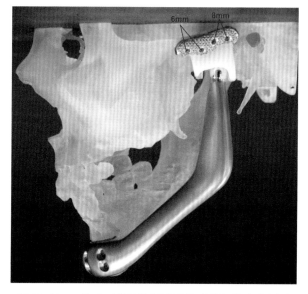

图 32-7　一体式三维石质模型显示成釉细胞瘤半侧下颌骨切除术后，定制全颞下颌关节假体重建左侧下颌骨

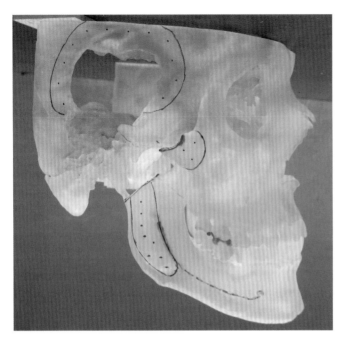

图 32-8　一体式三维石质模型显示关节窝、颞骨鳞部大部、颧弓以及髁突头部的病理性缺损。本图承蒙 TMJ Concepts（Ventura，California）提供

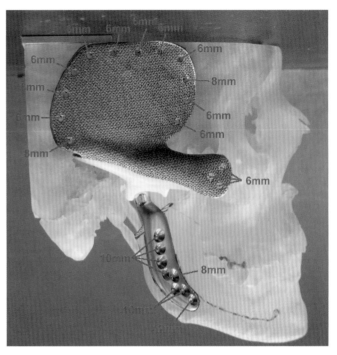

图 32-9　一体式三维石质模型显示关节窝、颞骨、颧弓以及髁突的复合重建。本图承蒙 TMJ Concepts（Ventura，California）提供

### 病例报告

病例报告 32-1　患者，男，24 岁。4 年前因双侧移位性髁突骨折在边远地区行闭合复位术，现主诉开口受限、进食困难、体重减轻。初始 CT 扫描检查显示双侧髁突内侧移位，正中联合区骨折中度移位，面部其他部位未见骨折。患者最终接受了 6 周颌间固定的治疗。患者未随诊并逐渐发展成下颌运动受限、髁突功能紊乱，并逐渐体重减轻。体格检查示 MIO 为 5mm，无侧方运动。CT 扫描显示双侧颞下颌关节骨性粘连（图 32-10）。鉴于粘连的程度，决定进行二期重建。虚拟手术计划（Medical Modeling Inc.，Golden，CO，USA）使双侧颞下颌关节的粘连以 3D 效果呈现，也让虚拟治疗方案确定精确的截骨位置

及设计成为可能（图 32-11）。CT 血管造影检查显示颌内动脉与双侧下颌支内侧面极为接近。运用 Stryker 导航系统（Stryker，Kalamazoo，MI，USA）可让截骨位点更加精确，同时可避免损伤周围解剖结构（上颌动脉及下牙槽神经）（图 32-12、图 32-13）。放置电极以在整个手术过程中识别由导航系统确定的骨参考位点（图 32-12）。完成双侧骨粘连的切除后，患者行颌间固定术，并于术后第一天进行 CT 扫描检查（图 32-21）。一体式 TMJ 个体化假体（Ventura，CA，USA）三维石质模型制作完毕后，制作双侧全关节蜡型，检查通过后进行制造，并最终植入（图 32-22～图 32-26）。患者双侧全关节植入后即刻最大垂直开口度为 40mm。术后最大垂直开口度维持在 44mm。

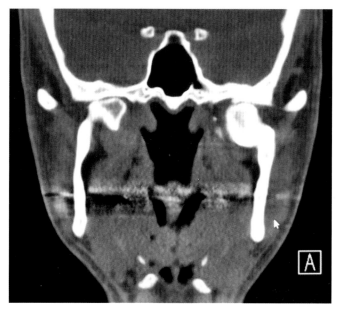

图 32-10 冠状 CT 扫描显示陈旧性内侧移位髁突骨折造成的双侧颞下颌关节强直

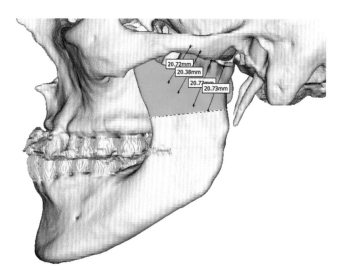

图 32-11 虚拟手术计划（Virtual Surgical Planning，VSP）让识别解剖标志、确定截骨位置和设计成为可能。由已知的、未涉及的结构（如颧弓）得出测量结果。定制辅助切割线可于 VSP 治疗阶段制作完成

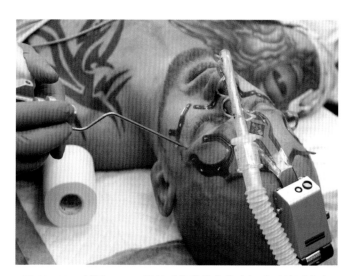

图 32-12 利用 Stryker 导航系统软件定位电极片及检测参考位点。该导航系统可精确设计骨切开的计划并予以实施

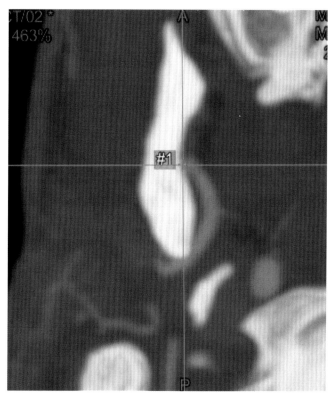

图 32-13 CT 扫描和 CT 血管造影影像整合入 Stryker 导航系统，并于上颌动脉上方确定切割平面

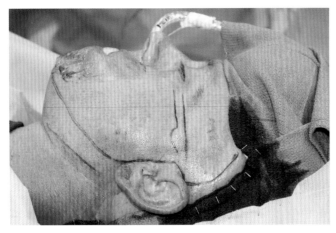

图 32-14　患者消毒铺巾，双侧外耳道放置抗生素浸润的无菌耳棉芯，塑料黏性薄膜覆盖口腔，从而防止口内微生物污染口外手术区域

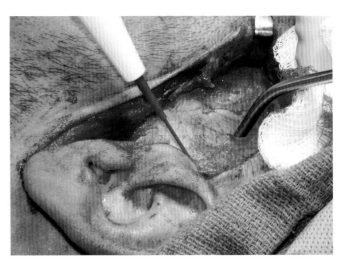

图 32-15　切开耳前切口，暴露出颧弓上方的颞肌筋膜浅层

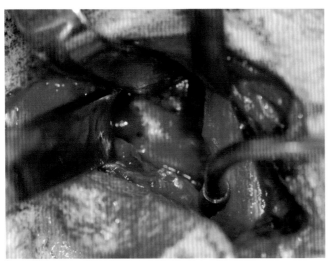

图 32-16　颧弓向前暴露至关节结节，髁突头部和粘连部分亦予以暴露，并在关节窝和髁突以及粘连部分之间确定裂开面

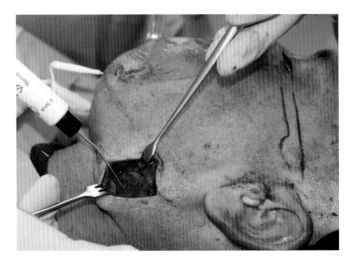

图 32-17　神经刺激器设置在 2mA，用以在改良颌后入路和耳前入路时测试面神经分支

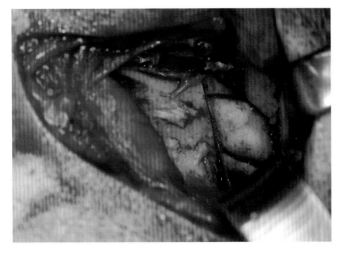

图 32-18　利用 Sonopet 超声吸引器（Stryker, Kalamazoo, MI, USA）将粘连部分切割成小块，从而由改良颌后切口处无创性取出骨块

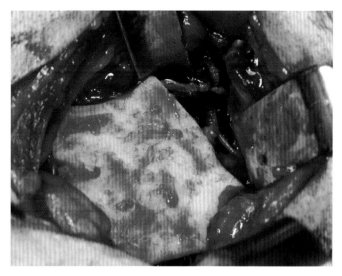

图 32-19　下颌支上部切除完成，切除部分还包括内侧移位髁突、冠突及粘连部分。去除下颌支和关节窝处所有可能影响定制关节制作和就位的不规则骨

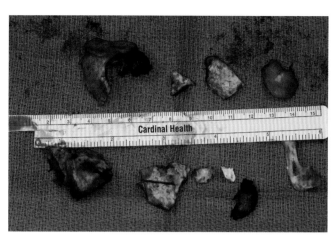

图 32-20　双侧下颌支上部、髁突及冠突切除术所切除的粘连骨

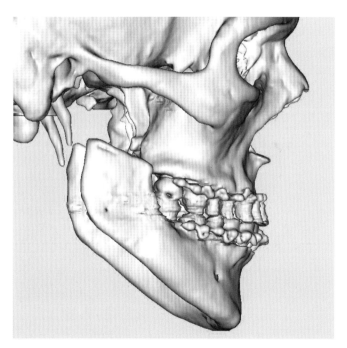

图 32-21　术后矢状 3D 扫描显示双侧颞下颌关节已切除。患者扫描时已行颌间固定，从而建立术后咬合，以及一体式三维石质模型

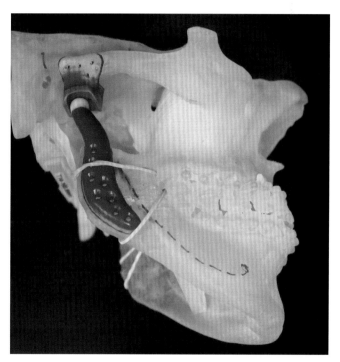

图 32-22　在一体式三维石质模型上做颞下颌关节定制假体蜡型

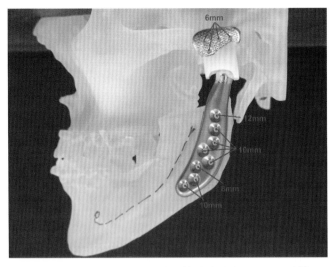

图 32-23　制造商图片显示修复体精确就位于三维石质模型上。根据患者的解剖和下颌支上部切除的范围，已预先确定固定螺丝的长度和放置部位

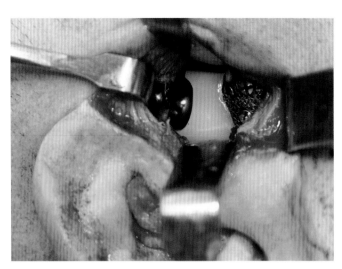

图 32-24　第二期手术中，关节窝和下颌支假体就位并固定，人工髁突就位于超高分子重聚乙烯关节窝帽中

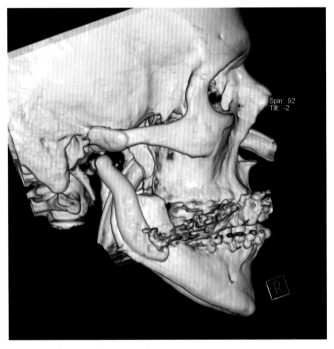

图 32-25　术后即刻 3D 重建显示假体已理想就位

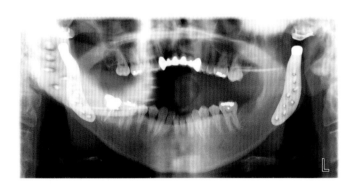

图 32-26　术后 2 年全景片显示最大切牙开口度达 4cm

**病例报告 32-2**　患者，26 岁。有进行性颞下颌关节退行性疾病病史 3 年（图 32-27），现右侧髁突高度丧失 10 mm，咬合紊乱，右侧后牙早接触，前牙开𬌗，左侧上颌向下倾斜（图 32-28）。活检后，患者被诊断为右侧髁突严重骨关节炎。左侧颞下颌关节无异常。术前放入正畸装置（图 32-29）。进行制造商专用 CT 扫描并制作一体式三维石质模型。由于此模型的咬合接触有限，下颌骨能很容易地从上颌分离，由此可作为组合式模型使用。

在三维石质模型上进行右侧髁突切除术和冠突切除术，并拉低右侧下颌支以重建髁突丧失的高度。下颌骨粘在上颌（夹板已就位）上以便术中提升左侧上颌（图 32-30、图 32-31）。上颌一体式 Le Fort Ⅰ 型截骨术矫正上颌倾斜，定制 TMJ 个性化假体重建右侧下颌支高度（图 32-32、图 32-33）。

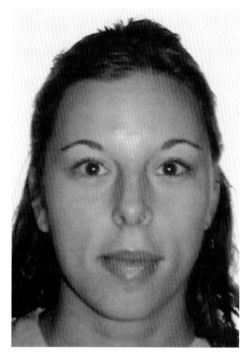

图 32-27　26 岁女性，右侧下颌骨髁突高度减小，从而导致上颌骨倾斜和牙颌面不对称

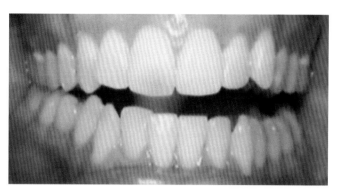

图 32-28　术前咬合紊乱，严重发育异常，开𬌗，以及上颌倾斜

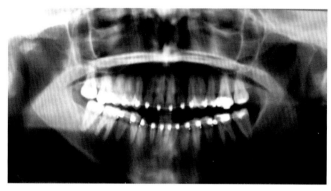

图 32-29　术前全景片显示右侧髁突退行性变，发育异常，以及上颌偏移畸形

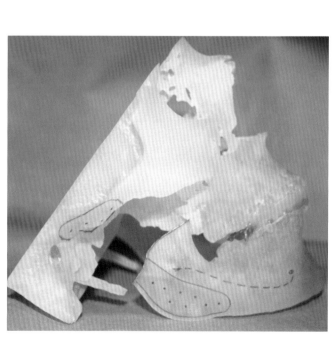

图 32-30　一体式三维石质模型显示右侧髁突切除后，下颌支高度已恢复。制作右侧全关节前用热胶重置下颌骨于上颌骨的位置

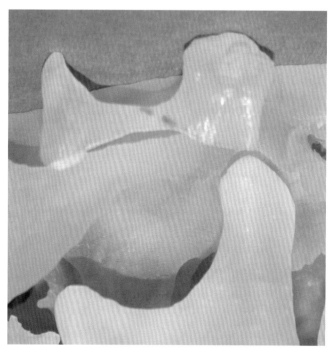

图 32-31　注意已切除的右侧髁突与正常左侧髁突对比所见丧失的高度

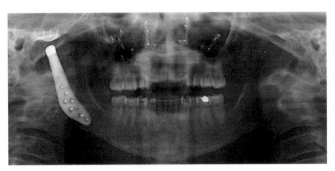

图 32-32　术后 8 年全景片显示，Le Fort Ⅰ型截骨摆正上颌，同时植入右侧 TMJ 个性化假体全关节术后牙颌面畸形得以纠正

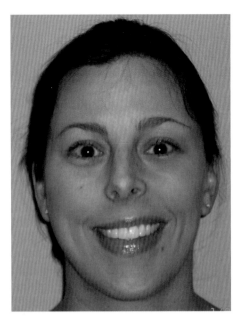

图 32-33　术后 8 年外貌显示咬合和面部平衡的恢复

**病例报告 32-3**　患者，女，11 岁。主诉下颌左侧偏移伴开口受限及明显面部不对称，该不对称源于 3 岁时波及左侧颞下颌关节窝、髁突和下颌支的成纤维性纤维瘤的切除术。8 岁时曾以肋软骨移植重建（图 32-34）。肋软骨移植重建导致移植物吸收和粘连，促使患者严重下颌骨不对称，下颌后缩和发育异常。11 岁时，患者被转诊到我院进行手术治疗。患者的治疗计划推迟了两年，直至骨骼成熟（通过一系列头颅侧位片和手腕骨骼影像检测得知）。骨骼成熟后，开始正畸治疗使咬合直立，但不纠正错𬌗或颌骨的倾斜。15 岁时，正畸治疗完成，咬合被调整，建立了 10mm 水平向的错𬌗差异（图 32-35）。这让全面手术修正患者牙颌面畸形成为可能。通过联合 Le Fort Ⅰ型单块骨切开术、一体式截骨术和精准的双侧下颌矢状劈开截骨术伴左侧下颌骨体脱套术，使得下颌骨向前移动、向右旋转。由于水平移动的程度过大，并伴有左侧下颌骨体脱套，患者需保持固定 12 周，防止下颌骨侧方移动至患侧。6 个月后，植入左侧 TMJ 个性化假体全关节（图 32-36～图 32-38），并于正中联合处行下颌前徙骨切开术（前徙 8mm）。患者术后 10 年随访无功能异常，且最大垂直开口度达 4cm（图 32-39～图 32-42）。

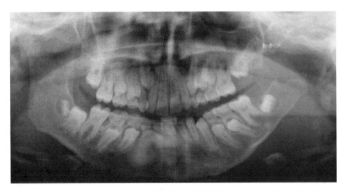

图 32-34　患者 8 岁时，成纤维性纤维瘤摘除后肋骨移植失败的影像学检查

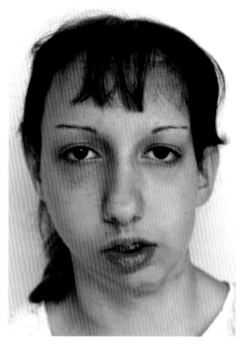

图 32-35　患者 15 岁时，为正颌手术和全关节重建做准备的正畸治疗完成

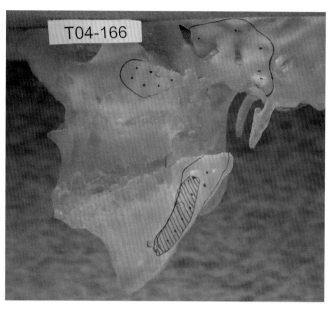

图 32-36　为纠正下颌骨不对称、下颌后缩及颌骨倾斜，患者行双侧下颌支矢状劈开截骨术、Le Fort Ⅰ型截骨术，后行颌间固定，并制作一体式三维石质模型

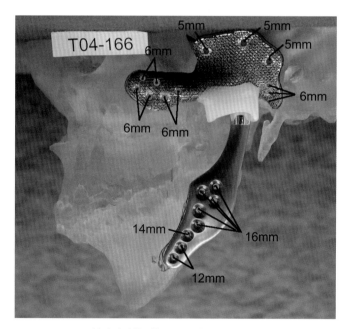

图 32-37　一体式定制假体显示左侧颧弓、关节窝和下颌骨髁突之重建

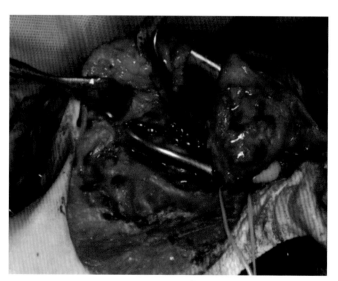

图 32-38　通过颅面入路将颞下颌全关节假体植入，并用固位螺钉固定于缺损侧。血管皮条所指为面神经上干的位置

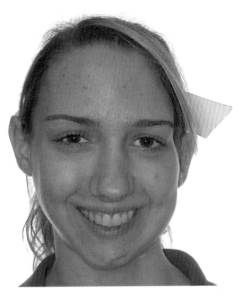

图 32-39　患者术后面相显示已恢复面部
对称

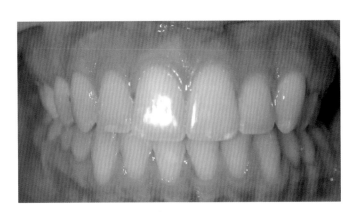

图 32-40　术后 8 年的咬合

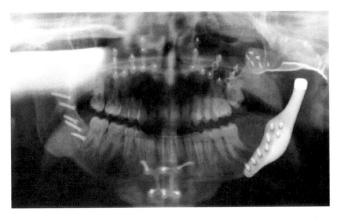

图 32-41　术后 8 年闭口位全景片显示髁突修复体与关节窝
聚乙烯帽的理想接合

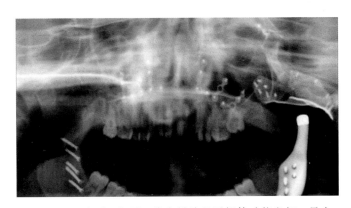

图 32-42　术后 8 年开口位全景片显示假体功能良好，最大
垂直开口度大于 4cm

### 参考文献

Me rcuri, L. G., 2000. The TMJ concepts patient fitted total temporomandibular joint reconstruction prosthesis. In: W. C. Donlon, ed. *Oral and Maxillofacial Surgery Clinics of North America*, 12 (1), 73-91.

Mercuri, L. G., 2011. Patient-fitted ("custom") alloplastictemporomandibular joint replacement technique. In: G. Ness, ed. *Atlas of the Oral & Maxillofacial Surgery Clinics of North America*. Vol. 19. Philadelphia: Elsevier Saunders, 233-242.

Mercuri, L. G. 2012a. Alloplastic TMJ replacement: rationale forcustom devices. *International Journal of Oral and Maxillofacial Surgery*, 41, 1033-1040.

Mercuri, L. G., 2012b. Avoiding and managing temporomandibular joint total joint replacement surgical site infections. *Journal of Oral and Maxillofacial Surgery*, 70, 2280-2289.

Mercuri, L. G., 2014. Temporomandibular joint replacement periprosthetic joint infections: a review of early diagnostic testing options. *International Journal of Oral and Maxillofacial Surgery*, 43, 1236-1242.

（余汝清　彭利伟　译）

# 第 33 章 颞下颌关节的自体重建

颞下颌关节（TMJ）的自体重建是获得性和先天性颞下颌关节异常的一种重建方法。

## 适应证

1. 获得性关节异常（原发性纤维性和骨性强直、感染、骨关节炎、特发性髁突吸收、风湿性疾病、肿瘤和创伤后畸形）导致缺损的重建。
2. 第一、第二腮弓结构畸形［半侧颜面短小畸形、Goldenhar 综合征（眼-耳-脊髓发育异常综合征）、耳-下颌骨发育异常及侧面发育不良］引起的先天性关节异常的缺损重建。
3. 异体关节修复体组件失败，且瘢痕床不过量。
4. 异源性假体重建费用高昂、难以承受时。
5. 严重咬合差异，涉及的 TMJ 及其相关结构传统正颌手术无法修正的。

## 禁忌证

1. 乳牙列尚未完全萌出的儿童。
2. 多次手术的关节。
3. 活动性感染。
4. 精神疾病。
5. 身体状况不佳：老年患者，伴有未控制的系统疾病（慢性阻塞性肺疾病、不稳定的心血管问题及控制不佳的糖尿病）的患者，或伴有药物和（或）酒精成瘾的患者。
6. 患者不能或不愿意进行所建议的术后物理治疗，或配合康复计划。

## 自体 TMJ 置换手术：肋软骨移植

1. 术前静脉给予抗生素、类固醇和抑制唾液分泌剂。患者呈仰卧位并行鼻腔插管。插管时使用短效麻醉药，以便在术中刺激并识别面神经分支。口内器械托盘和

面-胸器械托盘分别备好。建议在手术过程中使用保护性铺巾和（或）二次铺巾和消毒，避免在口腔（有菌环境）和面-胸部（无菌环境）来回操作时的交叉感染。

2. 口咽后部放入填塞物。如果正畸装置没有在位，可于上下颌骨放置 Erich 牙弓夹板，但不进行颌间固定。

3. 遵循无菌原则对患者进行消毒。使用碘伏擦进行口腔内消毒（黏膜消毒不推荐使用碘伏擦），并将无菌纱布放置在牙列和唇部内侧黏膜之间以防止唾液污染口腔外区域。外耳道的消毒用碘伏擦，并用抗生素浸润过的耳棉芯分别放置在两侧的外耳道内。余下的部位从头皮至锁骨用碘伏擦消毒。患者被铺上铺巾并暴露出双侧耳前和改良颌后切口（即使预计仅仅实施同侧手术）以及口腔。

4. 患者头转向对侧45°。通过联合耳前和改良颌后入路到达患侧关节（参考第 32 章）。用神经刺激器测试面神经分支。

5. 由关节窝至下颌切迹行裂隙关节成形术。去除病变或畸形骨、瘢痕组织，以及涉及的髁突，在下颌支截骨处至关节窝处留出约 15~20 mm 的裂隙。行同侧冠突切除术。个别情况下，如果患者翼外肌功能良好，下颌骨髁突前部有翼外肌附着的部位可用接骨螺钉固定在下颌切迹区域下方，从而保存一部分翼外肌功能。

6. 平整或再塑形关节窝（图 33-6，本条目内引用的所有图片均来自病例报告 33-1）。另外，原有关节盘如存在时可予以保留。

7. 裂隙关节成形术完成后，进入口腔并检测下颌骨移动范围，以确定功能不受限。如果下颌骨动度小于 35mm，检查裂隙关节成形术部位有无干扰。去除下颌支内、外侧面以及下颌骨下缘处的瘢痕组织。如发现干扰存于对侧，则应行对侧冠突切除术。如冠突切

除后干扰仍存在，则应考虑对侧行开放关节成形术。

8. 获得并确定有足够下颌骨动度后，患者行颌间固定（MMF），更换放置在牙列和唇部内侧黏膜之间的纱布。患者口外用碘伏擦重新消毒并铺巾，更换术者手套防止口内微生物污染口外手术区域。

9. 裂隙关节成形术完成，且处理完所有干扰之后，制取自体移植物（图33-7）。

10. 肋软骨移植物（costochondral grafts，CCGs）的软骨头部仿髁突头部再成形，以理想就位于关节窝内（图33-8）。于肋骨软骨交界处保留 5~10 mm 的软骨。当 CCGs 的软骨帽就位于关节窝内时，CCGs 应沿着下颌支外侧面安装（图33-10）。

11. 为了使 CCGs 与下颌支外侧的接触面最大化，可能需在 CCGs 和下颌支外侧之间进行自体骨插入移植，因为与平的下颌支的平面相对时，肋骨可能会稍显弯曲。比预期移植长度多取 1~2 cm 肋骨是明智的。潜在的自体骨来源包括所取肋骨远端和（或）邻近肋骨。

12. 采用坚强固定的方法［夹板固定（3-4 个螺钉）］将 CCGs 固定于下颌支外侧（图33-9）。

13. 固定 CCGs 后，去除面部铺巾，进入口腔。解除 MMF，分层缝合口外切口前确定下颌骨动度和咬合。通常不必放置引流。放置轻力引导橡皮圈，并行加压包扎。

## 术后管理

1. 术后尽早给予抗生素并持续 2 周。

2. 患者术后尽早行使功能，进行非强制的、被动的颌骨训练。

3. 术后 10~12 周内，患者可进机械性软食（非咀嚼），合并日间引导橡皮圈行使功能。夜间患者通过强力橡皮圈进行颌间固定。

4. 假如咬合满意且切牙间开口度达 30mm，于 3 个月后去除牙弓夹板或正畸装置。继续进行积极物理治疗 3~12 个月，从而维持 30~35mm 最大开口度，同时使粘连复发的可能性最小化。

## 并发症

1. **供区并发症**　参考第 57 章。

2. **再粘连**　完整去除粘连部分和适当的物理治疗可以将此可能降到最低。

3. **CCGs 生长过度或不足**　在肋骨软骨交界处留小于或等于 10 mm 的软骨帽或于青春期后行 CCGs，可使其发生率最小化。

4. **面神经损伤或麻痹**　切口位置适当，解剖时小心谨慎，运用神经刺激器，从而使其发生率最小化。

5. **肋软骨-肋骨交界处骨折**　可通过在肋骨-软骨交界处保留 10mm 或小于 10mm 的软骨，以及避免 CCGs 早期、过度受力，从而使其发生率最小化。

6. **肋骨骨折或骨裂**　使用钛板固定取代拉力螺钉或定位螺钉固定，从而使其发生率最小化。

7. **固定失败或移植物松动**　使用螺钉和钛板或钢板将移植物坚强固定于下颌支外侧，从而使其发生率最小化。将 CCGs 固定于下颌支最少应使用 3 颗螺钉。

8. **感染**　严格遵循无菌技术和分层缝合，从而使其发生率最小化。在口腔内和口外切口之间来回操作时应更换手术服和手套，从而减小口内微生物污染口外区域的可能性。口内和口外应分别使用不同的器械和器械台，从而避免交叉感染。

9. **咬合紊乱**　使用预先制作的𬌗垫，对移植材料行坚强固定，以及术后 3 个月夜间使用强力橡皮圈行颌间固定，从而使其发生率最小化。

10. **移植物吸收**　罕见。移植物吸收常见于儿童和年轻成人。

## 要点

1. TMJ 重建不仅有助于改善功能紊乱（开口受限、咬合紊乱、营养失调等），还可改进外形美观问题和纠正牙颌面畸形。

2. TMJ 重建的自体材料来源包括 CCGs、跖骨、腓骨、牵张成骨，以及下颌支后缘（滑行截骨术）等。

3. CCGs 的优势包括并发症发生率低、可将软骨依据关节窝的解剖结构成形、可改建为合适的下颌骨髁突，对于生长期患者还拥有自适应生长中心。CCG 不应运用于粘连复发或活动性感染的区域。

4. CCGs 是生长期儿童患者的移植物之选。

5. 在任何手术干预前，应做一个彻底的 CT 检查，以评估患侧和非患侧关节，确定潜在异常区域和（或）有无移动受限。

6. 对于中度至严重的发育异常患者，应使用预先制作的𬌗垫，从而建立理想的术中及术后咬合。

7. 在粘连的关节上做裂隙关节成形术时，通常将粘连部
分整块切除。如粘连部分较大（图 33-1、图 33-2），
可将其分割成小块取出（图 33-3）。在去除粘连部分
时，通常在粘连部分和关节窝之间有一分离面或称裂
开面。如其存在，可将骨膜剥离器置于该平面，以确
定关节窝下端，同时将粘连部分从关节窝中解剖出来。
将粘连部分从关节窝内侧面去除是很有必要的，如此
才能使其功能最大化，且使粘连复发的风险降到最低。

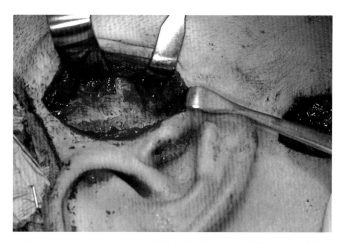

图 33-2　图 33-1 中的患者术中照片显示右侧颞下颌关节完
全骨性强直

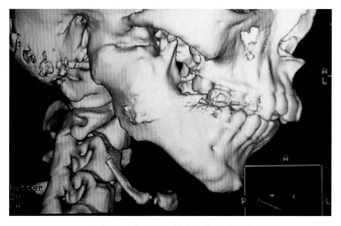

图 33-1　3D 重建显示右侧颞下颌关节完全骨性强直

8. 髁突外伤导致的关节强直病例，在切除纤维性或骨性
粘连时，应完整去除骨折的髁突。

9. 固定 CCGs 于下颌支外侧面时，定位螺钉和拉力螺钉可
能会使 CCGs 内的骨折线扩展，并使肋软骨帽从关节窝
转移。钛板或钢板固定则好比一个垫片，沿 CCGs 外侧
面分散压力，将 CCGs 骨折的风险降到最低。

10. 应尽可能保存和维护原有关节盘。颞肌筋膜瓣、颞顶
帽状腱膜瓣、真皮片亦可用作关节窝的内衬。在关节
窝内可理想接合轮廓修整较好的软骨帽，则通常不需
要内衬。

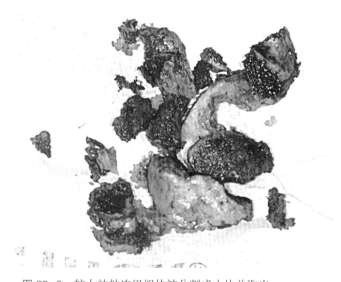

图 33-3　较大的粘连组织块被分割成小块并取出

## 病例报告

**病例报告 33-1**　患者，42 岁，主诉疼痛，伴有咬合紊
乱、前牙开𬌗、下颌支垂直高度减小（双侧髁突退行性
病变），有类风湿疾病病史（图 33-4～图 33-13）。

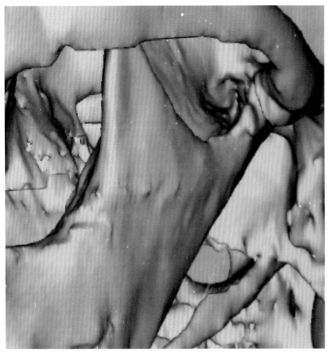
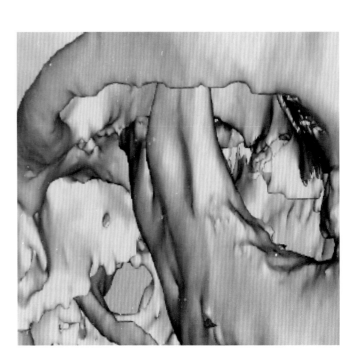

图 33-4　3D 重建显示继发于类风湿疾病的双侧髁突退行性病变

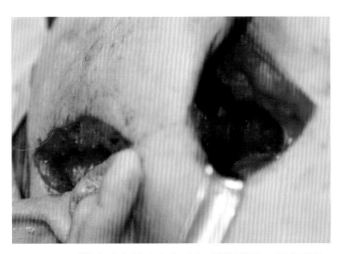

图 33-5　耳前和改良颌后入路可达下颌骨髁突、冠突以及下颌支

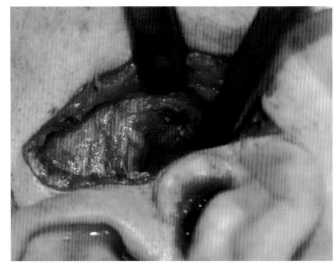

图 33-6　切除退行性病变之髁突及冠突，在下颌支和关节窝之间建立一个 15~20mm 的间隙。塑形关节窝并去除所有干扰

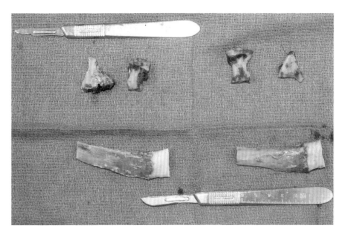

图 33-7　双侧退行性病变之髁突和冠突。第 5、第 6 肋骨塑形前

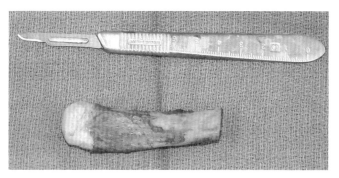

图 33-8　塑形肋软骨，以行使髁突的功能，并理想接合于关节窝内

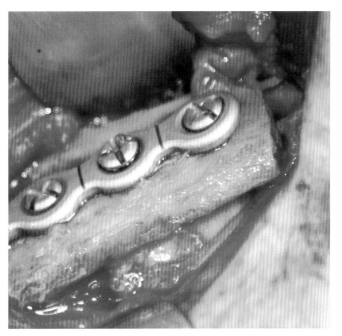

图 33-9　用钛板将肋骨软骨移植物（CCGs）固定于下颌支外侧面。钛板好比一个垫片，沿 CCGs 外侧面将压力分散

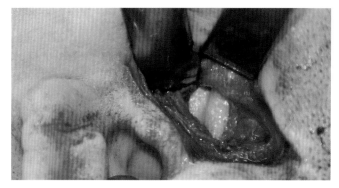

图 33-10　肋骨软骨移植物的软骨帽理想接合于关节窝内

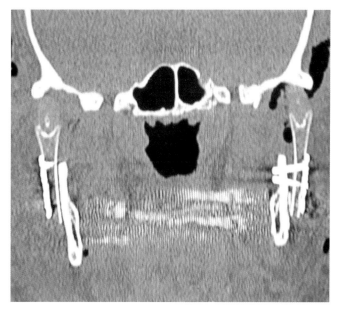

图 33-11　术后 CT 扫描显示肋骨软骨移植物固定于下颌支外侧面，并接合于关节窝内

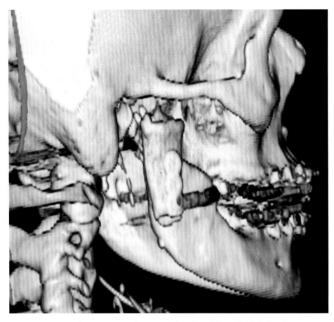

图 33-12　术后 3D 重建显示右侧肋骨软骨移植物的放置

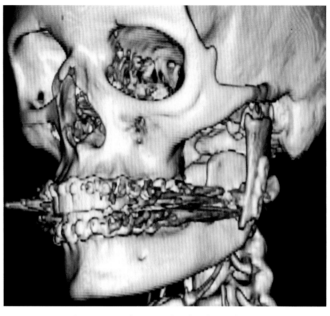

图 33-13　术后 3D 重建显示左侧肋骨软骨移植物的放置

## 参考文献

El -Sayed, K. M., 2008. Temporomandibular joint reconstructionwith costochondral graft using modified approach. *International Journal of Oral and Maxillofacial Surgery*, 37, 897-902.

Kaban, L. B., Bouchard, C. and Troulis, M. J., 2009. A protocol for management of temporomandibular joint ankylosis in children. *Journal of Oral and Maxillofacial Surgery*, 67, 1966-78.

Khadka, A. and Hu, J., 2012. Autogenous grafts for condylar reconstruction in treatment of TMJ ankylosis: current conceptsand considerations for the future. *International Journal of Oral and Maxillofacial Surgery*, 41, 94-102.

Medra, A. M., 2005. Follow up of mandibular costochondral grafts after release of ankylosis of the temporomandibular joints. *British Journal of Oral and Maxillofacial Surgery*, 43, 118-22.

Saeed, N. R. and Kent, J. N., 2003. A retrospective study of the costochondral graft in TMJ reconstruction. *Journal of Oral and Maxillofacial Surgery*, 32, 606-9.

Sahoo, N. K., Tomar, K., Kumar, A. and Roy, I. D., 2012. Selecting reconstruction option for TMJ ankylosis: a surgeon's dilemma. *Journal of Craniofacial Surgery*, 23, 1796-801.

Vega, L. C., Gonzalez-Garcia, R. and Louis, P. J., 2013. Reconstruction of acquired temporomandibular joint defects. *Oraland Maxillofacial Surgery Clinics of North America*, 25, 251-69.

（余汝清　彭利伟　译）

# 第 34 章　关节结节切除术

关节结节切除术是一种通过手术降低关节结节以纠正慢性颞下颌关节（TMJ）脱位或关节绞锁的方法。

（图 34-1）

## 适应证

1. TMJ 慢性习惯性脱位，且所有保守性和微创方法不成功或禁忌使用。
2. TMJ 绞锁（改良关节结节切除术）的治疗。

## 禁忌证

1. 关节结节较浅的慢性 TMJ 脱位的病例。
2. 影像学检查表明关节结节存在气腔（由于关节间隙和乳突气房之间交通而导致感染的风险增大）。
3. 影像学检查显示关节结节血管化（颅内出血）。

## 解剖结构

**颞浅血管**　从腮腺上方伴耳颞神经出现（图 34-1）。颞浅动脉（STA）作为颈外动脉（ECA）的一个分支从腮腺发出。STA 是进入 TMJ 过程中出血的常见来源。颞浅静脉通常位于动脉后方，位置表浅。

**面横血管**　由颞浅血管分支出来，向下走行，且相对平行于颧弓（图 34-1）。

**耳颞神经**　走行于髁突颈后部内侧，转向表浅，越过颞骨颧弓根部（图 34-1）。于耳郭稍前方，神经分为数个终末分支行走于颞区皮肤内。耳颞神经于 STA 后方并与之伴行。耳前切口暴露 TMJ 区域几乎不可避免地会损伤此神经。通过紧密沿着外耳道软骨部分切开并解剖从而将损伤最小化。皮肤切口向颞部延伸的部分应靠后，这样可解剖出该神经的主分支，使之存在于组织瓣内，并随瓣向前牵拉。患者极少抱怨耳颞神经损伤导致的感觉障碍。

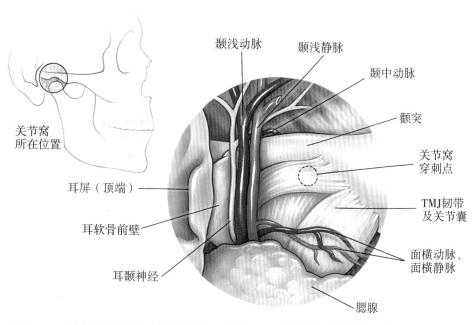

图 34-1　图片描绘了颞浅动脉和静脉、耳颞神经、面横动脉和静脉在颧根部的排列

### 耳前解剖层次

**颞顶筋膜（颞浅筋膜）**　颞顶筋膜是皮下脂肪下方最表浅的筋膜层，亦是帽状腱膜的外侧延伸，同时与肌肉筋膜浅层（superficial musculoaponeurotic layer，SMAS）连续。头皮血管如颞浅血管，紧靠皮下脂肪沿其浅层行走。运动神经如面神经颞支，走行于颞顶筋膜深面。

**帽状腱膜下筋膜**　颞顶区的帽状腱膜下筋膜发育良好，若需要，可作为独立的筋膜层解剖，但是在标准耳前入路时通常仅用作裂开面。

**颞肌筋膜（颞深筋膜）**　是颞肌表面覆盖的致密、白色的筋膜。此厚筋膜发自颞线上方，与颅骨膜融合。颞肌始于颞肌筋膜深层和整个颞窝。颞肌筋膜在颧弓上方分成浅层和深层。两层之间的少许脂肪称为颞浅脂肪垫。紧邻颞肌筋膜浅层深面通常有一大静脉走行其中。

### 方法与步骤

1. 患者仰卧于手术台，行鼻腔插管。
2. 患者消毒铺巾，露出整个耳朵和外眼角。耳前毛发已剃，患者剩余头发置于手术帽中。浸透抗生素溶液的耳棉芯置于外耳道内。
3. 无需注射局部麻醉剂或血管收缩剂。
4. 沿真实皮肤皱褶标记出耳前切口，切口轮廓围绕耳屏软骨 [图34-5（此条目中所有图片均源自病例报告34-1）]。切口始于耳顶端，延伸至耳屏软骨稍下方。切口并不延伸至耳郭。切口初时仅横断皮肤和皮下组织（图34-6）。小的出血点由针状电极（电凝模式20）进行烧灼。
5. 解剖可分为3个部分。先解剖上三分之一部分。用弯血管钳钝性分离穿过耳水平肌至亮白色的颞肌筋膜（图34-7）。神经血管束向前牵拉保存。偶尔会遇到发自颞浅动、静脉的水平向血管横过解剖部位（面横动、静脉），需烧灼或缝合结扎。确认亮白色的颞肌筋膜后，即可放置 Messer 拉钩以确认位置，向前翻瓣。
6. 第二部分的解剖位于切口的下三分之一内。用弯血管钳剥离耳屏软骨直至尖端。可沿耳屏软骨保留小部分组织（4~6 mm），以便关创时的皮下缝合。解剖的上部和下部完成后，两点深度已建立：一点位于解剖上三分之一颞肌筋膜水平；另一点位于解剖下三分之一耳屏软骨尖端（进入关节囊）水平。
7. 第三部分的解剖将切口中三分之一与上、下三分之一

连接（图34-9）。锐性分离穿过耳水平肌，向上解剖、显露及连接颞肌筋膜，向下解剖、显露和连接耳屏尖。

8. 用骨膜剥离器以扫动方式将颞肌筋膜浅层内的组织向前翻瓣（图34-10）。做一锐性切口由耳屏软骨尖端至切口上部，可用亚甲蓝标记切口部位（图34-12）。用 Messer 拉钩向上牵拉瓣，以松弛颞肌筋膜，从而不需要延伸皮肤切口获得更多的组织暴露。切口由耳屏软骨尖端向上延伸，通过颞肌筋膜和颞肌，直至骨面（图34-13）。用电凝模式20-30 横断颞肌。如遇腮腺，可用 Messer 拉钩将其向下牵拉。
9. 用骨膜剥离器在骨膜下平面内由颧弓根部向前分离暴露关节结节（图34-14、图34-15）。骨膜剥离器以向下扫动方式暴露 TMJ 关节囊。
10. 用#15 刀片自关节窝后突切开关节囊至关节结节后斜面关节窝最凹处。用骨膜剥离器将关节上间隙自关节结节分离出来，并尝试保存关节软骨（图34-16）。关节结节切除术中，不必进入关节下间隙。
11. 分离出关节上间隙和关节结节后（图34-17），用101钻在颞骨颧突水平做计划好的截骨线（图34-18）。关节结节的切除用锐利的直骨凿以向下10°的角度完成（图34-19）。如果不将骨凿角度稍稍向下，会增加无意的损伤或颅底穿通的风险。
12. 切除关节结节是很重要的，因为这使外侧隆起和内侧结节得以保存。如果不切除关节结节，将来发生关节脱位的概率会较高。
13. 关节结节大部被切除后，用骨锉往复挫平关节结节剩余部分。注意保持向下10°的角度且使关节结节视野受限的内侧面平坦。
14. 反复冲洗清除手术区域任何骨残留。关创或继续对侧手术前，检查止血情况以及处理任何需留意的区域。需行双侧切除的病例，对侧手术方法相同。
15. 模拟患者行使功能运动，确定无卡压或脱位，并确保髁突的平滑运动。
16. 分别于深筋膜层、皮下组织和皮肤分层缝合耳前切口（图34-20）。皮肤切口处涂抹杆菌肽软膏并加压包扎。

### 术后管理

1. 术后术区冰敷24h。
2. 24h后去除伤口处敷料。用生理盐水和双氧水的混合液清洁切口。所有皮肤切口均涂抹杆菌肽软膏减小感染

风险。

3. 住院患者使用静脉抗生素。出院后开 7d 口服抗生素处方。通常选用头孢菌素，除非患者对青霉素过敏。青霉素过敏患者使用克林霉素。

4. 使用 1 或 2 剂量的术后皮质类固醇抗炎。

5. 止痛治疗可开止痛剂。

6. 患者行清流质饮食至全流质饮食，根据患者情况过渡至软质饮食。

7. 患者前 2 周进行 Ⅰ 阶段训练，随之进行 Ⅱ 阶段全幅度运动训练。

8. 常规 6d 后拆除皮肤缝线。

## 并发症

### 早期并发症

1. **出血**　操作时小心谨慎可将此风险降到最低。可通过直接加压、利用止血包和止血材料、烧灼和（或）结扎任何可见的出血血管的方法控制出血。

2. **感染**　保持无菌环境可将此风险降到最低。感染最初通过应用抗生素、局部冲洗、密切观察的方法治疗。保守方法难治性病例，可行手术干预和清创。

3. **面神经麻痹**　通常是一过性的、由术中组织牵拉或术后继发的术区水肿导致。该情况通常于 6~9 个月内得以缓解，因此无需干预。

### 后期并发症

1. **伤口裂开**　可能由感染、缝合欠佳、组织处理较差导致的血供减少造成。保守治疗需应用抗生素和局部清创，让伤口二期愈合。

2. **下颌骨脱位复发**　通常由关节结节切除不足和（或）未去除内侧结节引起，可能需再次手术治疗。

### 要点

1. 关节结节切除术成功的关键是患者的恰当选择。理想人选应具有较陡峭的关节结节，并有慢性下颌骨脱位的病史。

2. 术前 CT 扫描是必要的，CT 可确定手术区域的解剖并排除关节结节气腔形成。术前对关节结节外形维度的充分了解会大大降低颞下窝和颅中窝穿通的风险。

3. 术后康复对关节结节切除术后取得并维持全幅度运动是至关重要的。

4. 随着关节镜手术的成功，关节镜下关节结节修整术可

根据 Segami's 方法在部分病例中实施。患者在全麻下，采用下侧入路的方式用诊断性关节镜观察关节结节的形状，随之使用电动剃刀以三角测量技术切除并平整关节结节。

## 病例报告

**病例报告 34-1**　女性，73 岁，主诉长期下颌骨脱位病史（图 34-2、图 34-3）。采用两种微创内窥镜后划痕法，包括自体血注射治疗，均失败。鉴于慢性下颌骨脱位的病史和保守治疗的失败，决定行双侧开放关节结节切除术。患者在手术室内行插管，采用无菌技术消毒、铺巾。患者的下颌被推向前呈前突状。将 0.5% 盐酸布比卡因注入关节囊上端，并将套管针置入关节上间隙。内窥镜进入并到达后间隙。检查内侧滑膜皱褶、内侧翼影、所有盘后组织和关节功能。患者功能良好，无关节不规则物或病理异常（图 34-4）。双侧颞下颌关节行关节内窥镜检查后，完成双侧开放关节结节切除术（图 34-5~图 34-21）。

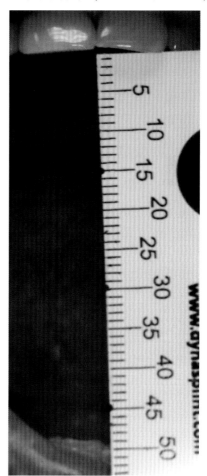

图 34-2　最大垂直开口度大于5cm
表明慢性下颌骨脱位

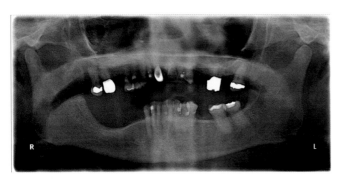

图 34-3　全景片显示出双侧陡峭的关节结节和关节脱位

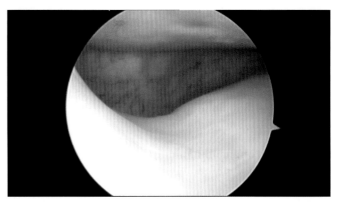

图 34-4　左侧颞下颌关节内窥镜检查显示正常表现的关节，关节盘位置及功能良好。关节间隙内无软骨软化、滑膜炎，以及粘连

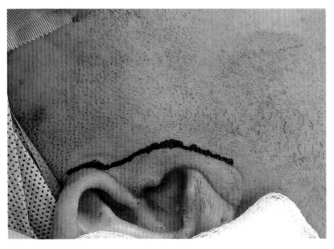

图 34-5　在发育良好的耳前皮肤皱褶内标记出一标准耳前切口

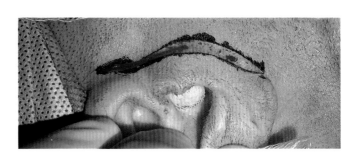

图 34-6　用#15 刀片切开皮肤及皮下组织

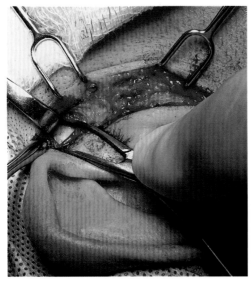

图 34-7　钝性分离穿过耳水平肌，显露亮白色的颞肌筋膜

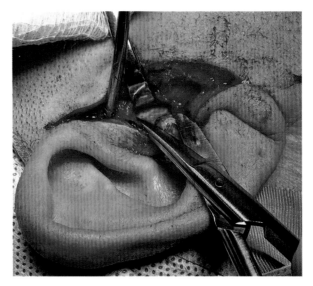

图 34-8　紧靠软骨膜锐性分离耳屏软骨，暴露耳屏软骨尖端

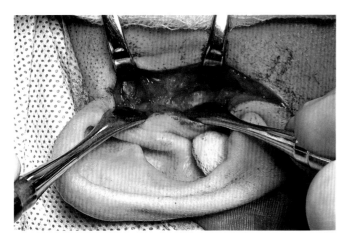

图 34-9　耳前软组织横断至颞肌筋膜

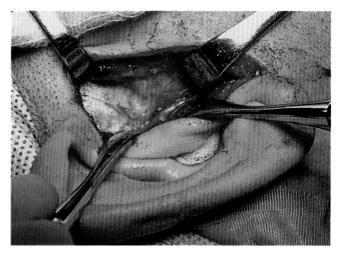

图 34-10　用骨膜剥离器以扫动方式将颞肌筋膜浅层内的组织向前翻瓣。腮腺用骨膜剥离器钝性向下扫动，随后用 Messer 拉钩牵拉

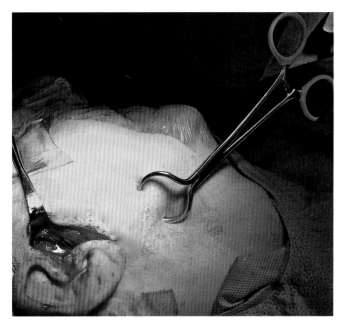

图 34-11　于下颌角放置布巾钳，并触诊髁突

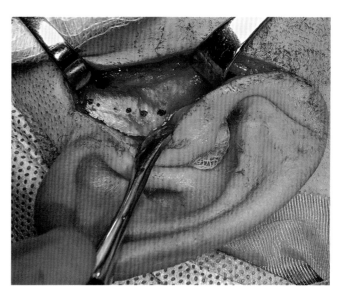

图 34-12　可用亚甲蓝由切口上部向下至耳屏软骨尖端标记切口线

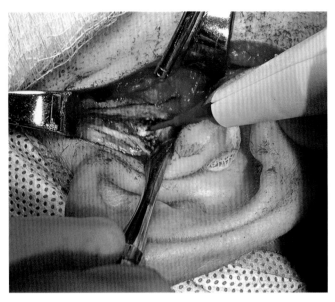

图 34-13　用针状电极自关节窝后突至切口顶部做松弛切口，通过颞肌筋膜、颞肌、骨膜，直至骨面

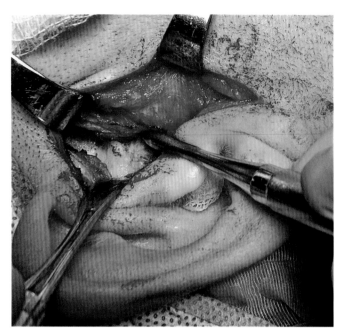

图 34-14　沿颞骨颧突向前至关节结节于骨膜下平面剥离

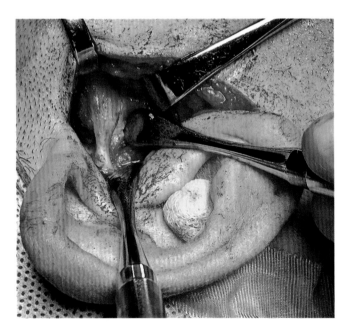

图 34-15　用骨膜剥离器在骨膜下平面自颧弓根向前分离暴露关节结节

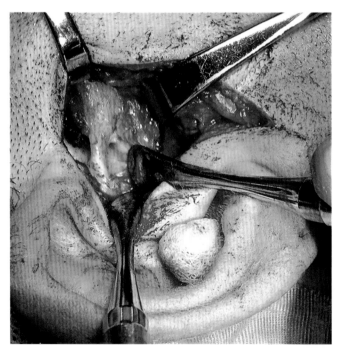

图 34-16　关节结节区视野充分暴露后，用骨膜剥离器小心将关节上间隙从关节结节分离出来

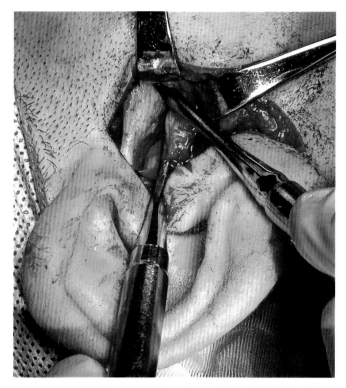

图 34-17 用骨膜剥离器保护关节盘和髁突不被器械损伤

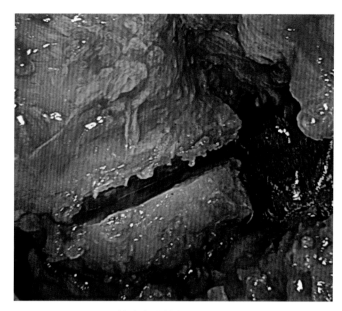

图 34-18 用 101 钻确定并做截骨线, 该截骨线所在平面计划与上方关节窝最凹处垂直稍偏 10°

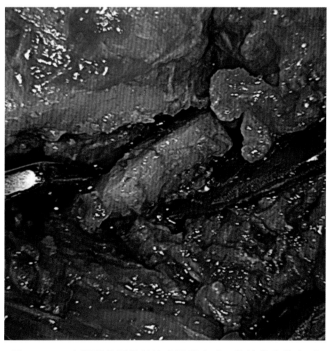

图 34-19 内侧截骨用锐利的直骨凿完成, 使结节向外向下折断。用往复锉或骨锉重新修整不规则边缘

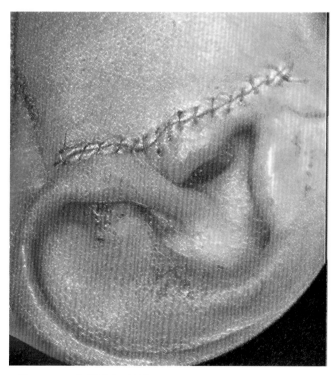

图 34-20 分层缝合耳前切口

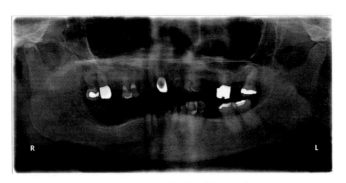

图34-21 术后全景片显示双侧关节结节切除

## 参考文献

Ellis, E. and Zide, M. F., 2005. *Surgical approaches to the facial skeleton*. 2nd ed. Philadelphia: Lippincott Williams & Wilkins.

Hall, M. B., Randall, W. B. and Sclar, A. G., 1984. Anatomy of the TMJ articular eminence before and after surgical reduction. *Journal of Craniomandibular Practice*, 2, 135–40.

Kulikowski, B. M., Schow, S. R. and Kraut, R. A., 1982. Surgical management of a pneumatized articular eminence of thetemporal bone. *Journal of Oral and Maxillofacial Surgery*, 40,311.

Sato, J., Segami, N., Nishimura, M., Suzuki, T., Kaneyama, K. and Fujimura, K., 2003. Clinical evaluation of arthroscopic eminoplasty for habitual dislocation of the temporomandibular joint: comparative study with conventional open eminectomy. *Oral Surgery*, *Oral Medicine*, *Oral Pathology*, *Oral Radiology*, *and Endodontology*, 95 (4), 390–95.

Segami, N., Kaneyama, K., Tsurusako, S. and Suzuki, T., 1999. Arthroscopic eminoplasty for habitual dislocation of the temporomandibular joint: preliminary study. *Journal of Craniomaxillofacial Surgery*, 27, 390–97.

Tremble, G. E., 1934. Pneumatization of the temporal bone. *Archives of Otolaryngology*, 19, 172.

Undt, U., 2011. Temporomandibular joint eminectomy forre-current dislocation. *Atlas of the Oral and Maxillofacial Surgery Clinics*, 19 (2), 189–206.

Williamson, R. A., McNamara, D. and McAuliffe, W., 2000. Trueeminectomy for internal derangement of the temporomandibular joint. *British Journal of Oral and Maxillofacial Surgery*,38 (5), 554–60.

（余汝清 彭利伟 译）

# 第6篇

## 面部美容外科

# 第 35 章　A 型肉毒素

本章主要介绍通过注射神经调质暂时性麻痹特定肌肉，改善面部由于肌肉反复收缩产生的动力性皱纹。

## 面部美容治疗适应证

1. 眉间纹。
2. 额部皱纹。
3. 鱼尾纹。
4. 兔子纹（鼻背皱纹）。
5. 鼻翼扇动。
6. 唇周皱纹。
7. 木偶线。
8. 颈纹。
9. 颏部核桃纹。
10. 睑痉挛。

## 禁忌证

1. 对注射成分过敏者，如白蛋白、氯化钠、肉毒素［Botox（Allergan，Irivine，California，USA）］。
2. 注射部位感染。
3. 妊娠或哺乳期。
4. 神经肌肉疾病患者（重症肌无力、伊顿-兰伯特综合征、运动神经元病）。
5. 正在使用干扰神经肌肉传递功能的药物（如氨基糖苷、青霉素、奎宁、钙通道阻滞剂、神经肌肉阻断剂、抗胆碱酯酶、硫酸镁、奎尼丁等）。
6. 期望不切实际（需要手术干预治疗）的患者或心理障碍的患者。

## 区域解剖

1. **额肌**　起于帽状腱膜，与降眉间肌、皱眉肌、眼轮匝肌会合于眉弓水平的真皮。作用是抬眉，形成额部水平纹。

2. **皱眉肌**　起于眶上缘中部，与额肌尾部、眼轮匝肌中间部会合止于眉间皮肤。收缩导致眉间垂直皱纹（川字纹）或酒窝状凹陷。
3. **降眉间肌**　起自鼻骨骨膜，止于眉间真皮。收缩产生鼻背水平纹。
4. **眼轮匝肌**　起自上颌骨额突、额骨鼻突和睑内侧韧带，止于眶外侧缘和睑外侧韧带。外侧眼轮匝肌收缩可产生外眦皱纹（鱼尾纹）。

## 方法与步骤

1. 患者保持直立位，注射部位酒精消毒。注射前可使用恩纳等表面麻醉剂，一般不采用局部注射麻醉。
2. 嘱患者主动收缩治疗区域的表情肌。面部表情运动能够向治疗医生显示目标肌肉的走向、尺寸、收缩力度。图 35-1 表示与面部表情相关肌肉。
3. 对于经验较欠缺的医生可使用无菌记号笔标记注射位点（如病例报告 35-1 中的图 35-4 和图 35-5）。经验丰富的医生则可根据个体差异选择个性化注射位点以达到最佳治疗效果。
4. Botox 治疗额部皱纹和眉间纹时，女性注射剂量为 25~35U，男性注射剂量为 35~45U。根据性别和解剖形态的不同，个体之间注射量可相差较大。
5. 额部注射位点在眉弓上 1~1.5cm 以避免上睑下垂。对女性来说，为了维持内低外高的眉形态，在瞳孔垂线的外侧注射位点要选得更高。
6. 嘱患者微笑和眯眼以评估鱼尾纹。每位点注射 6~10U。注射位点于颧弓上方，距眶外缘 1~1.5cm 以上（病例报告 35-1 之图 35-4）。

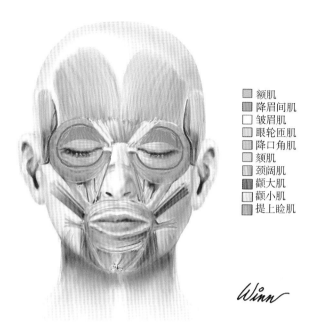

额肌
降眉间肌
皱眉肌
眼轮匝肌
降口角肌
颏肌
颈阔肌
颧大肌
颧小肌
提上睑肌

图 35-1　面部表情肌示意

7. 治疗兔子纹鼻肌横向部分每侧注射 2~4U。治疗鼻翼扇动每侧鼻翼注射 4U。

8. 治疗唇周皱纹唇红缘 4 个象限每象限注射 2U。

9. 木偶线是由降口角肌和颧肌肌力不平衡造成，为恢复肌力平衡，每侧降口角肌注射 2U。亦可在颏肌注射 2U 改善不高兴面容。

10. 治疗颏部的核桃纹在每侧颏肌各注射 5U。

11. 治疗颈阔肌条索每条索 3 个注射位点，5U/位点，总注射量不超过 45U。

### 治疗后护理

1. 治疗后即刻嘱患者保持坐位，给予治疗部位冰敷 10~15min。

2. 治疗后 4~6h 保持站立，避免剧烈运动。

3. 注射后 2~4h 建议患者主动收缩肌肉以加强肉毒素的吸收。

4. 嘱患者勿按压摩擦注射部位以免肉毒素向深层浸润。

5. 若患者治疗时化妆，可在当晚使用酒精棉轻柔卸妆，当日勿洗脸或化妆。

### 并发症

### 早期并发症

1. **注射部位疼痛**　注射前冰敷或外用局部麻醉药物可减轻症状。不要在肌肉收缩状态下注射肉毒素。注射位置在骨膜层以上。

2. **注射部位淤斑**　误伤血管（特别是滑车上血管），或在外侧眼轮匝肌区域注射位置过深。

3. **注射部位肿胀**　可通过注射后位点冰敷以及合适的注射技巧减轻。

4. 头疼。

5. 暂时性流感样症状。

### 后期并发症

1. **面部不对称**　造成的原因包括注射手法不对称、异常肌肉形态及原有面部不对称。

2. **眉下垂（冻脸）**　由额肌过度治疗导致。为避免出现该并发症，在瞳孔垂线外侧额肌注射时尽量保守，使眉外侧抬高，形态更自然。

3. **眼睑下垂**　注射位点过于靠近眶上缘，导致提上睑肌麻痹引起。注射位点应距眶缘 1~1.5cm 以上。可使用 5%阿可乐定溶液滴眼治疗，通过刺激苗勒肌收缩使眼睑增加上抬 1~3mm。

4. **复视**　注射位点过于靠近眶外缘，导致外直肌麻痹引起。注射位点应距眶缘 1~1.5cm 以上。

5. **斯波克眉**　额肌外侧注射位点过低使眉外侧过度抬高。可采用在瞳孔垂线外侧眉补充注射 Botox 矫治。

6. **口周肌无力或不对称**　误注射入颧大肌可导致。注射位点应在颧弓上方。

### 要点

1. 一小瓶 100U 肉毒素使用 0.9%无菌生理盐水稀释。根据不同患者的注射量选择 2mL（2 支 1mL 注射器，5U/0.1mL）或 3mL（3 支 1mL 注射器，3.3mL/0.1mL）稀释。使用 23 号针头的 1mL 注射器抽取肉毒素药液，使用 32 号针头注射。

2. 溶解后 24h 内使用。

3. Reloxin（Dysport）可替代 Botox 治疗。

4. 面部美容患者接受肉毒素治疗间隔一般为 3~6 个月，每次剂量 25~100U。因为男性肌肉尺寸和眉弓宽度等通常大于女性，通常男性使用剂量也大于女性。

5. 面部表情运动能帮助操作者判断肌肉形态，确定注射部位。

6. 为减少患者不适，注射时让肌肉放松，注射层次位于骨膜以上。在治疗鱼尾纹时尽量在浅表部位注射以减少发生疼痛和淤青的可能。

7. Botox 可向注射位点外扩散 1~1.5cm，所以注射位点要保证在眶上缘或眶外缘 1~1.5cm 以上以免出现上睑下垂。

8. 注射同样单位的肉毒素，如果浓度较高、注射体积小，则扩散范围小，作用位点更精确；浓度低、注射液体积大，则扩散范围大，药物作用持续时间短，发生并发症可能性更高。

9. Botox 一般注射后 1~4d 开始起效，1~4 周效果达到高峰，3~4 个月后效果开始减退。作用持续时间因人而异，个体差异较大。

10. 通常初次治疗后 2~4 周后可补充注射 5~20U Botox。

## 病例报告

**病例报告 35-1**　一位 26 岁女性主诉面部皱纹明显（图 35-2~图 35-9）。

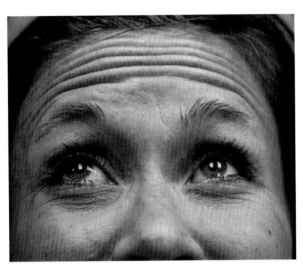

图 35-2　额肌收缩产生的额部水平皱纹和眉上抬

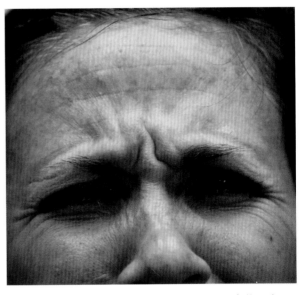

图 35-3　皱眉肌收缩产生的眉间川字纹和酒窝状凹陷

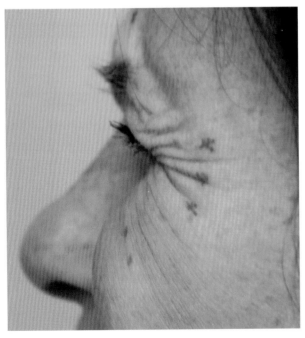

图 35-4　微笑和眯眼时出现的外眦皱纹（鱼尾纹）。红 × 标记为外侧眼轮匝肌注射位点。注射点应位于眶外缘 1~1.5cm 以外，颧弓上方

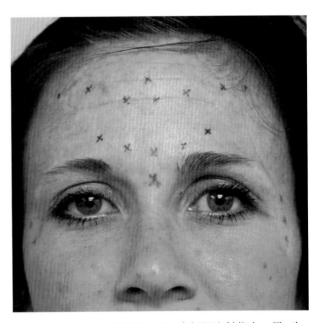

图 35-5　Botox 注射位点。蓝 × 为额肌注射位点，黑 × 为皱眉肌注射位点，中央红 × 为降眉间肌注射位点，外侧红 × 为外侧眼轮匝肌注射位点

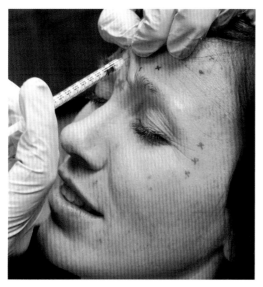

图 35-6　注射范围应在目标肌肉以内

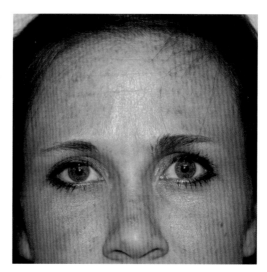

图 35-7　额肌、皱眉肌、降眉间肌、外侧眼轮匝肌注射后 6 周反应

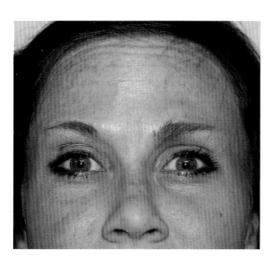

图 35-8　Botox 注射后 6 周患者面部表情运动时表现

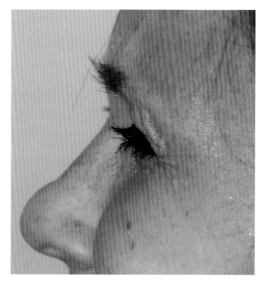

图 35-9　Botox 注射后 6 周患者眯眼时外眦皱纹（鱼尾纹）

## 参考文献

Carruthers, A. and Carruthers, J., 2008. Practical botulinum toxin anatomy. In: *Botulinum toxin*. 2nd ed. Philadelphia: Saunders; pp. 31-42.

Carruthers, J. and Carruthers, A., 2006. The use of botulinum toxin type A in the upper face. *Facial and Plastic Surgery Clinics of North America*, 14, 253-60.

Finn, J. C. and Cox, S. E., 2008. Practical botulinum toxin anatomy. In: *Botulinum toxin*. 2nd ed. Philadelphia: Saunders; pp. 19-29.

Matarasso, A. and Shafer, D., 2009. Botox cosmetic. In: *Minimally invasive facial rejuvenation*. Philadelphia: Saunders; pp. 1-20.

Nettar, K. and Maas C. Facial filler and neurotoxin complications. *Facial and Plastic Surgery*, 28, 288-93.

Niamtu, J., 2009. Complications in fillers and botox. *Oral and Maxillofacial Surgery Clinics of North America*, 21, 13-21.

（刘宇楠　译）

# 第 36 章　软组织填充

本章介绍自体材料、合成材料、永久性充填材料等软组织充填材料用于面部美容和年轻化治疗的方法。

1. **自体脂肪**　一种半永久性充填材料，适合各种类型的面部增容，特别是已接受脂肪抽吸术的患者及之前曾对其他充填材料过敏的患者。

2. **暂时性充填材料**　Juvederm（译者注：国内常译为乔雅登）（Allergan，Irvine，California，USA）（透明质酸），Perlane（译者注：国内常译为瑞兰 2）（Medicis Aesthetics Inc.，Scottsdale，Arizona，USA）（透明质酸），Restylane（译者注：国内常译为瑞兰 3）（Medicis Aesthetics Inc.，Scottsdale，Arizona，USA）（透明质酸）。

3. **半永久性充填材料**　Radiesse（译者注：国内常译为"微晶瓷"）（Merz Aesthetics Inc.，Franksville，Wisconsin，USA）（羟基磷灰石［CaHa］），Sculptra（Valeant PharmaceuticalsInc，Laval，Quebec，Canada）（聚左旋乳酸［PLLA］）。

4. **永久性充填材料**　ArteFill（译者注：国内常译为"爱贝芙"）（Suneva Medical Inc.，Santa Barbara，California，USA）聚甲基丙基酸甲酯（PMMA），是目前唯一被 FDA 允许使用的永久性面部充填物。

## 面部美容注射适应证

1. 丰唇。
2. 法令纹。
3. 口周皱纹和木偶纹。
4. 颊部充填。
5. 额部充填。
6. 眉外侧抬高。
7. 鱼尾纹。
8. 额部横纹。
9. 颞部充填。

10. 面部不对称。
11. 瘢痕。
12. HIV 相关脂肪萎缩。

## 禁忌证

1. 对充填材料过敏。
2. 待充填部位感染。

## 区域解剖

1. **表皮**　多层结构，从浅至深依次为角质层、透明层、颗粒层、棘层及基底层。
2. **真皮**　多层结构，从浅至深依次为乳头层和网状层。
3. **皮下组织**　包括脂肪、结缔组织，神经和血管。

## 注射方法与步骤

1. 接受软组织充填治疗前避免使用抗凝药物。
2. 唇部充填注射最好采用阻滞麻醉，以尽量减少麻醉注射导致的解剖标志变形移位。无法采用阻滞麻醉时可也采用局部敷表面麻醉剂 10~30min。
3. 卸妆，局部酒精消毒。
4. 患者正坐位。
5. 注射深度（真皮、真皮中层、皮下）取决于充填材料的种类。总体来说，非永久性注射材料注射深度较浅。
6. 注射前回抽保证无血，推注手法缓慢柔和。注射时针尖斜面朝向浅层。
7. 非注射手感受充填材料是否被推注到合适的层次部位。
8. 患者在充填治疗过程中可观看效果及参与讨论，但最终充填量一般由医生决定。

## 术后管理

1. 注射部位即刻冷敷。
2. 注射后 8~10h 避免剧烈运动。
3. 注射后 4~6h 内勿化妆。

4. 注射部位避免用力按压。

## 并发症

### 早期并发症（0~7d）

1. **注射部位相关后遗症及过敏反应**　注射位点潮红、瘙痒、疼痛、肿胀及淤斑等。通常 3~7d 后可自行缓解。
2. **过度充填**　缓慢注射及注射过程中患者参与评估可最大限度避免过度充填。透明质酸过度充填可以通过适当按摩使材料分布到周围区域补救，也可以使用透明质酸酶使其降解。
3. **感染**　感染较少发生。术前使用酒精或其他类似消毒药物局部充分消毒可最大限度降低感染风险。脓肿、蜂窝织炎或皮肤感染可口服抗生素治疗，必要时外科清创。
4. **血管危象及组织坏死**　可能发生于充填材料直接注入血管、针头对血管的损伤以及周围充填材料压迫血管等情况下。急性症状包括剧烈疼痛、局部皮肤颜色变白或变暗、注射后局部淤斑。治疗方法包括：即刻局部按摩、热敷、阿司匹林抗凝治疗以及局部应用硝酸甘油油膏。如果充填材料是透明质酸也可以使用透明质酸酶治疗，但在用药前要做皮肤挑刺试验以避免发生过敏反应。为避免血管危象出现，在注射时应放慢速度，力量柔和，注射前回抽，使用尽量细的注射针头。血管危象的高危部位包括眉间、鼻部和鼻唇沟。

### 后期并发症（7d 后）

1. **结节、肿块、颗粒形成**　原因来自注射层次过于表浅、注射量过多或注射手法不佳。充填剂为透明质酸时可使用透明质酸酶或待其自行降解吸收。对于其他半永久性或永久性充填材料可采用局部注射类固醇激素的方法缓解。
2. **肉芽肿性反应**　任何充填材料都可能发生肉芽肿性反应，但羟基磷灰石（微晶瓷）注射后出现的概率可能更高。可采用局部注射类固醇激素治疗。
3. **充填材料移位**　注射后避免剧烈运动和局部按压能最大限度减少此类并发症出现。

## 要点

1. 治疗前后留患者面部照片以记录患者面部外形的改变。
2. 充填注射治疗面部皱纹要与肉毒素和手术结合，以解决动力性皱纹和松弛冗余皮肤的问题。
3. 对于第一次接受充填治疗的患者，建议使用透明质酸。既能使患者对治疗效果有直观认识和合理预期，又能避免永久性充填材料引起的不满。
4. 根据充填材料黏度、降解时间、注射深度的不同，面部各部位有各自适合的选择。操作者应按照充填部位、深度和频率来选择充填材料。
5. 某些充填材料出现并发症的概率明显高于其他（注射聚左旋乳酸和羟基磷灰石后出现结节和肉芽肿性反应）。合理注射透明质酸具有充填效果可逆、并发症少的优点。
6. 一般来说倾向于注射得更深而不是过浅。如果注射过浅会导致过矫正、表面凹凸不平或者使皮肤表面呈透明状（注射透明质酸时）而出现蓝斑（丁达尔效应）。
7. 在一个区域注射时，与其一次性过度充填，不如稍欠充填一些，嘱患者 2~4 周后复诊补充注射。这点在使用永久性充填材料时尤为重要。

## 病例报告

**病例报告 36-1**　一位 29 岁女性患者，主诉上下唇丰满度不足，上唇形态不对称和鼻唇沟较深。患者接受 Juvederm Ultra Plus 注射治疗，起到重塑唇红缘轮廓、矫正上唇不对称畸形、丰唇和鼻唇沟充填的效果（图 36-1、图 36-7）。

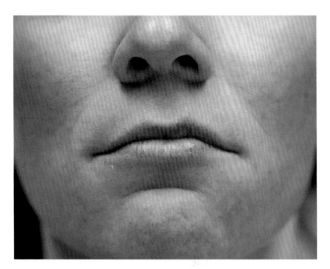

图 36-1　注射治疗前：上下唇薄，上唇不对称，鼻唇沟较深

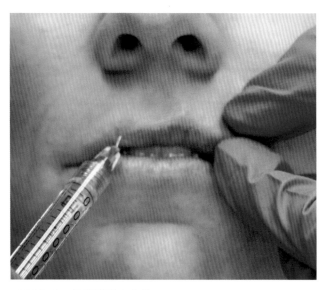

图 36-2　充填两侧人中嵴

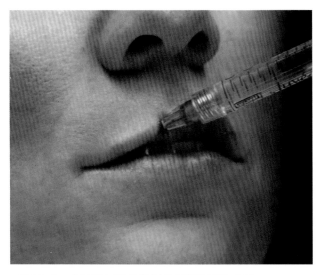

图 36-3　上唇唇红缘注射定义唇部轮廓及丰唇

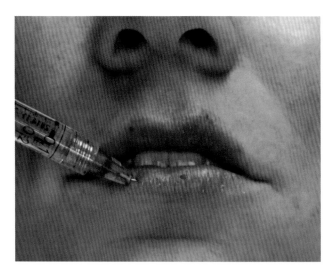

图 36-4　上、下唇增量

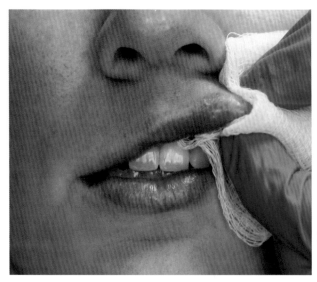

图 36-5　使用纱布平滑 Juvederm Ultra Plus，减少充填剂凹凸不平的颗粒感

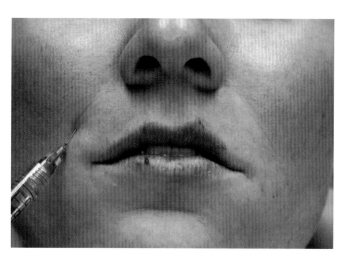

图 36-6　鼻唇沟注射。注射在鼻唇沟内侧真皮层。注射过浅可能导致充填物凹凸不平

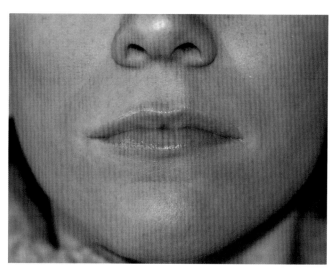

图 36-7　充填后 2 周外观。注意重塑的唇红缘和人中嵴轮廓，上、下唇增量以及鼻唇沟变浅

## 参考文献

Daines, S. M. and Williams, E. F., 2013. Complications associated with injectable soft tissue fillers: a 5-year retrospective review. *JAMA Facial Plastic Surgery*, 15, 226-31.

Narins, R. S., Michales, J. and Cohen, J. L., 2012. Hylans and soft tissue augmentation. In: J. Carruthers and A. Carruthers, eds. *Soft tissue augmentation*. 3rd ed. Amsterdam: Elsevier.

Ozturk, C. N., Tung, R., Parker, L., Piliang, M. P. and Zins, J. E., 2013. Complications following injection of soft-tissue fillers. *Aesthetic Surgery Journal*, 33, 862-77.

Wilson, Y. L. and Ellis, D. A., 2011. Permanent soft tissue fillers. *Facial Plastic Surgery*, 27, 540-46.

（刘宇楠　译）

# 第 37 章　化学剥脱

化学剥脱是一种应用剥脱剂损伤特定层次的皮肤组织的方法，可以微创地减轻面部皱纹、减少色素性和光化性皮肤病变，达到使特定区域年轻化的目的。

## 适应证

1. 光化性色素沉着。
2. 表浅皱纹。
3. 黄褐斑。
4. 寻常痤疮。
5. 雀斑。

## 禁忌证

1. 活动的皮肤感染性病变（如疱疹）。
2. 冰锥或萎缩性痤疮瘢痕。
3. 对剥脱剂过敏者。
4. 重度晒伤。
5. 开放性伤口（开放的痤疮伤口可能加深剥脱深度）。
6. 患者怀有不切实际的期望。
7. 患者无法或不愿遵嘱进行术后管理。
8. 谨慎选择使用皮肤感光增敏剂（如全反视黄酸、视黄醇和顺式视黄酸）。

## 区域解剖

**表皮**　自浅至深分为：角化层，颗粒层，棘层和基底层。

**真皮**　自浅至深分为：真皮乳头和网状真皮层。

## 术前准备

1. 通常推荐在术前 4~6 周开始使用术前护理产品以使剥脱深度更均匀，并且能减少黄褐斑治疗后的色素沉着。商品化的化学剥脱术前护理系统包含 0.05%~0.1% 视黄酸和 4% 氢醌，如 Obagi Nu-Derm（Skin Specialists PC，Omaha，NE，USA）等产品均可从市面上买到。
2. 推荐从剥脱术当天开始口服泛昔洛韦，至术后 7~14d。

## 方法与步骤：中至深层化学剥脱

1. 所有患者均需进行充分的术前告知，患者所有疑问皆获得明确答复后，签署知情同意书。术前彻底卸妆，自发际线至下颌骨下缘下方数厘米的所有面部区域均用酒精消毒。
2. 对于中至深层或深层剥脱患者，使用静脉诱导麻醉。
3. 患者仰卧于手术台，使用丙酮去除面部多余油脂，在拟行剥脱术区域进行标准神经阻滞以局部麻醉。
4. 剥脱前使用 Jessner 试剂涂抹于额头、眶周区域（避免涂于上睑、下睑皮肤过薄处）、鼻梁、口周以及下面部至下颌下缘（图 37-2）。待 Jessner 试剂干燥，并在皮肤表面呈一层薄霜，以纱布蘸 25%~35% 三氯乙酸（TCA）涂抹于上述所有区域（图 37-3）。
5. 使用 TCA 溶液的要点在于涂抹后应静置数分钟，待皮肤表面形成白霜以评估剥脱深度。剥脱范围应适当与发际线重叠，以避免在剥脱区域边缘形成过于明显的分界线。前额正中、眉间和口周等区域皮肤较厚，对剥脱剂较不敏感，可增加用量。可使用带棉头的器械擦拭口周及眉间较深的皱纹，以使溶液更易渗入。避免在上睑进行中至深度的剥脱，下睑区域应以睫毛下缘为剥脱的上界。在下颌骨下缘处涂抹剥脱剂时应将边缘羽化，以避免在更薄、更脆弱的颈部皮肤上造成明显的分界。可涂抹多层 TCA 溶液，直至观察到理想的霜化程度并借此判断已获得理想的剥脱深度（图 37-4）。
6. 一旦达到理想的剥脱深度，即可全脸涂抹保湿面霜。在即刻恢复期，应用冰敷和（或）冷风降温能缓解术后即刻出现的不适。

## 术后管理

1. **保湿霜**　剥脱术后要求患者在术区涂抹保湿霜以保持剥脱区域湿润。保湿霜可预防剥脱区域的干燥和结痂，并使患者在皮肤重新上皮化的过程中感觉舒适。根据剥脱深度可酌情在保湿霜内加入外用抗生素。

2. **镇痛剂**　根据剥脱深度及附加其他治疗的情况酌情使用。

3. **泛昔洛韦**　术后持续口服 7~14d。

4. **创面护理**　应于术后第 2 天开始。包括使用清水及温和的肥皂水以沾湿的方式清洗剥脱区域，一日数次，清洗后应及时涂抹保湿霜。避免用力擦洗、抓挠、抠或撕扯脱屑的皮肤，这样可能导致瘢痕或瘢痕疙瘩形成。在术后 2 周后可逐渐恢复使用术前应用的皮肤护理产品。

5. **防晒**　避免直接暴露于阳光下，配合使用 SPF30 以上的防晒产品以避免刺激黑素细胞及术后炎性色素沉着。

## 并发症

### 早期并发症

1. **不适，水肿和皮肤红肿**　所有类型的剥脱术均有可能发生这类不适，其程度与剥脱深度相关。

2. **色素沉着**　经常发生于恢复期，尤其是过早接受日晒的患者。色素沉着一般为暂时现象，并对视黄酸和 4% 氢醌反应良好。

3. **长期脱屑**　需大量应用保湿霜，并避免过早外用维生素 A 类药物。

4. **粟丘疹**　消毒后将丘疹挑破即可。

5. **创面感染（细菌或真菌感染）**　症状包括红肿、化脓及剥脱部位的不适，通常出现在术后第 3 天至第 5 天时。任何可疑感染者均应进行细菌涂片培养及药敏试验，并系统使用抗生素，外用醋酸洗剂。

6. **疱疹性唇炎**　出现典型的水疱时应怀疑疱疹性唇炎。抗病毒药应由预防剂量改为治疗剂量。

### 后期并发症

1. **持续性红斑（2~3 个月以上）**　可因早期受日晒造成，但持续红斑可能提示早期瘢痕形成及未来瘢痕疙瘩形成的可能性。

2. **瘢痕及瘢痕疙瘩**　如果剥脱后的痂皮在术后 14d 以上还未脱落，这提示术区可能某种程度上会形成瘢痕、瘢痕疙瘩及色素紊乱。增厚及瘢痕疙瘩的形成可以通过每月进行组织内曲安奈德（10mg/mL）或 5-氟尿嘧啶注射来治疗。有选择地应用 $CO_2$ 或掺铒钇铝石榴石

（Er：YAG）激光可有助于缓解或平滑瘢痕。

3. **色素脱失**　色素脱失部位应观察 3~6 个月，以判断有无缓解。6 个月以上未恢复，则可判断为永久性色素脱失。

## 要点

1. 化学剥脱的总原则是：剥脱深度越深，改善越显著，但发生并发症的风险越大。

2. 浅层剥脱深度（0.02~0.06mm）取决于化学剥脱剂的选择和涂抹的次数。表浅剥脱仅作用至表皮层而止于真皮层。表浅剥脱的适应证包括：表浅色素紊乱、日光性斑痣和（或）轻微的光化性损伤。

3. 中度剥脱是自表浅的真皮乳头层达真皮网状上层（0.45mm）。适应证包括：中等深度的皱纹、黄褐斑、色素性病变、日光性角化、萎缩性瘢痕以及雀斑。

4. 深度化学剥脱的目标剥脱深度是到达真皮网状层的中层（0.6mm）。这种方法需要使用腐蚀性较强的化学剥脱剂，并发症发生的风险更大，一般适应于中到重度的皱纹及萎缩性瘢痕。

5. Jessner 试剂［分别取间苯二酚、水杨酸及乳酸（85%）各 14g，混合于 95% 乙醇溶液配制成 100mL 的溶液］可用于进行浅层剥脱或用于中至深度剥脱的术前处理。在使用较强的化学剥脱剂前，用丙酮及 Jessner 试剂处理术区可去除皮肤表面的油脂、浅表的角化层，使后续的剥脱液获得更为均匀的渗透深度和更好的最终效果。

6. 剥脱深度可通过涂抹剥脱剂后结霜的类型来判断。粉色背景上一层薄而透明的霜，提示剥脱深度达真皮乳头层。而一层硬且厚的结霜则提示剥脱深达真皮网状层的上层。当结霜厚且呈灰白色时，提示剥脱深度已达真皮网状层的中层，应避免更深层次的剥脱。

## 病例报告

**病例报告 37-1　中等深度剥脱**。一名 42 岁女性，主诉为"皮肤色调不均匀及细纹"。患者诉 20~30 岁常过度暴晒，伴吸烟史（15 包/年）。专科检查提示患者皮肤类型为 Glogau Ⅱ、Fitzpatrick Ⅱ型，有雀斑和色素沉着紊乱，伴萎缩性痤疮瘢痕和中度皱纹（图 37-1）。患者在剥脱术前应用了 6 周 Obagi Nuderm 的剥脱术前护理产品，在这次中等深度的化学剥脱术中，依次应用了 Jessner 试剂和 30% 的三氯乙酸溶液（图 37-2~图 37-6）。

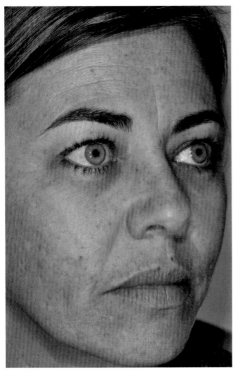

图 37-1　术前评估患者皮肤类型为 Glogau
Ⅱ，Fitzpatrick Ⅱ 型

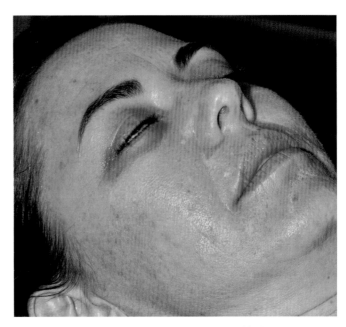

图 37-2　涂刷丙酮和 Jessner 试剂后，可见结霜

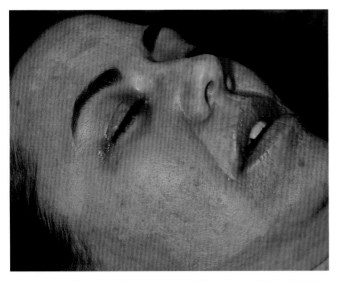

图 37-3　第一次涂刷 30% 三氯乙酸溶液后，可见结霜较薄，
提示剥脱达真皮乳头层。同时应注意避免涂刷于皮肤较薄的
眶周和颈部

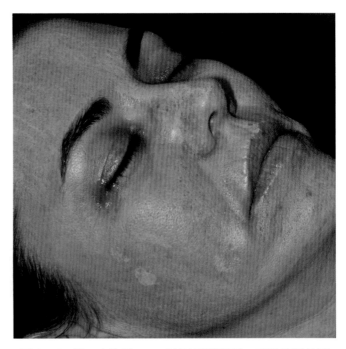

图 37-4　第二次涂刷 30% 三氯乙酸溶液后，可见较硬且厚
的结霜，提示剥脱深达真皮网状层的上层。这提示了中等深
度剥脱的止点

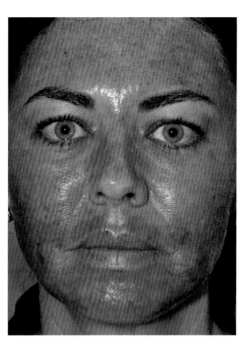

图 37-5 术后第 3 天，患者出现红斑、水肿和早期脱屑

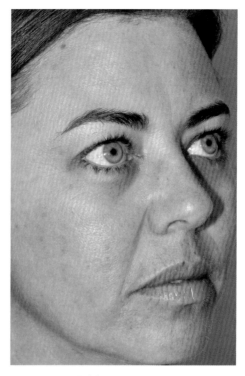

图 37-6 剥脱术后 2 月，患者的皱纹、痤疮瘢痕和色素沉着紊乱得到了显著改善

### 参考文献

Avrum M. R., Tsao, S., Tannous, Z. and Avram, M., 2007. *Color atlas of cosmetic dermatology*. New York：McGraw-Hill；pp. 38-40.

Bensiman, R. H., 2009. Chemical peels. In：F. R. Nahai and F. Nahai, eds. *Minimally invasive facial rejuvenation*. Amsterdam：Elsevier.

Coleman, W. P., 3rd. 2001. Dermal peels. *Dermatologic Clinics*,19(3), 405-11.

Coleman, W. P. and Lawrence, N., 1998. *Skin resurfacing*. Baltimore：Williams & Wilkins；10-84.

Saags, H., 1989. *Civilization before Greece and Rome*. New Haven, CT：Yale University Press.

Wolff, K., Goldsmith, L. A., Katz, S. I., Gilchrest, B. A., Paller, A. S. and Leffell, D. J., 2008. *Fitzpatrick's dermatology in general medicine*. 7th ed. New York：McGraw-Hill；pp. 2369-70.

（梁 节 译）

# 第 38 章　$CO_2$ 激光面部重塑

激光面部重塑是指用激光剥脱真皮表层及中层以改善皮肤的增龄性变化。

## 适应证

1. 面部皱纹。
2. 皮肤粗糙。
3. 轻度皮肤松弛。
4. 轻度色素沉着异常。
5. 痤疮瘢痕或面部瘢痕。
6. 皮肤病理性改变（肥大性酒渣鼻、睑黄瘤或日光性角化）。

## 禁忌证

1. 患有控制不佳的全身合并症者。
2. 正在应用抗凝药的患者。
3. 有胶原或血管病变者。
4. 过去 6 个月有顺式视黄酸用药史。
5. 面部放疗史。
6. 心态畸形患者，怀有不切实际的治疗期望。
7. 恶性皮肤病变者。
8. 谨慎选择伴有湿疹、红斑痤疮及萎缩性皮炎的病例。
9. 谨慎选择增生性瘢痕或瘢痕疙瘩等病损的病例。
10. 谨慎选择 Fitzpatrick 深肤色类型的病例。
11. 谨慎选择有面部提升手术史（主要是眼袋手术史）的病例。

## 区域解剖

表皮位于皮肤的最表层，含有来源于基底层的鳞状上皮细胞，并持续更新。表皮最深层为基底层，包含一定数量的黑色素细胞、朗格汉斯细胞和梅克尔细胞，这些细胞在不同身体部位分布的数量各异。基底层生成色素并影响皮肤的肌理，但缺乏胶原。真皮层位于表皮层的深面，包括表浅的乳头层和深部的网状层。真皮的主要功能是为表皮提供结构和新陈代谢上的支持。乳头层紧邻基底层，含有较丰富的血管供应，仅占真皮层的一小部分。网状层包含大量成纤维细胞，生成丰富的胶原和弹力胶原纤维，构成了真皮层的主体。

## 方法与步骤

1. 术前 4 周应用视黄酸和氢醌预处理术区。
2. 术前 24~48h 开始应用抗病毒药，并持续至术后 2 周。术前静脉应用抗生素。
3. 治疗场所应有防火措施。
4. 根据是否附加其他侵入性操作酌情选择静脉诱导镇静或气管内插管全麻。
5. 用加肾上腺素的 2% 利多卡因溶液与不含肾上腺素的 0.5% 布比卡因溶液对滑车上神经、滑车下神经、眶下神经、颏神经和面横-颈丛神经进行传导阻滞麻醉。
6. 用眼药膏润滑后妥善放置激光防护眼罩。
7. 根据激光器的系统和患者的 Fitzpatrick 皮肤类型选择相应的参数和模式。
8. 确认面部干燥。以面部解剖亚单位为单元进行操作，注意用压舌板保护发际线和眉毛的毛囊［图 38-2（所有图注见病例报告 38-1）］。自前额开始，至下颌下缘结束。注意激光照射区域不应重叠。
9. 将手柄远离皮肤，在非聚焦状态下，与下颌下缘皮肤呈 45°角，对治疗边缘进行羽化（图 38-3）。羽化较薄的颈部皮肤时应当选用稍弱的参数。
10. 第二遍扫描前可根据术者习惯选择是否擦除气化组织（图 38-4）。较严重的区域可增加激光扫描的次数。注意治疗眼周时应减小能量，而治疗口周和较深的痤疮瘢痕时则相应地增加能量。
11. 激光治疗结束后，在面部涂抹一薄层保湿剂润肤剂

（水化剂）（Eucerin，Montreal，Quebec，Canada）（图 38-5）。

12. 去除防护眼罩，使用平衡盐溶液（BSS）冲洗眼睛。

## 术后管理

1. 术后头 2~3d 注意抬高头部，小心地用冰块冷敷（面部麻木）。

2. 推荐术后第 1 周应用抗生素，并推荐术后 2 周内应用抗病毒药物。

3. 指导患者用手掌和手指结合温和的肥皂（Dove，联合利华，新泽西，美国）轻柔地清洁面部（不宜用毛巾或洁面巾）。洁面后涂一层薄薄的润肤剂，每日 3~4 次。

4. 不建议患者术后抠、挤面部以免损伤皮肤。

5. 用稀释的醋喷雾及扇子降温可以缓解剥脱后皮肤的灼热和瘙痒感。

6. 术后 1~2 周可用矿物成分的化妆品遮盖皮肤红斑。

7. 如果能够耐受，可在术后 1 个月开始使用类视黄醇和漂白制剂。

8. 避免日晒。

## 并发症

### 早期并发症

1. **化脓** 较常见，通常与再上皮化相关。可冰敷，使用抗组胺药物，严重的病例可考虑应用类固醇软膏。如果术后 3~4 天持续化脓，则应考虑表浅皮肤感染。

2. **痤疮** 如果术后头 2 周反复出现，应考虑更换润肤剂。如果再上皮化过程中痤疮较严重，应考虑外用或系统应用抗生素（如克拉霉素及过氧苯甲酰凝胶）。

3. **细菌感染** 表现为湿润的结痂病损，伴疼痛和化脓。应进行细菌涂片培养，首先应用针对金黄色葡萄球菌的抗生素。

4. **病毒感染** 表现为典型的疼痛、红斑、溃疡病损。应加大当前的抗病毒药物至最大剂量，或更换抗病毒药物。

5. **真菌感染** 症状为化脓，伴白色斑块。通过 KOH 处理涂片诊断。应系统抗真菌治疗。

6. **接触性皮炎** 弥漫的面部红斑及化脓。确认致敏制剂并停用。

### 后期并发症

1. **持续性红斑** 先考虑其他原因，包括瘢痕初步形成、感染和皮炎。红斑与剥脱深度相关。如果严重，可加

用外用类固醇软膏，也可考虑用脉冲染料激光治疗。

2. **瘢痕形成** 表现为红斑部位过于柔软，尤其是倾向于形成瘢痕的患者。可通过外用类固醇软膏、硅剂敷料和按摩治疗。对于较严重的病例可使用瘢痕内注射类固醇和（或）5-氟尿嘧啶。

3. **色素沉着（3~4 周）** 通常见于深肤色患者和术后无法严格防晒的患者。大部分患者不需治疗。应用漂白剂和避免日晒有利于尽早缓解色素沉着。对于难治的色素沉着，可考虑非剥脱的激光治疗手段。

4. **色素脱失（6~12 个月）** 常在术后 6~12 个月出现。通常原因是过度剥脱或者在剥脱了光损害皮肤旁的皮肤（假性色素脱失）。色素一般可随时间恢复。难治的病例可以通过全脸再次治疗以平均色素分布或用化妆品掩盖。

5. **粟丘疹（3~4 周）** 在再上皮化的区域形成小疱，可消毒后挑破。

## 要点

1. 通过正确挑选病例和激光参数可以避免大部分的并发症。比如对于皮肤较“薄”的患者（避免瘢痕形成和持续红斑）和肤色较深的类型（避免色素沉着紊乱和瘢痕）。

2. Fitzpatrick 肤色类型较浅的患者术后色素沉着的风险较低，但术后红斑会持续较长时间。

3. 激光剥脱无法治疗显著的皮肤松弛，较深的面部皱纹及中到重度的皮肤松弛应考虑用手术干预。

4. 首先考虑全脸应用激光以避免产生明显的分界。

5. 注意避免激光作用区域的重叠。重叠可能因能量累积造成热损伤、剥脱过深和瘢痕。

6. 组织较厚的部位应当适当增加激光照射的次数，如额头、眉间、鼻唇沟和口周区域。

7. 在治疗口周瘢痕时，应当避免跨过唇红缘。过度治疗该区域可能造成唇红缘模糊、瘢痕和唇红缘增厚。

## 病例报告

**病例报告 38-1** 一名 54 岁高加索女性，皮肤类型为 Glogau Ⅱ、Fitzpatrick Ⅱ型，主诉希望面部年轻化。在气管内插管全麻下同期进行全脸激光重塑，内镜下眉提升术，上、下睑成形术及面部脂肪雕塑（图 38-1~图 38-5）。

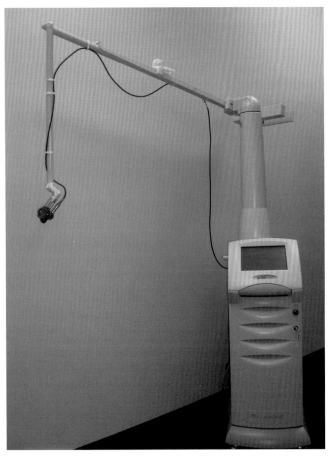

图 38-1　笔者诊所的激光系统 Lumenis Ultrapulse Total FX-System（San Jose，California，USA），可开展随机模式的点阵激光面部重塑

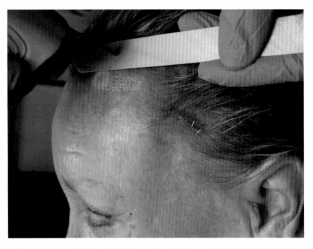

图 38-2　用压舌板保护头发毛囊，可以看到激光作用的区域互不重叠。治疗根据面部解剖亚单位进行分区

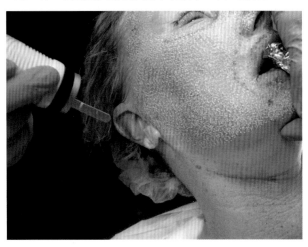

图 38-3　治疗手柄散焦并与下颌下缘成角，以向该区域较薄的颈部皮肤过渡

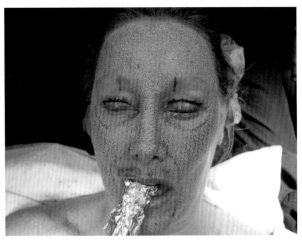

图 38-4　第二遍扫描前未行清创，可看到皮肤气化的痕迹

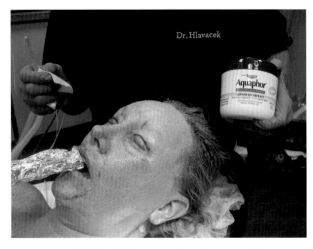

图 38-5　激光治疗结束后于治疗区域涂抹一层润肤剂

## 参考文献

Beeson, W. H. and Rachel, J. , 2002. Valacyclovir prophylaxis for herpes simplex viral infection recurrence following laser skin resurfacing. *Dermatologic Surgery*, 28, 331−36.

Bernstein, I. J. , Kauvar, A. B. , Grossman, M. C. and Geronemus, R. G. , 1997. The short and long term side effects of carbon dioxide laser resurfacing. *Dermatologic Surgery*, 23, 519−25.

Burkitt, H. G. , 1993. Skin. In: H. G. Burkitt, B. Young and J. W. Heath, eds. *Wheater's functional histology*. 3rd ed. Edinburgh: Churchill Livingston; pp. 152−69.

Fulton, J. E. , Rahimi, A. D. , Mansoor, S. , Helton, P. and Shitabata, P. , 2004. The treatment of hypopigmentation after skin resurfacing. *Dermatologic Surgery*, 30, 95−101.

Hevia, O. , Nemeth, A. J. and Taylor, J. R. , 1991. Tretinoin accelerates healing after trichloroacetic acid chemical peel. *Archives of Dermatology*, 127, 678−82.

Manuskiatti, W. , Fitzpatrick, R. E. and Goldman, M. P. , 1999. Prophylactic antibiotics in patients undergoing laser resurfacing of the skin. *Journal of the American Academy of Dermatology*, 40, 77−84.

Niamtu, J. , 2008. To debride or not to debride: that is the question. *Dermatologic Surgery*, 34, 1200−11.

Zachary, C. B. , Rokhsar, C. K. and Fitzpatrick, R. E. , 2008. Laser skin resurfacing. In: D. Goldberg, ed. *Lasers and lights*. Vol. 2. Philadelphia: Saunders.

(梁　节　译)

# 第 39 章　眉提升术

眉提升术是治疗眉下垂及前额、眉间皱纹的操作，可通过内镜、促毛发生长（帽状腱膜下及皮下法）及冠向入路实现。尽管所有技术都可以治疗眉下垂，但整形外科诊断、医生喜好，以及补充操作如眼眶外形修整、肌肉切除、发际线复位、同时进行上眼睑成形术等都可引导治疗计划的制订。

## 适应证

1. 眉下垂。
2. 眉不对称。
3. 横穿前额、眉间及鼻根部的深皱纹。
4. 外观上前额或颞部皮肤过量和（或）冗余。
5. 假性上睑下垂和（或）视野受限。

## 禁忌证

1. 眼睑闭合不全。
2. 既往或现有眼干症状。
3. 患者期望不切实际。

## 区域解剖

1. **眶上神经**　平行于眶内侧壁出眶上缘。分出支配额、顶骨皮肤的深支和支配上眼睑的浅支。
2. **滑车上神经**　自眶上内侧出眶，位于眶上神经内侧 9mm（±3mm）。支配前额下部（正中眉间）的皮肤、上眼睑内侧及部分结膜。
3. **哨兵静脉**　位于颧额缝外侧约 10mm 处，起提示接近面神经颞支。
4. **面神经颞支**　颞支经颧弓上方，沿颞顶筋膜走行或位于颞顶筋膜内，支配眉肌肉系统及眼轮匝肌上部的运动。颞支的预期走行可通过自耳屏前 5mm 至同侧眉外梢外侧 15mm 的直线进行估计。
5. **联合腱**　颞前区帽状腱膜、颞浅筋膜、颞深筋膜及骨膜（颅骨膜）的融合。

## 术前标记

1. 患者正坐位进行术前标记。
2. 患者处于仰卧位前手动刺激眉使之上抬，标记期望的提升矢量。
3. 重点标记包括切口位置、准备切除的皮肤及预期会涉及的神经（眶上神经、滑车上神经及面神经颞支）的位置。
4. 拍摄标准术前照，并在术中置于术者视野范围内，以便操作过程中参考。

## 内镜下（封闭式）眉提升术

### 适应证

1. 规避开放式技术（促毛发生长或冠向入路）后出现更明显的瘢痕。
2. 偏好较小创伤操作者。
3. 面上 1/3 较短者（眉与发际间距小于 6cm）。

注：内镜下眉提升术可造成发际线升高。

### 禁忌证

1. 发际线过度退缩者。
2. 额部过度弯曲，限制内镜器械通过到达眶骨膜者。

### 方法与步骤

1. 患者正坐位进行术前标记［图 39-1（本部分所有图片来自病例报告 39-1）］。
2. 采用静脉镇静或经口气管内插管。术前给予单组抗生素静脉注射。
3. 患者仰卧位（图 39-2），内镜显示器位于术者及手术助手的视野内，通常位于手术台下方。
4. 术区需提升的组织平面内注入膨胀性溶液。沿眶上缘及眶外侧缘骨膜上局部麻醉。静脉注射镇静条件下需行耳颞神经及颧颞神经传导阻滞。

5. 在发际线后做 5 个隐蔽切口（通道）：一道长 2cm 的中线处垂直切口（图 39-3），两道位于预期眉弓最高点上方的长 1.5cm 的中线旁（旁矢状面的）切口（图 39-4），以及两道位于颞前嵴外侧 1~2cm、发际下方 2~3cm、颞部毛发内的长 2~3cm 的水平斜面切口（图 39-9）。中线及中线旁切口穿透头皮全层至颅骨，颞部切口切至颞深筋膜浅层。

6. 使用弯骨膜剥离子自中线及中线旁通道盲分离（不使用内镜），形成骨膜下全厚瓣（图 39-5）。同样，使用弯的内镜剥离子向后分离骨膜下组织层至冠状缝（头颅顶点），向前分离至头颅距上缘 2cm 处，向外沿眶外侧缘越过外眦向下至眶下缘。将弓状缘从眶缘完全游离时须格外小心（图 39-6）。

7. 自中线通道插入带保护套的 30°内镜（图 39-7）。内镜操作器械自中线旁通道插入，向下方继续分离至眶上缘、眉间及眶外侧缘。内镜下可见中央腔隙，并允许器械分离剩余的中心区骨膜，暴露眉（帽状腱膜）脂肪垫。常可见眶上神经（图 39-8）穿入上覆组织，之后分离神经束周围的骨膜。眉脂肪垫下方的骨膜使用刻具进行水平方向的分离。继续分离骨膜至有至少 1cm 的缺隙，而使前额被动移动，减少复发。由于眶上神经血管束在该位置常裸露，需注意避免将其撕裂。

8. 当对骨膜的暴露和刻划完成，如有需要可行皱眉肌或眉间降肌的切除或消融。作者特别推荐电烙法刻划代替肌肉切除，以减少术后软组织缺损及防止眉外形不自然。

9. 在外侧利用颞部通道（图 39-9），使用剥离子进行盲分离颞顶肌筋膜（颞浅筋膜）及覆盖在颞肌上的颞肌筋膜（颞深筋膜）间的组织层面。颞浅间隙应向前方及后方整体游离，从而允许头皮被动后移。下方分离到颧弓上方约 1cm 处到达一个"软止点"，此处颞顶肌筋膜与颞肌筋膜发生融合。在该点以下继续暴力分离时，面神经穿颧弓处损伤的风险也显著提高。哨兵静脉（内侧颞颧静脉）位于颧额缝外侧 1cm 处，操作时也应避免损伤。

10. 通过自颞上线分离结合腱（图 39-11），帽状腱膜下外侧与中央骨膜分离平面相连。通过颞部通道置入尖锐的剥离器，穿过结合腱至眶上缘稍上方的额袋。之后用扫式运动打开结合腱后方，直至两侧袋完全相通。

11. 先固定颞部通道，再固定正中旁通道。使用 0-0 非可吸收缝线缝合切口内侧的颞顶肌筋膜（图 39-12），自前方及后方固定在颞肌筋膜上（图 39-13），沿翼部至外眦的连线形成该矢量（图 39-1）。有时为了固定组织瓣需行再次缝合。该次缝合由两侧开始进行至相互对称的止点。（注：若皱眉肌在之前被强行游离，则该步骤有过度加宽眉间距的风险。）使用 3.5mm 可吸收 Endotine 装置完成对中线旁切口的固定。皮肤钩可使切口向外侧回缩。使用 Endotine 钻针沿预期眉提升术的垂直矢量（一般为眼外侧缘）按照钻针的深度钻入颅骨。冲洗截骨区（图 39-14）以去除所有磨削骨时留下的残渣。Endotine 插入工具可保证 Endotine 进入预先用 Endotine 钻针钻入的截骨区。当 Endotine 在完全就位后颅骨内胀满。在两侧中线旁切口处分别放置 Endotine。将额部头皮提升后固定在 Endotine 设备上。该手法可设定眉高度及眉弓的形状，需注意眉提升的高度不要过高或不足。如果提升遇到阻力，则需沿眶外侧缘额外分离骨膜。我们建议将额部头皮在锚上固定至少 10min，之后再评估软组织的移行及松弛程度。必要时可先将松弛的头皮从 Endotine 上取下，重新评估并调整合适的张力的高度，后再次进行悬吊。

12. 头皮切口可使用缝皮钉或缝合方法进行关闭，并使用杆菌肽。一般术后无需引流，可根据术者喜好使用轻压力敷料包扎。

## 要点

1. 内镜眉提升术的优势包括：入路创伤最小，恢复速度快，减少脱发、出血、组织肿胀，且相比于开放式技术瘢痕较少。

2. 内镜眉提升术可提高发际线，前额皮肤粗糙、冗余者尤其明显。且对眉垂直高度过高的患者应慎重使用。

3. 在进行中部分离时未能保持在骨膜下组织层可造成术区止血效果差，之后内镜下观察困难。

## 病例报告

病例报告 39-1 内镜下眉提升术。一位 37 岁女性因眉下垂、前额皱纹及"愤怒面容"前来就诊。体格检查发现眉不对称、眉下垂及习惯性皱眉肌运动。前额高度较正常稍短（图 39-1~图 39-14）。

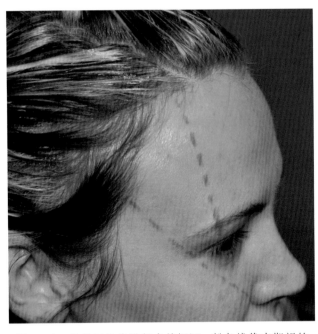

图39-1　患者正坐位进行术前标记,粉色线代表期望的牵引矢量

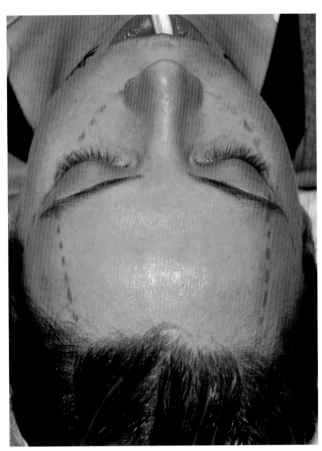

图39-2　患者经口插管,标记期望的牵引矢量及切口位置

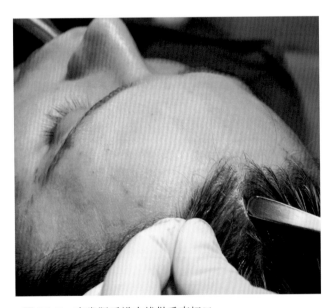

图39-3　在发际后沿中线做垂直切口

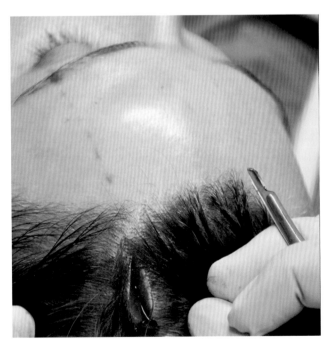

图39-4　在发际后沿眉顶点提升矢量做两道中线旁的垂直切口

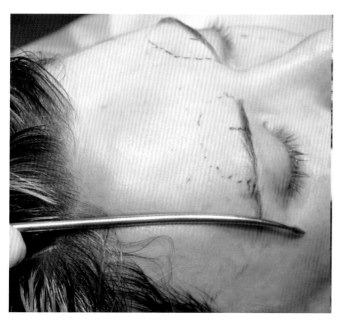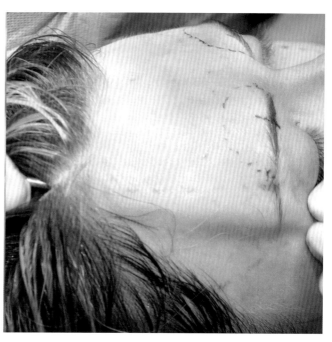

图 39-5 骨膜下组织层内盲分离提升中部组织瓣。眶上标记指示盲分离的下界

图 39-6 游离弓状缘使组织瓣拥有足够的活动度

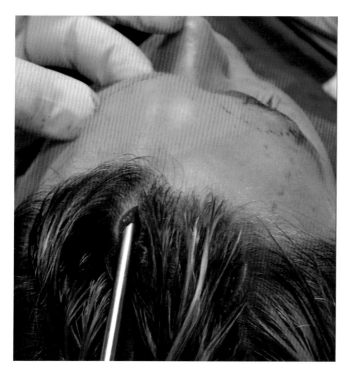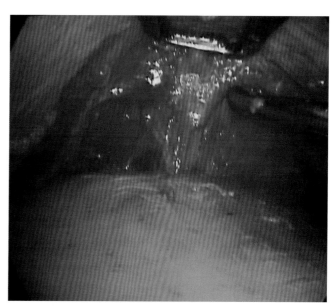

图 39-7 自中线通道插入 30°内镜，从而可在可视条件下分离中部组织瓣

图 39-8 在内镜可视条件下分离骨膜，可见眶上神经

303

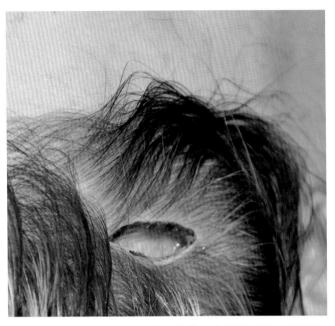

图 39-9　颞部切口切至光滑发亮的白色颞肌筋膜（颞深筋膜）

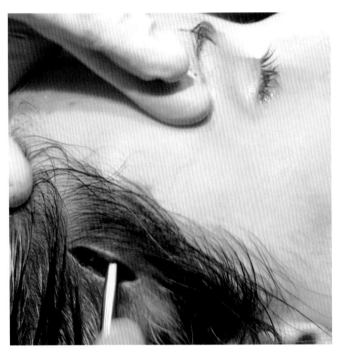

图 39-10　在颞顶肌筋膜及颞肌筋膜间的颞部间隙内进行盲分离以保护面神经颞支

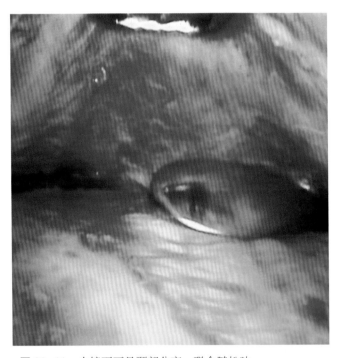

图 39-11　内镜下可见颞部分离，联合腱松弛

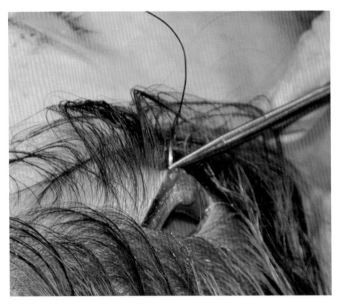

图 39-12　使用 0-0 非可吸收缝线固定颞顶肌筋膜。该缝线可向后上方牵拉对眉进行再固定

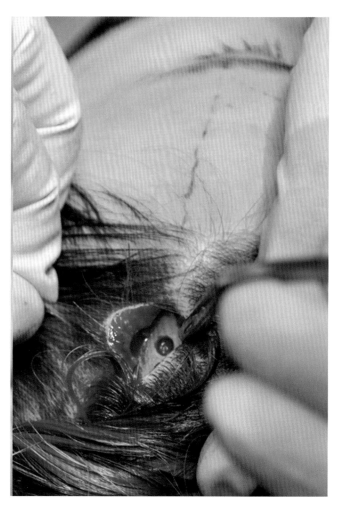

图 39-14 在正中旁切口内行截骨以便 Endotine 插入。Endo-tine 植入位置应遵循（角膜外侧缘处）向上提升矢量

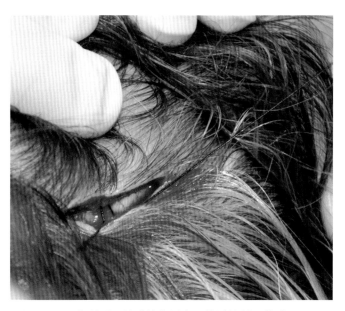

图 39-13 将颞顶肌筋膜结扎固定至较厚的颞肌筋膜上

## 促毛发生长法眉提升术

### 适应证

发际过高或前额高，有额外的降低发际线的意愿者。

### 禁忌证

1. 女性进展性发际线退缩，可能暴露横向促毛发生长手术瘢痕者。
2. 男性患者。
3. 同时进行中等深度的皮肤表面修整。

### 方法与步骤（帽状腱膜下眉提升术）

1. 患者正坐位进行术前标记。手术开始前应确定切除组织（头皮）的量。
2. 采用静脉注射镇静或经口气管内插管。术前给予单组抗生素静脉注射。
3. 患者仰卧位，帽状腱膜下组织层注射膨胀性溶液进行

提升。沿眶上缘及眶外侧缘骨膜上局部浸润麻醉。静脉注射镇静条件下需行耳颞神经及颧颞神经传导阻滞。

4. 使用剪刀修剪发际前部 3~4mm 的较细的毛发 [图 39-16（本部分所有图片来自病例报告 39-2）]，并向侧方延伸至预定切口处，切口进入颞部时需去除 5cm 的毛发。

5. 在发际前缘后方 4~5mm 处做波浪状的促毛发生长切口，切至帽状腱膜层。切口有毛发生长的部分向侧方延伸至发际转折处中部。发内切口在 3 个不同区域倾斜，切口前部向横断毛囊方向倾斜，而外侧向平行（不横断）毛囊方向倾斜。

6. 在帽状腱膜下层内提升额部及颞部组织瓣（图 39-17）。额部分离延伸至眶上缘水平，需识别并保护眶上神经血管束。在颞肌筋膜浅面提升颞部组织瓣，以保护穿行在覆盖在其上的颞顶肌筋膜内的面神经颞支。如通过处理组织瓣可达到眉提升的效果，则额部分离

结束。如眉不可被动移动至需要的位置，那么需在眶上嵴周围、鼻根下方，沿眶外侧缘向下继续骨膜下分离。一般不需在发际后方提升组织瓣。额部组织瓣完全游离后可见眉间肌肉。

7. 前额帽状腱膜下组织瓣向上方移动，使之可以从侧面越过未分离的头皮向上牵拉。预先提升额部组织瓣后，切除组织的量由眉位置及前额垂直高度决定。前额组织瓣覆盖未分离的头皮后，可做垂直引导切口（图39-19）以协助确定切除组织的量。使用#15 刀片去除 1~2cm 楔形组织（图39-20）。轻微的过矫正有时是需要的。

8. 使用#15 刀片在受区皮肤上做反向倾斜的切口，以获得包含保留毛发边缘的组织瓣。前额组织瓣下使用纤维蛋白封闭，以协助固定，并防止术后血肿。在肌肉中等量渗出时可采用封闭负压吸引。

9. 3-0 Vicral 缝线间断缝合帽状腱膜，4-0 Monocryl 缝线缝合皮下组织，6-0 肠线连续缝合复位皮肤（图39-21）。位于颞部毛发内的切口可使用缝皮钉关闭。

## 要点

1. 促毛发生长法眉提升可在皮下或帽状腱膜下组织内进行。两种入路都使用向外下方延伸至颞部发际的发际前部切口，都可修正前额皱纹、眉下垂及眉不对称，但帽状腱膜下入路眉提升术可降低发际线，减小前额的垂直高度。

2. 促毛发生长切口有 3 个分开的部分或区段发生倾斜。在前部，切口向横断毛囊方向倾斜使毛发生长可越过切口，从而使瘢痕隐蔽。因此，要求该倾斜角度可轴向横断毛囊，同时保留毛囊茎部。切口的外侧部分位于发内，与冠向切口类似。在切口外侧，切口应平行于毛囊而不应横断毛囊。

3. 随着时间推移，发生前部发际线退缩时，促毛发生长切口可能变得可见。

## 病例报告

**病例报告 39-2** 促毛发生长眉提升术。35 岁女性，主诉发际高、眉不对称。检查发现其面上 1/3 伸长，伴有轻度眉下垂及不对称（图39-15~图39-22）。

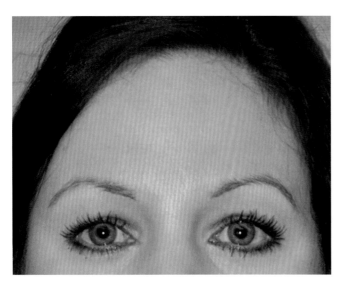

图39-15 患者表现为轻度眉下垂及高前额

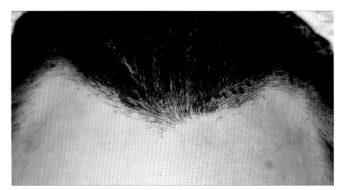

图39-16 设计的促毛发生长切口。修剪切口以下的毛发，并使用亚甲蓝标记切口

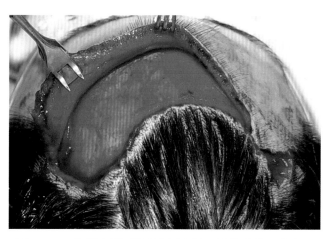

图 39-17　使用小号颞部剥离子在眉（帽状腱膜）脂肪垫水平提升额部帽状腱膜下组织瓣

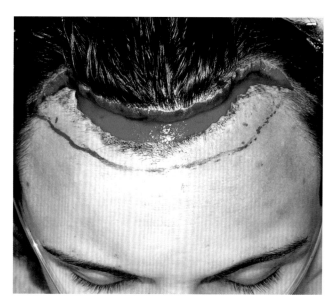

图 39-18　标记出需切除的长 2.0cm 的部分

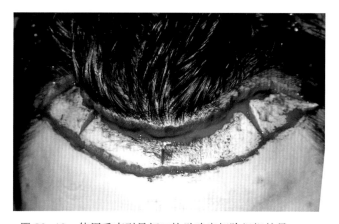

图 39-19　使用垂直引导切口协助确定切除组织的量

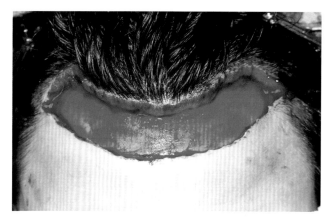

图 39-20　切除组织后，暴露帽状腱膜下的颅骨膜

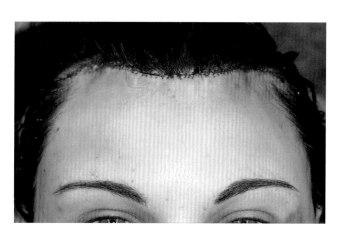

图 39-21　组织瓣复位缝合

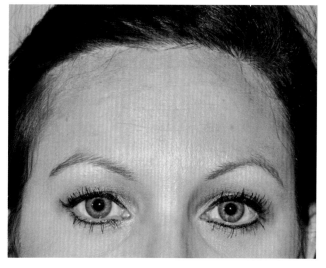

图 39-22　患者促毛发生长眉提升术 1 年后复诊，可注意到额部垂直高度缩短，瘢痕隐蔽良好，眉提升效果持续

## 冠向入路眉提升术

### 适应证

1. 眶上骨过度前突，需修整轮廓者。
2. 皮下脂肪减少使眶上骨前突明显者。

### 禁忌证

1. 发际线过度后退的女性患者。
2. 男性患者。

### 方法与步骤

1. 患者正坐位进行术前标记。
2. 采用静脉注射镇静或经口气管内插管。术前给予单组抗生素静脉注射。
3. 患者仰卧位，帽状腱膜下组织层注射膨胀性溶液进行提升。沿眶上缘及眶外侧缘骨膜上局部浸润麻醉。静脉注射镇静条件下须行耳颞神经及颧颞神经传导阻滞。
4. 使用发夹分离毛发，暴露发际线后方 5~6cm 处的头皮水平分节 [图 39-24（本部分所有图片来自病例报告 39-3）]。在两颞部发束间做波浪形的、向平行毛囊方向倾斜的切口（图 39-25）。在切口中部切断头皮，并沿头皮下分离至眶上缘上方几厘米处。随后进行骨膜下分离，继续暴露眶上缘、鼻根及眶外侧缘（图 39-26）。识别并保护眶上神经血管束（图 39-27）。
5. 根据计划去骨的深度，骨膜下分离至眼眶，需注意不要剥离联合腱外侧。眶上孔内的眶上神经血管束须使用小的骨刀松解并随头皮组织瓣游离。
6. 颞肌筋膜浅面提升颞部组织瓣以保护面神经颞支。通过分离颞上线处的联合腱使两侧的帽状腱膜下分离面及中间的骨膜下分离面相通。
7. 骨膜下分离可暴露骨性眼眶结构，从而修整突出的眶上缘及眶外侧缘。术前需确定 3 个维度上骨的变化。可使用裂钻在要去骨的部位做深度（引导）切口（图 39-28）以标记去骨范围。大量水冲洗下使用 4mm 卵圆钻进行去骨（图 39-28、图 39-29）。需定期将冠状瓣覆盖过眉上以观察进展及对称性。
8. 骨修整完成后，骨膜松解至眉（帽状腱膜）脂肪垫下方以利于组织瓣前移。可同时对眉间肌进行调整。
9. 使用巾钳固定使组织瓣向上移动，使头皮可经眉外侧向上提。需要时可使用正中旁骨隧道或 Endotine 设备进一步悬吊组织瓣中部，稳定眉弓。颞部组织瓣使用

粗的不可吸收缝线穿过颞顶肌筋膜及颞肌筋膜向上外侧固定。

10. 使用#10 刀片修剪多余的组织瓣，前额组织瓣下使用纤维蛋白封闭，以协助固定，并防止术后血肿形成。在肌肉中等量渗出时可采用封闭负压吸引。3-0 薇乔缝线间断缝合关闭帽状腱膜，使用缝皮钉关闭固定头皮。

### 要点

1. 对于女性，修整眶上区可使鼻额角及眉突度更加女性化。
2. 修整眶上缘时应注意避免造成额窦穿孔。术前 CT 检查可允许术者标示额窦解剖结构，减小意外穿孔可能。

### 病例报告

**病例报告 39-3**　冠向入路眉提升术。40 岁女性患者，主诉眼窝深陷，深皱纹及"疲倦"面容。检查发现面上 1/3 高度正常，纵向眉间皱纹，骨性眶上外侧缘突出及轻度的眉下垂及不对称（图 39-23~图 39-32）。

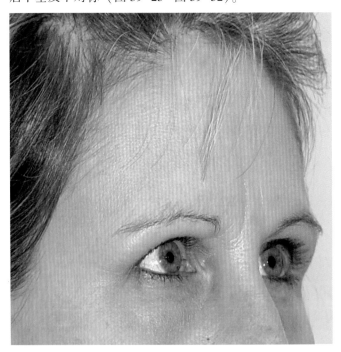

图 39-23　患者表现为眉下垂，纵向眉间皱纹及骨性眶上外侧缘突出

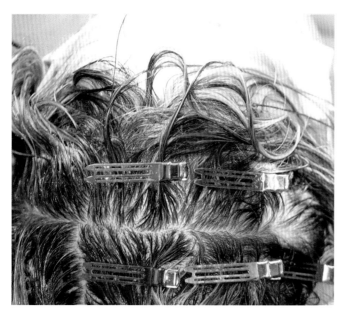

图 39-24　使用发夹分开毛发，确定预计切口位置。一般无需去除该部分毛发

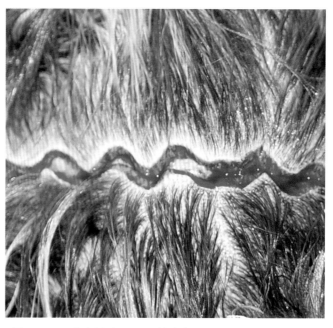

图 39-25　自发际后 5~6cm 做波浪形切口。波浪形切口有助于组织瓣复位，并使瘢痕隐蔽

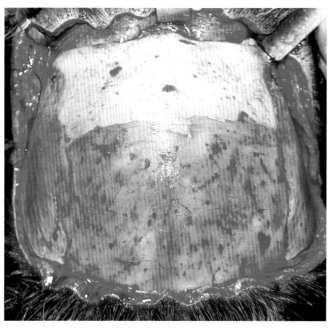

图 39-26　提升额部及颞部组织瓣并使之相连通，骨膜下层面暴露眶缘

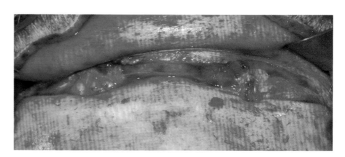

图 39-27　切开骨膜，识别并保护眶上神经血管束

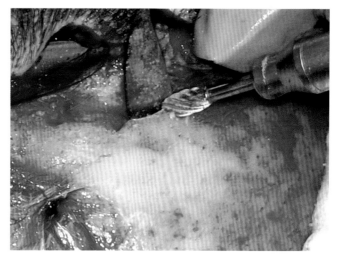

图 39-28　使用裂钻制备深度指示切口后，确定去骨深度，使用卵圆形钻或球钻修整眶上缘的骨性突出

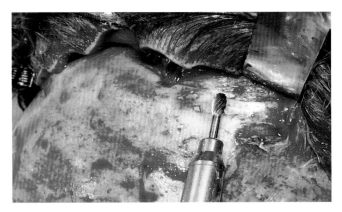

图 39-29　眶上缘修整同时不造成额窦穿孔

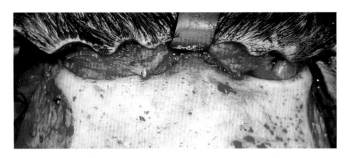

图 39-30　骨修整完成

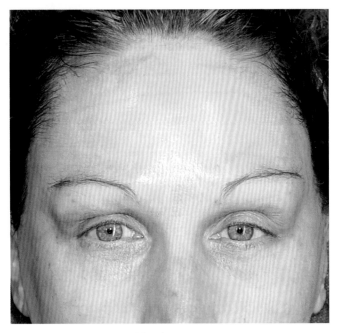

图 39-31　患者术后即刻面容

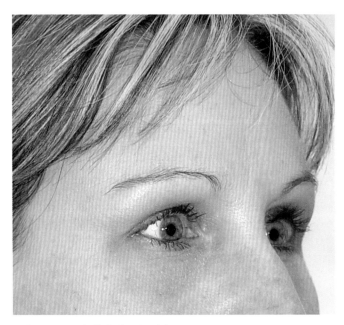

图 39-32　患者术后 1 年面容

## 眉提升术的术后管理

1. 所有皮肤切口上涂一薄层杆菌肽，手术时轻压力敷料包扎。
2. 术后使用抗生素及镇痛药。
3. 患者术后第 1 周睡眠时需抬高床头。
4. 术后第 2 天可去除压力敷料，并使用过氧化氢与蒸馏水 1∶1 比例混合的溶液清洁所有切口以减少切口处结痂。
5. 患者术后第 3 天可使用洗发液轻柔洗头。
6. 建议患者避免使用热夹、直发棒、过度吹干或使用对毛发有腐蚀性的物质，以防止因术区麻醉造成的自身引起的组织损伤。
7. 术后 7~10d 拆除缝皮钉。

8. 患者术后 3 周内应避免剧烈运动。

## 并发症

### 早期并发症

1. **血肿**　未发现的血肿形成可造成组织瓣坏死。一旦发现血肿应立即排空并将组织瓣复位。
2. **眶上或滑车上神经感觉异常或迟钝**　多数在使用酊剂保守治疗后随时间缓解。对于症状持续者，使用短期类固醇药物或小剂量阿米替林治疗。
3. **肌无力**　眉提升术后肌无力由于面神经颞支损伤造成。一般 3~4 个月可缓解。对于缓解中或持续的眉部瘫痪，可辅助使用肉毒杆菌毒素，减弱对侧额肌力量，从而达到对称的效果。

## 后期并发症

1. **眼睑闭合不全**　一般由于过度眉提升造成。轻度眼睑闭合不全经眼睑下方按摩后可随时间缓解。重度眼睑闭合不全病例可见于经验不丰富的医生同时进行眉提升术及上眼睑成形术时。重度眼睑闭合不全的病例如早期发现需重新行眉悬吊提升。晚期眼睑闭合不全可使用上眼睑植皮、肌肉再悬吊、肉毒杆菌毒素或使用金制重物进行治疗。

2. **外观不自然（手术面容）**　过度切除皱眉肌及降眉间肌可造成眉间距增宽及运动障碍。切除全部或部分肌肉可造成消肿后软组织不足。运动障碍可使用肉毒杆菌毒素进行掩饰，软组织外形不足时可使用注射用软组织充填剂进行掩饰。

3. **切口瘢痕**　对于增厚的瘢痕，可在 6~8 周后使用皮肤磨削术或激光进行表面重建。瘢痕疙瘩可使用序列注射康宁乐进行治疗。

4. **脱发**　可沿切口或固定区域暂时或永久发生。一般 4~5 个月内毛囊可再次长出新的毛发。然而，当过度灼烧或毛囊缺血时，脱发可为永久性的。单位毛囊植发或切除瘢痕同时头皮前移可掩饰发生问题的区域。

## 要点

1. 眉提升术经常不只提升眉部。平整前额皮肤、降低发际线或骨修整常为第一和（或）第二目标。开放入路有助于直接进入及更加激进地切除肌肉（包括额肌、降眉间肌及皱眉肌）。促毛发生长入路可给予医生缩短前额高度的机会。冠向入路可使医生有最好的进行骨修整的方法。

2. 初次进行手术的医生在进行结合上眼睑成形术的眉提升术时应避免发生眼睑闭合不全。通过先行眉提升术，3 个月后再行上眼睑成形术，可减少眼睑闭合不全的发生。

3. 膨胀性溶液（500mL 袋装生理盐水中加入 25mL1% 利多卡因溶液及 1mL1∶1000 肾上腺素）使用 22g 尖刺针广泛注入所有术中需要提升的组织平面内。膨胀性麻醉剂有助于期望的组织平面的分离，同时有助于止血。膨胀性溶液浸润 7~10min 后，其中的缩血管成分（止

血剂）经过足够的作用时间达到理想的效果。

4. 提升向量应与最终眉位置保持一致（图 39-1）。理想的最高点（眉峰）位置一般在经角膜外侧缘做的垂直线与眉连接处。理想的眉外侧边缘止于外眦与鼻翼外侧的连线上。

5. 如未能完全将弓状缘从眶缘松解时，常造成短期和（或）长期内未能将组织瓣提升至希望的位置。

6. 开放性提升操作中，若切除过多的皮肤，自帽状腱膜下方向后分离可协助关闭伤口，并减少眼睑闭合不全的发生。

7. 沿正中旁矢量进行修整时常涉及可吸收 Endotine、骨隧道、经皮螺丝或颅板。应避免在中线处做骨修整，以免损伤上矢状窦。

8. 部分医生偏好在眉提升操作前 10~14d 置入肉毒杆菌毒素。18~24U 的肉毒杆菌毒素可在眉部沉积，起抑制作用，减弱肌肉向下的拉力，有助于术后即刻保持眉的新位置。

## 参考文献

Cilento，B. W. and Johnson，C. M.，2009. The case for open forehead rejuvenation：a review of 1004 procedures. *Archives of Facial and Plastic Surgery*，11（1），13-17.

Cuzalina，A. L. and Holmes，J. D.，2005. A simple and reliable landmark for identification of the supraorbital nerve in surgery of the forehead：an in vivo anatomical study. *Journal of Oral and Maxillofacial Surgery*，63（1），25-7.

Javidnia，H. and Sykes，J.，2013. Endoscopic brow lifts：have they replaced coronal lifts? *Facial Plastic Surgery Clinics of North America*，21（2），191-9.

Johnson，C. M. and Alsarraf，R.，2002. *The aging face：a systematic approach*. Philadelphia：Saunders.

Puig，C. M. and LaFerriere，K. A.，2002. A retrospective comparison of open and endoscopic brow-lifts. *Archives of Facial and Plastic Surgery*，4（4），221-5.

Terella，A. M. and Wang，T. D.，2013. Technical considerations in endoscopic brow lift. *Clinics in Plastic Surgery*，40，105-15.

（蔡天怡　译）

# 第 40 章　除皱术

除皱术是一种纠正由于重力作用及生理年龄造成的面下部及颈部变化的操作。

## 适应证

1. 中重度的皮肤松弛。
2. 下颌垂肉。
3. 颈阔肌带。

## 禁忌证

1. 全身疾病控制不佳者。
2. 因心理原因要求手术治疗或有不实际期望的患者。
3. 未受控制的精神疾病或自觉躯体畸形症。
4. 吸烟、酗酒、吸毒为相对禁忌证。

## 区域解剖

**耳大神经**　头偏转 45°时，可识别耳大神经，其位于骨性外耳道（Erb 点）下方 6.5cm 穿过胸锁乳突肌。耳大神经支配部分颊部及耳垂的感觉。该神经与颈外静脉并行，走行于面部浅表肌肉筋膜系统深面。耳大神经在面部提升操作中最容易被损伤。

**面部浅表肌肉筋膜系统（SMAS）**　SMAS 是皮下组织与腮腺咬肌筋膜间的肌纤维层。面神经在该层深面走行。该层将表情肌的力量通过中间的连接传导至其上的皮肤。其与上方的额肌及帽状腱膜及下方的颈阔肌相连续。

**McGregor 黏结**　McGregor 黏结为覆盖颧骨隆突的骨膜及真皮间的韧带附着。该区域分离困难，且由于其高度血管化，易造成出血。

**颞肌中束**　包含颞浅静脉及面神经颞支。其标志着由 SMAS 下分离到皮下分离的转变。

## 表浅（SMAS）除皱术方法与步骤

1. 麻醉前患者正坐位标记计划切口及需剥离的范围［图 40-3、图 40-4（本章所有图片均来自病例报告 40-

1）］。
2. 该操作可采用静脉注射镇静或使用喉罩或经口气管内插管的全身麻醉。
3. 吸入麻醉后，患者在手术台上呈仰卧位，毛发、面部及颈部行手术预处理，按无菌原则消毒铺巾。
4. 使用含 1∶100 000 的肾上腺素的 2% 利多卡因溶液沿预计切口进行局部麻醉。
5. 使用 #11 刀片做双侧颞部（图 40-5）、耳垂下方（图 40-6）、腮腺（图 40-7）套管切口及单独的正中颏下（图 40-8）套管切口。膨胀性溶液（180mL 生理盐水中加入 20mL 含 1∶100 000 的肾上腺素的 2% 利多卡因溶液）用于须分离的部位外 1cm 水性分离 SMAS 平面的套管位置。两侧各注入 75mL 的膨胀性溶液，而颏下区注入 50mL。注入至少 10min，起效后才能进行进一步的分离。一侧切口关闭前，不应进行对侧切口的浸润注射。
6. 套管内钝性分离，避免抽吸，以钝性分离出面颈部 SMAS 上除皱组织瓣。颏部皱褶后方做 5mm 的切口用于开放式抽脂。开放式抽脂在颈阔肌上层面内，使用 3mm 的朝向颈阔肌的钝性套管进行（图 40-9）。抽脂区域下至甲状软骨上缘，外至胸锁乳突肌前缘。需注意应在皮下留均匀的一层脂肪，以防止颈部不正常的萎缩表现（眼镜蛇样畸形）。
7. 如有颈部提升指征，在主要（颏下）皱褶后方 1~2mm 的皮肤上处做长 2cm 的切口（图 40-10）。不要将切口置于主要皱褶内，不然愈合后会出现"双下巴"畸形。
8. 自皮下层面进行颈部分离。识别颈阔肌内侧缘，并沿其深面向下分离至甲状软骨水平，以获得足够的活动度（图 40-11）。
9. 使用 2-0 慢吸收缝线将颈阔肌内侧缘自甲状软骨水平尽量向上折。需要切开部分下弓肌肉以获得足够的活动度，并降低颈前面的张力。中线处须去除钻石形的部分颈阔肌，并使用 3-0 Mersilene 缝线复位。

10. 除皱切口沿耳郭软骨延伸至耳后面，自耳郭后部上方约 3mm 处（图 40-12）切至耳后沟，切口向后下方 4~5cm 进入腮腺后区的头皮内。

11. 在耳前区，切口沿耳垂自然轮廓向下，并拐入耳垂与颊部连接处下方 2mm 处。向上经耳屏前切迹基部上方，于耳轮脚前方沿耳屏边缘做切口（图 40-13）。颞部发际后方至少 2cm 处，做平行于发际的切口（图 40-14）。

12. 男性患者切口设计考虑：
   （1）对于毛发较细、颞部发际退缩或男性特有形态的斑秃者，需考虑颞部切口改良。
   （2）对耳前区进行评估时，切口应在自然皮肤皱褶毗邻处后方，于鬓角前方并与之平行做线性扩展，以保证耳前无发区不受破坏。
   （3）沿耳后发际向后扩展切口，可防止阶梯状畸形或发际后部错位。

13. 沿除皱切口全长于皮下 1cm 处翻瓣（图 40-15）。使用尖端圆钝的剪刀（面部提升剪）推进同时剪切（图 40-16）。合适的分离层面为皮下层，应在组织瓣下方保留约 4mm 的皮下脂肪。组织瓣边缘用 Rees-T 形钳进行对抗牵引。颞部分离时应穿过颞顶肌筋膜至颞深筋膜上方疏松结缔组织。该层面内分离时可保留毛囊，从而避免脱发。继续在皮下层面进行分离，穿过颊部，自颧肌前缘处由皮下层面转为 SMAS 下层面。向上分离至外眦水平及距口角 1cm 处。如计划行颈部提升，分离区域应下至甲状软骨两侧。分离耳垂下方时应保持在皮下层面内，以保护耳大神经及颈外静脉。

14. 使用双极烧灼器（图 40-17）止血，应避免过度烧灼，防止面神经损伤及组织瓣坏死。

15. 完全提升除皱组织瓣后，进行 SMAS 折叠缩短术（图 40-18）。自双侧折叠 SMAS，保持皮肤瓣独立。使用角针 2-0 慢吸收线在关键位置缝合两针，完成折叠。第一针自覆盖下颌角的筋膜至耳屏正下方的筋膜，第二针自口角外侧筋膜至耳屏正上方的筋膜。如需固定或沿矢量方向提升，可行额外缝合。所有线结应埋在组织内。

16. 完成 SMAS 折叠缩短术后，自除皱切口后部剪去多余

的皮肤。患者头部置于正中位，向后上方复位组织瓣（图 40-19）。关键部位（定位点）使用缝合或缝皮钉固定悬吊（图 40-20）。第 1 个定位点为螺旋线根部。固定该定位点后在该点的上方去除多余的颞部皮肤发束。第 2 个定位点在耳屏水平，需注意不要过度去除耳屏前方的皮肤。过度去除皮肤可阻碍无张力关闭切口，造成宽大的、可见的瘢痕，并将耳屏向前拉。第 3 个定位点为耳后区组织瓣最后上侧，耳垂长轴应与耳长轴适当向后成 10°~15° 角。

17. 固定定位点后，使用刀片或锋利的剪刀修剪多余的皮肤，使用 3-0 可吸收缝线自发内区域缝合皮下，使用缝皮钉固定头皮。耳后部切口使用 4-0 肠线缝合，无需进行深部缝合。耳前区皮下使用 4-0 可吸收线关闭，使用 6-0 或 7-0 尼龙缝线连续缝合复位皮缘。若行颈部提升，则在双侧面部提升后关闭颏下切口。4-0 可吸收线关闭皮下，6-0 尼龙线缝合关闭皮肤。

18. 一般情况下无需引流。拔管前应使用杀菌肥皂清洁面部及头发，所有切口给予 3 组份抗生素软膏，颏下、耳前、耳后置软垫。使用弹力绷带包裹全面部，耳部应位于弹力绷带下合适位置，避免包扎过紧造成组织瓣缺血。

## 术后管理

1. 术后 72h 内冰敷。

2. 术后前几天患者睡眠时应抬高床头。

3. 术后第 1 天观察患者，评估血肿形成及组织瓣颜色变化，清洁所有伤口，并再次给予抗生素软膏。

4. 术后 3d 后患者可以洗发。

5. 患者术后 3~4d 内使用弹力绷带包扎，后 1 周内仅夜间使用。

## 并发症

## 早期并发症

1. **血肿形成**　一般在术后早期发生，进展性的血肿应被视为紧急情况，需立即排空并控制出血，以防压迫皮神经网及皮肤瓣坏死。小的血肿可行针吸及压迫处理。

2. **皮下积液**　可进行针吸处理。可能需反复多次后方可完全恢复。

3. **面神经损伤**　行 SMAS 上除皱术时，下颌缘支为最易损伤的面神经。若分离区域越过颧弓，亦可造成额支

损伤。多数面神经损伤为暂时性的，面部运动可在3~
6个月内恢复。

4. **耳大神经损伤**　腮腺区皮下组织层非常菲薄，真皮与
胸锁乳突肌关系紧密。因此，分离越过胸锁乳突肌时
可能损伤耳大神经，造成耳垂、耳后区及腮腺区皮肤
麻木。

### 后期并发症

1. **组织瓣坏死或伤口开裂**　皮肤坏死或切口开裂主要由
于组织瓣下过度烧灼、血肿形成、薄层组织瓣无法保
护皮下神经丛、关闭时伤口张力过大或术后包扎过紧
造成。吸烟可增加伤口愈合不佳或组织瓣坏死的可能。

2. **肥厚瘢痕**　需通过再次切除并关闭、类固醇药物注射
和（或）$CO_2$激光平整进行治疗。

### 要点

1. 合适的患者选择及治疗计划是必需的。不仅需评估患
者面部特征，也需了解全身情况及心理稳定性。任何
操作前均须使用照片记录患者术前状态，与患者讨论
具体手术步骤，包括术后的期望，并获得详细的知情
同意。

2. 伴有严重光化性损伤或弹性组织变性的患者，其术后
效果与仅由表现为生理年龄变化的患者不同。

3. 须告知吸烟的患者尼古丁可增加伤口愈合不佳或皮肤
脱落。应保证在更保守的范围内进行剥离。吸烟者应
在术前戒烟至少2周，最好1个月。

4. 伴或不伴肌切开术的颈阔肌折叠缩短术可松弛颈阔肌
带，提升颈部，改变颈颏角。

5. 在SMAS折叠缩短术中，SMAS在自身之上折叠，并缝
合至相应位置。在SMAS折叠术中，可切割或切断
SMAS，从而远端部分可覆盖近端组织复位，并缝合固
定。

### 病例报告

**病例报告40-1**　59岁女性，主诉面部、下颌、颈部及眼
睑处"皮肤下垂"。检查发现下颌垂肉，皮肤冗余，面部
皮肤下垂，颈颏角钝角及颏下脂肪堆积（图40-1、图
40-2）。患者同样表现为眼睑下垂及皮肤松弛。该患者应
用SMAS及颈阔肌折叠缩短法进行了浅层（SMAS）除皱

术及颈部提升术，同时进行上眼睑成形术（图40-1~图
40-23）。

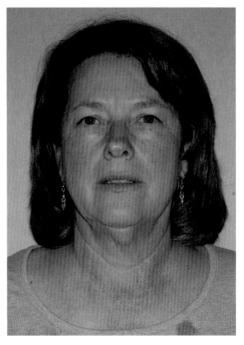

图40-1　术前正面照表现为下颌垂肉，
轻度颈部皮肤松弛及面中部增龄性变化

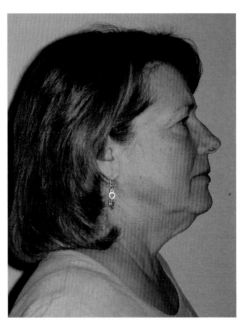

图40-2　术前侧面照表现为颈颏角为钝
角，颏下脂肪沉积，下颌垂肉，皮肤冗余
及松弛

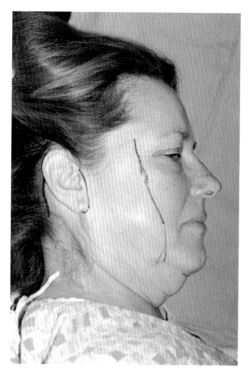

图 40-3 患者正坐位进行术前标记，包括计划皮肤切口位置及 SMAS 上分离的范围

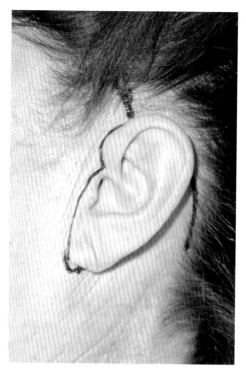

图 40-4 标记计划的耳前、耳后切口并向颞部延伸

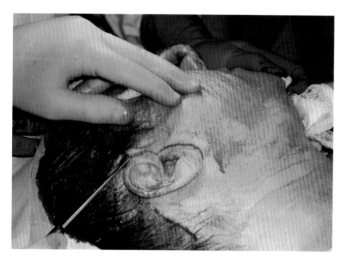

图 40-5 颞部套管切口

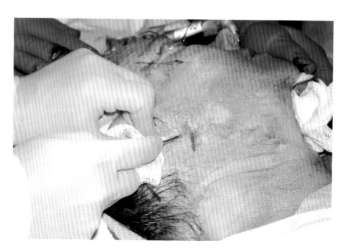

图 40-6 耳垂下套管切口

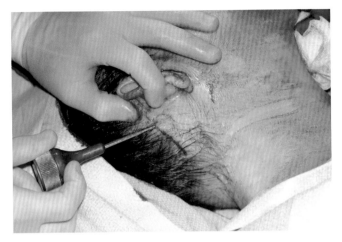

图 40-7  腮腺区套管切口

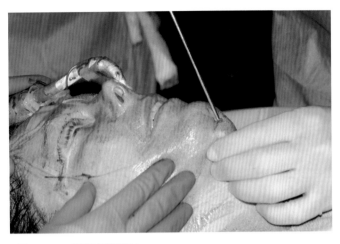

图 40-8  颏下套管切口

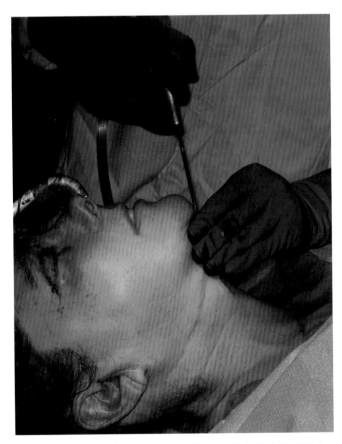

图 40-9  使用远离皮肤（朝向颈阔肌）的插管在颈阔肌上平面进行颏下区脂肪抽吸

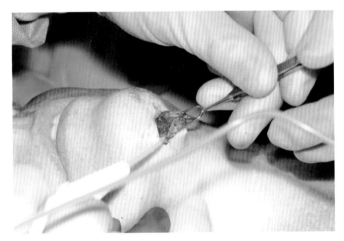

图 40-10  颏下折叠处后方做 2cm 的切口

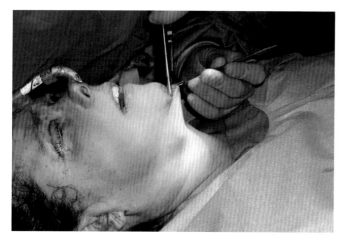

图 40-11　颈部使用尖端圆钝的剪刀在皮下层面进行分离。识别颈阔肌内侧缘并沿此深面分离至甲状软骨水平

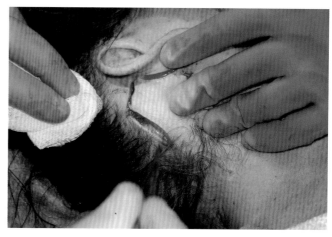

图 40-12　在耳郭软骨正后方做除皱切口至耳后沟，之后切口向后下方 4~5cm 沿发际拐入腮腺后区

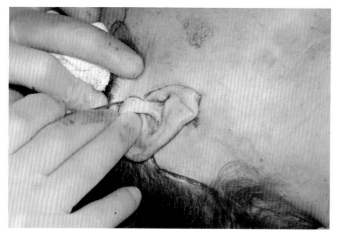

图 40-13　经耳屏前切迹基部上方，在耳轮脚前方沿耳屏边缘做耳前区切口

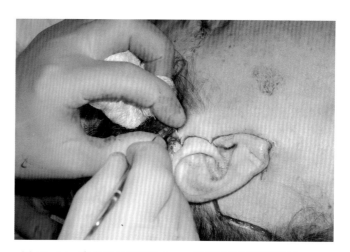

图 40-14　在发际后方至少 2cm，平行于发际做颞部切口

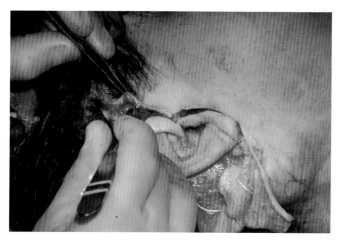

图 40-15　沿切口全长翻深 1cm 的面部组织瓣。面部组织瓣下方应保留约 4mm 的皮下脂肪

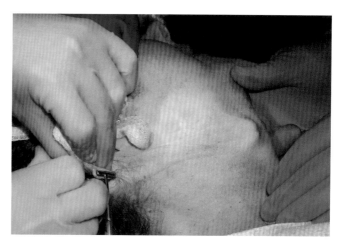

图 40-16　使用尖端圆钝的剪刀（面部提升剪）在皮下层面内推进剪切。该步骤可使用 Rees-T 形钳对抗牵引

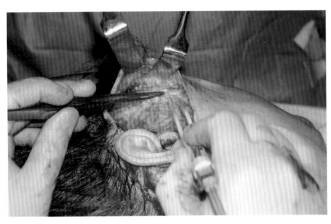

图 40-17　翻瓣完成后使用双极电灼热器进行止血

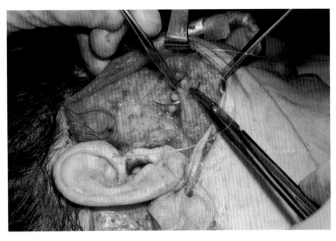

图 40-18　保持皮肤瓣独立，进行 SMAS 折叠缩短术

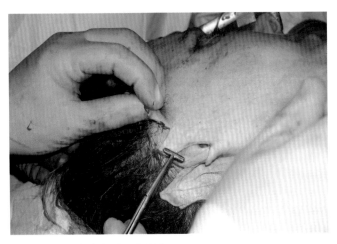

图 40-19　皮肤向后上方复位

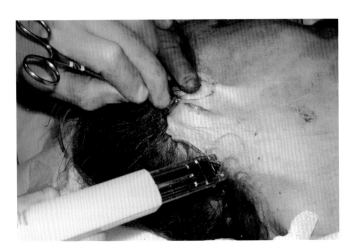

图 40-20　自除皱组织瓣上切除多余的皮肤前，应使用缝线或缝皮钉进行关键部位（定位点）的固定悬吊

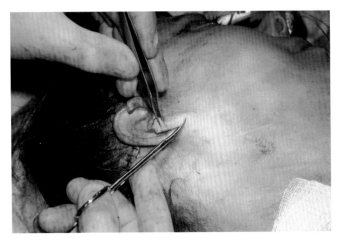

图 40-21　耳垂长轴应在耳长轴后方适当成 10°~15° 角。使用锋利的剪刀裁剪多余的皮肤

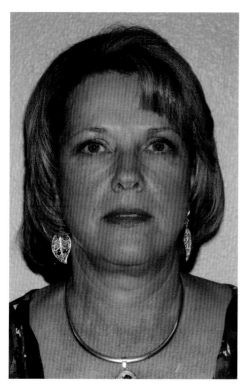

图 40-22　术后 3 个月正面照表现出皮肤冗余、下垂得到纠正，面中下部解剖形态得以修整

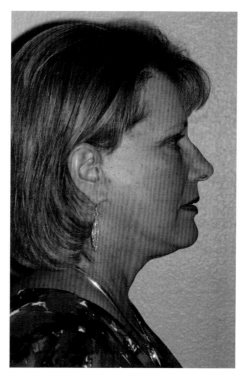

图 40-23　侧面照表现出颈颏角减小，面下 1/3 轮廓改善，且下颌垂肉、颏下脂肪堆积、皮肤松弛冗余得到纠正

## 参考文献

Baker, D. C. and Conley, J., 1979. Avoiding facial nerve injuries in rhytidectomy: anatomical variation and pitfalls. *Plastic and Reconstructive Surgery*, 64, 781-95.

Baker, T. J. and Gordon, H. L., 1969. Rhytidectomy in males. *Plastic and Reconstructive Surgery*, 44, 219-22.

Ghali, G. E. and Banker, A. R., 2012. Rhytidectomy. In: M. Miloro, G. E. Ghali, P. Larsen and P. Waite, eds. *Peterson's oral and maxillofacial surgery*. 3rd ed. Shelton, CT: People's Medical Publishing House; Ch. 67.

Ghali, G. E. and Smith, B. R., 1998. A case for superficial rhytidectomy. *Journal of Oral and Maxillofacial Surgery*, 56, 349-51.

McKinney, P. and Gottlieb, J., 1985. The relationship of the great auricular nerve to the superficial musculoaponeurotic system. *Annals of Plastic Surgery*, 14, 310-4.

Webster, R., Smith, R. and Hall, B., 1984. Facelift—better results with safer surgery of the head and neck. In: P. Ward and W. Berman, eds. *Plastic and reconstructive surgery of the head and neck*. St. Louis, MO: CV Mosby; pp. 321-3.

（蔡天怡　译）

# 第41章 上、下睑成形术和泪槽假体植入

上睑成形术

上睑成形术是指对上睑多余的皮肤和（或）脂肪组织进行切除以达到改善美观和恢复功能目的的手术。

### 适应证

1. 皮肤松弛。
2. 伪疝或者中心和内侧眶隔脂肪脱垂，并对患者产生美观上的困扰。
3. 上睑下垂。
4. 双侧不对称。
5. 多余的上睑皮肤导致视力受阻（侧方粘连）。为确保因患者视力下降符合功能性手术指征，术前应详细记录视野测试和术前照片。

### 禁忌证

1. **睑下垂** 单纯行上睑整形术不足以纠正睑皮下垂，且这一情况需在术前进行识别。为减少术后并发症，应注意在术前或行上睑成形术的同时处理好睑下垂及其他导致眼睑位置异常的疾病。
2. **眉下垂** 眉毛下垂通常是患者的主诉症状，但纠正这一症状的手术方法是眉提升术而不是上睑成形术。
3. **甲状腺功能亢进症** 甲状腺相关性眼病患者在原发疾病得到控制并稳定的 12 个月之内，应避免美容性质的上、下睑成形术。
4. **屈光手术患者** 近 6 个月内接受过角膜板层切削屈光手术或近 3 个月内接受过角膜表面切削屈光手术的患者应尽量避免行上、下睑成形术。
5. **重症干眼症（相对禁忌证）** 上睑成形术可能加重干眼症状，尤其是对术后出现并发症如"兔眼"的患者。术前详尽了解患者是否使用滴眼剂和眼药膏，应搜集相关眼科病史。基础泪液分泌测定（希尔默试验）也

可用于诊断干眼症，但该试验的结果常有较大的不可预测性。

6. **眼轮匝肌无力和（或）贝尔现象丧失（相对禁忌证）** 两种情况都会增加术后角膜创伤的发生率。

区域解剖及定义：上睑

**睑皮肤松弛** 是指上、下睑的皮肤组织过多，与皮肤过度松弛有关。

**睑下垂** 即上睑下垂，导致上睑下缘遮盖角膜上缘过多。

**兔眼** 眼睑不能完全闭合。

**贝尔现象** 指闭眼时眼球转向外上方的一种机体防御反射的现象，尤其是在术后出现兔眼时，贝尔现象可在睑裂不能闭合时保护角膜免受创伤。

**边缘反射距离（MRD）** 是一种测量上、下睑相对眼睛位置关系的方法。采用瞳孔对光反射下上、下睑边缘距瞳孔的距离来表示。

**边缘反射距离-1（MRD1）** 为当眼位于第一眼位时，上睑下缘到瞳孔对光反射中心点的距离。通常范围在 4 ~ 5mm，MRD1 小于 4mm 时提示眼睑下垂，MRD1 大于 5mm 时提示甲状腺功能亢进突眼症。

**边缘反射距离-2（MRD2）** 当眼位于第一眼位时，下睑上缘到瞳孔对光反射中心点的距离。通常在 5mm 左右，MRD2 大于 5mm 时提示可能有下眼睑收缩。

位于睑板以上（高于上睑缘 9 ~ 10mm）的上睑由浅到深分为以下几层（图 41-1）：

1. 皮肤。
2. 眼轮匝肌。
3. 眶隔。
4. 腱膜前脂肪。
5. 上睑提肌。
6. 上睑板（Muller）肌。

7. 结膜。

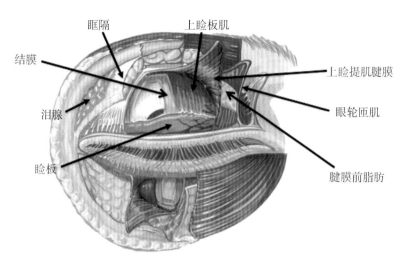

图 41-1　上睑的解剖（由 Randy Sappo 绘图）

**眼轮匝肌**　由位于其下部的面神经额支（颞支）和颧支所支配，负责闭眼的工作。

**眶隔**　一层强韧的纤维组织薄膜，前邻眼轮匝肌，后邻腱膜前脂肪，它从眼眶周围延伸到睑板，将眼眶前后分隔。

**腱膜前脂肪**　由上睑提肌以前、眶隔以后的脂肪垫所组成。上睑含有两个脂肪垫，即中间脂肪垫和内侧脂肪垫，上睑外侧不存在脂肪垫。外观上中间脂肪垫颜色偏黄，而内侧脂肪垫偏白。泪腺位于腱膜前脂肪的外侧，呈灰白色，腺状，形状不规则。

**上睑提肌**　由动眼神经支配，是负责睁眼运动的主要肌肉。上睑提肌发出的纤维束穿过眼轮匝肌附着于皮肤，是形成上睑皱褶的重要结构。

**上睑板肌**　又称 Muller 肌，由交感神经支配，起到非自主性上提上睑的作用。Muller 肌位于结膜之后、提上睑肌之前。它发自上睑提肌的内下面，向下前止于睑板腺的上缘。

**结膜**　是覆盖在上、下睑内和眼球前面的一层黏膜。它由非角化的复层鳞状上皮组成，其间可见杯状细胞，能分泌黏液、滑润眼球，以减少睑结膜与角膜的摩擦，保护眼球。

### 上睑成形术的术前评估和皮肤标记

1. 无论是行上睑还是下睑的成形术，全面的病史询问和体格检查都是必要的。检查主要包括：视敏度、面神经功能、对称性、眼干、眼睑闭合不全、眼轮匝肌肌力以及贝尔征等。术前通常拍摄患者正面、斜面和两个侧面照片。

2. 在术前做好皮肤标记是十分重要的步骤。应在患者端坐时进行标记，以排除重力影响。可用外科标记笔等标记出患者自然状态下的上睑皱褶的位置，通常位于距上睑下缘 7~8mm（男性）或 8~10mm（女性）的位置。为了确定理想的切除宽度，可沿切口长度用镊子多点夹捏皮肤进行试验，当镊子两齿之间夹捏的皮肤宽度达到开始使眼睑发生睑外翻时，该宽度被确定为避免眼睑闭合不全发生的最大切除宽度。为免切除过多组织，切口上缘到眉毛下缘的宽度应保留 10~15mm。因此，上睑下缘到眉毛之间应保留至少 20mm 的宽度。设计外侧切口时，应确保切口线自内侧逐渐向外上走行至自然上睑皱褶线顶点的上方，外眦处切口线应顺着眼角细纹（鱼尾纹）走行并位于皱襞之上，以避免外侧宽度逐渐下降而最终导致切口过低，将外侧眉毛和眶上皮肤向下牵拉。

### 上眼睑成形术的方法与步骤

1. 上睑成形术可在局部麻醉下完成，也可辅以静脉镇静，或在喉面罩下或气管内全麻下进行。

2. 在麻醉诱导后，患者居仰卧位，用 30 号注射针于患者双侧上睑皮下注射含肾上腺素的局部麻醉药 1~1.5mL。

3. 用无菌的方式备皮手术区域。

4. 用 15 号刀片沿术前标记线切开，或采用 $CO_2$ 激光和射频切开皮肤。如使用 $CO_2$ 激光，应注意使用金属保护眼罩。切割深度以穿透眼轮匝肌达眶隔处为宜，当切至眶隔时，会观察到组织的颜色由红色变为白色。

5. 以眶隔浅面的平面为基准，用手术剪或高频电刀烧灼以去除赘生的皮肤及眼轮匝肌。

6. 如需去除脱出的眶脂肪，则可用高频电刀打开眶隔，暴露中间和内侧的脂肪垫。内侧脂肪垫较易分辨，其颜色偏白（中间脂肪团则偏黄）。在外侧的筋膜前间隙处有时可见外形饱满或呈不规则外形的泪腺下垂，这时用6-0的聚乙醇酸线（vicryl）将悬吊脱垂的泪腺复位至眶骨上外侧缘骨膜的近中面处。

7. 如在局部麻醉条件下手术，摘除脂肪垫前应将局部麻醉药注入各脂肪垫内，最大程度减少患者术中可能出现的不适感。

8. 对疝出的脂肪应用止血钳轻轻剥离，并用高频电刀于凝血模式下完整切除（图41-10）。除非术前已确认双侧不对称的发生，任何情况应尽可能在双侧去除同等量的脂肪以达到术后对称目的。

9. 如患者同时伴有下睑松弛或眼睑易位时，可在行上睑成形术的同时实施外眦固定术，以重新悬吊固定外眦腱。方法是用组织剪在外眦皮肤和眼轮匝肌后方进行钝性分离肌腱，钳夹，并用6-0号聚乙醇酸线（vicryl）充分穿透外眦腱下脚的内侧部分，然后缝针向上再次穿过该腱，并锚着于该腱上方的眶缘骨膜上，将缝线缩紧，直至外眦获得满意的外形为止。通常来说，女性的外眦角轻轻向上弯曲，而在男性外眦角多与内眦角平行。

10. 对于皮肤切口，可用6-0号聚丙烯线（prolene）或快速吸收型肠线做连续缝合。当遇到上睑皱褶难以辨认的情况时，为更好地定位重睑线，可用6-0号聚乙醇酸线（vicryl）将切口下缘固定于提上睑肌在睑板上缘的附着处。缝合时，在切口中点处间断缝合一针，确保中间创缘对合好后，再于内侧和外侧继续完成缝合。

## 并发症

1. **不对称** 为减少不对称的发生，应充分完善眼睑的术前检查，对任何术前存在的不对称进行评估，被发觉的任何不对称都应明确其原因（如上睑下垂等）。皮肤标记时应仔细，当然也需要外科医生有丰富的经验。

2. **上睑下垂** 常继发于术后水肿，术后2~4周逐渐消退。少数情况下，长时间的水肿可能使提上睑肌纤维变细变弱，从而导致上睑永久性下垂。有时发生在术中去除过多的皮肤，引起提上睑肌腱膜破坏的情况下。术后持续观察，若下垂持续超过6个月，通常需要手术松解瘢痕或修复、重建提上睑肌腱膜才能矫正。

3. **睑裂闭合不全** 又称"兔眼"，常发生在皮肤去除过多的病例。根据经验，上睑缘与眉下缘间隔20mm通常可以避免这一并发症。此外，皮肤缝合时误将眶隔缝入，术后组织可形成粘连从而影响了眼睑闭合。未经发现和治疗的睑裂闭合不全会导致角膜暴露和干眼的发生。轻度兔眼可通过滴眼药水和按摩的方法得到缓解。若症状严重，通常需用皮片移植术进行矫正。

4. **血肿** 多数情况下由眼轮匝肌术后出血引起。小的血肿一般不会引发后遗症，密切观察即可。体积较大者需要及时清除，以避免眼睑形成纤维瘢痕。扩张性的血肿应立即进行手术探查和清除血肿，并控制出血点。

5. **球后血肿** 手术结束前合理使用射频烧灼并配合完善的止血措施通常可以减少球后血肿的发生率。晚期出血可能引起眼内压升高并压迫视网膜的供血动脉（即腔室症候群），如未能及时发现并处理，将导致永久性的视力丧失。其先兆有剧烈眼部痛、眼球突出、大片水肿、眼外肌运动受限或丧失、眼内压升高、视力减退以及瞳孔反射丧失等。球后血肿属于医疗紧急情况，当怀疑出血时，应立即采取一些措施防止永久性失明。首先应手术探查并清理弥漫性扩大的血肿，如未能控制血肿，必须将外眦腱在眶缘附着点处切断，这可使下睑得到松解，并允许眶内容物扩张。少数情况下，若以上操作仍不能减轻症状，可能需要行眼眶骨性减压术，即用止血钳穿通眶内壁和眶底骨壁。行减压术后应及时请眼科医生会诊，通过反复检查视力、眼内压监测进行连续观察。

6. **感染** 由于眼睑组织血运丰富，眼睑成形术后发生感染十分罕见。眼睑感染的症状和体征包括：红斑、水肿、疼痛和术区脓性排出物增多等，一般可通过广谱抗菌药物治疗。如有脓肿形成，应进行引流，并做细菌培养和药敏试验，尽早应用敏感抗生素进行治疗。

7. **角膜擦伤** 典型表现为术后患眼出现疼痛且对光敏感性增加。通常通过询问患者的症状即可诊断，也可通过角膜染色检查观察角膜受损情况以证实诊断。治疗方法为每日4~6次局部应用抗生素眼膏，直至症状完全消失。根据磨损的范围，角膜擦伤常可在 24~48h 内痊愈。

### 要点

1. 去除脂肪要适量，过度去除脂肪组织可能造成上睑金字塔样畸形或中空外观。当眼球向下旋转时轻按眼球，会使眶隔下的脂肪膨出，仅需去除这部分暴露的脂肪即可满足手术要求。

2. 通常用电灼法去除疝出的脂肪团，这样可以最大程度避免损伤脂肪中走行的小血管，预防术后出血和血肿的形成。

3. 避免过度去除皮肤组织。外科医生应在上睑缘和眉下缘之间留出 20mm 的宽度，以免术后出现睑裂闭合不全。

4. 始终对患者眉毛的位置进行评估，对有眉下垂的患者，应首选眉提升术作为治疗方法，或在行眉提升术矫正眉下垂的基础上，辅以上睑成形术。注意先实施眉提升术以避免过度去除上睑皮肤。正确评估眉毛的位置是很重要的，因为对伴有眉下垂的患者实施上睑成形术时，可能会使下垂的眉毛位置进一步降低，甚至深陷于眼眶之中。

### 病例报告

**病例报告 41-1**　女性，50 岁，因主诉"看起来疲倦"且上睑摩擦睫毛感不适而就诊。经过检查，发现患者有明显的眼睑皮肤松弛并遮挡外侧瞳孔。患者的次要诉求是驼峰鼻伴双侧不对称。患者接受了上睑成形术和开放式鼻整形手术（图 41-2~图 41-7）

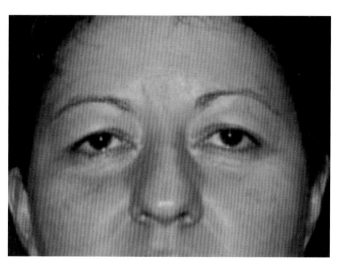

图 41-2　术前正面观，患者上睑看起来显得衰老、疲惫

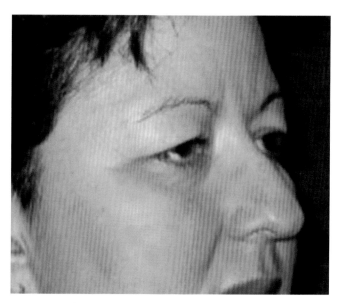

图 41-3　术前斜面观，示患者上睑松弛，鼻不对称，并伴驼峰鼻畸形

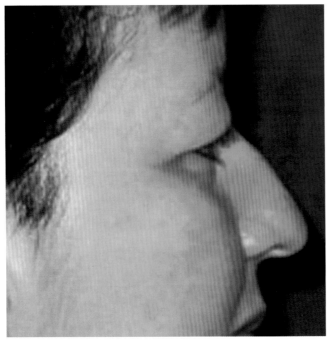

图41-4　术前侧面观，示患者上睑外侧1/4部分遮挡瞳孔

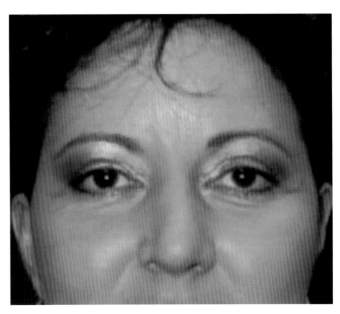

图41-5　术后正面观，上睑成形术纠正上睑皮肤松弛后，眼部看起来更年轻

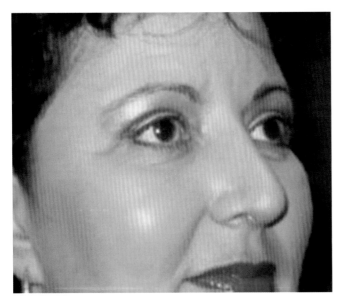

图41-6　术后斜面观，示患者接受上睑成形术、鼻不对称和驼峰鼻矫正术后

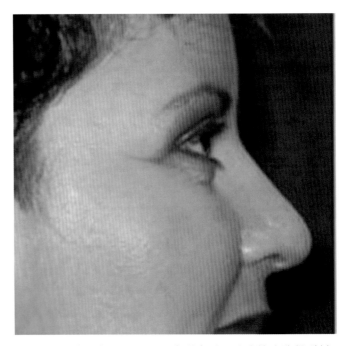

图41-7　术后侧面观，上睑成形术后上睑遮挡瞳孔得到纠正

**病例报告41-2** 男性，52 岁，因主诉眼睛显露疲态而就诊。经过检查，发现患者上睑皮肤松弛，外侧瞳孔轻度遮挡，并伴有上、下睑脂肪下垂。患者接受了上、下睑成形术和脱垂脂肪垫缩减术（图 41-8～图 41-10）。

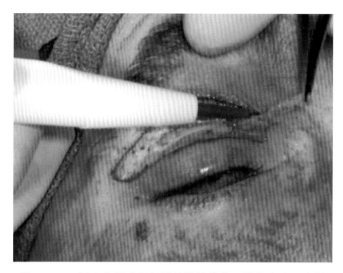

图 41-10 用止血钳进行轻柔的钝性分离，钳住脂肪，在撤除止血钳之前在电凝模式下用高频电刀头彻底止血。待内侧脂肪垫去除后，连续缝合皮肤切口

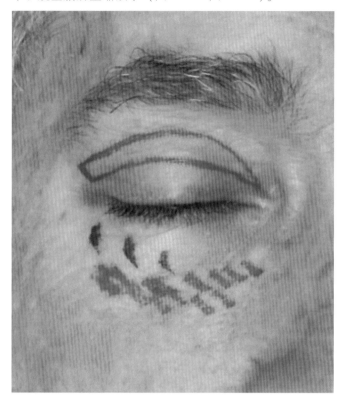

图 41-8 术前用红色手术笔标记上睑成形术的切口位置

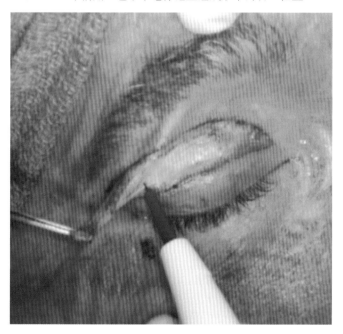

图 41-9 用高频电刀烧灼法去除上睑多余的皮肤和眼轮匝肌。注意保护眼轮匝肌下方的眶隔（白色）

## 下睑成形术

下睑成形术是指对下睑多余的皮肤和（或）脂肪组织进行切除的手术，常于同期行眼睑缩紧手术以改善美观问题。有时联合脂肪移植术、脂肪重置术以及引入软组织充填物或面颊植入物的使用，以优化手术效果。

### 适应证

1. 皮肤松弛。
2. 脂肪疝出或脱垂，并对患者产生美观上的困扰。
3. 下睑松弛。
4. 双侧不对称。

### 禁忌证

1. 正常眼睛外形是下睑缘位于角膜下缘水平，二者位置关系颠倒是手术的相对禁忌证，因为此时需要辅助其他手术来预防术后眼睑易位等并发症。
2. 常见的下睑易位如睑外翻、睑内翻和下眼睑收缩也是手术的相对禁忌证，因其潜在的病理状态需要依靠其他的治疗手段。
3. 同上睑成形术禁忌证的第 3 条至第 6 条。

### 区域解剖及定义：下睑

**睑外翻** 是指下睑向外翻转离开眼球，睑结膜和角膜常不同程度暴露并受到外界刺激激惹。常见症状有过度眼干、眼皮结痂、泪溢、结膜炎、角化、疼痛，最终导致角膜的破坏。

**睑内翻** 是指下睑向内翻转，严重时睫毛也倒向眼球形成倒睫，倒睫摩擦角膜并逐渐破坏角膜。常见症状有异物感、疼痛、泪溢、对风吹敏感、畏光、眼皮结痂，并最终导致角膜瘢痕形成。

**颧水肿**　由睑缘以下、颧骨附近组织液的积聚引起。

**颧隆起**　指缓慢进行性的软组织肿胀，上至眶下缘，下至颊部，通常发生于颧骨隆突处。与颧面部水肿不同的是，肿胀成因不是组织液聚积，而是过量的软组织形成。

**花饰现象**　即假性颧袋，其位于内眦和外眦之间形成"吊床样"结构，由于眼轮匝肌韧带和表层皮肤松弛而形成。可含或不含下睑脱垂的脂肪组织。

位于睑板以下（低于下睑缘 4～6mm）的下睑由浅到深分为以下几层（图 41-11）：

1. 皮肤。
2. 眼轮匝肌。
3. 眶隔。
4. 眶隔后脂肪。
5. 下睑缩肌。

6. 结膜。

**下睑眶隔后脂肪垫**　下睑眶内脂肪前面以下眶隔为界，后面以下睑缩肌的腱膜为界，分为内侧、中间和外侧 3 组。与上睑类似的是，外观上内侧脂肪垫颜色也较外侧脂肪更白。下斜肌起于眶骨，止于巩膜，沿途将内侧脂肪垫和中间脂肪垫分开，在手术中应注意保护下斜肌。

**下睑缩肌**　包含睑囊筋膜和下睑板肌两部分。睑囊筋膜是一条纤维带，由下直肌发出并向前走行，分成两束环绕下斜肌并汇合于下睑板下缘处。下睑板肌起止于 Lockwood 韧带和下睑板下缘，其前界是睑囊筋膜，后界是结膜。

**外眦肌腱**　亦称外眦韧带，其将眼睑牢固地锚着于外侧骨性眶缘上。外眦肌腱自眼轮匝肌和睑板外侧缘发出时较宽，向外侧缘走行过程中逐渐变细，并形成上支和下支两个分支。这些分支逐渐汇合并插入眶外侧的 Whitnall 结节中。外眦肌腱的高度通常较内眦肌腱高出约 2～3mm。

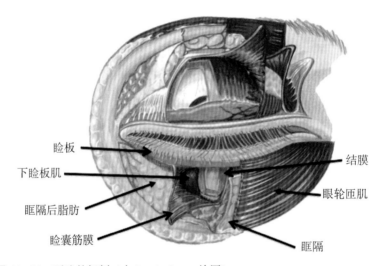

图 41-11　下睑的解剖（由 Randy Sappo 绘图）

### 结膜入路下睑成形术的方法与步骤

1. 在局部麻醉下即可完成手术，也可辅以静脉镇静，或在喉面罩下或气管内全麻下进行。
2. 在麻醉诱导后，患者居仰卧位或低头仰卧位（特伦德伦伯格卧位）。
3. 多用加肾上腺素的表面麻醉剂（如丁卡因）作为麻醉剂，将 1.5mL 至 2mL 局部麻醉药物注入睑结膜以及睑结膜浅层的下眼睑组织内。
4. 双眼应用角膜保护罩，并完成术区消毒和备皮。

5. 用 Desmarres 拉钩翻开下眼睑，并用高频电刀尖头在下睑板之下大约 6～8mm 处做切口，切开结膜和下睑缩肌。
6. 用止血钳或镊子轻压，使多余的内侧、中间和外侧眶脂肪显露，在电凝模式下去除疝出的脂肪团。注意术中应仔细观察并确保双侧去除均匀和术后对称性，避免损伤内侧和中间脂肪垫之间走行的下斜肌（图 41-18）。
7. 结膜切口无需关闭缝合。

8. 对于轻中度的皮肤松弛，可通过超脉冲 $CO_2$ 点阵激光嫩肤术改善下睑的细纹和皱纹（图 41-21）。根据不同的设备选择合理的功率密度，并对睑周进行 2~3 次扫描。如无超脉冲 $CO_2$ 点阵激光仪，也可使用 20%~35% 三氯乙酸溶液进行化学去皮法。

9. 可采用微脂肪粒颗粒移植术改善睑-颊结合部外形（图 41-19、图 41-20）。从腹腔抽吸获取脂肪组织并放置于 1mL 或 10mL 螺口注射器，针头选用管径 0.9mm、5cm 长的钝针，缓慢静脉滴注，将自体脂肪注射入泪槽和颊部，注射部位应在骨膜上方，注射至恢复美观外形即可。通常双侧泪槽和颊部注射脂肪量以 5~10mL 为宜。

## 皮肤入路下睑成形术的方法与步骤

1. 皮肤切口线可设计在睫毛下 2~3mm（图 41-22）。切口设计线内侧始于泪小点外侧，向外至外眦处，在外眦处继续延伸 6mm，终止于天然眼角皱纹以内。

2. 同经结膜入路下睑成形术的前 4 步。

3. 沿事先设计的睫毛下标记线做切口，工具可根据个人习惯选用 15 号刀片、$CO_2$ 激光或射频刀。

4. 在皮肤与眼轮匝肌间分离 6~8mm，形成皮瓣，并保全睑板前的眼轮匝肌。这一有轮廓感的"眼台"外观，既使下睑的外形自然协调，又能有效降低术后下睑退缩及下睑外翻的风险。

5. 沿内侧向下分离眼轮匝肌至眶下缘处，可暴露眶隔（图 41-23）。

6. 对术前已明确有水平向下睑松弛的患者，须同期联合外眦固定术（图 42-14）。用带有 5-0 号聚乙醇酸线（vicryl）的缝针穿透外侧眶缘骨膜，然后穿过下睑板的外缘，缩紧直至张力大小适宜。在去除脂肪前进行该手术有利于眶隔脂肪的疝出。

7. 用手术剪或细电刀头切开眶隔筋膜，充分显露内、中、外侧脂肪垫。

8. 如仅在局部麻醉下完成手术，应在术前将局部麻醉药物注入每个脂肪垫，以最大限度降低患者的不适感。

9. 用止血钳或镊子轻压，使多余的内侧、中间和外侧眶脂肪显露，在电凝模式下去除疝出的脂肪团。注意术中应仔细观察并确保双侧去除均匀和术后对称性，避免损伤内侧和中间脂肪垫之间走行的下斜肌（图 41-18）。

10. 有时外科医生会选择将脂肪重置于眶下缘来纠正泪槽畸形。用 Colorado 针沿骨膜下平面电切分离眶下缘，在泪槽区域形成约 1.5~2cm 深的袋状皮瓣。术中应避免损伤眶下神经。暴露眶脂肪后，对于内侧和中间脂肪垫，可轻压眼球使其膨出后将其固定于眶隔下缘，用 6-0 号聚乙醇酸线（vicryl）水平褥式缝合于眶骨骨膜处。但对于外侧脂肪垫，几乎主张将其切除而非重置。

11. 下睑无张复位，适当切除多余皮肤。

12. 如遇外周需要提高悬吊张力或皮肤组织去除过多的情况，可辅以眼轮匝肌悬吊术。用 5-0 号聚乙醇酸线（vicryl）将眼轮匝肌外段固定到眶外侧缘骨膜上。悬吊步骤完成后，通常根据情况切除眼轮匝肌外对应的一部分多余外眦皮肤，以利对位缝合。

13. 用 6-0 号普通肠线将皮肤连续缝合。

## 要点

1. 在实施下睑成形术前，应注意明确患者是否有水平向的松弛和眼球外突是非常重要的。常用复位试验和牵拉测试检查眼睑松弛情况。牵拉试验是将下睑牵拉并测试牵拉距离，正常情况应不大于 6mm。复位试验是指将下睑向下牵拉并松开，正常生理情况下的下睑不需要等眨眼的工夫便可回复原位。如牵拉试验结果大于 6mm，则提示患者有眼睑松弛，为改善下睑松弛并降低术后发生下睑退缩和下睑外翻的风险，应在下睑成形术的基础上实施眦固定术，并视情况决定是否行眼轮匝肌悬吊术。对于部分有严重的下睑松弛的患者，可能需要实施睑缩短术和外眦成形术。

2. 过多的脂肪切除会导致凹陷的外观，应尽量避免。通过轻压眼球去除疝出于眶隔前的脂肪即可。外侧的脂肪垫相对较难辨认，年轻医生经常切除不全。外侧脂肪切除不全可导致外眦变圆，这一畸形通常需要二次手术矫正。

3. 无论是上睑成形术还是下睑成形术，皮肤去除过多可能导致严重的并发症如睑退缩和"兔眼"，应加以避免。

4. 对泪沟线（如泪槽）过深的患者，应在实施下睑成形术的同时行自体脂肪移植、软组织填充材料植入、眶脂肪复位或泪槽移植物植入等，以改善患者组织缺损区域的外形美观。

5. 相当一部分患者角膜位置较眶下缘呈"负向量位"，这些患者经传统的皮肤入路下睑成形术后有更高的睑退缩的风险。通常情况下，角膜与眶下缘平行或稍位于眶下缘后方，而"负向量位"的患者则恰恰相反，角膜位于眶下缘的前方。对这部分患者，出现并发症后需要更多的处理，对于较轻的术后睑退缩，可实施外眦固定术、外眦成形术。而较重者则应考虑实施面中部提升术和（或）假体植入填充。由于经结膜入路的下睑成形术不会破坏皮肤和结膜间的中间层和去除皮肤组织，该入路法通常可以有效预防"负向量位"患者术后的下睑退缩。

6. 整复下睑的颧隆起和花饰现象是一件很有挑战性的工作，除本章之前提到的术式外，还需联合应用皮肤-肌肉瓣、直接切除、面中部提升术等技术。

## 并发症

**下睑退缩和（或）睑外翻**　常可导致眼睑闭合不全和角膜损伤引起的干眼症。适当保留皮肤组织和即时修复下睑的水平向松弛是降低该并发症的有效方法。相较于经结膜入路，经皮肤入路的下睑成形术发生睑退缩的风险更高。当术后出现下睑退缩时，应及时按摩并静脉注射5-氟尿嘧啶和氟羟氢化泼尼松混合液（1∶1）0.2～0.4mL。下睑局部注射透明质酸填充物有助于下睑位置的固定并防止严重瘢痕挛缩的发生。

**球结膜水肿**　下睑成形术较上睑更常见，可导致患者术后不适，并随时间长期加重。可用局部应用人工泪液、眼膏、类固醇滴剂（如氟甲松龙或醋酸泼尼松龙）和（或）眼罩。对于水肿严重或术后7d无明显缓解者，可施行暂时性的睑缘缝合术或行结膜切开。

**复视**　多由下斜肌或下直肌损伤引起。肌间血肿或水肿也可能导致一过性的眼外肌功能紊乱从而导致术后复视。对于复视患者应密切观察，对于6～8周不能恢复者，应及时复诊。永久性复视者（8个月以上）可能需要眼外肌的手术探查并实施矫治斜视的手术。

## 术后管理：上睑和下睑成形术

1. 术后48～72d应局部冷敷。

2. 局部应用抗生素眼膏，每日4次，持续5d。

3. 嘱患者行视觉监测，如出现视觉改变、眼球突出或进行性疼痛加重，应立即与外科医生取得联系。

4. 通常不需全身应用抗生素。

5. 术后24h床头应抬高，以减轻术后水肿。

6. 应限制体力活动，术后第1周不应持重超过6.8kg。

7. 术后不应服用阿司匹林和非甾体类抗炎药。

8. 非可吸收缝线应于术后7d拆除。

## 病例报告

**病例报告41-3**　男性，65岁，因主诉"外周视野减少，有眼袋、呈老态和貌似疲惫"而就诊。经过检查，发现患者上、下睑均明显松垂，下睑有水平向松弛并有中度"花饰现象"（图41-12和41-13）。患者接受了上睑成形术、经结膜入路的下睑成形术和外眦固定术（图41-14～图41-15）。

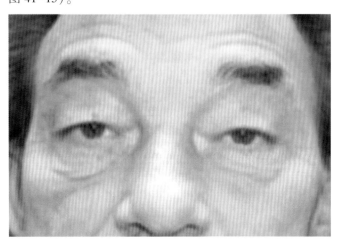

图41-12　术前正面观，示患者皮肤松垂，下睑松弛，并有"花饰现象"

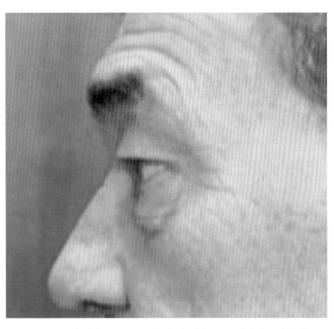

图41-13　术前侧面观，示患者皮肤松垂，外侧视野遮挡以及"花饰现象"

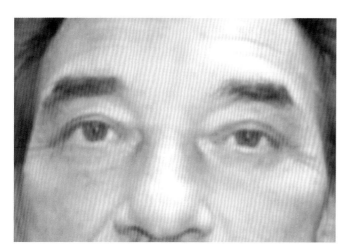

图 41-14 术后正面观,皮肤松垂和下睑松弛改善,"花饰现象"减轻

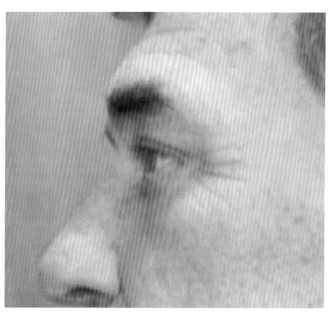

图 41-15 术后侧面观,外侧视野遮挡、下睑松弛和"花饰现象"得到矫治

**病例报告 41-4** 男性,48 岁,主诉是"看上去显得疲惫及眼睛下方眼袋过重"。经过检查,发现患者上、下睑均明显松垂,双下睑均有明显的水平向松弛,泪槽区组织萎缩。患者接受了上睑成形术、经结膜入路的下睑成形术,同期去除下睑脱垂脂肪团并行外眦固定术,对下睑皮肤区域辅以 $CO_2$ 分段式激光削磨嫩肤术,泪槽区行自体脂肪移植术(图 41-16~图 41-21)。

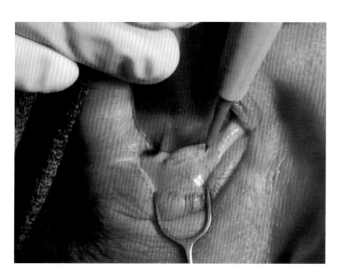

图 41-16 将下睑外翻,用射频尖针电刀头于结膜和下睑缩肌做切口

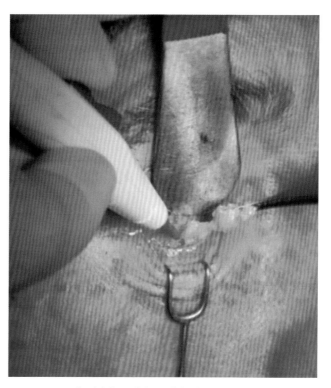

图 41-17 找到内侧、中间和外侧脂肪垫,轻压眼球,使脂肪显露。在电凝模式下去除多余的脱垂脂肪

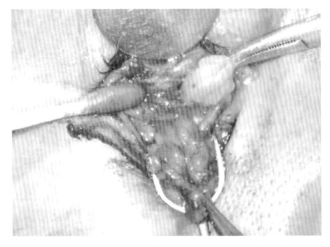

图 41-18 在内侧和中间脂肪垫之间找到下斜肌，术中应避免损伤该肌

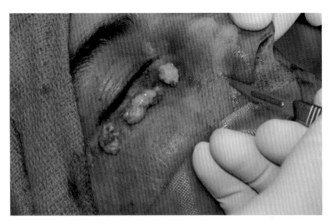

图 41-19 去除内侧、中间和外侧脱垂的脂肪组织，用 11 号刀片制备小切口，为腹部脂肪移植到泪槽和颊部做准备

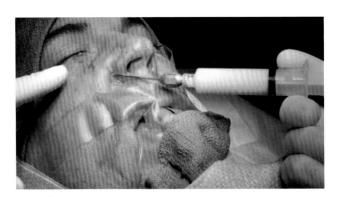

图 41-20 将筛选纯化出的腹部自体脂肪注射至泪槽和颊部的组织缺损区域。该方法对轻至中度的泪槽畸形效果颇佳

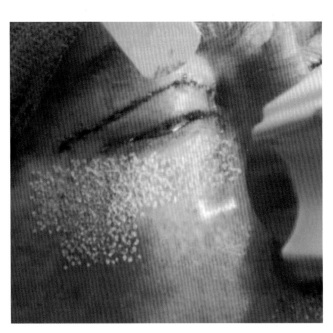

图 41-21 成形术后辅以 $CO_2$ 激光削磨术可使相应皮肤更加平整和紧致。注意在激光治疗时用应用金属眼保护罩

**病例报告 41-5** 女性，54 岁，因主诉眼睛下方眼袋和下睑不对称就诊。经过检查，发现患者有眶脂肪疝出，轻度

不对称，下睑有水平向松弛。患者接受了经皮肤入路的下睑成形术和外眦固定术（图 41-22~图 41-24）。

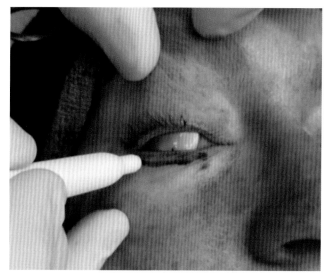

图 41-22 于下睑睫毛下 2~3mm 处标记睫毛下切口线，向外延伸入鱼尾纹

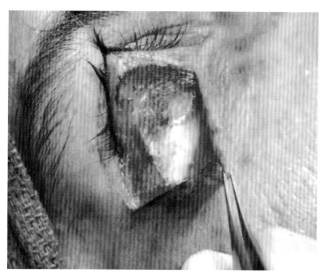

图 41-23 先向下 6~8mm 分离眼轮匝肌，再向下分离至眶隔部。眼轮匝肌到眶隔的改变可通过颜色由粉红变白来确认。在中央部的白色眶隔后，亦可见到明显的黄色眶隔后脂肪

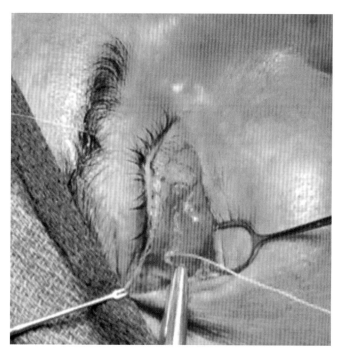

图 41-24 完成外眦固定术。用 5-0 号聚乙醇酸线（Vicryl）将睑板外侧缝合至眶外缘的内侧骨膜上

## 泪槽假体植入术

泪槽假体植入术为植入硅胶假体以纠正泪沟过深等泪槽畸形的方法。

### 适应证

1. 泪槽畸形，如过深的鼻颧沟。
2. 上颌骨或颧骨缺损导致的"负向量"（角膜位于眶下缘前方）。

### 禁忌证

1. 硅胶过敏者。
2. 眼内陷或颧骨过度肥大。对于这类患者，硅胶植入会加重凹眼畸形。

### 区域解剖

鼻颧沟位于内侧眶下缘，是下睑和颊部的分界，又名泪槽。外侧部分称为颧沟，是睑-颊联合处。随着年龄增长，颧部脂肪垫逐渐下垂，面部容积丧失，疏松的眶隔组织使得眶脂肪向前脱垂。这些因素联合作用，导致下睑的外形随年龄而改变，并发生"双凸起型"畸形。

睑-颊联合处的组织由浅入深分为以下几层：

1. 皮肤。
2. 皮下脂肪（颧脂肪垫所在区域）。
3. 眼轮匝肌的眶缘部分（浅表肌肉腱膜系统 SMAS 的组成部分）。
4. 眼轮匝肌下脂肪垫（SOOF，由 SMAS 包围）。
5. 骨膜。

颧脂肪垫　位于皮下组织层的三角形脂肪垫。颧脂肪垫使面中部丰满，并由 SMAS 包围，整体位于眼轮匝肌前方。

眼轮匝肌下脂肪（SOOF）　位于眶下缘前方，骨膜上的一层脂肪组织，是眶下孔外侧最厚的脂肪层，包绕颧大肌和颧小肌。

弓状缘　是眶隔、眶骨膜和骨膜会聚于眶外缘的部位。

眶下神经　是三叉神经上颌支的终末支。眶下神经由眼睛向前直视时的角膜内侧，沿直线从上颌骨上位于眶下缘 6~9mm 的眶下孔穿出并向下走行，出孔后眶下神经支配下睑、颊和上唇的感觉。

颧面神经　是三叉神经上颌支的终末支。经颧骨的眶下裂入眶，支配颧颊部的感觉。颧面神经常在骨膜下分离颧隆起、颧下或复合植入物时显露。

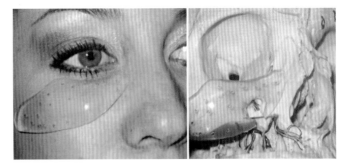

图 41-25　假体的定位过程。术中修整硅胶填充物，使其留有足够的空间容纳眶下神经的走行

## 经皮肤入路放置泪槽假体

1. 第 1~5 步与经皮肤下睑成形术相同。

2. 向下分离至眶下缘 4~6mm，并在眼轮匝肌下脂肪区形成一由骨膜和弓状缘组成的"袖口"结构。

3. 用 15 号刀片或高频尖头电刀切开骨膜，在泪槽区域将其向上提拉，形成骨膜下袋口。

4. 显露眶下神经，在骨膜下绕眶下神经分离一圈。

5. 将袋口扩大，直至足以将假体植入为止。

6. 植入前，用碘液充分浸泡植入体。

7. 用 11 号刀片在假体上制备眶下神经的锁眼形缓冲区，以免植入后压迫眶下神经（图 41-25）。

8. 将假体放在骨膜下袋口内，避开眶下神经压迫区，并将植入体置于术前设计的合适部位。

   为避免假体移位或转动，用三根 4-0 的聚乙醇酸线（vicryl）将植入体固定于骨膜下袋并缝合。也可用 2~3 个 2mm×5mm 的钛钉固位（图 41-26）。假体应恰好位于眶下缘下方，防止出现可触及或易被察觉的外形异常。

9. 假体固定后，可根据需要实施其他手术（如外眦固定术等）。

10. 另一侧按相同步骤施术，并比较两侧是否对称。

11. 用 6-0 号快速可吸收肠线连续缝合皮肤创口。

## 经结膜入路放置泪槽假体

1. 第 1~4 步与经皮肤下睑成形术相同。

2. 用 Desmarres 拉钩将下睑外翻，在睑板下缘下方约 2~3mm 处用高频尖头电刀切开结膜全层，切口自外眦至内侧的泪小点。

3. 沿眼轮匝肌和眶隔间隙向下分离至抵达眶下缘。该法保持了眶隔完整，有效预防眶隔后的脂肪脱出至分离面。

4. 在眼轮匝肌下脂肪垫范围内，继续自眶下缘向下分离 4~6mm，形成一由骨膜和弓状缘组成的袖口样结构。

5. 切开骨膜，在泪槽区域形成骨膜下袋口。

6. 操作同经皮肤入路放置泪槽假体的第 4~11 步。

7. 用 6-0 号快速可吸收肠线连续缝合结膜切口。

## 经口内入路放置泪槽假体

1. 上睑成形术可在局部麻醉下完成，也可辅以静脉镇静，或在喉面罩下或气管内全麻下进行。

2. 将 2~4mL 加肾上腺素的局部麻醉药物注入眶下区域骨膜对应的上颌前庭沟内，双侧分别注射以阻滞眶下神经。

3. 术区消毒铺巾，口腔内用 0.12%氯己定含漱液预处理。

4. 在尖牙对应的前庭沟区域黏骨膜全层切开，形成一长约 2~3cm 的水平黏膜袖口。用骨膜分离器翻瓣并在骨膜下分离，显露上颌骨、眶下神经和眶下缘。在泪槽区制备大小足以使硅胶假体进入的袋口。

5. 操作同经皮肤入路放置泪槽植入物的第 4~11 步。

6. 用 3-0 号聚乙醇酸线（vicryl）间断缝合深层组织，浅表黏膜切口用 3-0 号铬制肠线连续缝合。

## 并发症

感染　典型表现是骨膜下脓肿。治疗方法包括脓肿切开引流、脓培养、药敏试验及植入物取出。在没有脓培养和药敏试验结果的情况下不可轻易使用广谱抗生素。

**假体移位或旋转** 可导致植入区的外形改变。预防的方法是用 2~3 个钛钉或深层缝合固位。应及时手术修正，包括将假体复位或取出重置新的假体。

**不对称** 多由于假体定位不准导致，治疗包括重新安置假体、植入假体再成形或植入不同形状的假体。

**感觉异常** 由于分离组织或植入假体的过程中牵拉眶下神经导致。这类感觉异常多为暂时性的，可自行缓解。

## 要点

1. 假体应缝合或用骨钉固定于组织，以免术后发生移位。

2. 轻中度泪槽畸形患者还有另一个治疗选择，即自体脂肪移植。自体脂肪移植有着手术操作简单和致残率低等优点，但自体脂肪的成活情况因人而异，偶尔在脂肪移植后仍需要二次移植或假体植入。

3. 对于"负向量"患者存在的泪槽畸形，笔者偏向于采用颧/颧-颧下假体联合自体脂肪移植的方法进行矫治。这是因为泪槽假体常不足以提供颊部缺损的组织量，因此不能单独用来纠正这类缺损。

## 病例报告

**病例报告 41-6** 男性，55 岁，因主诉"眼睛显老态，尤其是两侧上眼赘皮和眼睛下方组织凹陷"而就诊。经过检查，发现患者上、下睑皮肤松垂，外侧视野阻挡，双侧泪槽及眶下缘区凹陷畸形。患者同期接受了上睑成形术和双侧泪槽假体植入术（图 41-26、图 41-27）。

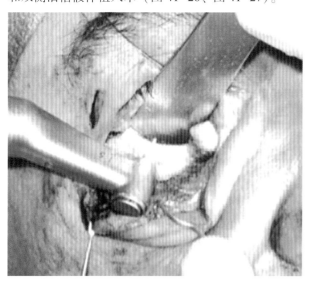

图 41-26 用经皮肤入路下睑成形术的睫毛下切口显露泪槽区域，抵达眶缘后，制备骨膜下袋口为后期假体植入做准备。图示用手机截骨修整植入体

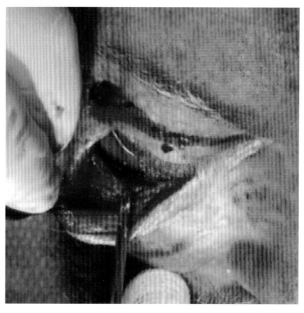

图 41-27 为避免术后移位或转位，至少用 2 个骨钉将泪槽植入体固定于骨膜下袋内。固定后，假体应正好于眶下缘下方，防止出现可触及或易被察觉的外形异常

## 参考文献

Flowers, R. S., 2006. Correcting suborbital malar hypoplasia and related boney deficiencies. *Aesthetic Surgery Journal*, 26, 341-55.

McCord, C. D. Jr. and Codner, M. A., 2008. Classical surgical eyelid anatomy. In: C. D. McCord Jr. and M. A. Codner, eds. *Eyelid and periorbital surgery*. St Louis, MO: Quality Medical Publishing; Pp. 23-7.

Terino, E. O. and Edwards, M. C., 2008. Alloplastic contouring for suborbital, maxillary, zygomatic deficiencies. *Facial and Plastic Surgery Clinics of North America*, 16, 33-67.

（朱文瑄 译）

# 第 42 章　鼻成形术

鼻成形术手术目的是改善鼻及其相关结构的外形和功能。

## 适应证

### 修正鼻畸形功能

1. **鼻中隔畸形**　鼻中隔偏曲，骨刺，内外鼻瓣畸形等。
2. **鼻内畸形**　鼻甲肥大，鼻中隔穿孔、粘连等鼻内异常状态等。

### 矫正因先天性和获得性（创伤性）畸形造成的畸形

1. **上部鼻畸形**　过高或低的鼻背隆起，侧方鼻背隆起，细长鼻，薄或者宽的鼻背，鼻中隔偏曲。
2. **下部鼻畸形**　鼻尖不清晰，鼻尖偏斜，鼻尖发育过剩或不足、过大或不对称鼻孔，过多鼻小柱。
3. **创伤后畸形**　鼻扭曲和鞍鼻。
4. **二次鼻成形术**　前次鼻整形效果上不满意者。

## 禁忌证

1. 未能控制的系统性疾病。
2. 较大的鼻中隔穿孔。
3. 继发于创伤的不稳定的鼻支持结构。
4. 多次鼻成形手术后形成有瘢痕及无血管的瘢痕的皮肤-软组织瓣的患者。
5. 嗜烟的患者。
6. 患心理疾病者，如躯体畸形综合征、抑郁症、人格障碍等。

## 区域解剖

1. **膜性鼻中隔**　位于软骨鼻中隔和鼻小柱之间的鼻中隔部分。
2. **鼻中隔**　鼻中隔是骨性和软骨结构的结合，可以将鼻穹隆一分为二，为鼻尖提供支持，稳定上下外侧软骨。鼻中隔前部分为软骨的，后面部分及近颅部分为骨性。

软骨中隔呈四边形，与双侧成对的上外侧软骨在背侧融合，分别与鼻前棘和上颌骨鼻嵴在前部和下部融合。骨性鼻中隔是由犁骨和筛骨的垂直板构成的，犁骨与上颌骨鼻嵴的后面连接。筛骨的垂直板与鼻骨、额骨、筛板连接（图 42-1）。

## 鼻中隔手术

**尾部鼻中隔成形术**　手术的目的是去除鼻中隔偏曲的部分来改善阻塞性鼻呼吸，纠正外观上的畸形及偏曲，获得提供给附加的移植手术的软骨片。大量的软骨可以从中央软骨鼻中隔（四角形切取）获得。在背侧和尾部保留至少 10mm 的软骨支柱非常重要，因为它需要支撑鼻复合体。在矫正的鼻成形手术中，如果鼻中隔已经被使用过，可供选择的获取软骨的部位有耳甲软骨第 6 和第 7 肋软骨。

**鼻中隔复位**　将偏曲的鼻中隔复位至鼻腔中线。软骨鼻中隔可以通过切除或者不切除软骨来复位。黏软骨膜的切开是从软骨中隔的下部开始的，以使软骨从鼻前棘和上颌骨鼻嵴上游离。软骨性鼻中隔移动并沿着鼻腔的中线放置。更常见的是"旋转门技术"，它被用于切除保存的下部的软骨，以使其可以沿鼻穹隆的中线复位。不可吸收性缝线通常穿过前下部分的软骨性鼻中隔，固定于鼻前棘或者前鼻底表面的骨膜或上颌骨鼻嵴。

**软骨刻痕**　软骨刻痕是为了促进鼻中隔软骨的矫直。刻痕垂直于偏曲的方向，通常要求在双面刻痕以使其变软，重塑偏曲的软骨。

**扩展移植骨片**　通常是由鼻中隔获取的，被置于软骨性鼻中隔与上外侧软骨的上部连接处（图 42-31、图 42-32 和病例报告 42-2 中的图 42-33）。扩展移植被应用于打开内侧鼻穹隆（增加鼻通气量），重建或者使狭窄的中鼻穹隆增宽，使短鼻患者增加鼻长度，在修正鼻成形时重建驼峰鼻畸形。

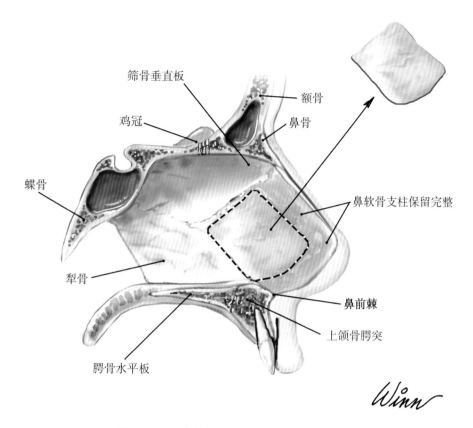

图 42-1　鼻中隔的解剖及四边形软骨的获取

（图中标注）
筛骨垂直板
鸡冠
蝶骨
犁骨
腭骨水平板
额骨
鼻骨
鼻软骨支柱保留完整
鼻前棘
上颌骨腭突

## 鼻甲解剖及手术

**鼻甲**　3 对鼻甲（上、中、下）通过薄鼻甲骨沿着鼻外侧壁分布。它们的功能是温暖和湿润吸入的空气。下鼻甲是引起阻塞性鼻呼吸的常见因素。

**下鼻甲全切除术**：包括鼻甲骨骨折和沿与鼻腔外侧壁的外侧接触部位完全切除下鼻甲。这个手术并不常做，因为它改变了鼻腔的生理结构，可能引起术后出血、结硬皮、萎缩性鼻炎、鼻干燥。

**部分前部鼻甲切除术**　包括切除前部三分之一到一半的受累及的下鼻甲。其风险与下鼻甲全切除术相关风险类似。

**黏膜下切除术**　包括切除下鼻甲骨而保留覆盖的黏膜。通过保留表面覆盖的黏膜瓣，正常的黏膜功能被保存，使并发症（如出血、萎缩性鼻炎、鼻干燥等）达到最小化。

**其他的鼻甲治疗方法**　包括电刀切割术、射频切除术、激光切除术、冷冻手术和不伴复位或清除操作的骨折。

## 鼻穹隆的解剖及手术

**内侧鼻穹隆**　为鼻中隔与上外侧鼻软骨的尾部边界相接处（通常 10°~15°）。内侧鼻穹隆构成了鼻腔通气道的最窄处，它通常与阻塞性鼻通气有关。内侧鼻穹隆的狭窄可通过扩展移植纠正，来增大内侧穹隆角，以扩张通气道。

**外侧鼻穹隆**　尾部靠近内侧鼻穹隆，外侧边界为鼻翼，被鼻中隔和鼻小柱均分。外侧鼻穹隆是自鼻前庭进入鼻腔的必需的通道。塌陷的外侧鼻穹隆表现为吸气时鼻翼边缘的塌陷。治疗塌陷的外侧鼻穹隆是通过纠正潜在的鼻中隔偏曲和应用鼻翼边缘的植入物来打开外侧鼻穹隆角。

## 鼻皮肤软组织瓣

**厚的鼻皮肤软组织瓣**　厚的畸形脂肪组织更适宜隐藏畸形，掩盖小的异常和不对称。然而，鼻组织较厚时很难获得轮廓清晰的美观外形。

**薄的鼻皮肤软组织瓣**　鼻部骨骼的内部边界清晰可见。可见到轮廓清晰的鼻尖解剖结构，也显示出了鼻的不正常、不完美、不对称表现。

## 鼻部骨骼

**鼻根**　为鼻骨和额骨的交界点，代表了鼻额角的最低部位。深的鼻根点可以通过植入异塑体（膨体聚四氟乙烯）或自体移植物（颗粒状的鼻中隔软骨、肋软骨、颞筋膜）来增加鼻额角。

**鼻骨**　成对的鼻骨形成了鼻的骨性的顶，两者在中线连接，在外侧方与上颌骨连接，在上方与额骨连接，在下方与上外侧软骨连接，在后部与筛骨垂直板连接。

**上外侧软骨**　与中线处鼻中隔接触，形成软骨性中穹隆。成对的鼻骨覆盖在上外侧软骨的上侧部分。

**下外侧软骨或鼻翼软骨**　成对的 C 形的下外侧软骨是由内侧、中间、外侧脚组成的。下部由鼻中隔尾部和梨状孔支撑。下外侧软骨决定着鼻尖的主要形态、大小、投影。

**卷轴区域**　下外侧软骨覆盖上外侧软骨的连接处。

**重点区域**　上外侧软骨、鼻骨和鼻中隔的连接处。

### 初步鼻检查

1. 关于患者主诉和鼻功能及外貌的讨论。
2. 术前拍照可以使外科医生在电脑软件中处理图像（可作为与患者一起评估的可视化工具），也可以作为鼻成形术中参考。
3. 包括面部的整体美学评估和对鼻尖、鼻背、鼻基底、鼻翼缘、鼻小柱、鼻骨、鼻根、皮肤软组织瓣以及对称性的动态和静态评估。
4. 用鼻窥镜进行鼻内检查，观察鼻中隔偏曲的情况、黏膜状况、鼻中隔穿孔和粘连及鼻内肿物情况。对于主诉有功能问题的患者和有手术史并需要获取鼻中隔软骨移植的患者特别重要。评估下鼻甲的肥大在阻塞性鼻呼吸中的作用。
5. 治疗计划可以在初次接待并与患者分享讨论之后制订，也可以在术前的后续见面中与患者讨论并进一步改进治疗方案。治疗方案应该考虑到患者功能和美观的要求，由患者与外科医生讨论确定。

### 鼻中隔入路：killian 和贯穿切口

#### Killan 切口

**指征**

1. 提供获取四边形移植标本的入路。
2. 提供进入中部鼻中隔（四边形鼻中隔）、犁骨、筛骨的入路。
3. 对邻近组织的破坏降低至最小。

**禁忌证**

难以入路的尾部及背部鼻中隔畸形。

**技术要点：killian 入路的鼻中隔成形术**

1. 麻醉方式包括静脉镇静麻醉、喉罩或者经口插管的全

麻。可术前静脉给单次剂量的抗生素。

2. 患者仰卧位，在口咽腔后部放置明确计数的咽部阻塞物。外部和内部鼻腔用 hebiclense 溶液预处理，并擦拭额、下颌、耳等可见的部位。
3. 鼻腔用羟甲唑啉浸泡的 15cm 纱条填塞。将混有 1：100 000 肾上腺素的 1% 的利多卡因溶液用 27 号或 30 号针头注射入鼻中隔。鼻中隔的注射位置在双侧软骨膜下（软骨性鼻中隔）和骨膜下（后部骨性鼻中隔前部）平面。正确的注射技巧可以使组织从其覆盖的鼻中隔上分离，也可以使表面组织变白。梨状孔、鼻底、下鼻甲（如果要行下鼻甲切除术）也需要注射。神经阻滞的部位是滑车上和眶下神经血管束。
4. 为获得鼻中隔的入路，killian 切口平行于软骨性鼻中隔的尾部，并位于其后 3~5mm（病例报告 42-1 之图 42-2）。killian 切口可在鼻中隔的任意一侧，取决于术者的习惯和鼻中隔畸形的位置。用 15 号刀片横向切开黏软骨膜而不穿透其覆盖的软骨性鼻中隔。用剥离子的盘状末端于软骨膜下和骨膜下平面分离组织，范围应在偏曲部位或者取软骨的部位。用 15 号刀片在平行于 killion 切口后 5~7mm 切开软骨鼻中隔，以获得至少 10mm 的尾部支撑。用剥离子在鼻中隔对侧行软骨膜下组织分离。注意不要使对侧黏软骨膜穿孔。在保护好黏软骨膜瓣的情况下，用回转刀切除偏曲的鼻中隔或要取的软骨，保留至少 10mm 的鼻背软骨的支撑。切除的软骨用 Debakey 钳传递（病例报告 42-1 之图 42-3）。如果获取的软骨需要作为辅助手术的植入物则要放置在潮湿的纱布上。
5. 冲洗伤口，killian 切口用 6-0 普通肠线和 P3 的针缝合。用 keith 针带 4-0 肠线褥式缝合软骨缺损处以消灭无效腔。

**要点：killian 入路**

1. 虽然传统的切口在平行于软骨性鼻中隔后 3~5mm，确切的切口位置要根据鼻中隔畸形来确定。killian 切口可用于行犁骨和筛骨偏曲手术，骨刺患者用此切口时要将切口置于骨畸形的前方，可以延长或者不延长切口至鼻底以方便入路。

### 病例报告

**病例报告 42-1**　阻塞性鼻呼吸（软骨性鼻中隔偏曲）。患者，46 岁，主诉右侧鼻孔阻塞，药物治疗不能缓解。

鼻中隔检查发现显著的软骨性鼻中隔偏曲及右侧下鼻甲肥大。治疗方式包括 killian 切口入路切除偏曲的鼻中隔软骨，右侧下鼻甲黏膜下切除（图 42-2、图 42-3）。

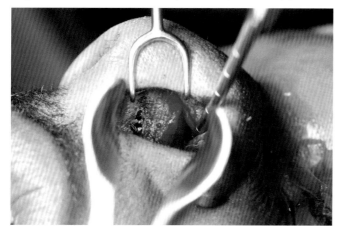

图 42-2 killian 切口位于平行于软骨性鼻中隔尾侧端边缘（蓝色手术标记）后 5mm

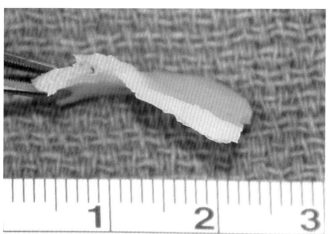

图 42-3 切除的偏曲的软骨。保留 10mm 背部和尾侧端的软骨鼻中隔的支撑结构

### 贯穿切口

#### 适应证

1. 暴露尾侧端鼻中隔前部，提供矫正尾侧端鼻中隔偏曲以及获取植入材料的入路。
2. 提供暴露鼻前棘和鼻底的入路。
3. 去除过突鼻尖。

#### 禁忌证

可采用损伤更小的术式时。

#### 方法：3 种不同类型

1. **完全贯穿切口** 切口完全贯穿膜性鼻中隔，上部起于尾侧部-背部鼻中隔角，下部止于与鼻底的接触点。软骨膜上切开可以获得供移植的软骨，纠正鼻中隔畸形。可去除鼻尖过突，提供达鼻前棘的入路。

2. **半贯穿切口** 切口只切透一侧膜性鼻中隔。用刀片锐分离至尾侧鼻中隔，而不完全破坏与鼻底接触区。软骨膜上的切开可以获得供移植的软骨，纠正鼻中隔畸形。

3. **部分贯穿切口** 在与鼻底接触区以上做完全贯穿鼻中隔的切口。软骨膜上的切开可以获得供移植的软骨，纠正鼻中隔畸形。

#### 要点：贯穿入路

1. 贯穿切口可以获得到达尾侧端鼻中隔的较好入路。
2. 切口位置尽可能靠近尾侧鼻中隔的边缘以减小膜性鼻中隔的损伤。

### 开放性入路的鼻成形术

#### 适应证

1. 预期为复杂的成形术或者需植入物的鼻成形术，特别是鼻尖手术。
2. 严重偏曲或扭曲的鼻畸形。
3. 复杂的二次鼻成形术。
4. 外科医生的偏好，初学者。

#### 禁忌证

当需要小的调整时，可以用局限的切口（鼻内入路）完成，或用可注射性填充剂。

#### 方法与步骤

1. 与患者再次确认治疗计划，确定手术标志点。
2. 麻醉选择包括静脉镇静麻醉、喉罩或者经口插管的全麻。可术前静脉给单次剂量的抗生素。
3. 患者仰卧位，于口咽腔后部置入明确计数的咽部阻塞物。外部和内部鼻腔用 hebiclense 溶液预处理，并擦拭额、下颌、耳等可见的部位。
4. 鼻腔用羟甲唑啉浸泡的 15cm 纱条填塞。将混有 1∶100 000 肾上腺素的 1% 的利多卡因溶液用 27 号或 30 号针头注射入鼻中隔。鼻中隔的注射位置是双侧软骨膜下（前部软骨性鼻中隔）和骨膜下（后部软骨性鼻中隔）平面。正确的注射技巧可以使组织从其覆盖的鼻中隔上分离，也可以使表面组织变白。梨状孔、鼻底、下鼻甲（如果要行下鼻甲切除术）也需要注射。在所有鼻部手术中，因用于止血的少量局部麻醉药可以限制组织变形（通常总量为 7 ~ 8mL）。局部麻醉后等待 10 ~ 15min，才可以达到局部麻醉药理想的血管收缩作用，也可以解决后注射组织变形问题。

5. 一个阶梯式的，V 形或者 W 形横鼻小柱切口，尖头向下朝向中央的内侧脚平面（鼻小柱最狭窄的部位），用 11 号刀切开。垂直于皮肤行锯式切开。在内侧角的浅面见到鼻小柱动脉，应该行传统的双极电凝。

6. 用 15 号刀片做边缘切口。手指放在下外侧软骨的外表面，用双齿钩使鼻孔外翻。此动作可以显示下外侧软骨的尾侧部分。边缘切口沿着外侧角的尾侧部分，注意不要切断其下覆盖的软骨。切口边缘沿着中间、内侧角的尾侧边缘延伸，连接横跨鼻小柱的切口。

7. 反向成角剪或者虹膜剪用于自中央边缘切口将鼻小柱解剖开，鼻小柱瓣用 11 号刀片游离。

8. 反向成角剪或者虹膜剪可用于使皮肤软组织瓣与软骨表面相对乏血管的组织平面一起掀起，可以用 8mm 的双齿钩暴露成对的下外侧软骨。

9. 自下外侧软骨的头侧向上外侧软骨分离组织。上外侧软骨与相对乏血管的平面一起暴露直达鼻骨处。在鼻骨上行骨膜下切开，用 9 号骨膜剥离器显露上部穹隆。剩余的纤维连接用 Joseoh 刀或 9 号骨膜剥离子切断。用 Aufricht 牵开器牵开皮肤软组织瓣以直视暴露整个鼻部骨骼。

10. 开放性鼻中隔成形术目的是获得植骨手术所需的软骨，并切除、刻痕、复位鼻中隔软骨。

11. 鼻尖和鼻背修正按照计划实施。外科手术偏好影响决定，尽管如此，皮肤软组织瓣在调整后复位以观察变化，直至获得计划的结果。

12. 鼻尖的调整通常包含鼻小柱的位置、头侧部位的修剪、穹隆内结构、穹隆间的结构、鼻尖移植手术。

13. 鼻背的修整可能包含驼峰鼻的复位（图 42-28 ~ 图 42-30）、增高、纠正偏曲。软骨性鼻背的复位术用 10 号、15 号刀片。骨性鼻背复位术用锋利的 monobeveled 骨刀。开放性鼻背畸形可能发生在较大的鼻背复位术后，需要植入支撑物（图 42-31 ~ 图 42-33）和鼻部的截骨术来解决。

14. 截骨术按照需要进行，外侧骨切除术通常用于矫正鼻骨偏曲或者不对称以及关闭开放性畸形。用 15 号刀片在下鼻甲上面的梨状孔做小切口以行外侧骨切除术。用 9 号骨膜剥离器为使用骨刀创造出骨膜下通道。外侧截骨术需用保护性骨凿，目的是减少组织损伤。偶尔的，用 2mm 的骨凿进行经皮截骨术对于移动折断的鼻骨很重要。

15. 鼻翼的修整按照计划进行，鼻翼边缘的植入物目的是纠正吸气时外侧鼻穹隆的塌陷，提供鼻外侧壁的支撑。软骨支撑置于由表面、外侧面及下外侧软骨的上面构成的袋性结构内。

16. 鼻小柱的切口用 6-0 的普通肠线间断缝合。

17. 鼻内的切口用 5-0 的普通肠线缝合，Keith 针带 4-0 的普通肠线缝合鼻中隔。

18. 利多卡因神经阻滞位点在滑车上神经和眶下神经血管术位置。

19. 乳香胶用于外部鼻，1/4 英寸的胶条贴于外鼻来压迫切开位置。热塑性的夹板（Aquaplast Corp.，Wyckoff，NJ，USA）用大剪刀修剪，用水浴加热来塑形。夹板应该覆盖在鼻尖上到眉间的区域，从外侧至鼻唇沟。适当的修剪和放置后，夹板可以加压关闭无效腔，限制水肿，支撑截骨后鼻骨的位置，提醒患者在愈合期不要俯卧睡眠。如果鼻骨的位置比预想要居中，鼻内的硅胶夹板要置于每个鼻腔内，用 2-0 的尼龙线贯穿鼻中隔（膜性）缝合来互相固定。应用涂抹和口服的抗生素。很少填塞鼻腔。

20. 去除喉部的填塞物，吸净患者口咽后部，拔管，经标准程序复苏。

**要点：开放性鼻成形**

1. 开放入路允许外科医生以相对无变形的方式行复杂的鼻部骨骼手术。复杂植骨和矫正手术可以在直视下完成。缺点包括鼻小柱切口瘢痕和加重鼻尖肿胀。

2. 一个阶梯式的，V 形或者 W 形横鼻小柱切口有助于隐藏切口瘢痕。当做横跨鼻小柱的切口时注意不要横切到其下内侧。

3. 当鼻部骨架化过程中，使皮肤软组织瓣保持在下外侧软骨和上外侧软骨的表面很重要，目的是减小对组织瓣的损伤，保证血流，减少瘢痕组织的形成、水肿，和术中、术后出血。

**闭合性（鼻内）鼻成形术**

**适应证**

1. 术者偏好。

2. 初次鼻成形术或者较小的再次鼻成形术。

3. 对限制皮肤切口的需要（之前有瘢痕疙瘩者）。

## 禁忌证（相对禁忌证）

1. 需要大量植骨步骤的复杂鼻成形术。

2. 骨杂的再次鼻成形术。

3. 伴有严重偏曲或扭曲部分的复杂的创伤后鼻成形术。

4. 对鼻内手术技巧不熟悉的初学者。

## 方法与步骤

1. 同开放性鼻成形手术的技术中第 1 至第 4 步。

2. 首先可暴露鼻中隔，按照需要进行手术。如果需要，取鼻中隔软骨用于支撑，或按照术前计划塑形植入物。

3. 需要注意的是关闭鼻成形的切口。入路是在下外侧软骨和上外侧软骨之间穿经软骨的切口（图 42-4）。鼻尖可以人为地置于尾部，直到在鼻前庭内可见上外侧软骨与下外侧软骨的交界处。用 15 号刀片切开鼻黏膜，平行于上外侧软骨的外侧部分横断上下外侧软骨的交界处。钝性及锐性分离鼻背。分离软骨上组织时应仔细，使其出血最少，保持皮肤软组织瓣的整体厚度、减少组织创伤及水肿。

4. 在另一侧行相同的入路，使组织平面相连。

5. 一旦到达骨性的鼻背部，用 9 号的骨膜剥离子行骨膜下分离，在骨性穹隆的上部形成袋形结构。

6. 用鼻剥离刀切断上外侧软骨的外侧的组织粘连。在驼峰切除后，外侧分离对于皮肤软组织瓣的被动复位很重要。

7. 鼻背高度的调整用 10 号及 15 号刀片，凿、锉联合。

8. 内侧、中间及外侧截骨术按需要实施。内侧及中间截骨用 2mm 的直凿穿透软骨的切口，外侧骨切除术经鼻前庭入路，如前边在本章叙述的。

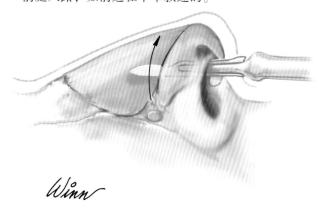

*Winn*

图 42-4 经鼻内的鼻成形术切口穿经上、下外侧软骨之间

9. 鼻尖手术的注意事项。用 15 号刀片沿下外侧软骨的尾状边缘做双侧边缘切口，来暴露下外侧软骨。切口自外侧脚至内侧脚沿整个下外侧软骨的尾侧边缘延伸。用虹膜剪或者反向剪分离下外侧软骨和顶部表面，直到与先前的穿经软骨的鼻背分离层面连通。

10. 下外侧软骨可能经一个鼻孔延伸到另一个鼻孔，按照计划行塑形、植骨、缝合操作。

11. 如果需要可行鼻翼边缘修整和植骨。

12. 切口用 5-0 普通肠线缝合。如果鼻软骨被重新塑形或者切除，用 Keith 针带 4-0 的肠线褥式缝合。

13. 同开放性鼻成形术的第 18 至第 20 步。

## 要点：闭合式（鼻内）鼻成形术

1. 闭合式鼻成形术的优点包括无外部瘢痕，术后肿胀最小化，减小手术时间，加快患者的康复。开放性鼻成形术后鼻尖肿胀需用 9~12 个月完全缓解，因此延迟了最终手术的外观。

2. 闭合式鼻成形术缺点是复杂植骨和鼻尖手术难度大，妨碍了直视下操作，通常需要更有经验的外科医生。许多修整术在盲视下操作或者需要重要组织的移位变形来直接观察改变。因此，复杂的操作和手术只能由熟悉经鼻内入路的有经验的医生操作。

## 特殊性的鼻畸形矫正

### 上部骨性穹隆和中间软骨穹隆

1. **过宽畸形** 小范围的缩窄术可以通过小范围打磨外侧骨和软骨刻痕实现，大范围的缩窄术需要鼻骨截骨术来使鼻骨向中间移位。

2. **过窄畸形** 经常在初次过度的鼻成形术后见到。治疗通常包括鼻截骨术和植入支撑物。内侧和外侧截骨术的目的是使鼻骨从骨性鼻中隔向外侧移位。软骨性鼻中隔从下外侧软骨上分离，支撑的植入物植入后保持新的位置。小的畸形可以考虑掩饰性的表面植入物或者注射性填充物。

3. **高鼻背** 小的鼻背复位术可以通过打磨（骨性）和削低（软骨）实现。较大的鼻背复位术需要完整切除软骨和骨（如病例报告 42-2 之图 42-28~图 42-30）。首先沿着两侧上外侧软骨在设想的高度切开软骨。将在穹隆高度的鼻腔内黏膜提升并在下方朝鼻腔内翻起 2~4mm。软骨性鼻中隔切开至新的高度，直到与骨性鼻中隔交接处。鼻腔黏膜自骨性穹隆的底面提升。用monobevel 骨凿降低骨性鼻背至比最终理想位置稍高一点。尖锐的骨性边缘用推进锉磨平，最后用金刚锉打磨。在鼻中隔和两侧上外侧软骨的鼻骨之间经常存在一道沟（开放式屋顶畸形）。依据之前存在的鼻阻塞和设计的美容效果，通常用鼻中隔软骨支撑植入物来填充沟（如病例报告 42-2 之图 42-31~图 42-33）。外侧截骨术可以用来关闭裂隙。任何计划的偏曲鼻中隔的矫正必须要先于关闭开放屋顶式畸形裂隙。支撑性植入物也作为巴顿植入物加强鼻中隔的挺直。

4. **低鼻背**　通常用鼻背表面植骨来增加鼻背的高度。加高材料包括切成小块的鼻中隔软骨、颞深筋膜、成形的自体肋骨和同种异体植入物。低鼻背的一种类型是鞍鼻畸形。矫正术包括大块鼻背表面植入物，常经鼻内入路植入硅胶植入物。

5. **偏曲或者扭曲的鼻背**　通常由鼻骨、鼻中隔、上外侧软骨的骨折或者上外侧软骨插入鼻骨底面造成。通过外侧、中间、内侧截骨术来纠正。高鼻中隔的畸形可能需要行骨性鼻中隔截骨术。小的畸形和不对称畸形可以通过掩饰性的表面植入物或者注射性填充物来纠正。鼻中隔刻痕和支撑植入物可以依据特定种类畸形来选用（图 42-5）。

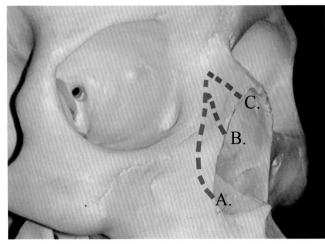

图 42-5　外侧（A）、中间（B）、内侧（C）截骨术的截骨部位

## 鼻尖

1. **鼻尖过度突出**　只通过贯穿切口从下外侧软骨的脚平面分离尾端鼻中隔将使鼻尖退回 1~2mm。严重的过度突出可以用全贯穿切口、头侧修剪、脚部分离，切除和重建的结合治疗方法。

2. **鼻尖突出不足**　小的畸形可植入鼻小柱支撑材料。严重的病例可以采用植入鼻小柱支撑材料、软骨移植、Goldman 鼻尖手术。

3. **鼻尖下垂或无旋转**　治疗包括：头侧的修剪，切除尾侧-背侧鼻中隔角的同时将顶部鼻中隔旋转，对于过锐的鼻唇角行鼻前棘的增高术。大多修正鼻尖的操作也会引起鼻尖向头侧旋转，特别是内侧脚延长时（鼻小柱支撑、软骨移植、覆盖移植、缝合技术）。

4. **过度旋转的鼻尖**　经常继发于先前过度的鼻成形。用掩饰性的植入物来增加鼻尖下小叶（软骨移植、乳突筋膜移植至鼻尖下），如果同时看到鼻翼边缘的退缩，可以考虑行鼻翼软骨的移植、对侧耳软骨移植至鼻翼前庭。

5. **宽鼻尖、蒜头鼻、方形鼻尖**　宽的中间脚通常是宽鼻尖或方形鼻尖畸形的原因。这种状态的纠正通过中间脚的切除、头侧修剪、鼻翼软骨对缝、鼻翼软骨内缝合、结构软骨移植（鼻小柱支柱、软骨和帽状移植），对在皮肤软组织瓣有较厚脂肪的患者行选择性减脂术。

## 鼻翼基底和鼻孔

1. **不对称性鼻孔**　通常是由于尾部鼻中隔自上颌骨鼻嵴的偏曲。可以通过凹形表面刻痕和巴顿植入物加强来使尾部鼻中隔挺直。骨性鼻中隔用 4-0 聚乳酸缝线缝合于中线上颌骨鼻嵴的骨膜。

2. **宽鼻翼基底**　用 2-0 的尼龙线鼻翼拉紧缝合。必须分离鼻孔周围的骨膜来促进鼻翼向中间移动。过宽的鼻孔需要行鼻翼基底的部分切除（Weir 切口）。

## 术后管理

1. 用可调节夹板和鼻部胶带固定 7~10d。

2. 切口处抗生素软膏局部应用 2d，湿润的封闭性油膏涂抹 5d。

3. 普通肠线在第 7 天剪平。

4. 甘菊凝胶在术后 3d 后可用于淤斑处。

5. 通常在术后第 1、2、4、12 和 24 周复诊查看患者。需提醒患者鼻成形手术的最终效果需要到术后 9~12 月才能观察到，因为鼻部水肿需要恢复，特别是开放性鼻成形手术。

## 早期并发症

1. **出血**　术后的即刻出血通常来源于不正确应用局部麻醉药、意外的黏膜损伤、下鼻甲切除术后血管丰富的鼻甲切口出血。通过恰当的局部麻醉注射技术、仔细的组织瓣切除、下鼻甲切除术后鼻腔置入含有羟甲唑啉的海绵 5~10min 可以减少出血，如果止血不理想，可在手术最后用注射含有血管收缩剂的局部麻醉药。

2. **感染**　少见。鼻成形术一般被认为是污染切口手术。感染伤口处理包括使用抗生素、伤口清创处理、血肿排出、去除感染物质（鼻腔填充物、人工材料、自体移植物）等。

3. **鼻中隔血肿**　未发现的鼻中隔血肿可能会引起感染、局部缺血、鼻中隔软骨的坏死和鼻尖支持的降低，最终导致鞍鼻畸形。鼻中隔血肿的预防包括黏软骨膜瓣的仔细切开、手术末的止血、水平褥式缝合和早期发现。治疗包括早期的排出积血、消除无效腔（填充物、引流物放置、水平褥式缝合）和抗生素治疗。

4. **脑脊液鼻漏**　为罕见的并发症。症状包括头痛、较干净的鼻腔液体流出、咸性或者金属味后鼻滴流。原因包括在截骨或者切除骨性鼻中隔偏曲或骨刺时，用科特剥离器剥离黏软骨膜隧道过于用力，以至于过于向后、向上，越过了筛窦顶使筛状板骨折。初始治疗包括预防性应用抗生素防止脑膜炎。长期的脑脊液鼻漏治疗包括腰椎引流放置或分层修补。

### 后期并发症

1. **鼻中隔穿孔**　发生在鼻中隔软骨切除和相应部位的双侧鼻中隔黏膜撕裂。症状包括鼻结痂、阻塞、干燥、鼻出血、疼痛以及鼻吸气时笛音。大的穿孔可能危害鼻结构的完整性；也可能导致外形美观改变包括鞍鼻畸形。鼻中隔穿孔可以通过仔细的黏软骨膜瓣的切开、术中撕裂的即刻修补、良好的鼻卫生及紧密随访弥补。延迟的修补可以用双侧双蒂的黏膜瓣推进。

2. **粘连**　通常伴随对侧黏膜表面损伤而发生，但也可能出现在感染和鼻创伤之后。在下鼻甲切除术的部位出现，因为切除的鼻甲部位与鼻中隔黏膜接触。发生后部粘连的患者通常是无症状的。症状性的粘连伴有阻塞性鼻呼吸或分水桩样缺损。防止粘连的方法包括仔细地切开、避免意外性的黏膜损伤、术后应用鼻夹板或者鼻填塞物1~2周、鼻中隔缝合。

3. **切除过量**　这些并发症是最毁灭性的，并难以纠正。需要再次进行修复手术，必要时应该从耳或者肋骨取供移植的支撑软骨。

（1）下垂的鼻尖（过度旋转或者伸出的鼻尖）：通常是由于头侧修剪过度、尾侧鼻中隔软骨的过度切除，或者是由于弱的缺乏支持力的内侧角引起。可以用鼻小柱支撑植入物或者鼻尖植入物来治疗。

（2）鼻翼边缘退缩：由于过度的头侧修剪引起。对于轻度退缩可用鼻翼边缘的支撑植入物修复。重度退缩可能需要从前鼻甲处移植复合的皮肤-软骨组织瓣到鼻前庭。

（3）单鼻尖畸形：通常与鼻尖过度缩窄和伴随过度头侧修剪的移植有关，导致了鼻翼塌陷。治疗通常包括鼻翼支撑植入物或复合组织瓣修复。

（4）龙骨样畸形：由于用不合适的规格和缺乏横向支撑植入物来关闭开放性屋顶畸形引起。鼻背的横断面是一个点而不是圆形或者方形的穹隆顶，须行鼻截骨术，并置入大面积的支撑物。

（5）内侧和外侧鼻穹隆的塌陷：通常的原因是再次鼻成形。治疗方式要根据穹隆塌陷位置决定。

（6）鞍鼻畸形：原因是未发现的鼻中隔血肿引起的软骨坏死、驼峰鼻的过度切除（未纠正的开放性屋顶畸形）、未能保存足够的鼻中隔软骨（10mm 的鼻背和尾侧支撑）。可用支撑植入物、表面植入物、鼻截骨术结合来改善畸形。

4. **切除不足**　这些并发症是不完善的治疗计划或者不恰当的执行引起的，通常比纠正过度切除的并发症容易一些。

（1）鹦嘴畸形：表现为厚的驼峰鼻伴有鼻尖旋转不足，类似于鹦鹉嘴。通常是由于在纠正驼峰鼻中切除尾侧背部鼻中隔不足以及丧失鼻尖支持造成的。治疗包括将充分隆起处复位的再次鼻成形手术，植入鼻小柱及鼻尖植入物。

（2）残余的驼峰鼻或隆起：在侧面最易发现。通常需要再次手术来纠正，小的畸形可通过注射填充物来增高凹陷处。

（3）残余或新的偏曲或扭曲畸形：在术前应该提醒创伤性鼻畸形患者几乎不可能完全恢复对称性。如果术后有明显的不对称畸形存在，可以考虑再次鼻成形术，或者用注射填充物或植入物来掩饰畸形区域。

### 要点

1. 当行美容性鼻成形术时，医生需要认识到不同的种族和文化有不同的形态标准和需求。

2. 必须讨论和理解患者的美观和功能目标，也要使不现实的患者了解可能出现的手术结果。

3. 图像为医生和患者交流提供了工具，也为外科医生提供了一个以解剖学为基础的鼻成形技术治疗方案的框架（病例报告42-2之图42-13、图42-14）。各种电脑软件程序提供了数码照片的图像分析，允许外科医生测量和评估面角，评估面部比例、对称性，对术前的照片进行视觉调整来模拟可以获得的结果（病例报告42-2之图42-10、图42-11）。术前和术后的图像可以允许直观的计划治疗步骤和结果（病例报告42-2之图42-12）。与患者一同观察术前及术后图像来保证患者了解治疗计划，对手术有实际预期。需要强调的是，图像不是最终结果的保证。通常，最终的治疗计划或者结果是医生和患者协商确定的。患者不符合实际的目标如果显而易见，就不能做出继续手术的决定。

4. 手术入路应该尽可能地获得理想的结果，而且最大程度减小鼻成形术切口的损伤。医生应该选择最熟悉和可预测的治疗技术。

5. 进行 Cottle 实验向侧方牵拉颊部和侧鼻孔以及评估鼻气体流量。当侧方牵拉颊部和鼻孔增加了鼻呼吸时为阳性结果。Cottle 实验阳性一般表明鼻穹隆塌陷。用来鉴别是内部还是外部穹隆塌陷的特异性实验是在鼻孔内放置棉签选择性地撑开患侧的上外侧软骨和下外侧软骨。撑起下外侧软骨改善通气时符合外侧鼻穹隆塌陷的诊断，而撑起上外侧软骨改善通气时符合内侧鼻穹隆的塌陷。

6. 药物治疗（局部用激素、抗组胺药、抗胆碱能类、拟交感神经药）优先于任何鼻阻塞性手术。药物治疗难以成功的病例，手术干预可以保证。

7. 对于鼻阻塞的患者，完善的鼻阻塞检查包括 CT 扫描的影像学评估、鼻腔镜检查和内外侧鼻穹隆的评估。在手术干预之前行一系列的药物治疗。CT 扫描不仅可以评价鼻甲的肥大和鼻中隔的偏曲，并且对于发现非传统原因的阻塞至关重要，如肿瘤、先天性疾病（后鼻孔狭窄）和异物。行鼻腔镜检查可以评估鼻甲肥大、鼻中隔偏曲、粘连、乳头状瘤、组织炎症和鼻中隔穿孔的情况。在无手术史的患者中发现术前鼻中隔穿孔是滥用可卡因的指征。

8. 需要考虑皮肤软组织瓣的厚度。这个经常不受重视，直接影响了恰当的鞍鼻复位术和鼻尖精致的技术。

9. 在剥离偏曲鼻中隔和骨刺部位的黏软骨膜瓣时应小心减小撕裂伤。

10. 当获取鼻中隔软骨时，尾侧和背侧的支撑应该最大程度保留（最小为 10mm）来为鼻提供支撑。

11. 当行头侧修剪时至少要保留 7mm 的下外侧软骨宽度来确保足够的支撑，避免鼻尖和鼻小柱的畸形。

12. 一般的，治疗不足和切除不足的错误相对更容易纠正。过度治疗通常需要复合移植技术和获取远处移植物来改善。

## 病例报告

**病例报告 42-2**　女性，42岁，主诉"鼻部显老"，要求鼻尖提高缩窄。其在呼吸时左侧轻度鼻阻塞。无特殊既往史。体格检查显示 Fizpatrick sun 反应Ⅱ型，Glogau 皱纹评分三级，为中度厚的油性皮肤。上穹隆稍宽伴轻度的左侧鼻骨凹陷。中穹隆有相似宽度伴有左侧外侧壁凹陷。同等的骨性和软骨性中度鞍鼻畸形。鼻尖宽、球状并轻度下垂。鼻翼基底宽度恰好。侧貌检查鼻尖发现鼻小柱回缩伴有 90°鼻唇角。鼻尖轻度伸长。鼻内检查发现在中间体至鼻背部鼻中隔偏曲。鼻甲大小形态正常。功能性检查发现正常呼吸时无阻塞，左侧中间穹隆在动态呼吸时有塌陷阻塞。左侧科特检查阳性。拍摄标准的术前照，包括前后位像（图 42-6～图 42-13），四分之三侧位像（图 42-7）、侧面像（图 42-8、图 42-11、图 42-12、图 42-14）和仰视图（图 42-9）。所有术前、术后照拍摄时保持同一姿势、眶耳平面平行于地面。

## 治疗计划

1. 鼻中隔入路的完整贯通切口：四边形切除鼻中隔，保留鼻背部尾部支撑，松解脚底部-鼻中隔的接触，鼻尖退回 1.5mm 使两者再接触。

2. 开放式鼻成形术。

3. 鼻尖修整：鼻小柱支撑、头侧修剪、穹隆间缝合和盾形移植。

4. 鼻背修整：切除驼峰部分（软骨和骨），用刻痕、巴顿和横撑植入物来纠正驼峰鼻。

5. 外侧鼻截骨术：术后 1 年像见图 42-40、图 42-41 和图 42-42，术后 7 年像见图 42-43～图 42-45。患者已通过充填物和脂肪移植的面部紧致、颈部祛皱。在 1～7 年的随访中发现鼻部微小的更精致的变化。

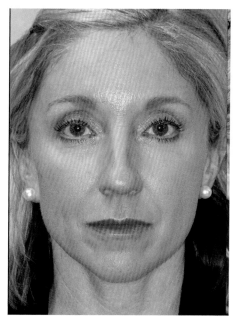

图 42-6 术前前后位像

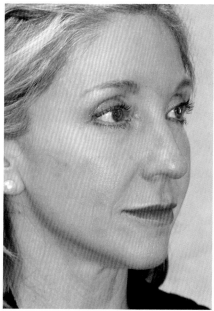

图 42-7 术前四分之三侧位像

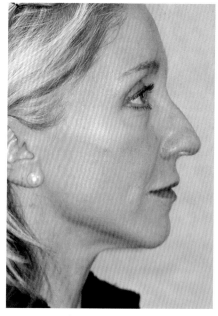

图 42-8 术前侧面像

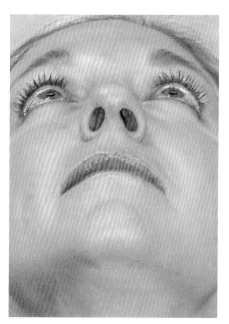

图 42-9 术前仰视图

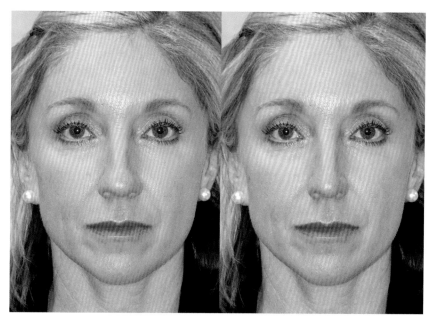

图 42-10 软件产生的纠正过宽的鼻穹隆和偏曲、不对称畸形和蒜头鼻的术前术后正面像

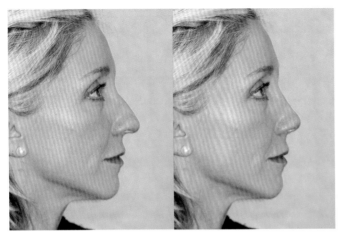

图 42-11　软件产生的纠正驼峰鼻、鼻尖下垂、多余鼻小柱畸形术前术后侧面像

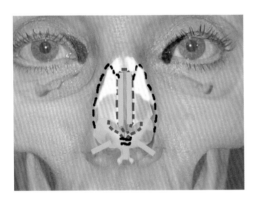

正面

 复位　　　 植入物

图 42-13　治疗计划图解，正面像

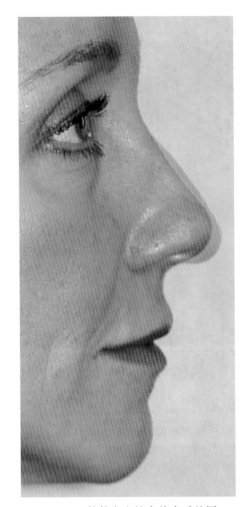

图 42-12　软件产生的术前术后的同一张图像上的侧面像

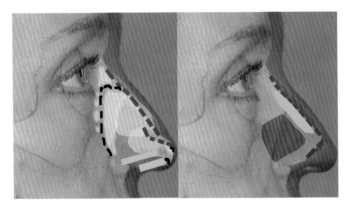

侧面　　　　　　　鼻中隔

图 42-14　治疗计划图解，侧面像

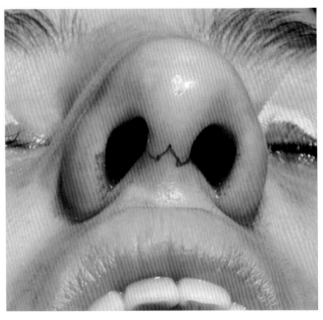

图 42-15　做横跨鼻小柱的 W 形切口

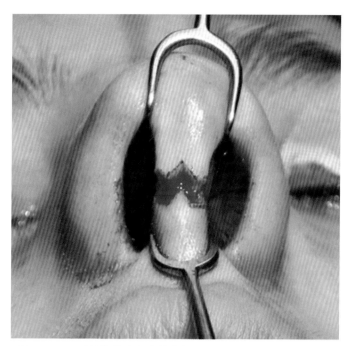

图 42-16　开始做横跨鼻小柱的切口

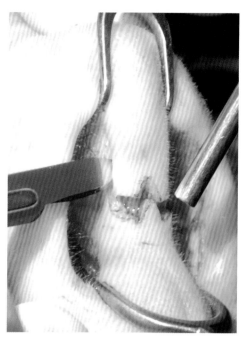

图 42-17　边缘的切口与横跨鼻小柱的切口连接

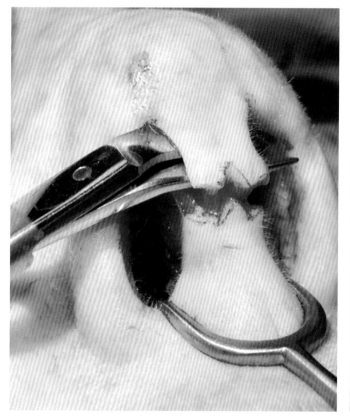

图 42-18　用成角剪分离内侧脚的浅面，连接双侧边缘切口及鼻小柱切口

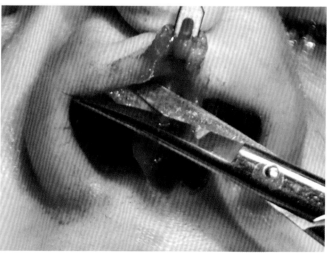

图 42-19　边缘的切口沿着下外侧软骨的尾侧部切开，虹膜剪用于分离被覆的皮肤-软组织瓣

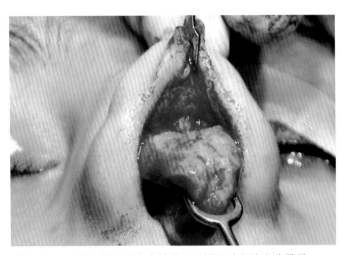

图 42-20　下外侧软骨自皮肤软组织瓣上游离并充分暴露

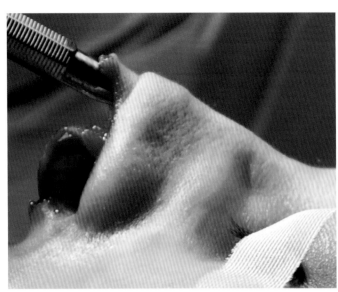

图 42-21　用 9 号骨膜剥离器暴露上外侧软骨和鼻骨

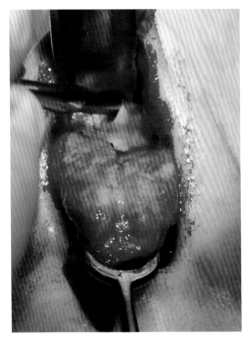

图 42-22　Aufricht 鼻拉钩用于暴露上穹隆，用 Joseph 刀去除连接，使多余的纤维附着自上外侧软骨的外侧面游离

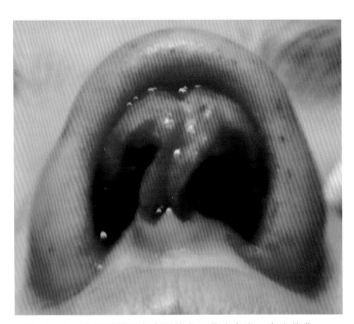

图 42-23　直视下见到鼻中隔偏曲、蒜头鼻尖、鼻尖偏曲

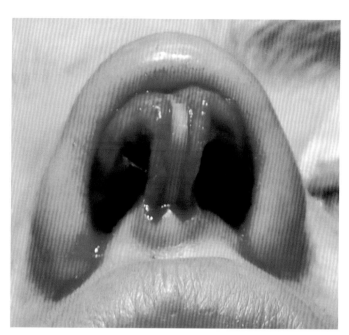

图 42-24　在纠正鼻中隔偏曲后，取 2mm×12mm×1mm 鼻小柱支撑物置于内侧角之间的袋形组织内来进一步纠正偏曲的鼻尖和提供鼻尖的支撑

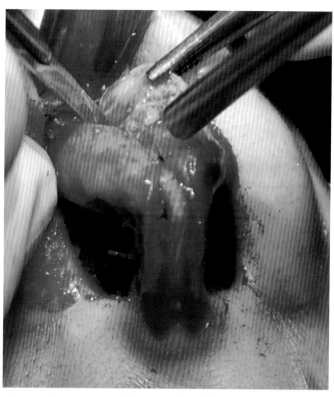

图 42-25　鼻小柱支撑用 prolene 线间断缝合，用 15 号刀片行头侧边缘的修剪

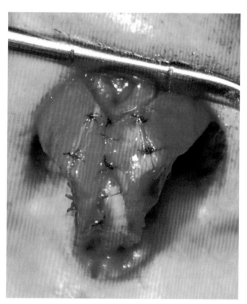

图 42-26　头侧修剪完成后，进行鼻翼软骨对缝

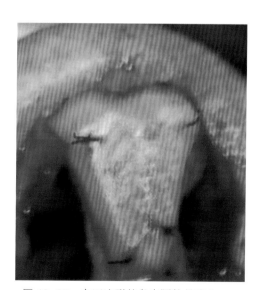

图 42-27　自四边形的鼻中隔软骨取 8mm×5mm×1mm 的盾形软骨，边缘修剪成斜角使其隐蔽，移植软骨用 6-0 尼龙线固定在鼻尖下区域。盾形移植软骨用于定位鼻尖位置和提供支持

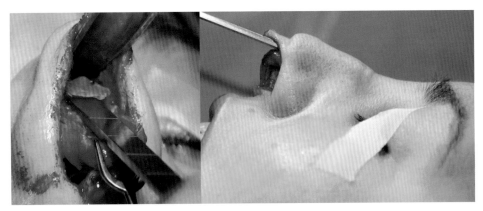

图 42-28　用 15 号刀片和和锋利的 monobevel 凿切除鼻背驼峰

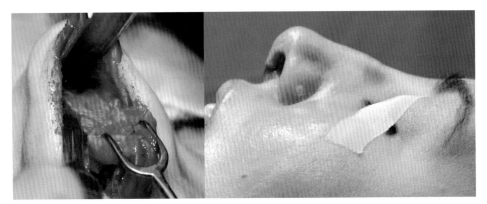

图 42-29　用 Aufricht 鼻牵引器可以直视下鼻背切除。牵开皮肤软组织瓣来评估驼峰切除术后的鼻背

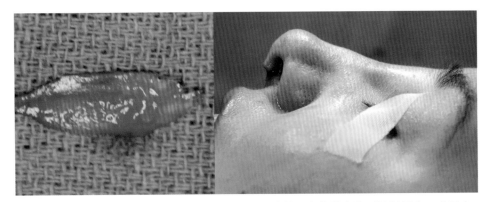

图 42-30　鼻背行软骨-骨的切除部分。用锉进一步修正鼻背并去除不规则部分。牵开皮肤软组织瓣来评估驼峰切除术和对称性

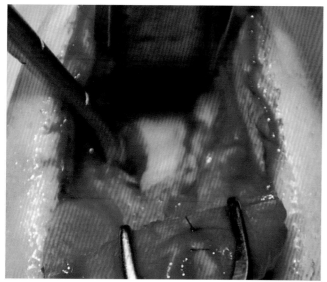

图 42-31 鼻中隔和上外侧软骨之间形成的袋形结构可放置支撑性植入物

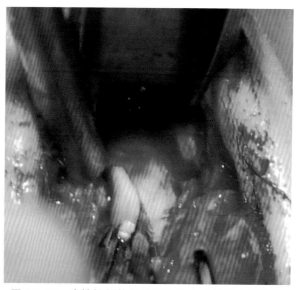

图 42-32 支撑性的软骨从四边形软骨的鼻中隔软骨的下后侧部分获取，置于邻近鼻中隔的袋形结构内

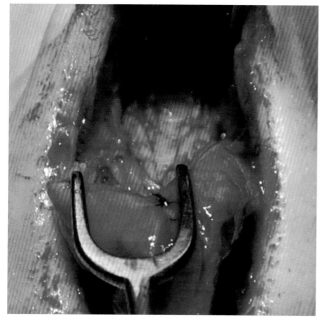

图 42-33 支撑性软骨植入，用 5-0 肠线间断缝合固定

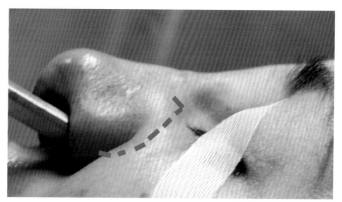

图 42-34 外侧鼻截骨术的路径。外侧截骨术可以使鼻背更直、细

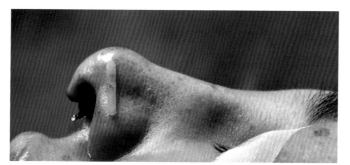

图 42-35 获取软骨后修剪作为鼻翼边缘的植入物。鼻翼边缘的植入物可以减小鼻翼的后缩，并使外侧鼻穹隆扩张

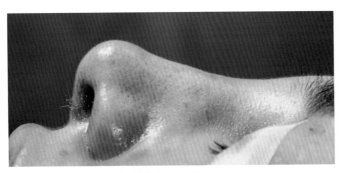

图 42-36　双侧鼻翼边缘的植入物就位

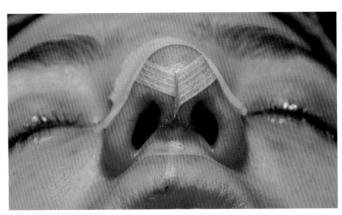

图 42-37　关闭鼻小柱切口，并用胶布贴鼻

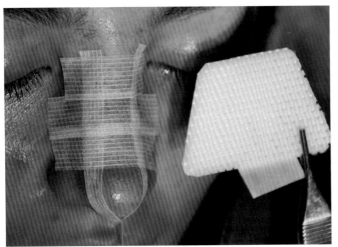

图 42-38　修剪吸水性塑料夹板

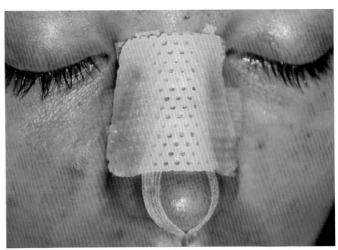

图 42-39　胶布贴鼻，用吸水性塑料夹板就位

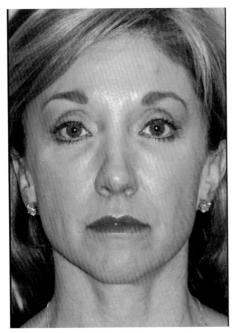

图 42-40　术后 1 年正面像

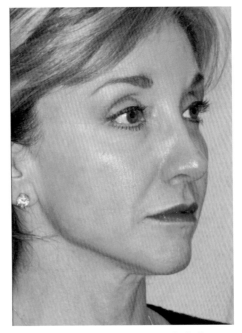

图 42-41　术后 1 年四分之三侧位像

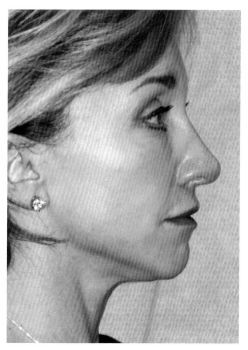

图 42-42　术后 1 年侧面像

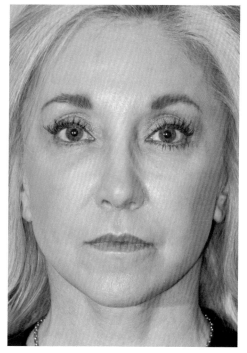

图 42-43　术后 7 年正面像

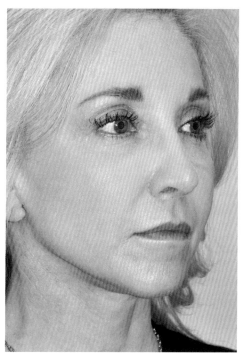

图 42-44　术后 7 年四分之三侧位像

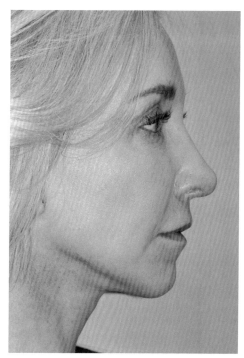

图 42-45　术后 7 年侧面像

## 参考文献

Aston, S. J. and Martin, J., 2009. Primary closed rhinoplasty. In：S. J. Aston, D. S. Steinbach and J. L. Walden, eds. *Aesthetic plastic surgery*. Philadelphia：Saunders/Elsevier；pp. 437-72.

Bloom, J. D., Kaplan, S. E., Bleier, B. S. and Goldstein, S. A., 2009. Septoplasty complications：avoidance and management. *Otolaryngologic Clinics of North America*, 42（3）, 463-81.

Ghali, G. E. and Harris, C. M., 2007. Cosmetic surgery considerations in the female patient. *Oral and Maxillofacial Surgery Clinics of North America*, 19, 235-44.

Griffin, J. E. and Caloss, R., 2004. Nasal deformities. *Atlas of Oral and Maxillofacial Surgery Clinics of North America*, 12, 31-74.

Haack, J. and Papel, I. D., 2009. Caudal septal deviation. *Otolaryngology Clinics of North America*, 42（3）, 427-36.

Janis, J. E. and Rohrich, R. J., 2007. Rhinoplasty. In：C. H. M. Thorne, R. W. Beasely, S. J. Aston, S. P. Bartlett, G. C. Gurtner and S. Spear, eds. *Grabb and Smith's plastic surgery*. 6th ed. Philadelphia：Lippincott, Williams and Wilkins；Ch. 51.

Miloro, M., Ghali, G. E., Larsen, P. E. and Waite, P. D., 2012. *Peterson's principles of oral and maxillofacial surgery*. 3rd ed. Shelton, CT：PMPH-USA.

Numa, W., Johnson, C. M. and To, W. C. Primary open structure rhinoplasty. In：B. Azizzadeh, M. R. Murphy, C. M. Johnson and W. Numa, eds. *Master techniques in rhinoplasty*. Philadelphia：Saunders；pp. 55-77.

Nurse, L. A. and Duncavage, J. A., 2009. Surgery of the inferior and middle turbinates. *Otolaryngologic Clinics of North America*, 42, 295-309.

Oneal, R. M. and Beil, R. J., 1996. Surgical anatomy of the nose. *Clinics in Plastic Surgery*, 23（2）, 195-222.

Park, S. S., 2011. Fundamental principles in aesthetic rhinoplasty. （*Charlottesville, VA*）*USACEO Clinical and Experimental Otorhinolaryngology*, 4（2）, 55-66.

*Rettinger, G., 2007. Risks and complications in rhinoplasty. Current Topics in Otorhinolaryngology—Head and Neck Surgery*, 6, Doc08.

Tardy, M. E., 2004. Graduated sculpture refinement of the nasal tip. *Facial and Plastic Surgery Clinics of North America*, 12, 51-80.

Tardy, M. E., Jr., Dayan, S. and Hecht, D., 2002. Preoperative rhinoplasty：evaluation and analysis. *Otolaryngologic Clinics of North America*, 35, 1.

Tasman, A-J., 2007. Rhinoplasty—indications and techniques. *GMS Current Topics in Otorhinolaryngology—Head and Neck Surgery*, 6, Doc09.

Tebbetts, J., 2008. *Primary rhinoplasty*. Amsterdam：Elsevier；Ch. 8.

（朱文瑄　译）

# 第 43 章　耳郭成形术

耳郭成形术操作的目的是矫治耳郭的发育过度或不足以及不对称畸形。

## 适应证

1. 对耳轮折发育不全或缺失。
2. 招风耳（耳甲发育过度或肥大）。
3. 明显的不对称（如单侧招风耳）。

## 禁忌证

1. 耳未完全发育（耳一般于 6 岁发育完成）。
2. 患者或家属抱有不切实际的期望。
3. 患者无法严格遵守术后医嘱。
4. 存在耳部活动性炎症。

## 区域解剖

耳郭是由软骨与皮肤组合成的带有许多卷折的复杂结构。其基层由纤维弹性软骨组成。耳郭有 5 个基本结构：耳甲、耳轮、对耳轮、耳屏与耳垂（图 43-1）。

## 术前检查

正常耳郭从头顶看与颅矢状面成 20°~30°。理想的耳乳突与颅耳夹角为 90°。男性耳郭的平均长、宽分别为 63.5mm 和 35.5 mm，女性对应的为 59.0mm 和 32.5 mm。耳的平均宽度应大约为其长度的 60%。
在术前评估时，通常测量 3 点（图 43-2）来确认耳的畸形与不对称。

1. 耳屏上端测量的乳突-耳屏距（正常范围为 10 ~ 15 mm）（A 点）。
2. 耳屏中点测量的乳突-耳屏距（正常范围为 16 ~ 20 mm）（B 点）。
3. 耳垂水平测量的乳突-耳屏距（正常范围为 20 ~ 22 mm）（C 点）。

## Mustarde 法（耳甲-耳舟缝合法）治疗对耳轮结构不清

1. 进行术前拍照及测量并保证可作为术中参照。
2. 通过静脉、喉罩或气管插管进行镇静麻醉。根据患者体重术前静脉给予抗生素。患者仰卧于手术台上，双耳放置耳棉芯。用碘伏或碘酒消毒面、头皮、颈及耳（氯己定可能引起角膜穿孔下的中耳损伤，亦可造成角膜损伤）。
3. 可将头巾缝合或钉于头皮以防止术中移动。铺单应使双耳及全面部持续可见，并保证术中头部侧方转动顺利。
4. 局部麻醉采用 1% 利多卡因加 1∶100 000 肾上腺素水平注射于胸锁乳突肌外侧耳屏下 6cm 水平。可阻断走行于胸锁乳突肌浅面的耳大神经从而麻醉下耳及侧颞部。补充局部麻醉可在耳后耳颅沟处以阻断枕小神经进入耳郭后手术操作区域的分支，促进前后皮肤-软组织层间分离。
5. 使用 15 号刀片，在耳颅沟做耳后皮肤梭形切口（图 43-3）。设计切口时，说明牵拉耳向前使耳颅沟表面皮肤平展的目的。切口从上到下应短于 1cm，在耳后褶皱范围内从而保证隐蔽。
6. 使用钝链分离覆盖耳甲、对耳轮及耳轮软骨的耳后皮肤。一般不分离至耳轮边缘，但必要时可以。
7. 为决定新对耳轮的位置，向后折叠耳郭并用线沿其顶点标记。使用 30 号针头进行穿刺标记软骨后表面上理想的对耳轮折弧度从而指导随后缝合（图 43-4）。使用记号笔标记针头标记暴露的软骨内侧面突起的点。或者也可使用蘸有亚甲蓝的 30 号针头标记软骨。沿整个理想的对耳轮折弧度重复。
8. 视需要在耳郭侧面理想的对耳轮折最头端做小切口，

切口隐蔽于耳轮边缘。用钝铤在理想弧度的对耳轮折上覆盖的软组织层下形成隧道，用锉沿弧度搔刮软骨，

从而破坏软骨以增加其柔软度。应小心避免折断软骨，造成急性成角及对耳轮折畸形。

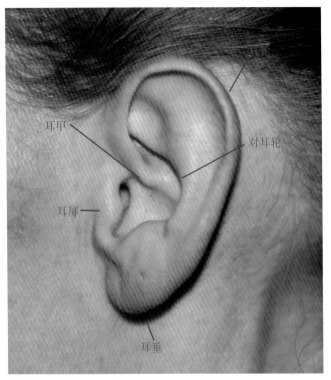

图 43-1　正常外耳标志

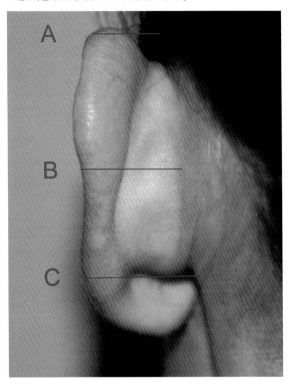

图 43-2　在点 A、点 B 及点 C 处测量从而判断耳畸形及不对称

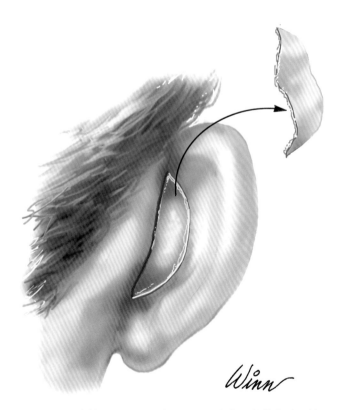

图 43-3　在使用 Mustarde 法、Furnas 法或两者结合时，梭形切口隐蔽于耳后皮肤褶皱内

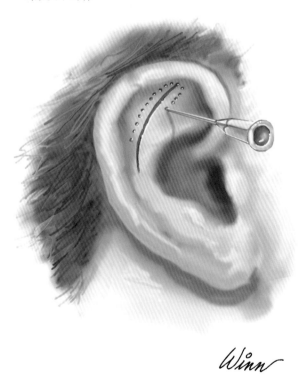

图 43-4　对耳轮结构不清或缺失的患者，将耳折向乳突，标记理想的对耳轮折及 Mustarde 缝合的位置

9. 沿软骨后表面弧线上的点，用 3-4 不可吸收 4-0 无色 Mersilene 线行水平耳甲-耳舟（Mustarde）缝合以保障新形成的对耳轮折（图 43-5）。使用无色线十分重要，要求透过皮肤不可见缝线。缝线应穿过对侧的软骨及软骨膜。如未穿过对侧软骨膜，由于耳软骨较脆缝线容易松脱。缝合时应小心避免刺穿对侧前方的皮肤。Mustarde 缝合时，轻拉缝线观察耳的变化以判断缝合位置是否理想，但此时暂不打结。这种方法可以调整缝线来微调结果。尝试最少化缝针数，并且尽量沿针的自然曲度进针以免折断脆弱的软骨。

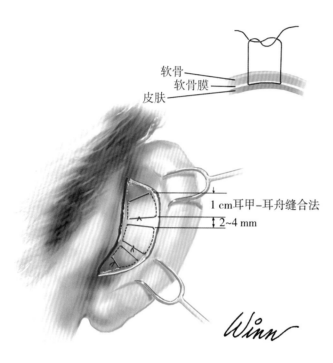

图 43-5　每隔 2~4mm 进行 1cm 宽、距软骨内外边缘 16mm 的 Mustarde 缝合

10. 完成所有缝合并确认理想位置后打结。因为术后可能松弛，预留约 2mm 的过矫量。

11. 关闭伤口前，避免皮肤意外烫伤的同时用双极彻底止血，确保头发未进入线结，并进行术后拍照与目标测量评估手术矫正效果。

12. 如进行耳甲-乳突缝合法（Furnas 法），从此条继续。

13. 修剪多余的皮肤（只在需要时），使用 5-0 平制羊肠线无张力缝合耳后皮肤伤口。

14. 如进行对侧耳的手术，确保转头时术侧耳小心折叠以免撕脱缝线。除此之外，应在耳郭后放置手术海绵或纱布防止血肿形成并支撑耳部。进行对侧手术时，在

切口底端留置引流口使任何渗出可排出。在放置辅料前将初次手术侧积血挤出。

15. 手术完成时，比较双侧对称性（特别是正面观，因为这常是对患者最重要的一面），并进行术后拍照与目标测量评估手术矫正效果。应对双侧进行测量并且相差在 2mm 之内；否则，不对称性可能会很明显。如需要则进行最后的调整。

16. 耳后皱褶处放置 Xeroform 敷料。纱布沿耳郭周围放置以保证轻微压力，特别是对于皮肤下方进行分离的区域。如需要更准确的模型，可用棉花浸在碘伏与矿物油等比例的混合物中，形成软塑形敷料。

## Furnas 法（耳甲-乳突缝合法）后移耳甲矫正招风耳或凸耳

1. 同 Mustarde 法中步骤 1~4。

2. 用棉签按压耳甲窝向乳突至耳不再突出时，通常向后上方。用线沿耳甲后壁标记耳甲与乳突的交界点。

3. 在耳后皮肤做椭圆形切口暴露耳软骨的后面（图 43-3）。采用指压法模拟手术修复来估计切口大小。如不确定需要去除的皮肤大小，在耳后褶皱内做切口，当关闭伤口时去除多余的皮肤。

4. 用 Bovie（单极）电凝分离耳后肌肉纤维和韧带。要注意始终保持在乳突侧面。

5. 去除覆盖在乳突侧面上的软组织暴露 1cm×2cm 大小的乳突上深筋膜。

6. 使用 4-0 无色 Merselene 线在步骤 2 中确认的点上穿过耳甲软骨与对侧软骨膜进行全层水平褥式缝合。轻柔牵拉缝线以确保达到理想的效果并帮助确认乳突筋膜上理想的固定缝线点。牵拉方向应向上、向后。缝线穿过乳突筋膜进入表面的骨膜。确认乳突上缝线固位良好，暂不打结。尽量多地缝合以达到理想的结果。通常根据软骨的特点和位置需要共 3 针耳甲-乳突缝合。

7. 完成所有缝合后一次性打结。打结时，确保耳甲窝前壁未被向前牵拉，否则易造成外耳道狭窄。这是由缝线位置在乳突上过于靠前或在耳甲上过于靠后造成的，可能引起外耳道狭窄。适当的缝合位置应轻度将耳向后下方牵拉，从而打开外耳道（图 43-6）。

8. 关闭伤口按照 Mustarde 法的步骤 11~16。

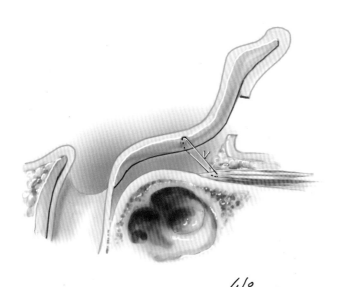

图 43-6　耳甲-乳突缝合法水平褥式缝合，穿过耳甲软骨轻微地向后上方向锚定于乳突筋膜，从而矫正招风耳并打开外耳道

## 术后管理

1. 建议术后应用针对皮肤菌群及假单胞菌的抗生素 7d。
2. 佩戴柔软但无压力的运动头带保护双耳并吸收渗出，但不对双耳造成明显压力。
3. 术后第 1 天患者复诊去除敷料以观察血肿形成情况。之后，保持只在夜间佩戴头带 2 周。对于可能损伤双耳的患者（活跃的儿童），建议根据医生判断延长头带佩戴的时长。术后早期阶段佩戴头带时可在耳后放置纱布帮助减少血肿形成并支撑双耳于舒适的位置。
4. 去除敷料后可用湿润的棉签轻柔清洁耳郭。
5. 提醒患者最终术后外观直到术后 6 个月才能确定。

## 并发症

### 早期并发症

1. **血肿**　应立即处理血肿以最小化炎症、软骨炎、软骨坏死的发展。治疗包括打开伤口、抽出血肿、双极准确烧灼任何活动性出血、加压包扎和密切检查伤口以确认再次形成血肿。
2. **感染**　通常在术后 3~4d 发生。患者出现术区红肿、渗出和化脓。可能伴或不伴有疼痛。早期感染通过加强伤口换药和使用抗生素积极治疗以最小化软骨炎或软骨周围炎的发展。
3. **软骨炎**　未经治疗的软骨炎可导致软骨坏死和永久性

耳畸形。

4. **皮肤和软骨坏死**　表现为表面组织变色、疼痛和耳郭畸形。常因术中皮肤和软骨不当操作、过度使用电凝、皮下营养血管丛受损、未发现及抽出术后血肿和术后敷料加压过紧发生。

### 后期并发症

1. **缝线肉芽肿形成**　做小切口并尽可能多地去除线结来处理。根据作者的经验，这不会造成招风耳或双耳不对称的复发，因为这通常是在术后几周至几个月瘢痕和改建之后发生。
2. **缝线排出**　通常因缝线位置不当、感染或缝合过紧造成。早期缝线排出伴耳畸形可通过修复手术取代排出的缝线。晚期缝线排出如无明显耳畸形通常只需去除排出的缝线。
3. **瘢痕疙瘩和增生性瘢痕形成**　发生于色素沉着的个体、张力过大的切口以及出现术后感染的患者。瘢痕疙瘩可瘢痕内注射曲安奈德（40mg/mL）。增生性瘢痕可通过后续瘢痕修正手术治疗。
4. **术后美学并发症**　包括残留畸形、耳不对称、畸形舟状窝（由缝合不当或张力过大造成）、畸形对耳轮折（由缝合不当或张力过大造成）、电话耳（由于过度矫正耳中部而造成耳上、下两极相对突出）、反电话耳（不平衡矫正造成耳中部相对突出）以及过度矫正（相对头耳过平）等。明显的术后美学缺陷病例需要修复手术矫正特定的畸形。

### 要点

1. 手术最好在软骨达到适当的对称、大小和成熟后进行，通常在 6 岁或以上。理想的修复应在儿童学龄前进行以避免同龄人的嘲笑。
2. 依据惯例，儿童患者通常采用全麻，而成年患者通常采用静脉镇静结合足量局部麻醉。
3. 进行耳郭成形术通常为同时矫正耳郭发育不全和过突的耳郭（耳甲软骨过度发育）。如同时采用耳甲-乳突缝合和耳甲-耳舟缝合，建议先进行耳甲-耳舟缝合。
4. 只通过缝合的方法（软骨未被分离或切开），并未发生不可逆的改变，操作者可以自由调整缝线直至达到理想的结果。
5. 切穿软骨，特别是同时伴有缝合修复，可以造成明显的耳郭畸形，如畸形的嵴与沟。

6. 与对侧耳对称是十分重要的。目标是从正面观时双侧相差小于 0.5cm。考虑到术后松解可接受术中最大 2mm 的差距。术前应与患者或家长谈及可能无法达到绝对的对称以及微小的不对称是可接受的且不易被发现的。

## 病例报告

**病例报告 43-1** 患者，29 岁，女性，主诉为双侧招风耳。术前照显示由于耳乳突角过大造成耳中下 2/3 突出。患者否认既往耳外伤史。患者双侧耳中 1/3 测量为 25mm（点 B）伴有突出的耳甲窝。

患者对耳轮发育正常。患者行双侧耳郭成形术同时进行鼻中隔成形修复术。从其左耳甲窝取出一软骨瓣以辅助鼻中隔成形术。由于耳突主要影响耳中 1/3，对其采用 Furnas 法（耳甲-乳突缝合法，图 43-7~图 43-10）。

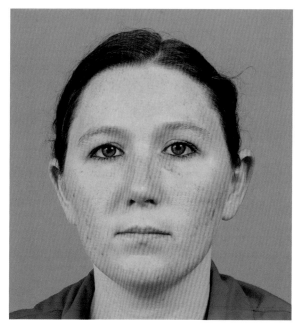

图 43-7 术前照显示双侧明显的招风耳

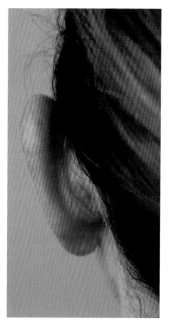
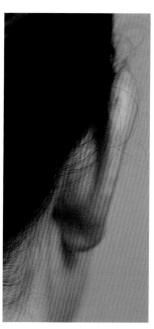

图 43-8 患者表现为双侧耳甲窝肥大伴有明显的耳甲软骨中 1/3 过度生长

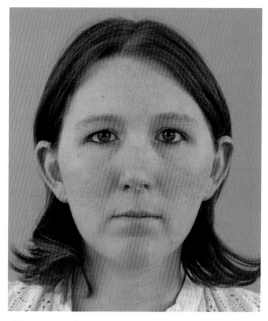

图 43-9 采用 Furnas 法矫正患者双侧招风耳术后 1 年

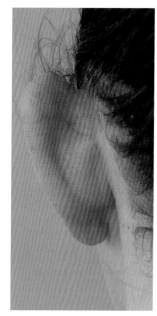
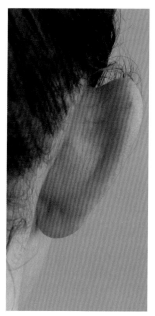

图 43-10 术后 1 年照片显示矫正双侧耳甲软骨肥大

## 参考文献

Adamson, P. A. and Litner, J. A., 2007. Otoplasty technique. *Otolaryngologic Clinics of North America*, 40（2）, 305-18.

Azuara, E., 2000. Aesthetic otoplasty with remodeling of the antihelix for the correction of the prominent ear. *Archives of Facial and Plastic Surgery*, 2（1）, 57-61.

Caouette-Laberge, L., Guay, N., Bortoluzzi, P. and Belleville, C., 2000. Otoplasty: anterior scoring technique and results in 500 cases. *Plastic and Reconstructive Surgery*, 105（2）, 504-15.

Dudley, W. H., Peet, A. L. and Flaggert, J. J., 1995. Otoplasty for correction of the prominent ear. *Journal of Oral and Maxillofacial Surgery*, 53, 1386-91.

Fritsch, M. H., 2009. Incisionless otoplasty. *Otolaryngologic Clinics of North America*, 42（6）, 1199-208.

Furnas, D., 1968. Correction of prominent ears by concha-mastoid sutures. *Plastic and Reconstructive Surgery*, 42（3）, 189-93.

Furnas, D. W., 1978. Correction of prominent ears with multiple sutures. *Clinics in Plastic Surgery*, 5（3）, 491.

Handler, E. B., Song, T. and Shih, C., 2010. Complications of otoplasty. *Facial and Plastic Surgery Clinics of North America*, 21（2103）, 653-62.

Hoehn, J. G. and Ashruf, S., 2005. Otoplasty: sequencing the operation for improved results. *Plastic and Reconstructive Surgery*, 115（1）, 5e-16e.

Nachlas, N. E., 2008. Otoplasty. In: *Facial plastic and reconstructive surgery*. 3rd ed. New York: Thieme Medical Publishers; pp. 421-33.

Oswley, T., 2004. Otoplastic surgery for the protruding ear. *Atlas of Oral and Maxillofacial Surgery Clinics of North America*, 12（1）, 131-9.

Sclafani, A. and Mashkevich, G., 2006. Aesthetic reconstruction of the auricle. *Facial and Plastic Surgery Clinics of North America*, 14（2）, 103-16.

Sevin, K. and Sevin, A., 2006. Otoplasty with Mustarde suture, cartilage rasping, and scratching. *Aesthetic Plastic Surgery*, 30（4）, 437-41.

（张严妍 译）

# 第7篇

## 病变及重建外科

# 第44章 颌骨囊肿

囊肿是由结缔组织囊壁包绕、囊壁具有衬里（通常为上皮组织）的占位性病变。通常表现为骨质硬化边缘的单房性或多房性透射区。颌骨囊肿病变可分为牙源性囊肿和非牙源性囊肿，其具有如下特征：

1. 有上皮衬里，内含囊液。
2. 占位、取代或使周围正常组织移位。
3. 可能致邻近牙齿吸收或移位。
4. 可能致骨质膨胀。
5. 可能致神经感觉异常。
6. 通常不影响牙髓活力。

牙源性囊肿来源于成釉器，上皮来源可为马拉瑟（Malassez）上皮剩余、缩余釉上皮和牙板上皮剩余。非牙源性囊肿包括外伤性骨腔、动脉瘤性骨囊肿和鼻腭囊肿。应根据以上病变独特的组织病理学、侵袭性、临床以及影像学表现进行诊治。

## 牙源性囊肿

### 根尖周囊肿

此类囊肿病变始于因龋齿或创伤所致的牙髓坏死。组织学表现为具有复层鳞状上皮的炎症性囊肿。临床表现为牙髓活力测试证实为牙髓坏死，需根管治疗、根尖手术或拔除患牙。笔者经常遇到根管治疗相关的囊肿病变，其并不具有根尖周囊肿的组织学表现。测定牙髓活力重在可避免不必要的昂贵的牙髓治疗。摘除术和刮治术须拔除受累牙，或对受累牙行根管治疗。小的根尖周囊肿或肉芽肿（<1cm）可通过非手术治疗解决。谨防摘除术和刮治术后复发。

### 含牙囊肿

含牙囊肿源于未萌出牙齿牙冠之间的液体积聚。上皮来源为牙囊的缩余釉上皮。含牙囊肿多发生于20~30岁患者。影像学表现为透射区内含一个未萌的牙冠。其大小不同，无钙化结构。治疗可采用摘除术，大的含牙囊肿可采用袋形缝合术，尤其适用于无法实施大范围手术切除的病例。因可能存在壁型成釉细胞瘤，须行完整的囊壁衬里的组织学检查。

### 牙源性角化囊性瘤（牙源性角化囊肿）

世界卫生组织将牙源性角化囊肿（OKC）定义为牙源性角化囊性瘤（KOT），因其侵袭性行为更似侵袭性肿瘤，且其与"良性"囊肿相比复发率较高。OKC患者年龄分布较广，好发年龄在20~30岁。组织学表现为基底膜较薄，表面呈波浪状，基底细胞呈栅栏状排列。囊腔内可见大量角化物。影像学表现为单房性或多房性透射区，可表现为小至非膨胀性病变或大至膨胀性病变（图44-1~图44-3）。OKC的复发率接近25%~30%。多发OKC见于痣样基底细胞癌综合征（格林综合征）。治疗上采用长期开窗减压或袋成形术（结合或不结合后期摘除术和刮治术）、摘除术和刮治术联合辅助液氮治疗、切除邻近囊腔的骨质（周围骨切除术）、采用卡诺伊固定液处理囊腔和（或）扩大切除术。较大的病变累及骨皮质、不易刮净以及多次复发，可考虑扩大切除术。刮治不彻底可致复发，尤其是位于上颌后牙区或下颌支-髁突区的手术治疗难度很大的颌面部区域。因其高复发率，尤其是摘除术和刮治术的病例，需长期随访。

### 牙源性钙化囊肿（Gorlin囊肿）

牙源性钙化囊肿（COC）是唯一产生钙化结构的牙源性囊肿。影像学表现为透射区或阻射区的混合病变。有报道其可与其他病变联合存在，如牙瘤和成釉细胞纤维-牙瘤。COC多见于30~50岁成人，组织学表现为含牙源性上皮衬里、栅栏状排列的基底细胞、胞核远离基底膜、含疏松排列的网状稀薄及嗜酸性的影细胞。影细胞可有钙化，在影像上表现为钙化结构。极少数情况下具有牙源性肿瘤的临床和组织学特征。COC 治疗上可采用摘除术和刮治术，很少复发，需进行仔细的组织学检查，以排查与该囊肿有关的其他侵袭性病变。

## 非牙源性囊肿

### 外伤性骨囊肿（特发性骨腔）

外伤性骨囊肿组织学表现为非真性囊肿病变。命名支持为创伤性病因，但鲜有证据支持此种假设。外伤性骨囊肿多见于青少年和青年患者。病区牙齿牙髓活力正常，无移位。外伤性骨囊肿表现为单房性透射区，在牙槽突上与牙根之间呈扇形。可表现为膨胀性，通常无明显症状。活检时见无可见的囊壁的空腔。搔刮骨腔出血，有利后期骨形成，通常无其他治疗方法。连续系列影像片可明确愈合骨质情况。通常不易复发。

### 动脉瘤性骨囊肿

与外伤性骨囊肿相同，此类病变亦非真性囊肿病变。下颌骨为最常见的颌面部受累部位，通常表现为单房性病变，可具有膨胀性，伴有疼痛，牙髓活力正常，可见牙松动、牙根移位和（或）牙根吸收，穿刺可抽出血性液体。组织学检查可见含上皮细胞、结缔组织的血腔或血窦，有时可见多核巨细胞。治疗采用刮治术，通常在切除活检时完成。大的破坏性病变可采用切除术。切开病区可见出血，但在切除病灶后出血即可控制。动脉瘤性骨囊肿可视为低流量的血管病变。完整切除病变后复发少见，连续影像随访可明确后期骨质愈合情况。

### 鼻腭管囊肿

鼻腭管囊肿起源于鼻腭管上皮剩余，鼻腭管上皮通常于出生前即消失。囊肿位于中切牙之间，囊肿增大可于中切牙腭侧扪及，牙髓活力正常。影像学表现为在切牙管内、中切牙间的大的透射区。小的病变通常无明显症状，有症状的鼻腭管囊肿［如伴有疼痛和（或）肿胀］提示伴有感染。疼痛、肿胀和（或）持续增大是手术指征。复发少见。

### 方法与步骤：摘除术和刮治术

1. 患者取仰卧位，气管插管麻醉平稳后，消毒铺巾。
2. 采用含血管收缩剂的局部浸润麻醉，也可采用区域阻滞麻醉。

3. 翻瓣设计要考虑关创时下方有足够的骨支持，避免因摘除病灶后组织内陷，造成创口裂开。
4. 扩大切除通常包括龈沟切除，要注意保护，避免黏膜瓣撕裂。如需垂直松弛切口，瓣的基底部宽度应大于游离端。
5. 翻瓣设计全厚黏骨膜瓣可充分暴露皮质外病变。
6. 可用 18 号针在病灶中心穿刺抽吸检查，以利术前明确是否为脉管病变。
7. 可用高速手机或 Kerrison ronguer 去除病灶表面的骨皮质。
8. 刮匙可将囊壁从骨面周边分离（图 44-7），仔细分离，避免撕裂囊壁，穿通病变。
9. 病灶送术后病理检查（图 44-8）。
10. 用亚甲蓝标记骨腔，以区分病灶和正常骨质。
11. 用金刚砂车针在所有标记部位行周围骨质切除术（图 44-9），也可配合使用刮匙。
12. 大量生理盐水冲洗，去除术区骨碎片。
13. 可于术区或骨腔表面应用生物膜制品。
14. 复位组织瓣，以可吸收缝线行水平褥式缝合，如有垂直松弛切口，间断缝合松弛切口。
15. 可应用牙周塞治剂保护术区，牙周塞治剂保持 1 周，于复诊时去除。

## 要点

1. 对于大的囊肿病变，建议切取活检，以根据相关囊肿类型的侵袭性和复发性选择手术方式和正确的治疗方案。
2. 充分暴露术区是摘除术的关键，有利于囊腔充分显露。
3. 尽量保持囊壁的完整性，减少复发。侵袭性囊肿（牙源性角化囊肿）在摘除病灶之后，需行刮治和（或）周围骨质切除术（图 44-9）。
4. 完整切除病灶后需即刻重建，降低复发率。受累的邻近结构（如鼻中隔）应在囊肿摘除术即刻修复。
5. 对于大的囊肿，明显削弱周围骨支持，有必要行预防性坚固内固定，防止囊肿摘除后或术后早期发生的下颌骨医源性骨折。

## 病例报告

**病例报告 44-1**　17 岁患者于诊治第三磨牙时发现病变，口腔全景片示#1 牙明显移位，右侧上颌窦内液体积聚（图 44-1）。经询问，患者诉右侧鼻孔阻塞。CT 示右侧上颌窦内大的囊性病变，累及右侧鼻腔（图44-2、图44-3）。吸取活检抽出草黄色清亮液体（图44-4）。上颌窦外侧入路切取活检（图44-5），囊壁送活检。组织病理切片诊断为牙源性角化囊肿。考虑囊肿的大小、部位及复发率，采用Le Fort Ⅰ型截骨术入路行扩大切除，牙弓夹板固位牙列，标记骨切除范围，于切除前以微型钛板固位非切除部分上颌骨（图44-6）。后移去微型钛板，

行Le Fort Ⅰ型截骨术，完整摘除囊肿（图44-7、图44-8），用大球钻磨除周围骨质（图44-9）。囊肿紧邻下鼻甲，切除下鼻甲送检。行鼻中隔成形术，鼻腔造瘘改善鼻腔通气。行颌间固定，将预弯的微型钛板于先前钻孔的部位固定上颌骨。Le Fort Ⅰ型截骨术入路能很好地暴露上颌窦和鼻腔，利于受累结构的修复，患者外观无外部瘢痕（图44-10）。

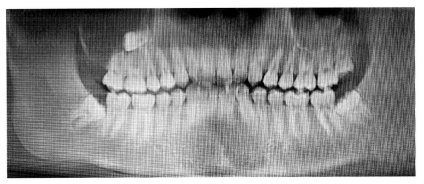

图44-1 口腔全景片示#1牙错位，右侧上颌窦液平面

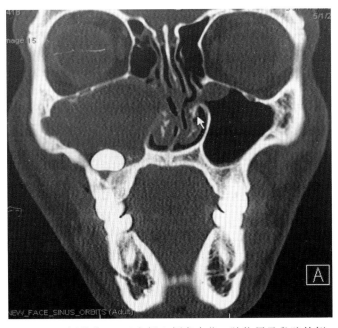

图44-2 冠状位CT示右侧上颌窦占位，肿物累及鼻腔外侧壁，进入右侧鼻腔

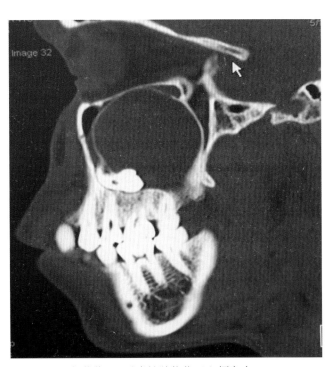

图44-3 矢状位CT示囊性肿物位于上颌窦内

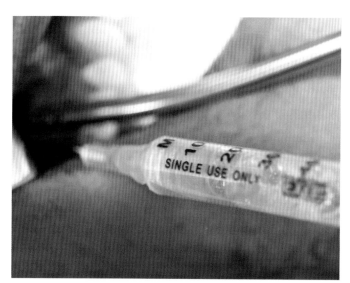

图 44-4　肿物吸取活检抽出草黄色液体

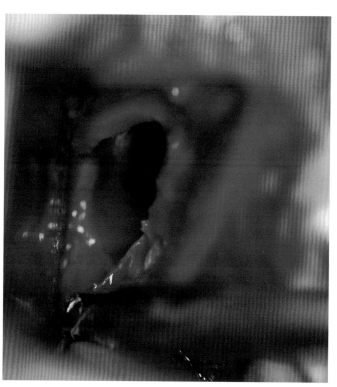

图 44-5　经上颌窦外侧入路行切取活检

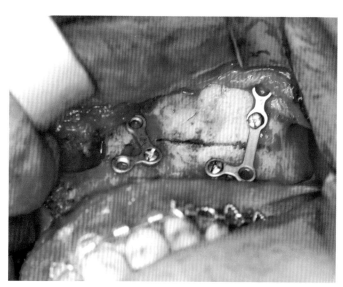

图 44-6　Le Fort Ⅰ型截骨术标记线，预弯微型钛板，固定于上颌骨上

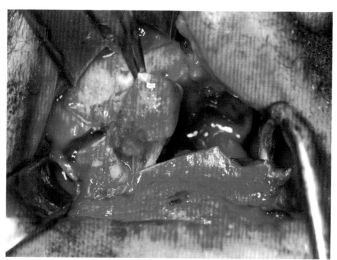

图 44-7　Le Fort Ⅰ型截骨术入路能充分暴露上颌窦、鼻腔、下鼻甲和鼻中隔

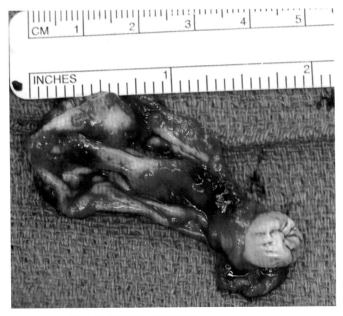

图 44-8　阻生齿连同囊壁完整摘除

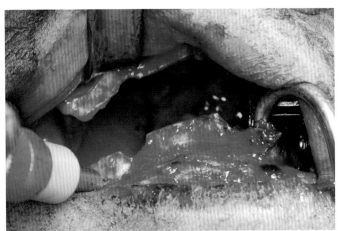

图 44-9　用大球钻去除周围骨质

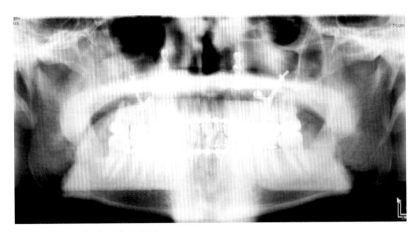

图 44-10　术后口腔全景片

（章文博　彭歆译）

# 第 *45* 章　颌骨良性肿瘤

非牙源性肿瘤包括结缔组织肿瘤、血管病变、反应性病变和神经源性肿瘤。这类病变临床表现和治疗各异。本部分介绍常见非牙源性肿瘤的一般分类和标准治疗方案。应根据以上病变独特的组织病理学、侵袭性、临床以及影像学表现进行诊治。

## 结缔组织肿瘤

1. **骨瘤**　骨瘤属于骨良性肿瘤，常发生于颅骨、颌骨和上颌窦。骨瘤可由不同比例的密质骨和松质骨构成。通常表现为致颌骨不对称畸形的无症状性肿块。影像学表现为致密的阻射性骨膨隆。多发性骨瘤应考虑为Gardner综合征。Gardner综合征可表现为多发性骨瘤、大肠息肉、多发表皮样囊肿和多发埋伏齿。Gardner综合征的结肠息肉应视为癌前病变，应将此类患者转诊结肠和直肠外科医生，以明确病变是否恶变。治疗采用手术切除。复发少见。

2. **成骨细胞瘤**　成骨细胞瘤是一种罕见的良性成骨性肿瘤，常见于长骨和脊柱，好发于30~40岁，多见于男性患者，下颌骨是颅面骨最常受累的部位。成骨细胞瘤可无症状，于常规体检时发现，但常有局部疼痛和肿胀。许多病例表现的疼痛可特异性地通过服用阿司匹林缓解。影像学表现类似于其他良性和恶性肿瘤，早期通常表现为透射区，晚期病灶中可见阻射结构，边界清晰或不清，可有透射边缘。可见牙齿移位和（或）牙根吸收。组织学表现与骨样骨瘤类似，主要依据临床表现和病灶大小区分两者，表现为骨样组织，编织状的骨小梁周围可见单层的成骨细胞，称为成骨细胞镶边，可见纤维血管基质和破骨细胞。侵袭性成骨细胞瘤与低分化骨肉瘤在组织学上类似。治疗上采用切除术或扩大刮治术。经合理治疗后复发少见，复发多因为切除不净，而

非病变自身特性，但文献报道侵袭性成骨细胞瘤具有较高的复发率，需确保切缘阴性的扩大切除。

3. **软骨瘤**　软骨瘤属于颌骨良性软骨病变，分为中央型和周围型，罕见于头颈部，可能发生于胚胎软骨细胞剩余的部位，因此，通常发生于髁突、冠突、颅底和上颌骨前部。影像学表现为界限清晰的透射区，发生局部骨质破坏应高度怀疑恶变。软骨瘤好发于30~40岁，男女发生比率相当。组织学表现为成熟的透明软骨。因其组织学行为类似低分化软骨肉瘤，治疗上采用肿瘤整体切除。

## 血管和反应性病变

1. **中央型骨细胞肉芽肿（CGCGs）**　CGCGs是类似肿瘤的非肿瘤性病变，此类病变究竟属于炎症、反应性病变，抑或真性肿瘤，仍存在争议。此类病变可分为侵袭性和非侵袭性，侵袭性病变可引起疼痛、牙根吸收、骨皮质膨隆、穿破骨皮质、黏膜受累，治疗后较易复发；非侵袭性病变通常无明显症状，无上述表现。CGCGs好发于30~50岁女性患者，影像学表现为无骨皮质边缘的单房或多房透射区。组织学表现为多核巨细胞（破骨细胞）分布在梭形细胞间，可见含铁血黄素和红细胞，可见纤维、类骨质和骨质，组织学表现类似棕色瘤和动脉瘤性骨囊肿。此类患者应排查是否有甲状旁腺功能亢进症。动脉瘤性骨囊肿可能为CGCGs囊性变。巨颌症也具有类似组织学表现，但可通过临床表现区分开来。

目前文献报道有多种治疗手段。手术刮治的复发率接近20%。病灶内类固醇注射结果有好有坏，通常采用等比例混合的利多卡因和曲安奈德溶液每1cm病灶注射2mL，每周1次，共注射6周。有报道连续24个月降钙素注射（100u/d）获得治疗成功的病例。也可应用皮下注射干扰素治疗。非手术治疗手段通常无法根

治CGCGs，但较大病变范围仍要考虑以最小的并发症和外观畸形施行手术干预措施。CGCGs具有侵袭性行为，难以通过病灶内类固醇注射治疗的病例可考虑周围切除或5~10mm边界的扩大切除。

2. **中央型血管瘤**　血管瘤是血管组织的良性增殖，究竟血管瘤是属于内皮细胞增殖（真性肿瘤），还是中胚层错构增殖后上皮细胞分化而来，仍具有争议。抛开病因学，此类疾病可能危及生命。通常见于下颌后牙区，其余在颌骨少见。好发于10~20岁的女性患者，通常表现为无痛性、表面被覆骨质的坚实肿块。患者可诉病变处扪及搏动感，牙齿松动伴牙龈缘出血，听诊可闻及杂音和震颤。但是很多血管瘤无症状，并无上述表现。影像学表现为单房或多房的透射区，多房性病变可表现为典型的肥皂泡样或蜂房样改变。可见牙根吸收和骨皮质膨隆，也可见静脉石，并无特征性影像学表现，因此，所有含血管成分的颌骨病变均应于开始治疗前考虑中央型血管瘤这一诊断。怀疑为血管瘤时，可行针吸活检，吸出血液为血管病变的特征表现。因此类病变可致危及生命的出血和气道窒迫，手术前需行血管造影检查。血管造影可显示病灶的边界和滋养血管，可在手术切除前行选择性栓塞。治疗倾向于采用切除术前（刮治术或切除术）栓塞滋养血管后，行手术切除。彻底切除术后复发率低。

3. **纤维结构不良（FD）**　纤维结构不良是以细胞性纤维结缔组织和无规则的化生骨取代正常骨质为特征的良性无包膜肿瘤病变。纤维结构不良源于GNAS-1（鸟嘌呤核苷酸结合蛋白，α-激活多肽-1）基因突变。后天突变可引起单骨性疾病，影响胚胎期干细胞的突变可引起系统性疾病（如Jaffe-Lichenstein或McCune-Albright综合征），特征表现为多发细胞系受累所致的多发骨和皮肤病变，以及内分泌异常。

FD多见于20岁左右的患者，男女发生比例相当，病变通常为无痛的骨质膨隆，常见邻近结构移位，上颌比下颌多见，发生在上颌骨时，邻近颌面骨也可受累，被称为颅颌面纤维结构不良。病灶通常于骨骼发育完成后停止生长。影像学表现为"毛玻璃样"改变的边界不清的骨质膨隆。组织学特征为富于细胞的纤维组织和散在分布的无彼此连接的编织状骨，编织状骨类似于中国汉字，病灶边缘与正常骨质融合，无包膜。小的病灶可手术切除，对于引起功能和外观畸形的较大病灶可

手术减容塑形。将近50%的病例于停止生长前需多次重复切除。由于存在恶变的可能，需长期随访。

## 牙源性肿瘤

牙源性肿瘤源于与牙齿形成有关的结构。良性牙源性肿瘤包含颌骨许多病变，牙源性肿瘤之间在组织学和临床表现上相差甚远。许多牙源性肿瘤属于真性良性肿瘤，而另有一部分属于具有很强侵袭性的局部破坏性病变，这些病变可发生恶变。本节介绍这类肿瘤的一般分类和常见的病变。应根据以上病变独特的组织病理学、侵袭性、临床及影像学表现进行诊治。

### 牙源性上皮肿瘤

1. **成釉细胞瘤**　成釉细胞瘤是最常见的良性牙源性肿瘤之一，有几种组织学亚型和三大临床类型，最主要的临床类型包括多房型或实性型、单囊型和外周型成釉细胞瘤。

多房型或实性型具有局部侵袭性和破坏性，此型病变通常生长缓慢，较少发生恶变。最常发生的部位为下颌磨牙区，但也可发生在上、下颌骨的其他部位，但促结缔组织增生型除外，其好发于上颌骨前部。大部分发病于成年，通常无症状，亦无神经感觉异常。影像学表现通常为多房的膨胀性病变，成釉细胞瘤不表现为放射阻射。标准治疗方法为1~1.5cm骨边界的扩大切除，对于穿破骨皮质和（或）侵入邻近组织的病变，标本应包括完整的解剖边界（如骨膜）。切缘阴性切除术后很少复发。有必要长期随访。

单囊型成釉细胞瘤比实性型少见，究竟其源于始发，还是肿瘤囊性变，仍存在争议。通常发生于青年患者的下颌磨牙区，可伴有阻生的第三磨牙，而被误诊为囊性病变（如含牙囊肿或牙源性角化囊肿）。临床表现可为明显症状或无痛性颌骨肿块，疼痛和神经感觉异常少见，单囊型成釉细胞瘤影像学表现为伴有或不伴有膨隆的单房透射区。依据肿瘤的组织学行为治疗方案不同。

单囊型成釉细胞瘤可分为3种组织学亚型：囊性型、囊内型和壁型成釉细胞瘤。这些成釉细胞的改变支持瘤样病变向牙源性囊肿的转化过程。单纯囊性型成釉细胞瘤病变局限于囊壁，囊内型伴囊腔内瘤结节增殖，壁型成釉细胞瘤伴有瘤腔内瘤结节增殖，侵犯周围非囊性病变区域。治疗上，囊性型和囊内型通常采用囊肿的完整摘除术，对于侵及周围组织的壁型成釉细胞瘤应采用边缘性或节段性颌骨切除。所有亚型均需长期随访。

外周型成釉细胞瘤组织学上类似骨内的成釉细胞瘤，但为发生于牙槽黏膜的病变，通常较小（<2cm），无破溃，无痛，位于下颌磨牙的牙槽黏膜上。治疗包括局部切除和长期随访，复发率约为 15%。

2. **牙源性钙化上皮瘤（Pindborg 瘤）**　牙源性钙化上皮瘤（CEOT）是源于牙源性上皮的具有侵袭性的良性病变，与成釉细胞瘤类似，具有局部破坏性和侵袭性。通常位于下颌磨牙区，但也可见于其他部位。影像学表现为多房性膨胀，伴钙化。组织学表现为淀粉样物质钙化，钙化物呈同心圆沉积，称为 Liesgang 环。治疗与成釉细胞瘤类似，采用距病灶 1cm 的边缘性或节段性颌骨切除。复发率约为 15%，摘除术和刮治术与高复发率相关。

3. **牙源性腺样瘤（OATs）**　牙源性腺样瘤是源于牙源性上皮的非侵袭性良性肿瘤，常发生于 20 岁左右的女性患者，通常有未萌出的尖牙。OATs 被戏称为"三分之二肿瘤"：2/3 发生于女性患者；2/3 发生于上颌骨；2/3 病变与未萌出牙齿有关；2/3 与尖牙有关。病变较大可导致肿胀，但大部分为小的无症状的、于常规体检时偶然发现的病变。影像学表现为阻射区或病灶中含小的阻射结构，可见完整的未萌牙，与含牙囊肿不同，含牙囊肿仅见牙冠。较大的病变可引起牙齿移位。组织学表现为牙源性上皮呈腺管样结构，含单层矮柱状细胞，胞核远离腔面，管腔内含嗜酸性物质和散在的钙化物。临床上切除时可见分化良好的包膜。治疗采用包括牙齿在内的病灶摘除术。复发率低。

### 外胚间充质肿瘤

1. **牙源性黏液瘤**　牙源性黏液瘤是发生于颌骨的侵袭性肿瘤，下颌骨多见，患者可无症状或依病灶大小表现为颌骨无痛性肿块。好发于 20~30 岁患者，无性别倾向性。影像学表现为典型的薄层骨小梁的多房性病变。常见骨质膨隆、骨皮质变薄和牙根吸收或牙齿移位，埋伏齿不多见。因其起源于间叶组织，组织学表现类似牙髓，典型表现为随意排列的梭形细胞分布于疏松的黏液基质中，含有散在分布的小的胶原纤维，亦可见牙源性上皮剩余和骨小梁。病变常无包膜，浸润骨质范围远比影像所示范围广泛，因此，建议治疗采用距病灶 1.5cm 范围的切缘阴性的边缘性或节段性切除，摘除术和刮治术仅适用于小的易切除的病变。因其易复发，建议对于摘除病变者，常规随访。

2. **成牙骨质细胞瘤**　成牙骨质细胞瘤是错构的成牙骨质细胞产生的良性肿瘤，由无结构牙骨质构成，病变常发生于下颌前磨牙和磨牙的根中 1/2，可伴有疼痛。影像学表现牙根周围的阻射团块，周围是透射边界，牙髓活力测试检测受累牙活力正常，可见透射边缘为非钙化组织区。组织学表现为牙根周围的连续的牙骨质样增殖物，可见牙根吸收。治疗包括拔除牙齿，切除病灶。不易复发。

3. **骨化纤维瘤（牙骨质骨化纤维瘤）**　骨化纤维瘤属于骨纤维良性肿瘤的一种类型，可发生于颌骨，但易发生于下颌骨，被认为源于牙周韧带。前磨牙区和磨牙区最常受累，病变生长缓慢，膨隆，通常无痛，大的病变可致面部不对称，女性患者多于男性。病变早期可表现为完全透射区，病变成熟后，可出现阻射区，最终发展成有透射边缘的完全阻射病变。病变向各个方向膨胀，因此表现为球形。大部分病例治疗采用摘除术和刮治术。临床上病灶很易与受累骨质分离，大的病变明显膨隆或具有侵袭性生长特性，需施以切除术。复发不常见，但需终身随访。

### 混合性牙源性肿瘤

1. **成釉细胞纤维瘤**　成釉细胞纤维瘤可分属于瘤样病变或错构瘤，多见于下颌磨牙区，可膨隆，通常无痛。影像学表现为单房性或多房性透射团块，可见牙齿移位和（或）牙根吸收，多见于 6~10 岁的儿童，但也可发生于大龄儿童和青年患者。组织学表现为具有间质和上皮成分，在结缔组织中可见纤维囊壁包被的线状或岛状的"成釉细胞瘤样"牙源性上皮。治疗除大的病变需采用切除术外，其他均可采用摘除术和刮治术。得当治疗后复发少见，一旦复发，鉴别诊断应考虑成釉细胞纤维肉瘤。

2. **牙瘤**　牙瘤属于牙齿发育过程中的错构组织，包括两种类型：组合型牙瘤和混合型牙瘤。组合型牙瘤通常较小，含牙样结构；混合型牙瘤呈无典型牙结构的钙化团块。通常无症状，于常规影像检查时发现。组合型牙瘤好发于颌骨前牙区，混合型牙瘤好发于颌骨磨牙区，多见于 25 岁以下的年轻患者。影像学表现大部分表现为阻射，也可依病变钙化进展的时间，表现为透射或混合性改变。组织学检查可见牙釉质、牙本质、牙骨质和牙髓。治疗采用摘除术和刮治术，复发少见。

**方法与步骤：下颌骨切除术**

1. 必须确定是采用口外入路（可能造成连续缺损的大的下颌骨病变），还是采用口内入路（不造成连续缺损的小的下颌骨病变或上颌骨病变）。

2. 患者取仰卧位，气管内插管麻醉平稳后，消毒铺巾。

3. 采用含血管收缩剂的局部浸润麻醉，也可采用区域阻滞麻醉。

4. 口外入路切口应位于皮肤皱褶处，距下颌骨下缘 1.5~2.0cm，避免损伤面神经下颌缘支。

5. 口内入路龈沟切开可同时设计或不附加垂直松弛切口。

6. 口外入路依次切开皮肤、皮下脂肪、颈阔肌和颈深筋膜浅层（SLDCF）。在 SLDCF 的深方咬肌前切迹区可见面神经下颌缘支和面动脉、面静脉，仔细分离面神经下颌缘支，一旦分离，切除应在神经深面或下方进行。

7. 保护神经在翻起的皮瓣内，切开下颌骨下缘。可依据病灶的位置保留见到的面静脉和面动脉，如有碍手术，可将其分离结扎。

8. 需经骨膜下或骨膜上完整扩大切除病灶（图 45-9~图 45-11）。依据病变类型，如穿破骨皮质，需行骨膜上切除，需完整切除解剖屏障。

9. 于切除术前用原型模型预弯重建钛板。

10. 用往复锯或 giggly 锯预先设计的病灶近中、远中切除边缘完成骨切除术（图 45-3、图 45-10 和图 45-11），完整切除病灶送术后病理检查（图 45-12 和图 45-13），取少量远中和近中切除边缘的骨松质送冰冻安全缘，以确证骨髓内为正常细胞。

11. 依据术者习惯和病变的复发率，行一期或二期重建（图 45-16、图 45-17）。

12. 分层缝合咬肌和翼外肌、骨膜、颈阔肌、皮下组织和皮肤，皮下固定负压吸引。

**要点**

1. 因不同病变具有不同的侵袭性和复发率，故手术前应明确诊断。

2. 切除术和病灶区重建均需充分暴露术区。

3. 可采用术间的 X 线平片检查来确保骨病灶整体切除后周缘为安全边界。

4. 需在微观水平上评估标本最终的安全边缘，确保完整切除病灶。

5. 整体切除后需用重建钛板固定，缺损每侧至少有 3 个螺钉固定（通常为 4 个以上）（图 45-15）。

6. 因截骨线外 3~5mm 为可能的骨质坏死区，应拔除病灶内的牙齿或距离截骨线较近的牙齿。

7. 所有病理性切除均需最终重建（软组织、硬组织和赝复体修复）。

**病例报告**

病例报告 45-1　54 岁患者，因左侧下颌疼痛、肿胀、开口困难和近期体重下降就诊。临床检查可于口外左侧下颌骨磨牙区扪及明显肿块，最大开口度为 5mm，疼痛明显。锥形束 CT 示左侧下颌磨牙区骨性肿块。切取活检，组织切片提示中央型侵袭性巨细胞肉芽肿。治疗开始采用于病灶体部连续类固醇注射，无明显效果。考虑患者存在张口受限、疼痛和体重下降、病灶内类固醇注射无效和患者要求，采用虚拟手术设计（VSP；Medical Modeling Inc.，Golden，CO，USA），病灶外 5mm 口内方形切除病灶。在骨切除术前预弯重建钛板，分离下牙槽神经，重新吻合神经，用 2-0 聚丙烯缝线缝合悬吊于重建钛板上。切除术后 4 个月，采用口外入路髂前上棘自体骨移植修复下颌骨缺损。吻合神经后，患者部分恢复左侧感觉至第 V 颅神经第 3 分支水平（图 45-1~图 45-17）。

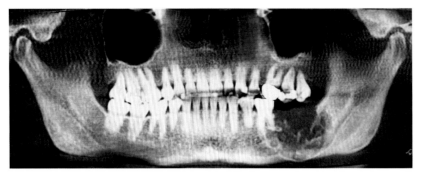

图 45-1　影像显示位于左侧下颌磨牙区的多房性、侵袭性、硬组织膨胀性病变，伴有牙根吸收，累及下颌骨下缘

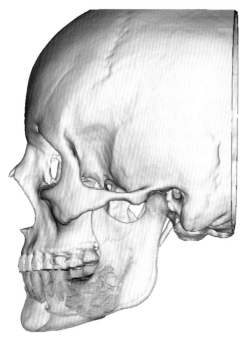

图 45-2　虚拟术前设计示颅面骨和牙齿解
剖位置，病灶和下牙槽神经显示为红色，
自肿瘤边缘测量 5mm 的切除边界

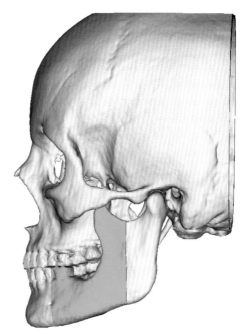

图 45-3　依据肿块部位切除后侧边界，
标记出下颌支垂直截骨线

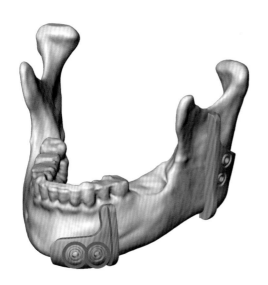

图 45-4　虚拟设计的口内截骨导板。在截骨术前利用牙列咬合
稳定前方截骨导板，预测钉道以红色标记，代表导板和预弯的
重建钛板的固定点

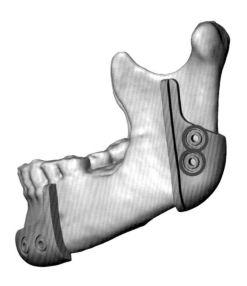

图 45-5　后方导板与下颌角连接。预测
钉道标记为红色

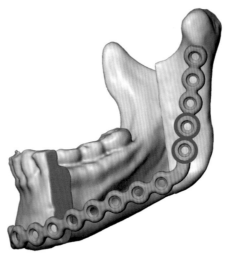

图 45-6　重建钛板虚拟固定于术后的下颌骨上

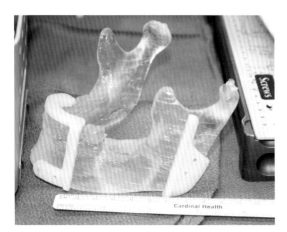

图 45-7　消毒后的带有截骨导板的原型模型

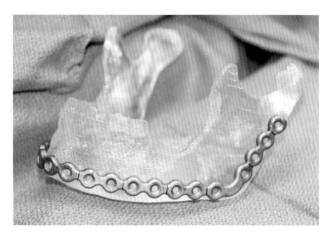

图 45-8　消毒后的预弯重建钛板

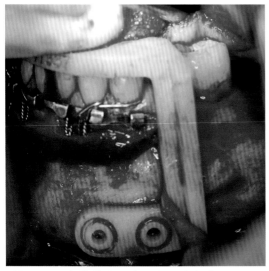

图 45-9　复位带有咬合导板的前方截骨导板，
颏神经伸缩至截骨导板的前方

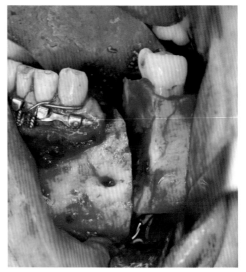

图 45-10　按照个体化截骨导板的指示，用往复锯
完成前端骨切除术，因截骨术后截骨线外 3~5mm 为
骨坏死区，拔除切骨线前方的前磨牙

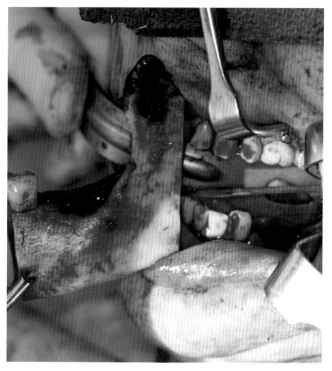

图 45-11　按照虚拟术前设计，依据后方截骨导板，完成口内下颌支垂直切除术，因此为良性病变，抽出保留下牙槽神经

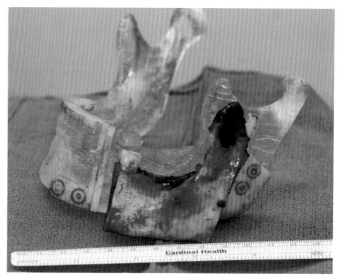

图 45-12　整块切除的标本与带有截骨导板的原型模型对比

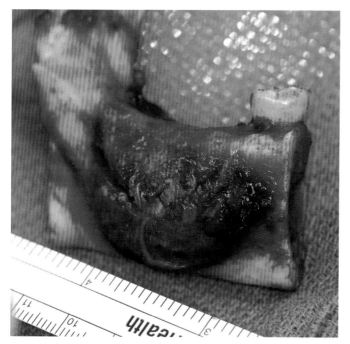

图 45-13　由于病灶为向舌侧骨皮质膨胀的肿块，起解剖屏障作用的舌侧骨膜也一并切除

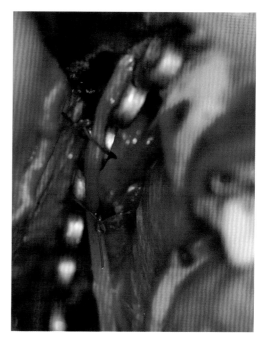

图 45-14　以 7-0 尼龙缝线缝合横断的下牙槽神经，并用 2-0 聚丙烯缝线将其缝合于重建钛板上

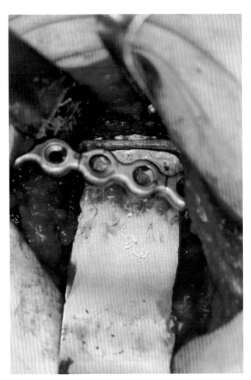

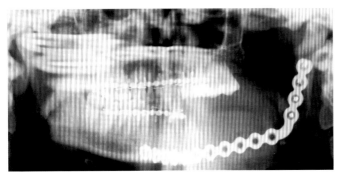

图45-15　术后即刻影像显示重建钛板固位良好，髁突在关节窝内位置理想

图45-16　整块切除术后4个月，口外入路暴露4cm长的下颌骨连续缺损。识别并自周围瘢痕组织分离下牙槽神经

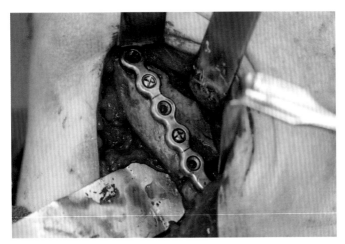

图45-17　用自体髂前上棘皮质髓质骨移植重建缺损，用固定螺钉固定在重建板上

### 参考文献

Ellis，E. and Zide，M. F.，2006. *Surgical approaches to the facial skeleton*. 2nd ed. Philadelphia：Lippincott，Williams & Wilkins.

Marx，R. E. and Stern，D.，2003. *Oral and maxillofacial pathology a rationale for diagnosis and treatment*. 2nd ed. Hnbover Park，IL：Quintessence.

Neville，B.，Damm，D. D.，Allen，C. and Bouquot，J.，2009. *Oral and maxillofacial pathology*. 3rd ed. Philadelphia：W. B. Saunders.

（章文博　彭歆译）

# 第 46 章　口腔恶性肿瘤

颌面部的恶性肿瘤包括口腔和口咽癌、唾液腺恶性肿瘤、皮肤癌以及多种非口腔上皮来源的恶性肿瘤（例如肉瘤、黑色素瘤和转移癌）。在口腔和口咽部的恶性肿瘤中，80%是鳞状细胞癌。这一章节将着重介绍口腔癌的流行病学、病因、诊断及分期的问题。

## 流行病学

在北美，与全身的恶性肿瘤相比，口腔鳞状细胞癌并不十分常见。然而，在世界范围内口腔和口咽癌是第六常见的恶性肿瘤。大约每年有 40000 的新增病例，约占美国每年新发恶性肿瘤的 3%~4%。相比主要的恶性肿瘤类型，在美国口腔癌的发病率高于白血病和胰腺癌。口腔癌在世界其他区域的发病率要更高，尤其是在中东南部，新发口腔癌约占新发癌的 8%~10%。所有种族的新发病例中男性占多数，非洲裔男性的发病率更高。在所有种群中，男性的发病率是女性的 2.5 倍。然而，最近 30 年以来，发病率逐年下降。历史地看，男性更高的发病率与烟草和酒精的滥用有关。最新数据显示未成年女性中吸烟人数增多，这种变化同时伴随着其他致病因素如人乳头瘤病毒的暴露情况，将共同改变未来肿瘤发病率的男女比例。

相比于历史数据，最近口腔鳞状细胞癌的死亡率稍有降低。死亡率的降低与疾病的诊断、手术及辅助治疗的改善有关。然而，过去三十年这种死亡率降低不多的一个可能因素是晚期口腔癌患者（如Ⅲ期或Ⅳ期）持续吸烟甚至饮酒。通过更详细的影像学检查完成的更早期的诊断及致病因素（如烟草和酒精的滥用）的筛查，对于发病率和死亡率的下降意义重大。

## 病因与致病因素

口腔和口咽癌的病因主要与烟草和酒精的滥用有关。大量的新发病例与这两种致病因素密切相关。90%的口腔癌患者有吸烟习惯，吸烟者口腔癌患病风险是非吸烟者的

2~12 倍。吸烟同时酗酒人群口腔癌患病风险会进一步提高，是非吸烟人群的 30 倍。其他因素，如人乳头状瘤病毒和一些遗传因素，也发挥着一定的作用。

吸烟是和口腔癌发病相关的最重要的单一致病因素。香烟中已知有超过 50 种致癌物质，其中最常见的是亚硝胺类和多环芳烃。酒精的致癌作用并没有完全确认，然而，酒精可以作为提高致癌物质细胞通透性的溶剂。基因修复机制的抑制及酒精干扰免疫反应的作用可能是提高患癌风险的其他方式。

多个基因改变被认为可以导致正常黏膜上皮细胞群恶变，主要机制包括抑癌基因的抑制和致癌基因的激活。大多数导致癌变的基因改变由基因突变而来并逐渐影响细胞系的发展。

病毒介导在头颈癌中的作用也已经被证实，特别是对于口咽癌。与口腔和口咽癌有关的最常见的病毒是人乳头状瘤病毒，特别是人乳头状瘤病毒 16。在人乳头状瘤病毒的感染下，E6 和 E7 肿瘤致癌蛋白导致抑癌基因 p53 和 Rb 的抑制。这将最终导致细胞无限生长，并随着突变的累积最终导致癌变。

早期性接触、频繁或口交性接触与人乳头状瘤病毒相关的口腔和口咽癌的发生有关，对于不吸烟的年轻人尤其如此。人乳头状瘤病毒阳性的肿瘤可能出现更早期的淋巴结转移，尽管如此，仍比人乳头状瘤病毒阴性的肿瘤预后更好。在大多数医学中心的病理标本中均可检测到人乳头状瘤病毒，但其不参与现有的肿瘤分期。

这些基因改变不会直接与临床表现相关。细胞恶变的过程是一个缓慢积累的过程。转基因细胞群不能修复基因的损伤，并会随着时间继续积累遗传异常。最终，细胞系转变成恶性表型，产生血管生成因子从而获得血液供应，躲避免疫系统的监控，突破基底膜进一步扩张，最终表现为临床所见的肿瘤。

然而，临床上通过外观分辨肿瘤分期属于组织学恶性还是处于转变阶段是不可能的。举个例子来说，临床诊断为黏膜白斑的病变实际可能是一种恶性肿瘤。一个高度怀疑红白斑的病变也可能仅仅是发育不良。一些基因改变也可能出现在正常组织或发育不良的组织中，这些组织不可能出现在恶性肿瘤中。在细胞恶变过程中遗传学改变的作用仍需要进一步探索，期待将来出现更好的分子学及基因水平的探测技术，最终能够带来更好的诊断和治疗手段。

### 癌前病变

癌前病变是一种比正常组织更可能癌变的组织学改变。临床上，癌前病变有白斑、红斑或者红白斑。组织学上，这些癌前病变被描述为发育不良或者原位癌。

白斑被定义为一种不能被擦掉也不能被定义为其他疾病的白色斑点或者斑块。红斑是一种不能被擦掉也不能被定义为其他疾病的红色斑点或者斑块。白斑可能是一个或者多个，可出现在口腔任意位置。位于舌（除舌背以外）和口底的病变更令人不安，超过20%的舌和唇部病变、超过40%的口底病变表现为癌前组织学特征。白斑恶变的过程并不明确。被报道的白斑癌变概率从1%到17.5%不等。红斑和红白斑是更严重的病损。大量红斑和红白斑病变出现不同程度的癌前甚至恶性组织形态改变。癌变概率被认为超过20%。

尽管在证明癌前状态可癌变的研究方面取得了一定的进步，但癌前病变没有分子标记物，也没有证据显示将其切除可以避免癌变的进展。因此，对于白斑的处理仍存在争论。一些临床医生支持病变切除，一些临床医生支持观察，必要时活检。红白斑病变应该完整切除并做病理检查。

### 特殊位置病变

美国癌症联合委员会（AJCC）把口腔分为7个不同的解剖结构，其目的是为了确定不同解剖结构的不同生物学行为和治疗方案。这些结构包括唇黏膜、牙槽嵴（牙龈）、颊黏膜、口底、舌（口腔部分）、磨牙后区及上颌骨（硬腭）。

唇癌最常见于有暴晒史的老年白人男性患者下唇。唇癌的致病因素与吸烟关系不大。口腔癌中2%~42%可出现在唇黏膜上。淋巴回流向Ⅰ和Ⅱ区，如果原发灶居于或邻近中线，淋巴回流可能向双侧颈部回流。

牙槽嵴癌包括牙龈癌，可见于上颌骨，但主要见于下颌牙槽黏膜和牙龈区。约占口腔癌的25%~28%，大约三分之一存在潜在骨破坏。其中四分之一出现淋巴结转移，淋巴引流至Ⅰ和Ⅱ区。该病的诊断可能因为被误诊为牙周疾病、创伤或者牙龈炎症而影响治疗。

颊癌约占所有口腔癌的2%~10%。颊癌中30%病例出现淋巴结转移，淋巴引流至Ⅰ和Ⅱ区。由于原发灶较小的颊癌出现颈淋巴转移的高风险，对于颊癌颈部淋巴结的处理仍存在争议。

口底是口腔癌常见的位置，口腔癌中大约25%发现在这一区域。口底癌中大约一半将会出现区域转移。该区域肿瘤的浸润深度是评价原发灶的重要因素。肿瘤浸润深度超过2mm的患者中，38%有淋巴结转移。除了最小面积的，所有颊癌应完成选择性颈淋巴结清扫。包括Ⅰ、Ⅱ、Ⅲ区（如果病变位于中线附近）的择区性颈淋巴结清扫是常见的颈部处理方法。

口腔癌中接近50%出现在舌部。舌侧缘和舌腹是常出现的区域，舌背较少出现，这一部位可能因肿瘤增大而侵犯。淋巴引流区包括Ⅰ、Ⅱ、Ⅲ和Ⅳ区。舌侧缘的病变通常出现同侧淋巴回流。然而，舌中部和舌尖可出现双侧淋巴回流。舌癌中40%可能出现区域转移。

磨牙后三角或者磨牙后垫的恶性肿瘤约占口腔癌的5%。耳痛、吞咽困难和张口受限可能伴随出现。张口受限提示肿瘤可能扩展到咬肌间隙和翼状区，甚至提示可能侵犯颅底。后牙及下颌骨受侵也很常见，Ⅰ、Ⅱ区（包括Ⅱb）的淋巴结是最先受累的淋巴结。根据报道，多达56%的患者可能出现淋巴结受累。

上颌骨（包括硬腭）癌相对较少，约占口腔癌的5%。这些病例中75%出现软腭受累，这一部位通常被认为是口咽部。淋巴回流向Ⅰ和Ⅱ区。传统上除较大的病变外，一般不做选择性颈淋巴结清扫。但更多证据表明原发灶较小的上颌骨恶性肿瘤存在颈淋巴结隐匿性转移，因此包含Ⅰ、Ⅱ、Ⅲ区的择区性颈淋巴结清扫是有益的。

### 口腔的淋巴引流

口腔有向颈部淋巴结引流的固定通道。颈部300多个淋巴结的标准化分组使临床医生可相互交流并确定手术或非手术的治疗方案。有6个标准化分组分别描述不同组颈部淋巴（Ⅰ区到Ⅵ区），Ⅰ、Ⅱ和Ⅴ区进一步细分为亚区。建立这些亚区目的在于确立淋巴引流的方式从而便于"超选择性"颈淋巴清扫。例如，如果Ⅱ区没有受侵，则

Ⅱb 区很少出现淋巴结转移。Ⅱ 区清扫可能出现副神经损伤产生的肩部功能障碍，且并不会提高患者的生存率。

Ⅰ 区包括颏下和颌下淋巴结，Ⅰ 区边界包括下颌骨下缘、茎突舌骨肌、二腹肌前腹。Ⅰa 区是颏下三角，由二腹肌前腹和舌骨围成。Ⅰb 区是颌下三角。所有口腔癌可以通过淋巴转移至 Ⅰ 区作为第一站。颌下腺、舌神经和舌下神经及众多血管位于 Ⅰ 区。

Ⅱ 区包括颈静脉上段的淋巴结。这一区域从颅底延伸至舌骨下缘，前缘是胸骨舌骨肌，后缘是胸锁乳突肌。颈内静脉和副神经位于这一区域。这一区域可根据副神经走行细分为 Ⅱa 区和 Ⅱb 区：Ⅱa 区位于副神经的前下侧；Ⅱb 区位于副神经后上侧。口腔癌淋巴可回流至这一区域作为第一站，但是单独的 Ⅱb 区转移较为少见。由于副神经损伤的风险，对于颈部淋巴结未见转移的患者进行 Ⅱb 区颈淋巴结清扫的必要性仍存在争议。

Ⅲ 区包括颈内静脉中段的淋巴结。这一区域从舌骨下缘至环状软骨水平，前界是胸骨舌骨肌，后界是胸锁乳突肌或者颈神经分支。这一区域的深面是颈动脉和颈内静脉。口腔癌转移经常出现在这一区域并且可以孤立存在。通常情况下，对除舌癌以外的其他口腔癌 $N_0$ 患者进行选择性颈淋巴清扫时，Ⅰ、Ⅱ、Ⅲ 区皆属清扫范围。

Ⅳ 区包括颈内静脉下段的淋巴结。这一区域从环状软骨水平至锁骨，前界是胸骨舌骨肌，后界是胸锁乳突肌或者颈神经分支。这一区域可发现来自口腔癌的颈淋巴结转移，尤其是舌癌及颈淋巴结阳性的患者。颈部 $N_0$ 患者很少在这一区域发现转移。通常情况下，对于舌癌 $N_0$ 患者行选择性颈淋巴结清扫时，Ⅰ、Ⅱ、Ⅲ、Ⅳ 区皆属清扫范围。

Ⅴ 区包括后三角间隙淋巴结。这一区域的边界是胸锁乳突肌的后缘、斜方肌的前缘和锁骨。这一区域可细分为 Ⅴa 区（上方）和 Ⅴb 区（下方）。Ⅴ 区不是口腔癌首先转移的区域，但也可能出现淋巴结转移。术者为了降低副神经的损伤风险，可能尽量减少对这一区域的清扫。Ⅴ 区的淋巴结转移可能与口咽、鼻咽及枕部恶性肿瘤有关。

Ⅵ 区包括正中淋巴结。这一区域在双侧颈内动脉、舌骨及胸骨切迹之间。喉部、声门上-咽部、食管以及甲状腺淋巴首先回流于这一区域。口腔癌很少针对这一区域行淋巴清扫。

## 诊断和检查

口腔癌的诊断首先需要了解患者病史、临床检查、患癌可疑指数、活检及病理检查。应进行全身检查，尤其要留心患者的家族史、社会史，以查明其家族性疾病、有无药物滥用史。除头颈部外，尚需对全身所有系统进行彻底检查，重点检查患者的心血管情况。很多口腔癌患者同时存在的全身疾病会影响患者的手术及修复方案。

准确评估淋巴结转移情况的重要性不能被忽视。一个淋巴结转移可以降低生存率 50%。淋巴结的包膜外侵犯会进一步降低生存率 50%。历史上来看，颈部触诊是颈部淋巴结评估的金标准。然而，辨别颈部结节的性质、估计大小的不准确性及检查人员的经验都会影响触诊的最终结果。尽管颈部触诊仍然是重要的，但是影像学检查由于其精确度、能准确定位周围解剖结构及发现隐秘病灶，逐渐取代了颈部触诊的地位。

临床检查应该是标准化的，包括口腔硬组织、黏膜的视诊以及口腔所有软组织和颈部的触诊。所有可取出的修复体在检查之前应被取出。临床检查首先检查头颈部皮肤以识别皮肤病变。接下来完成颈部、唾液腺、颞下颌关节区以及唇部的触诊，然后检查前鼻腔。口内检查应该包括所有口腔黏膜的检查。舌的后缘、侧后缘及口底的侧后份不易直接看到，检查中容易忽略，应予以特别关注。牙龈病变经常被误诊为炎症或者牙周病变，如果针对牙龈病变的治疗经 2~3 周仍未缓解，应该高度怀疑是否为口腔癌。单侧的扁桃体肿大也应引起关注。

针对口腔所有牙齿的影像学检查应该完成。较差的口腔卫生情况、牙齿龋病及牙周疾病应该关注，并与患者讨论这些情况的处理措施。基本的实验室检查也应该完成，这些检查包括心电图、血常规检查、生化检查、肝功检查、营养检查（如白蛋白、前白蛋白和转铁蛋白）和凝血指标。与医生同事充分评估患者围手术期状态也是必要的。

区域性癌变的概念表明，所有上呼吸道、消化道组织暴露于致癌物质时都存在一些基因变异。这些黏膜继续暴露于致癌物质，经过基因突变，提高了上呼吸道、消化道继发肿瘤的风险，同期发生上呼吸道、消化道肿瘤的比例为 2%~16%。继发肿瘤的出现会彻底改变患者的疾病分期和治疗方案。因此，评估病变是原发、区域性转移还是远处转移是必需的。

历史上来看，这种评估可以通过内窥镜来完成。很多机构不再将上呼吸道、消化道的内窥镜检查作为常规检查，只在有症状情况下才进行内窥镜的检查。影像学技术的改进及易弯曲的诊室内内窥镜检查已使过去的大多数操作被代替。作者认为，易弯曲的鼻咽纤维镜检查应常规用于该类所有患者的检查以评估该部位是否有其他病变。我们的临床工作中，经常有患者在初期治疗时，在确定手术切除、化疗或者放疗之前尚须多次活检、拔牙、牙种植及经皮胃镜内造口术行胃十二指肠镜检查等。

### 影像学检查

多种影像学检查手段可以用来识别原发病变及区域或者远处转移情况。标准的影像学检查通常是应用增强 CT 以更好地评估原发灶及转移情况。胸部及包括肝脏的上腹部 CT 图像也经常应用。修复体的伪像会影响 CT 图像质量。核磁共振检查用于评价口腔癌的软组织侵犯情况效果更好。曲面体层片和锥形束 CT 可以用于判断原发病变对于骨组织的破坏范围。标准的胸片在一些结构中用于评估肺部受侵情况。PET 或者 PET/CT 常规用于需要术后放疗或者化疗的晚期肿瘤患者。超声技术用于评价颈部及其可疑肿物，尤其针对颈部疾病的确认及放化疗术后颈部淋巴结的评估，但是这不会作为口腔癌颈部影像学检查的首选方法广泛使用。

### 活检

如果患者有显著的致病因素和超过 2 周未缓解的病变，或者病变本身高度可疑，对于可疑病变的活检是需要的。在活检之前，需要描述和测量病变的实际大小，此外，需通过触诊了解病变的深度，尤其对于舌、口底及颊黏膜的病变。影像学检查常用于判断病变的深度。影像学检查前广泛的活检可以通过炎症反应改变局部和区域的淋巴分布。这可能潜在地改变患者的肿瘤分期和治疗方案。作者认为首诊医生应该评估患者情况，判断患者影像学检查以及活检的必要性，避免现有的疾病表现发生改变。活检方法各不相同，最常用到的是切取活检，切除活检可以用于范围较小的病变。与有些观念不同，口腔病理学家不需要病理切片中邻近的正常组织。舌根癌、扁桃体癌和喉癌常采用喉镜辅助下钳取活检，通过钳取的小块病变可以准确诊断，而无需周围正常黏膜组织。通过活检有望得到关于病变的两种信息：①病变的诊断；②如果是恶性的，希望获得病变的深度。组织环切刀由于易于使用及具有均一的大小和深度，在切取活检中得以广泛应用。肿瘤的深度可以通过临床检查、影像学检查及活检评估。有些部位的口腔癌，对于颈部淋巴结阴性患者的颈部是处理还是观察，肿瘤浸润的深度是一个重要参考因素。

### 肿瘤分期

在患者完成临床检查、影像学检查、实验室检查及活检后，根据美国癌症联合委员会指南，进行肿瘤的临床分期。所有可获得的肿瘤信息都可用于肿瘤的分期。单独的临床检查对于肿瘤分期可能是不准确的，因此，所有可获得的患者信息包括临床检查和影像学检查信息都须应用于肿瘤的分期。可疑的颈部肿物可通过超声下针吸活检来帮助颈部分期。根据 TNM 系统进行肿瘤分期，相关因素有原发肿瘤的大小和侵袭性（T）、颈部淋巴结的范围大小（N）及远处转移是否存在（M）。如果患者正在进行非手术治疗，此时即可进行肿瘤分期，因为除了进行活检外，没有额外的组织可资参考。完成手术治疗的患者肿瘤的分期可根据术后病理检查结果更改其原有分期（cTNM）。临床和影像学检查的肿瘤大小通常不会变化，因为固定组织学标本的组织收缩不会超过 25%。根据病理确定，颈部淋巴结的情况可能会有变化。病理分期（pTNM）可能改变最终患者的肿瘤分期。病理报告也可能发现不利于预后的因素，如神经周围侵袭、血管侵袭、骨侵袭及肿瘤淋巴结包膜外侵袭，或肿瘤切缘阳性等。这些因素的存在可能需要更进一步的手术治疗（如肿瘤切缘阳性等）、术后放疗或者放化疗。

### 要点

1. 口腔有一个固定的向颈部的淋巴回流通道。明晰淋巴回流的通道对于口腔癌的治疗和康复是至关重要的。颈部超过 300 个淋巴结的标准化分组使得临床医生可以互相交流，制订手术或者非手术治疗方案。

2. 对于高度怀疑口腔癌的患者进行全面的检查是必要的。这些检查包括患者的病史、临床检查、活检及影像学检查。手术之前，胸部 CT 或者 X 线片、心电图、血常规、肝功能、凝血功能等检查应该完成。除此之外，根据患者的全身情况，其他的检查项目也可能需要。

3. 患者应该完成肿瘤的多学科会诊。

4. 舌侧缘及舌腹的病变应警惕是否为恶性肿瘤。

5. 舌的淋巴回流通道包括Ⅰ、Ⅱ、Ⅲ、Ⅳ区。舌侧缘病变，其淋巴回流至同侧。舌尖以及舌中部的病变，其淋巴可回流至双侧颈部。在进行舌侧缘病变的淋巴结清扫时，由于可能出现跳跃性转移，切除范围应包括Ⅳ区。

## 病例报告

**病例报告 46-1**　一位 46 岁男性患者因左侧下颌骨的单发的侵蚀性的病变就诊于口腔颌面外科。活检结果为骨肉瘤。进一步检查发现左颈部出现数枚肿大淋巴结。按照美国癌症联合委员会的分期方法，该患者为 $T_2N_1M_0$。该

患者完成了局部病变扩大切除及左颈部 I ~ V 区的淋巴结清扫。软组织的缺损使用背阔肌皮瓣修复。下颌骨的缺损二期采用游离的血管化的腓骨瓣完成修复（图 46-1~图 46-9）。

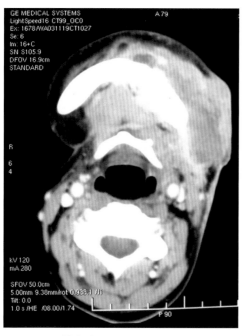

图 46-1　轴位片显示左下颌骨大范围的骨肉瘤

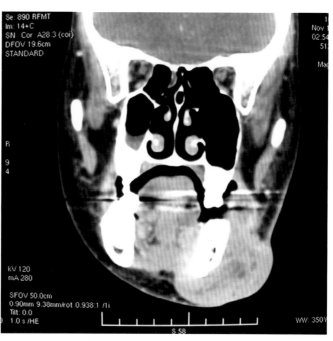

图 46-2　冠状位显示左下颌骨的骨肉瘤范围

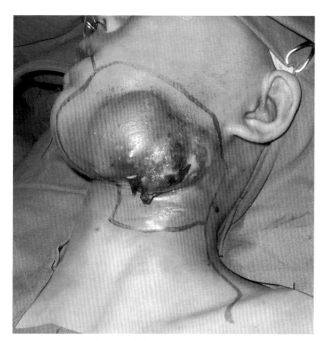

图 46-3　左下颌骨骨肉瘤累及皮肤

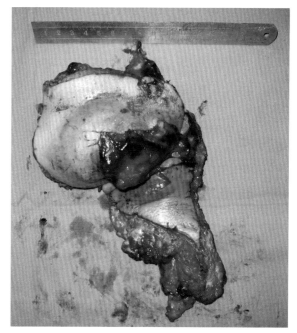

图 46-4　切除的肿瘤及对应的淋巴结

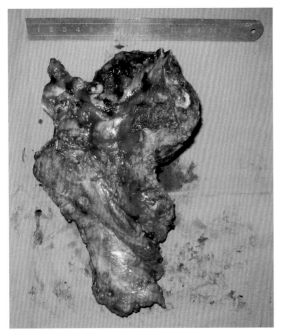

图 46-5　切除的肿瘤及颈部淋巴结清扫的标本

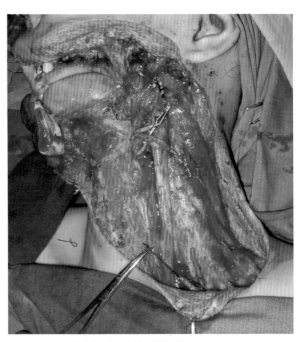

图 46-6　肿瘤切除后的缺损情况

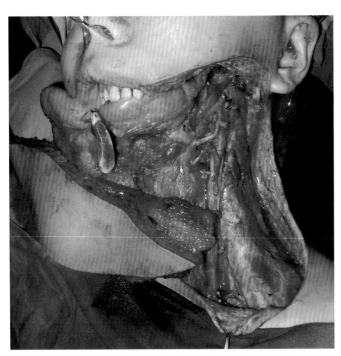

图 46-7　制备好的游离的血管化背阔肌皮瓣用于缺损重建

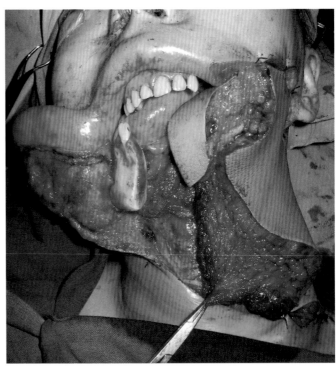

图 46-8　血管吻合后的背阔肌皮瓣

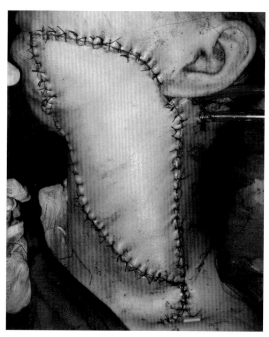

图46-9　背阔肌皮瓣修复完成

**参考文献**

Edge, S., Byrd, D. R., Compton, C. C. and Fritz, A. G., eds., 2011. *AJCC cancer staging manual*. 7th ed. New York: Springer.

Myers, E. N., Suen, J. Y., Myers, J. N. and Hanna, E. Y. N., 2003. *Cancer of the head and neck*. 4th ed. Philadelphia: Saunders.

Shah, J., 2003. *Head and neck surgery and oncology*. 3rd ed. St. Louis, MO: Mosby.

（于　尧　彭利伟　译）

# 第47章  颈淋巴清扫术

## 颈淋巴清扫术适应证

复杂的颈部淋巴系统包括大约300个淋巴结（约占800个全身淋巴结的40%），引流头部及颈部的淋巴。在头颈部肿瘤中颈部淋巴结受侵是最重要的预后指标，可导致总体生存率降低50%、肿瘤分期提高至3期或者4期。适时适度的可疑颈部淋巴结的处理应遵循两个主要原则：去除疾病（宏观或者微观上）并进行合理的肿瘤分期，按照病理特点完成辅助治疗。过去的四十多年颈淋巴清扫术的范围和分级正逐渐形成，颈淋巴清扫术可能出现在所有口腔肿瘤的治疗中。根据治疗的目的，颈淋巴清扫术可分为两个大的类型：

1. **选择性颈淋巴清扫术**  用于颈淋巴结在临床或者影像学检查阴性的患者。

2. **治疗性颈淋巴清扫术**  用于颈淋巴结在临床或者影像学检查阳性的患者。

## 颈淋巴清扫术分类

最常用的分类系统由美国头颈外科协会于1991年提出并被美国耳鼻喉头颈外科协会采纳。这一系统在2002年修改并在2008年再次阐述。在2011年，Ferlito等提出一个更新的、简洁的分类系统，分为以下三部分：

1. 经典的颈淋巴清扫术。
2. 特定的淋巴清扫水平（Ⅰa/b、Ⅱa/b、Ⅲ、Ⅳ、Ⅴa/b、Ⅵ、Ⅶ）。
3. 特定的非淋巴结构清扫［胸锁乳突肌（SCM）、颈内静脉（IJV）、舌下神经、副神经、皮肤、颈外动脉］。（表47-1）。

表47-1  颈淋巴清扫术分类系统

| Robbins 等（1991） | Robbins 等（2002/2008） | Ferlito 等（2011） |
| --- | --- | --- |
| 根治性颈淋巴清扫术 | 根治性颈淋巴清扫术 | 颈淋巴清扫术（Ⅰ~Ⅴ，切除 SCM、IJV、CN XI） |
| 择区（肩胛舌骨上）颈淋巴清扫术 | 改良根治性颈淋巴清扫术（保留副神经） | 颈淋巴清扫术（Ⅰ~Ⅴ，切除 SCM、IJV） |
| 择区（外侧）颈淋巴清扫术 | 择区颈淋巴清扫术（肩胛舌骨上Ⅰ~Ⅲ区） | 颈淋巴清扫术（Ⅰ~Ⅲ区） |
| 扩大的颈淋巴清扫术，切除相关皮肤及舌下神经 | 择区颈淋巴清扫术（肩胛舌骨上Ⅱ~Ⅳ区） | 颈淋巴清扫术（Ⅱ~Ⅳ区） |
| | 扩大的颈淋巴清扫术，切除相关皮肤及舌下神经 | 颈淋巴清扫术（Ⅰ~Ⅴ，切除 SCM、IJV、CN XI、SKN 及 CN XII） |

注：SCM，胸锁乳突肌；IJV，颈内静脉；CN，脑神经；CN XII，舌下神经；CN XI，副神经；SKN，皮肤。

## 相关解剖结构

颈部手术需要了解整个颈部的解剖结构，从下颌骨到锁骨，从中线到斜方肌。Ⅰ、Ⅱ、Ⅲ区的选择性颈淋巴清扫术要求了解包括颈部结构的筋膜、分区以及关键结构（图47-1和图47-2）。

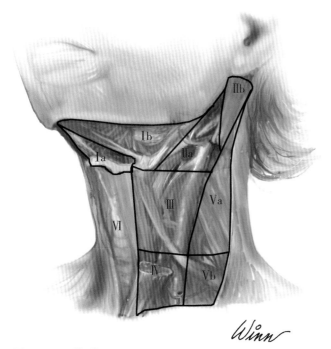

图 47-1　颈部分区

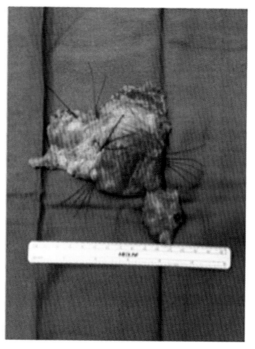

图 47-2　颈淋巴清扫术后缝线标记颈部各区域

1. Ⅰ区

Ⅰa区（颏下区）　范围包括下颌骨下缘至舌骨上缘、双侧二腹肌前腹之间。颏下动脉位于此区，如果计划完成颏下岛状皮瓣，颏下动脉需要保留。

Ⅰb区（下颌下区）　范围包括下颌骨下缘至二腹肌后腹之间，后缘为茎突舌骨肌。面浅淋巴结、面动静脉以及下颌下腺、舌神经、舌下神经位于此区。

2. Ⅱ区

Ⅱa区　上缘为颅底，下缘为舌骨水平，前缘为茎突舌骨肌，后缘为副神经。二腹肌下淋巴结、面后静脉以及腮腺下极位于此区。

Ⅱb区　Ⅱa区和Ⅱb区的分界为副神经，Ⅱb区后缘为胸锁乳突肌。

3. Ⅲ区（颈中部）　上缘为Ⅱ区下缘，前缘为胸骨舌骨肌，后缘为胸锁乳突肌，下缘为肩胛舌骨肌和环状软骨水平。颈内静脉-肩胛舌骨肌淋巴结位于此区。

4. Ⅳ区（下颈部）　从Ⅲ区的下缘至锁骨水平，前缘为胸骨舌骨肌，后缘为胸锁乳突肌后缘。颈横动脉、胸导管位于此区。

5. Ⅴ区（后三角区）　胸锁乳突肌的后缘至斜方肌前缘，下缘为锁骨水平。副神经、胸锁乳突肌支位于此区。

6. Ⅵ区（中区）　舌骨至胸骨上切迹，双侧颈动脉鞘之间。气管前、气管旁、喉前淋巴结位于此区。

7. Ⅶ区（上纵隔区）　胸骨上切迹至头臂干，双侧颈动脉鞘之间。尽管经常被认为超出颈部范围，但Ⅶ区被认为是气管旁淋巴结的延伸，上纵隔位于此区。

## 手术方法与步骤

### 选择性颈淋巴清扫术（Ⅰ、Ⅱ、Ⅲ区）

1. 患者置于仰卧位，肩膀朝上，肩胛骨朝下，暴露颈部的前外侧。使用单极电刀（或者解剖刀片）在环状软骨水平从乳突到中线切开正常皮肤。如果为单侧颈淋巴清扫术，切口应超过中线以充分暴露Ⅰa区。

2. 使用单极电刀切开皮肤和皮下组织直到暴露颈阔肌，皮肤钩或者夹子可以用于牵引皮肤。

3. 切开颈阔肌，翻瓣向上至下颌骨下缘，向下至环状软骨水平。颈阔肌在中线处及后方缺失，在这些位置翻瓣位于皮下。耳大神经和颈外静脉位于胸锁乳突肌表面、翻瓣的深面，可以提示翻瓣的平面。皮肤钩或者手指握杆牵引或者夹子牵引帮助在一个相对无血管的层次完成翻瓣。

4. 颈淋巴清扫术可以从前往后依次进行,从Ⅰa区开始清扫两侧二腹肌前腹之间的脂肪纤维组织,上缘为下颌骨正中联合,深面为下颌舌骨肌。颏下动脉位于此区。此区标本向下取至舌骨水平,自胸骨舌骨肌表面翻起。

5. 标本使用电刀自肌肉表面翻起,经过二腹肌中间腱直到下颌舌骨肌的后缘,完成Ⅰb区的清扫。下颌骨下缘应注意表面血管使用血管夹或者缝合结扎。

6. 下颌下腺位于颈深筋膜浅层之下。在腺体下缘切开筋膜,位于下颌骨下缘2cm(图47-5)。面神经下颌缘支自筋膜穿行而出,应注意保护。

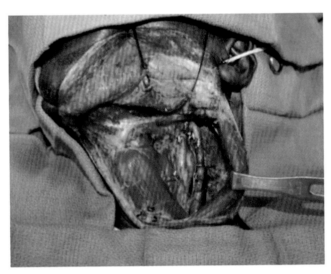

图47-3 选择性颈淋巴清扫术

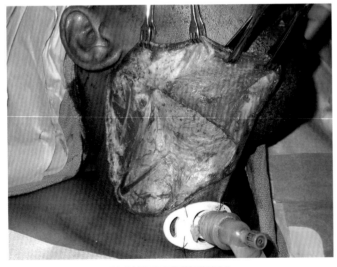

图47-4 颈阔肌下翻瓣暴露颈深筋膜浅层

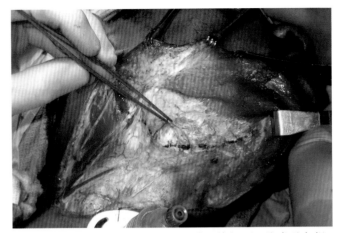

图47-5 颈深筋膜浅层在下颌下腺下缘切开,注意避免损伤面神经下颌缘支

7. 切断结扎面动脉、面静脉,进一步保护面神经。

8. 下颌舌骨肌的后缘使用牵引器牵引用来暴露舌神经。一个鼠齿钳向下后方牵引下颌下腺。

9. 切断并结扎下颌下腺导管及大量分支血管。此区血管出血会提高损伤舌下神经及面动脉近心端的风险。向下颌舌骨肌的分支血管位于此区,应注意结扎。

10. 结扎面动脉近心端。如果需要完成微血管重建,应使用双极电刀切断血管,避免血管的热损伤从而避免血栓形成。通过游离面动脉延长血管长度1~2cm,直到面动脉分支出现。当进行面中份修复重建时,应尽量延长面动脉避免进行血管移植。

11. 将标本向后下方牵拉并清扫二腹肌后腹、下方茎突舌骨肌及上方下颌骨,最终完成Ⅰb区的清扫。尽量避免切断肌肉深面的血管,避免损伤舌下神经及深面大血管。切口应向后延伸至腮腺下极,注意结扎下颌后静脉。腮腺下极的切除会导致术后水肿,因此,临床中此区未累及可避免腮腺的损伤。

12. 喉上和甲状腺上动脉及面静脉位于此区,应予以保留。随着标本进一步制取,颈内动脉、静脉将会出现,建议从后向前清扫颈内静脉表面。

13. 此时,应注意胸锁乳突肌的内侧面。结扎、游离颈外静脉,尽量保留颈外静脉的长度以备血管吻合。此区筋膜覆盖在肌肉表面,注意结扎此区的微小血管保证术野清晰。

14. 在胸锁乳突肌上1/3和下2/3的交界处,副神经在Ⅱb区的清扫中得以暴露。副神经周围淋巴结清扫直到暴露颈内静脉。

15. Ⅱb区淋巴结的清扫需要牵引钩90°的牵引，向后牵引胸锁乳突肌，向上牵引二腹肌后腹。此区的清扫中，枕动脉的分支可能导致出血。应注意分辨和保护颈内静脉和副神经。随着神经的充分游离，Ⅱb区淋巴结可以彻底清扫。

16. 在保护上端副神经的情况下，采用单极电刀划定胸锁乳突肌后缘为清扫的后缘。使用牵引器向后外侧牵引，完成深面的清扫。颈丛的各级分支为深面的标志点，以避免损伤臂丛和膈神经。

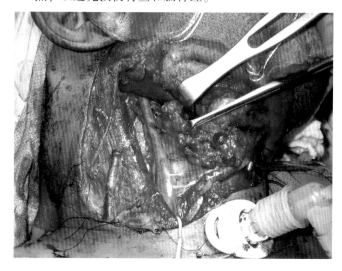

图 47-6　暴露颈内静脉，颈静脉表面的淋巴结向前牵拉

17. 向下牵引肩胛舌骨肌，显露标本的下缘。避免损伤Ⅳ区下缘的颈横动脉和胸导管。一根高拱的锁骨下静脉可能位于此区，损伤该血管可能造成胸内出血。如果需行Ⅳ区颈淋巴清扫术，肩胛舌骨肌在没有显著功能损伤的情况下需要暴露出来。

18. 整个标本沿着颈丛根部向前清扫颈深链淋巴结至颈内静脉。将标本侧向牵引，颈内静脉向内侧牵引。分支血管采用丝线结扎。精明的外科医生结扎分支血管时会保留几毫米的分支以备血管吻合用，从颈内静脉表面清扫时需要注意此点。

19. 标本应该完整切除。

20. 在闭式引流的情况下关闭创口。

### 根治性颈淋巴清扫术

1. 本部分主要阐述与选择性颈淋巴清扫术不同的步骤，包括名称，以及颈内静脉、副神经和胸锁乳突肌的切除。

2. 对于选择性颈淋巴清扫术，可以暴露Ⅰ至Ⅳ区，然而Ⅴ区的暴露不足。通过一个朝向锁骨的辅助切口可以改善切口的问题。

3. 翻瓣的事项与选择性颈淋巴清扫术的 2~3 步骤一致。在胸锁乳突肌需要切除的情况下，耳大神经和颈外静脉一分为二。

4. Ⅰ区和Ⅱ区的清扫方法与选择性颈淋巴清扫的 4~15 步骤一致。

5. 识别斜方肌的后缘，在锁骨上缘2cm切断胸锁乳突肌，胸锁乳突肌的断端采用丝线结扎避免术后肿胀。

6. 识别肩胛舌骨肌并追踪至Ⅴ区并在后方切断。注意识别和保护膈神经及臂丛深面到斜方肌筋膜处，同时缝合结扎胸导管避免术后乳糜漏。

7. 斜方肌的前缘为清扫的后界，自下而上清扫。手指的钝性分离在这一步骤是有用的。副神经在Ⅴ区被切断。胸锁乳突肌的上缘切断并被丝线结扎。

8. 清扫沿着二腹肌后腹进行，直到暴露下方颈内静脉。

9. 清扫标本向前方牵拉，保护斜方肌筋膜完好，避免损伤膈神经和颈丛，切断颈神经分支。

10. 当清扫范围至颈动脉鞘，将标本放回原位。将颈内静脉在上下两端丝线结扎。

11. 当颈内动脉和迷走神经暴露后，标本向上提起朝向二腹肌后腹。

12. 将二腹肌后腹向上牵拉，暴露舌下神经和舌下神经降支。结扎舌下神经丛周围的血管束。

13. 颈内静脉上端两侧结扎，副神经的前上侧自二腹肌深面断开。

14. 在闭式引流的情况下关闭创口。

15. 将标本的每一区域进行标记。使用缝线标记每一区：Ⅰ区一根缝线，Ⅱ区使用两根缝线，以此类推。

### 并发症和术后管理

#### 神经损伤

1. **副神经**　颈肩综合征是根治性颈淋巴清扫术神经损伤的并发症，保存副神经可以改善术后情况，但仍有部分功能障碍。Ⅱb区淋巴结不清扫可以减少颈肩综合征产生的风险。对于术后患者的并发症可行物理疗法。

2. **膈神经**　颈深筋膜深层受累可能损伤膈神经。膈神经位于前斜角肌、Ⅳ区的深面。术后影响膈肌从而降低肺容积；然而，在没有肺病史的情况下，膈神经损伤后的并发症并不严重。

3. **面神经**　清扫Ⅰb区时，面神经下颌缘支可能损伤。

在清扫面前淋巴结并沿着下颌骨下缘行清扫术时，寻找面神经下颌缘支并予以保护可以降低神经损伤的风险。

4. **舌下神经** 对于需要清扫 I b 区的患者损伤舌下神经的风险提高。神经周围的血管网会使舌下神经模糊，应对神经周围的血管仔细结扎止血。单侧舌下神经损伤致使患侧舌运动偏差，双侧损伤可造成吞咽障碍。

## 乳糜漏

乳糜漏在根治性颈淋巴清扫术中出现的概率为 1%~2.5%，颈淋巴清扫到 IV 区时，左侧更容易出现乳糜漏（约占乳糜漏的 75%~92%）。为避免乳糜漏的产生，这一区域的清扫应在切断前进行仔细结扎。术中，清凉的或者牛奶样液体可能出现。液体是否透明取决于患者术前饮食中的脂质浓度和禁食状态。麻醉师可以通过短暂地维持正压力，提高胸内压力和静脉反流来识别有无乳糜漏。局部使用纤维蛋白胶并使用不可吸收线缝合可以修补瘘口。乳糜漏可导致电解质紊乱和低蛋白血症。

患者术后开始胃管进食时，乳糜漏易于观察到。处理方法主要包括关闭引流通道、表面压迫（禁用于游离组织瓣和皮肤血流不足）、低脂饮食等。每日针吸低流量（<1000mL/d）或者提供-50mmHg 的负压来解决乳糜漏渗出。如果这些办法无效，尽管术后改变很难发现损伤的胸导管，但手术探查是可选的方法。创口的缝合和周围组织瓣的覆盖可以提高修复的成功率从而避免推迟放疗计划。

## 出血

术中避免大血管的损伤可以减少出血和术后并发症。接近静脉的组织使用单极电刀止血应该谨慎进行，因为炭化的血管外膜层可在术后几天甚至几个月再次破裂而出血。

在颈内静脉损伤情况下，缺损应该迅速阻挡以避免空气栓塞。为了修复可以采用手指压迫裂口上下，阻断血流并使用锥形针、不可吸收线缝合修复。

术后颈动脉破裂出现的出血大多与放疗有关，更多出现在根治性颈淋巴清扫术血管表面覆盖减少的情况下。较高的死亡率与这一情况有关。

## 要点

1. 如果在颈淋巴清扫术中需要进行气管切开，皮下翻瓣应该避免累及气管切口。保证两个手术区域互不相通，防止术区相互污染。

2. 二腹肌后腹在颈淋巴清扫术中是一个重要的标志点，保持二腹肌后腹在视野内可以避免重要结构（颈内动脉、颈内静脉、迷走神经、舌下神经）的损伤。

3. 沿着斜角肌筋膜采用手指钝性分离应该得到重视。

4. 在使用放大镜识别早期胸导管损伤时，麻醉师可以应用术中瓦耳萨耳手法。

5. 在识别筋膜层次时，适当的牵引是必要的，这也可以减少术中出血。

## 参考文献

Andersen, P. E., Warren, F., Spiro, J. and Burningham, A., 2002. Results of selective neck dissection in management of the node-positive neck. *Archives of Otolaryngology—Head and Neck Surgery*, 128 (10), 1180-4.

Brandwein-Gensler, P. S. M., 2011. *Lymph nodes of the neck, in head and neck imaging*. Philadelphia: Mosby.

Byers, R. M., Weber, R. S., Andrews, T., McGill, D., Kare, R. and Wolf, P., 1997. Frequency and therapeutic implications of "skip metastases" in the neck from squamous carcinoma of the oral tongue. *Head and Neck*, 19 (1), 14-19.

Calearo, C. V. and Teatini, G, 1983. Functional neck dissection: anatomical grounds, surgical technique, clinical observations. *Annals of Otology, Rhinology, and Laryngology*, 92 (3 Pt. 1), 215-22.

Carter, R. L., Tsao, S. W., Burman, J. F., Pittam, M. R., Clifford, P. and Shaw, H. J., 1983. Patterns and mechanisms of bone invasion by squamous carcinomas of the head and neck. *American Journal of Surgery*, 146 (4), 451-5.

Crile, G., 1906. Excision of cancer of the head and neck with special reference to the plan of dissection based upon one hundred thirty-two operations. *JAMA*, 47, 1780-86.

Crile, G., 1905. On the surgical treatment of cancer of the head and neck. *Transactions of the Southern Surgical and Gynecological Association*, 18, 109-27.

Davidson, B. J., Kulkarny, V., Delacure, M. D. and Shah, J. P., 1993. Posterior triangle metastases of squamous cell carcinoma of the upper aerodigestive tract. *American Journal of Surgery*, 166 (4), 395-8.

de Gier, H. H., Balm, A. J., Bruning, P. F., Gregor, R. T. and

Hilgers, F. J. , 1996. Systematic approach to the treatment of chylous leakage after neck dissection. *Head and Neck*, 18 (4), 347-51.

Fakih, A. R. , Rao, R. S. , Borges, A. M. and Patel, A. R. , 1989. Elective versus therapeutic neck dissection in early carcinoma of the oral tongue. *American Journal of Surgery*, 158 (4), 309-13.

Ferlito, A. , Johnson, J. T. , Rinaldo, A. , Pratt, L. W. and Fagan, J. J. , 2007. European surgeons were the first to perform neck dissection. *Laryngoscope*, 117 (5), 797-802.

Ferlito, A. , Rinaldo, A. , Robbins, K. T. and Silver, C. E. , 2006. Neck dissection: past, present and future? *Journal of Laryngology and Otology*, 120 (2), 87-92.

Ferlito, A. , Robbins, K. T. , Shah, J. P. , Medina, J. E. and Silver, C. E. , 2011. Proposal for a rational classification of neck dissections. *Head and Neck*, 33 (3), 445-50.

Fischel, E. , 1933. Surgical treatment of metastases to cervical lymph nodes from intraoral cancer. *American Journal of Roentgenology*, 29, 237-40.

Holmes, J. D. , 2008. Neck dissection: nomenclature, classification, and technique. *Oral and Maxillofacial Surgical Clinics of North America*, 20 (3), 459-75.

Howlader, N. , Noone, A. M. , Krapcho, M. , Garshell, J. , Neyman, N. , Altekruse, S. F. , Kosary, C. L. , Yu, M. and Ruhl, J. , eds. , 2013. *SEER cancer statistics review*, 1975 - 2010. Bethesda, MD: National Cancer Institute.

Kligerman, J. , Lima, R. A. , Soares, J. R. , Prado, L. , Dias, F. , Freitas, E. Q. and Olivatto, L. O. , 1994. Supraomohyoid neck dissection in the treatment of T1/T2 squamous cell carcinoma of oral cavity. *American Journal of Surgery*, 168 (5), 391-4.

Kocher, T. , 1880. Ueber Radicalheilung des Krebses. *Deutsche Zeitschrift für Chirurgie*, 13, 134-66.

Lindberg, R. , 1972. Distribution of cervical lymph node metastases from squamous cell carcinoma of the upper respiratory and digestive tracts. *Cancer*, 29 (6), 1446-9.

Martin, H. , Del Valle, B. and Ehrlich, H. , 1951. Neck dissection. *Cancer*, 4 (3), 441-99.

Medina, J. E. , 1989. A rational classification of neck dissections. *Otolaryngology—Head and Neck Surgery*, 100 (3), 169-76.

Myers, E. N. and J. J. Fagan, 1998. Treatment of the N+ neck in squamous cell carcinoma of the upper aerodigestive tract. *Otolaryngology Clinics of North America*, 31 (4), 671-86.

Robbins, K. T. , Clayman, G. , Levine, P. A. , Medina, J. , Sessions, R. , Shaha, A. and Som, P. , 2002. Neck dissection classification update: revisions proposed by the American Head and Neck Society and the American Academy of Otolaryngology— *Head and Neck Surgery. Archives of Otolaryngology—Head and Neck Surgery*, 128 (7), 751-8.

Robbins, K. T. , Medina, J. E. , Wolfe, J. T. , Levine, P. A. , Sessions, R. and Pruet, C. W. , 1991. Standardizing neck dissection terminology. Official report of the Academy's Committee for Head and Neck Surgery and Oncology. *Archives of Otolaryngology— Head and Neck Surgery*, 117 (6), 601-5.

Robbins, K. T. , Shaha, A. R. , Medina, J. E. , Califano, J. A. , Wolf, G. T. , Ferlito, A. and Som, P. M. , 2008. Consensus statement on the classification and terminology of neck dissection. *Archives of Otolaryngology—Head and Neck Surgery*, 134 (5), 536-8.

Rouviere, H. , 1938. *Anatomy of the human lymphatic system* (Trans. M. J. Tobies). Ann Arbor, MI: Edwards Brothers.

Shah, J. , 2012. *Jatin Shah's head and neck surgery and oncology*. Philadelphia: Elsevier Mosby.

Shah, J. P. , Medina, J. E. , Shaha, A. R. , Schantz, S. F. and Marti, J. R. , 1993. Cervical lymph node metastasis. *Current Problems in Surgery*, 30 (3), 1-335.

Skolnik, E. M. , Yee, K. F. , Friedman, M. and Golden, T. A. , 1976. The posterior triangle in radical neck surgery. *Archives of Otolaryngology*, 102 (1), 1-4.

Suen, J. Y. and Goepfert, H. , 1987. Standardization of neck dissection nomenclature. *Head and Neck Surgery*, 10 (2), 75-77.

Ward, G. E. and Robben, J. O. , 1951. A composite operation for radical neck dissection and removal of cancer of the mouth. *Cancer*, 4 (1), 98-109.

（于　尧　译）

# 第 48 章　唇癌的手术治疗

唇交叉组织瓣是利用对侧上唇或者下唇组织即刻修复唇缺损的方法。

1. Abbe 瓣　将部分对侧（供区）唇组织旋转后修复缺损（受区）唇。这种方法最开始用来修复未涉及口角的唇部缺损，并衍生出很多种类型。

2. Estlander 瓣　类似于 Abbe 瓣，但需要围绕口角旋转对侧（供区）唇组织，以修复缺损（受区）唇。这种方法用来修复涉及口角的缺损，但往往需要二期行口角成形术。

## 适应证

1. 因肿瘤或创伤导致的上唇或下唇 1/2~2/3 的缺损。

2. Abbe（Sabattini）瓣用于修复唇中部缺损。

3. Abbe 瓣可用于修复双侧唇裂患者的人中。

4. Estlander 瓣用于涉及口角的侧方唇缺损。口角部位肌肉相互交错并各自发挥重要的作用，这使得该部位的缺损修复变得困难。

## 禁忌证

1. 无法接受术后 2~3 周无法张口的患者。

2. 供区血管蒂有损伤的患者。

3. 唇缺损超过 2/3 的患者。

## 唇部解剖

唇动脉是这种插入式皮瓣的供血动脉，而与唇动脉伴行的小静脉负责静脉回流。

## 手术方法与步骤：Abbe 瓣

1. 患者仰卧位，术区消毒铺巾。

2. 测量缺损高度及宽度，在缺损区对侧设计皮瓣。皮瓣与缺损区高度比为 1:1，宽度比 1:2。

3. 用细针头和亚甲蓝标记皮瓣设计，尤其要标记缺损区和供区两侧唇红位置。此处需要为皮瓣植入缺损区后的调整留有余地。

4. 在用含肾上腺素的局部麻醉药行术区麻醉前，应先测量缺损区并设计皮瓣，以免局部麻醉后组织移位。

5. 制取全厚皮瓣，仅暴露和分离皮瓣一侧的唇动脉（通常是皮瓣外侧，保留唇的中间侧）。

6. 从供区提起皮瓣，保护血管蒂及周围肌袖。

7. 旋转皮瓣至缺损侧，注意不要扭曲血管蒂而阻断血流，并采用超声多普勒证实血供是否充足。

8. 供区应从内到外分 3 层对位缝合（黏膜、肌肉和皮肤）。唇红缘的位置至关重要，此前用亚甲蓝标记的唇红缘位置有助于准确的对位。

9. 皮瓣插入缺损后，分 3 层对位缝合，并注意唇红缘的对齐。

10. 血管蒂的留存时间为 2~3 周，以保证断蒂前皮瓣已有充足的血运。

11. 至少 14d 后，用止血带暂时扎闭血管蒂，并观察是否存在静脉淤血或供血不足。若没有静脉淤血和供血不足，则可以在局部麻醉下断蒂。必要时可以局部修整以获得满意的美观效果。

## 手术方法与步骤：Estlander 瓣

1. 采用与 Abbe 瓣相同的手术顺序。

2. 注意不要扭曲血管蒂而阻断血流，并用超声多普勒证实血供是否充足。

3. 为重建外观正常的口角，通常需要二期手术行口角成形术。

## 术后管理

术后限制患者张口，以减小血管蒂张力。可以采用牙弓夹板、小环节扎、正畸托槽或颌间固定螺钉行颌间结扎，可以使用头帽、颏兜等方法限制张口运动。

### 并发症

1. 血管损伤：静脉淤血或供血不足。
2. 外形不对称：制取的皮瓣尺寸太大或不足。
3. 术区唇部凹陷：口轮匝肌未对位缝合。

### 要点

1. 术中仔细保护血管蒂，动脉周围保留少部分肌袖以保护静脉系统。
2. 皮瓣宽度应当设计为缺损宽度的 1/2，以保证上下唇的比例适中。皮瓣的高度应尽量接近缺损的高度。
3. 180°翻转皮瓣时，注意避免因为扭曲损伤血管蒂。
4. 断蒂前，转移的皮瓣应当保留 2～3 周（14～21d），以建立足够的侧支循环。
5. 为避免血管蒂张力过大，愈合早期应当限制患者的张口运动。

### 全层楔形切除术（V 形，V-Y 形及 W 形）

唇癌术后可使用全层楔形切除术同期修复唇缺损。

### 适应证

1. 因肿瘤或创伤造成的上唇或下唇小于 1/3 的全层缺损。
2. 全层楔形切除术通常用于中线或中线旁的缺损，另外也可用于侧唇的缺损，但设计上需要适当的调整。

### 禁忌证

1. 超过 1/3 的唇缺损。
2. 未达全层的唇缺损。

### 皮瓣解剖

唇动脉为该皮瓣的供血动脉，伴行的小静脉为回流静脉。唇部的解剖层次为皮肤、皮下组织（真皮层、口轮匝肌）和口腔黏膜。

### 手术方法与步骤：全层 V 形切开术

1. 患者仰卧位，术区消毒铺巾。
2. 测量缺损高度及宽度，在缺损区对侧设计皮瓣。
3. 皮瓣高度应当包括全唇（唇红缘至颏唇沟）。V 形的顶点应该位于病变的中心（图 48-1，所有图片均来自病例报告 48-1 中）。对于侧唇区的病变，应当将皮瓣适当倾斜与自然皮肤张力线平行。
4. 用细针头和亚甲蓝标记手术设计。尤其注意标记缺损

和供区两侧唇红位置，为皮瓣植入缺损区后的调整留有余地。
5. 在用含肾上腺素的局部麻醉药行术区麻醉前，应先测量缺损区并设计皮瓣，以免局部麻醉后组织移位。
6. 病变区应全层切除，并送病理学检查。
7. 双凝电极充分止血。
8. 显露缺损区两侧口轮匝肌，并锐性分离内外侧黏膜约 1cm，以充分隔离口轮匝肌。
9. 可吸收线间断缝合口轮匝肌。准确的肌肉对位尤其重要，对位不准确将导致术后凹陷畸形。
10. 可吸收线或不可吸收线缝合唇红缘，准确的唇红缘对术后美观尤其重要。余下的组织应当分层对位缝合。

### 术后管理

1. 术后限制患者张口，以减小伤口张力。
2. 皮肤切口可使用抗生素软膏，但不超过 3d。

### 并发症

1. **唇不对称畸形**　通常因为组织切除不够或过多、唇红缘对位不齐或 4 层组织（皮肤、皮下、口轮匝肌及黏膜）未准确对位造成。
2. **唇红明显凹陷**　因为口轮匝肌错位愈合。

### 要点

1. 仔细分离和保护口轮匝肌。分离约 1cm 口轮匝肌，以保证准确的对位。
2. V 形的立轴和 W 形的侧轴应当延伸至颏唇沟，并应当与余下的皮肤张力线平行。
3. 皮肤、皮下、口轮匝肌及黏膜 4 层结构应仔细对位，以达到最佳美观效果。
4. 小于 1/2 的唇缺损通常用 V 形或 W 形切开术一期修复。1/2 至 2/3 的唇缺损可用 Abbe 瓣或 Estlander 瓣修复。

### 病例报告

病例报告 48-1　29 岁年轻男性患者，主诉下唇溃疡长期不愈合。溃疡最大直径 1.8cm，沿唇红缘生长，口角未受累。切取活检结果报告高分化鳞状细胞癌（$T_1N_0M_0$）。肿物外 1cm 行全层 V 形切除术，各边缘术中冰冻报告阴性。创口两侧准确对位缝合。

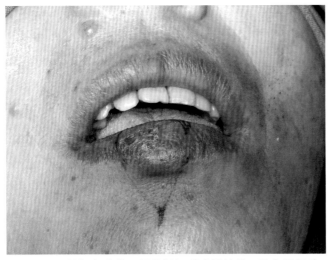

图 48-1　局部麻醉前亚甲蓝标记手术设计线，避免组织移位。V 形顶端延伸至颏部皱褶

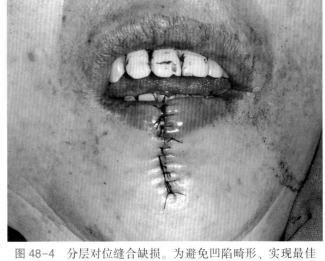

图 48-4　分层对位缝合缺损。为避免凹陷畸形、实现最佳美观效果，唇红缘及口轮匝肌应当精确对位

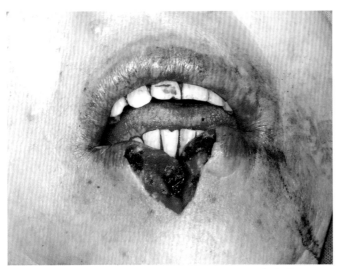

图 48-2　肿物外 1cm 行 V 形全层切开。双极电凝充分止血，缺损两侧切取组织送冰冻病理检查

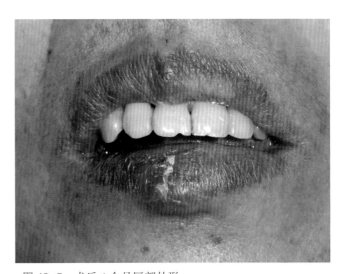

图 48-5　术后 4 个月唇部外形

**参考文献**

Baker, S. R., 2007. *Local flaps in facial reconstruction*. St. Louis, MO：Mosby/Elsevier.

Butler, C., *Procedures in reconstructive surgery：head and neck reconstruction*. Philadelphia：Saunders/Elsevier, 2009.

Papel, I. D., 2002. *Facial plastic and reconstructive surgery*, 2nd ed. New York：Thieme.

（叶　鹏　译）

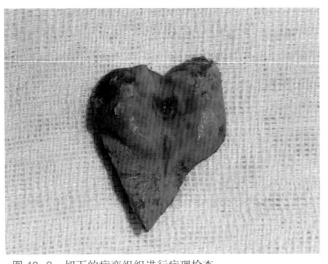

图 48-3　切下的病变组织进行病理检查

# 第 49 章　唾液腺疾病

黏液囊肿（外渗性囊肿）切除术

黏液囊肿切除术指切除受损的小唾液腺及邻近软组织。

## 适应证

伴有小唾液腺导管受损或破裂的软组织肿胀。

## 禁忌证

伴有严重全身疾病患者（如使用抗凝药物的患者）。

## 区域解剖

黏液囊肿：小唾液腺导管受损或破裂，导致黏液外渗进入周围软组织中而形成。

## 方法与步骤

1. 手术在局部麻醉下进行，对于下唇的黏液囊肿，可以麻醉双侧颏神经或双侧下牙槽神经。

2. 黏液囊肿表面椭圆形切开，表面黏膜、腺体组织及受损的小唾液腺一并切除，直达肌层（图 49-3）。操作中注意保护唇红缘的完整性，完整切除受损的小唾液腺，尽可能减小对于周围正常腺体的损伤。

3. 根据创口大小和深度，黏膜下层使用 4-0 乙烯缝合线对位缝合。

4. 黏膜层使用 4-0 铬缝合线对位缝合。

## 术后管理

1. 根据创伤大小决定是否给予止痛药物。

2. 下唇黏液囊肿术后 24h 内可以给予冰敷。

3. 术后 2 周复查创口愈合情况并告知患者最终病理学检查结果。

## 并发症

1. **下唇不对称**　多因为缝合不当引起。若术中发现不对称，可拆除缝线重新缝合；若后期发现不对称畸形，可进行二次修整手术。

2. **复发**　多因为未完整摘除受累的小唾液腺或术中损伤邻近的小唾液腺导致。术前需告知患者黏液囊肿存在复发的可能。

## 要点

1. 尽管黏液囊肿几乎可以发生于任何存在小唾液腺的黏膜（如软腭、磨牙后垫、舌腹、口底、颊黏膜等），但超过 80% 的黏液囊肿都发生于下唇。

2. 大部分黏液囊肿患者发病年龄低于 30 岁。

3. 黏液囊肿通常表现为位于下唇的蓝色、紫色、灰色或正常颜色的无痛、质软水疱。慢性炎症或咬唇刺激可引起黏液囊肿发生纤维变性。

4. 黏液囊肿最大直径很少超过 1cm。

5. 仅仅引流或者未完全切除受损的腺体将导致囊肿复发。

6. 黏液囊肿复发率与术中是否完整切除受损腺体或是否损伤邻近正常腺体有关。

7. 所有切除的组织应当送病理检查。

## 病例报告

**病例报告 49-1**　患者，24 岁，主诉下唇无痛性缓慢生长肿块。检查见左下唇直径 1cm 粉红色无症状包块（图 49-1~图 49-5）。

舌下腺摘除术

外科手术摘除发生感染或者肿瘤的舌下腺，可伴有或不伴有舌下腺囊肿。

## 适应证

1. 舌下腺囊肿。

2. 舌下腺炎症。

3. 舌下腺肿瘤。

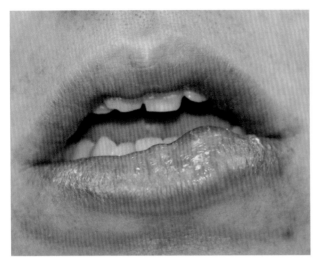

图 49-1　左下唇无症状包块

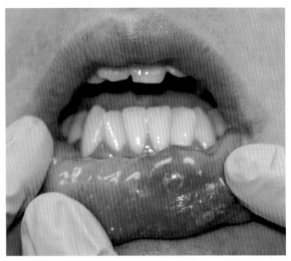

图 49-2　黏液囊肿通常表现为位于下唇的质软、蓝色水疱

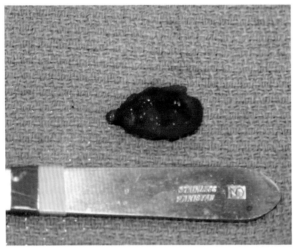

图 49-3　黏液囊肿表面椭圆形切开，表面黏膜、腺体组织及受损的小唾液腺一并切除

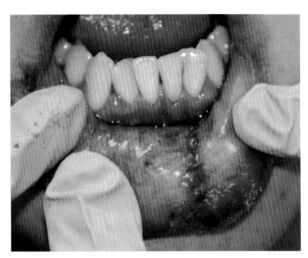

图 49-4　用可吸收线间断缝合黏膜创口

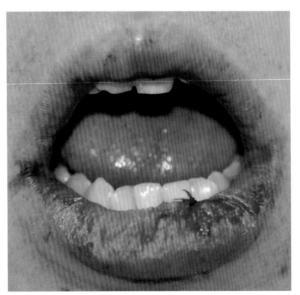

图 49-5　检查下唇对称性。若有不对称，拆除缝线重新缝合

## 禁忌证

1. 严重的全身疾病。
2. 相对禁忌证：感染急性期。

## 区域解剖

1. **舌下腺囊肿** 舌下腺主导管损伤或导管堵塞后腺泡损伤导致黏液外渗形成囊肿。

2. **潜掘型舌下腺囊肿** 舌下腺囊肿穿过下颌舌骨肌延伸至颈部，可伴有或不伴有口内肿胀。

3. **舌下腺** 舌下腺在三大唾液腺中最小，所产生的唾液约占所有唾液量的 3%～5%。舌下腺中唾液存在于腺体小导管内，这些导管可直接开口于口底黏膜，也可以加入下颌下腺导管，也可在加入下颌下腺导管前先加入更大一级的舌下腺导管。

4. **舌神经** 舌神经较粗大，扁平状，位于口底侧面、下颌下腺上方。舌神经在下颌小舌附近自三叉神经下颌支发出。邻近舌体时，舌神经从外侧行至中线位置。舌神经在走行过程中从下颌下腺导管下方绕过，上行至舌中线附近，支配舌腹部。

## 方法与步骤：口内舌下腺囊肿及舌下腺摘除术

1. 手术可在局部麻醉、静脉镇静或全麻插管下进行。
2. 若采用局部麻醉，需行双侧舌神经阻滞麻醉加局部浸润麻醉。泪道探针插入下颌下腺导管内以方便术中确认导管。舌边缘可缝牵引线。
3. 舌下腺周围呈椭圆形切开，注意不要刺破囊肿。
4. 蚊氏钳钝性分离，确认舌下腺（图 49-7），分离过程中术者应当清楚下颌下腺导管（若放置泪道探针将更容易辨认）和舌下腺近端的舌神经。
5. 钝性分离过程中，用组织钳提起舌下腺组织（图 49-8）。
6. 术区充分冲洗，取出泪道探针，止血。
7. 术区创口可间断缝合，也可开放待其自行生长，二期愈合。

## 方法与步骤：口内不伴有舌下腺囊肿的舌下腺摘除术

1. 步骤口内舌下腺囊肿及舌下腺摘除术 1～2。
2. 后牙舌侧做龈沟内切口，如需额外暴露口底组织可将切口延至中线。
3. 在骨膜下翻瓣，于下颌体或下颌支表面翻起全厚瓣。
4. 在黏骨膜转折的近中可触及舌下腺，位于下颌舌骨肌表

面。舌下腺表面黏膜使用钝性分离，完整显露舌下腺。
5. 接下来摘除舌下腺的步骤同"口内舌下腺囊肿及舌下腺摘除术"中第 4～6 步。
6. 可吸收线间断缝合黏膜创口。

## 方法与步骤：经皮摘除潜掘型舌下腺囊肿及舌下腺摘除术

1. 如何进入下颌下三角将在"下颌下腺切除术"中第 1～6 步中介绍。
2. 一旦觅得舌下腺囊肿，便开始使用钝性分离将囊肿与周围软组织分开，直到囊肿完全从二腹肌前、后腹上游离开，显露舌骨舌肌及舌下腺穿过下颌舌骨肌的部分。
3. 扩大舌下腺穿下颌舌骨肌的裂隙，并寻找舌下腺囊肿附着的同侧舌下腺，将舌下腺与周围组织钝性分离。注意避免损伤舌神经和下颌下腺导管。
4. 通过皮肤切口完整摘除舌下腺囊肿及相连的舌下腺。下颌舌骨肌裂隙用可吸收线间断缝合。
5. 冲洗创口，完善止血，分层对位缝合创口。根据创口大小决定是否放置引流。

## 术后管理

1. 术后给予广谱抗生素 5d。
2. 术后当天开始使用盐水漱口，直至术区完全愈合。
3. 根据手术创口大小决定是否使用镇痛药物。
4. 术后第 1 周、3 周、6 周复诊，评估术区愈合情况及舌神经和下颌下腺导管功能情况。

## 并发症

1. **血肿** 术中仔细分离，缝合前仔细检查出血，这样可以将血肿风险降到最低。通过放置引流可消除血肿。

2. **舌神经损伤** 术中损伤舌神经将导致舌感觉异常。大部分舌神经损伤是因为牵拉，均可随时间恢复。若神经断裂，术中需对位吻合。

3. **下颌下腺导管损伤** 术前使用泪道探针插入下颌下腺导管内可降低术中损伤的风险。下颌下腺导管损伤可导致导管狭窄、阻塞性下颌下腺炎或唾液腺囊肿。术中若导管断裂或破裂，需行导管成形术，或留置塑料管。塑料管需留置数周，以促进导管周围上皮化，重建导管的连续性。

4. **舌下腺囊肿复发** 复发率大小与手术操作直接相关。

完整摘除舌下腺后复发率最低，而单独的袋成形术复发率最高。

## 要点

1. 舌下腺囊肿有多种治疗方式，手术治疗方式及相关的复发率，由低到高罗列如下：舌下腺囊肿及相关舌下腺全切除；舌下腺部分切除；袋成形术。文献中复发率变化很大。

2. 潜掘型舌下腺囊肿的入路选择取决于囊肿大小。小的潜掘型舌下腺囊肿可通过口内入路；大的囊肿需通过口外切口（必要时联合口内切口）入路。口外入路的类型取决于囊肿的范围［下颌下、颈部和（或）咽旁］和大小。

3. 当潜掘型舌下腺囊肿扩展至口内或口外入路无法显露舌下腺时，需要采用口内外联合入路。

4. 沿舌下腺近中尽早寻找到舌神经和下颌下腺导管是减少术后相关并发症的关键。术前插入泪道探针可降低下颌下腺导管损伤的风险，同时也便于术中牵拉显露。

## 病例报告

**病例报告 49-2** 患者，24岁，主诉右口底存在质软、无痛的包块12个月。检查见沿右颌舌沟内存在一个2.5cm×1.3cm、无痛且具有波动感的包块。根据包块位置及外观，高度怀疑为舌下腺囊肿。经全麻和气管内插管，患者接受了右侧舌下腺囊肿及舌下腺摘除术。最终病理报告为舌下腺黏液外渗型舌下腺囊肿（图49-6~图49-10）。

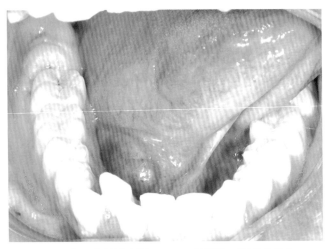

图49-6 右口底可见直径2.5cm、无痛性、淡蓝色肿物

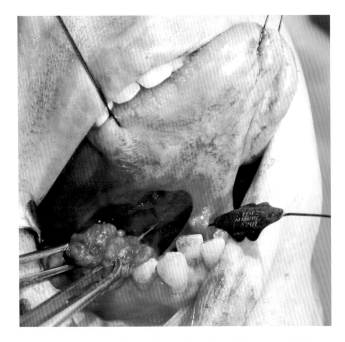

图49-7 舌尖和舌侧缘缝牵引线，放置泪道探针。囊肿表面椭圆形切开，将舌下腺囊肿及舌下腺一并切除

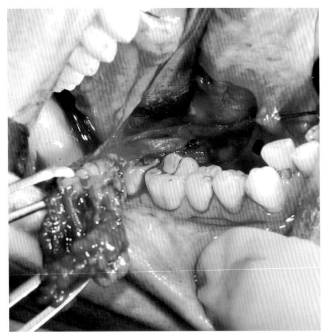

图49-8 组织钳夹住舌下腺，将舌下腺与周围组织钝性分离，分离过程中确认保护下颌下腺导管

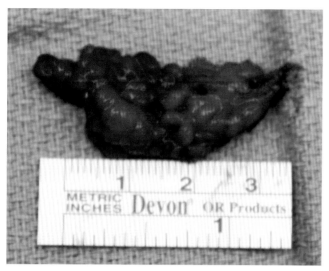

图 49-9　切除的舌下腺组织

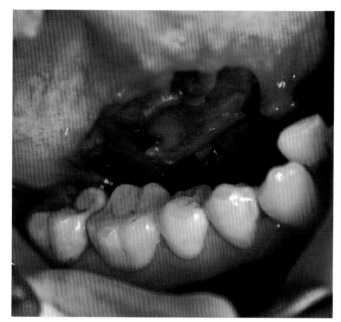

图 49-10　术区充分冲洗、止血，创口可间断缝合，也可开放待其二期愈合

## 参考文献

Galloway, R. H., Gross, P. D., Thompson, S. H. and Patterson, A. L., 1989. Pathogenesis and treatment of ranula: report of three cases. *Journal of Oral and Maxillofacial Surgery*, 47, 302-6.

Sigismund, P. E., Bozzato, A., Schumann, M., Koch, M., Iro, H. and Zenk, J., 2013. Management of ranula: 9 years' clinical experience in pediatric and adult patients. *Journal of Oral and Maxillofacial Surgery*, 71, 538-44.

Skouteris, C. A. and Sotereanos, G. C., 1987. Plunging ranula: report of a case. *Journal of Oral and Maxillofacial Surgery*, 45, 1068-72.

Zhao, Y. I., Jia, J. and Jia, Y. L., 2005. Complications associated with surgical management of ranulas. *Journal of Oral and Maxillofacial Surgery*, 63, 51-54.

### 下颌下腺切除术

下颌下腺切除术是经皮肤切口，切除无功能、功能亢进，或发生肿瘤的下颌下腺。

### 适应证

1. 复发性或慢性下颌下腺炎。
2. 阻塞性下颌下腺炎。
3. 良性或者恶性下颌下腺肿瘤。
4. 颈清扫时为切除Ⅰb区淋巴结，一并切除下颌下腺。

### 禁忌证

1. **可疑肿瘤**　不可切除下颌下腺活检以排除肿瘤，无论良性或者恶性。颈清扫时应该做正规的Ⅰ区清扫，而不是仅仅去除下颌下腺包膜，除非明确证实适合非肿瘤性病损可保留下颌下腺。
2. **有严重的全身疾病无法耐受全麻手术的患者**　对于无法耐受全麻手术的患者，必要时可以局部麻醉下摘除下颌下腺。
3. 血液系统异常患者。
4. 下颌下腺导管远端结石患者。

### 区域解剖

1. **下颌下腺**　下颌下腺位于颈部下颌下三角内（Ⅰb区）。腺体浅部位于颈阔肌深面，并被颈深筋膜浅层包裹。腺体呈双叶结构，C形包绕在下颌舌骨肌后缘。腺体浅叶也可位于舌下间隙下颌舌骨肌表面，而体积更大的深叶位于下颌舌骨肌的前缘。内侧下颌下腺可与茎突舌骨肌、二腹肌和茎突舌肌紧邻。
2. **下颌下腺导管**　下颌下腺深叶内侧发出数支导管汇合而成下颌下腺导管。导管向前、上内侧走行，并与舌神经紧邻。随着导管向前走行，其逐渐位于舌下腺内侧。导管逐渐向前、内走行，并开口于舌系带旁的乳头，称为舌下肉阜。导管走行曲折，而且其是最长的唾液腺导管（约5cm），所以唾液分泌后，停留在导管内时间较长。导管有两处转折：第一个转折位于下颌舌骨肌后缘；第二个邻近导管开口。另外，部分导管自下而上，需对抗唾液重力作用，这也增加了唾液逆流的风险。与腮腺相比，下颌下腺产生的唾液中钙离子浓度是其两倍，而且唾液更黏稠、碱性更高。这些因素促使唾液滞留，并在导管内形成结石。90%的下颌下腺导管结石 X 线显影，而 90% 腮腺结石 X 线不显影。第一磨牙前的结石可在下颌咬合片中显影，也更容易通过口内切口取出结石并行导管成形术。

3. **面神经下颌缘支** 当面神经在腺体表面的颈深筋膜浅层中走行时，容易被手术损伤。面神经下颌缘支可位于下颌骨下缘下 3cm。在上行支配降口角肌之前，下颌缘支可多达 4 支分支，穿过面动脉和面静脉。

4. **舌下神经** 舌下神经进入下颌下三角时，从后向前走行，位于茎突舌骨肌和二腹肌后腹内侧。进入下颌下三角后，向前上走行，位于舌骨舌肌侧面。最终穿过下颌舌骨肌后缘进入舌部肌群。

## 手术方法与步骤

1. 术前静脉给予抗生素。

2. 术前麻醉诱导时使用短效肌松药，以便术中分离时监测面神经下颌缘支。通过经口气管插管实现全麻。

3. 患者仰卧位，头偏对侧，颈部过伸。消毒铺巾，同侧口角应当暴露以便观察。

4. 设计距下颌骨下缘至少 3cm，或舌骨水平切口，切口后缘至胸锁乳突肌前缘（图 49-11）。切口区用含 1 : 100 000 肾上腺素的 2% 利多卡因皮下局部浸润，以减少出血。

5. 切开皮肤及皮下组织至颈阔肌。颈阔肌下向上翻瓣至下颌骨下缘，暴露颈深筋膜浅层及下颌下腺上极（图 49-12）。分离至下颌下腺的过程中使用神经电刺激仪辅助确认面神经下颌缘支。

6. 切开下颌下腺包膜，在包膜下分离，暴露腺体，以免损伤面神经下颌缘支。或者在越过面动静脉的时候面神经下颌缘支可被暴露。然后将下颌缘支与颈阔肌瓣一起往上牵拉。

7. 分离、结扎面动静脉。用电刀或蚊氏钳将腺体前缘从二腹肌前缘游离下来，继续向后分离，将腺体从下颌舌骨肌侧面翻起。分离、结扎下颌舌骨肌血管，以暴露下颌舌骨肌。

8. 确认下颌舌骨肌后缘。注意避免损伤舌下神经和舌神

经，这两根神经在下颌舌骨肌后缘暴露后容易损伤。向前牵拉下颌舌骨肌后缘，用手指分离显露舌神经、下颌下神经节和下颌下腺导管。将示指伸入腺体、下颌下神经节和舌下神经、伴行静脉之间。

9. 确认舌下神经后，钳夹、分离、结扎下颌下腺导管。用双极电凝舌神经和下颌下神经节结合处，将二者分离，但需小心避免损伤舌神经。将腺体向前翻起，显露后下方的面动脉，从二腹肌后腹表面分离结扎面动脉。从二腹肌后腹和中间腱上将腺体游离下来（图 49-13），标本送病理检查（图 49-14）。

10. 切除腺体后的术区内有舌下神经及伴行静脉、舌神经及位于舌骨舌肌侧面已被断开的下颌下腺导管（图 49-15）。在 little's 三角内，舌骨舌肌深面存在舌动脉。

11. 大量无菌盐水冲洗创口，分层缝合创口，放置引流条或负压引流管（图 49-16）。

## 术后管理

1. 患者住院观察 24h。

2. 住院期间，静脉使用广谱抗生素（如头孢唑啉等），出院后口服抗生素 1 周。

3. 床头抬高 30°，前颈部适当加压包扎。

4. 术后 36h 内或者连续 24h 总计引流量小于 30mL 时去除引流。

## 并发症

1. 损伤舌下神经：损伤舌下神经后将导致伸舌偏向患侧。

2. 损伤舌神经。

3. 损伤面神经下颌缘支。

4. 术区感染。

5. 出血或者血肿。

## 要点

1. 为监测面神经功能，保证麻醉诱导过程中使用短效肌松药物。

2. 为避免术后明显瘢痕，切口尽量设计在皮肤自然皱褶处。

3. 所有患者术中都应当确认面神经下颌缘支。

4. 若明确因为肿瘤需要摘除下颌下腺时，务必完整摘除腺体，避免使用剜除术。

## 病例报告

**病例报告 49-3** 26 岁年轻男性，主诉右颌下区反复疼痛

和间歇性肿胀。临床检查见一个孤立不活动的包块位于右颌下三角内。右侧下颌下腺导管未见唾液分泌。增强CT显示右颌下三角内边界清楚、均质的肿块，无淋巴结

肿大。细针吸取活检结果提示为多形性腺瘤。患者接受手术治疗，摘除右侧下颌下腺，最终病理报告为多形性腺瘤（图49-11～图49-16）。

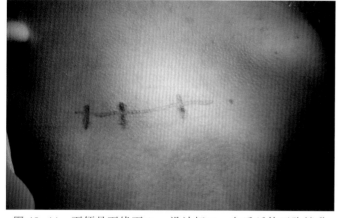

图 49-11 下颌骨下缘下 3cm 设计切口，向后延伸至胸锁乳突肌前缘

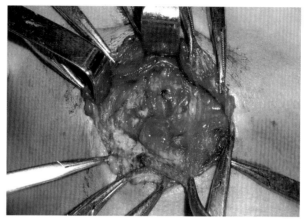

图 49-12 切开皮肤、筋膜及颈阔肌

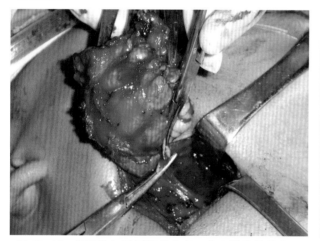

图 49-13 将腺体与周围附着分离。分离结扎导管和血管，分离下颌下神经节后，将舌神经向上牵拉

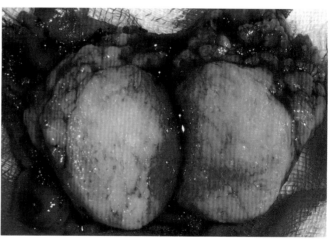

图 49-14 送病理检查前，切开腺体及肿瘤可看到多形性腺瘤典型的"土豆断面"外观

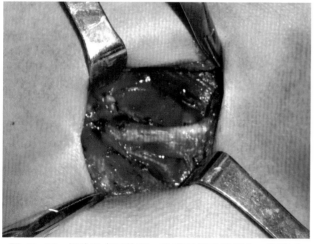

图 49-15 切除后术区外观，注意下颌舌骨肌和二腹肌中间腱

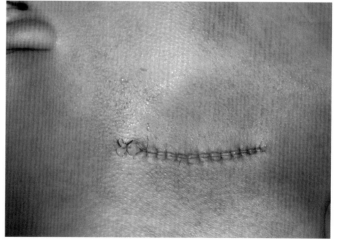

图 49-16 分层关闭创口，放置烟卷式负压引流

### 参考文献

Chen, W., Yang, Z., Wang, Y., Huang, Z. and Wang, Y., 2009. Removal of the submandibular gland using a combined retroauricular and transoral approach. *Journal of Oral and Maxillofacial Surgery*, 67, 522-7.

Pruess, S. F., Klussmann, J. P., Wittekindt, C., Drebber, U., Beutner, D. and Guntinas-Lichius, O., 2007. Submandibular gland excision: 15 years of experience. *Journal of Oral and Maxillofacial Surgery*, 65, 953-7.

Rapidis, A. D., Stavrianos, S., Lagogiannis, G. and Faratzis, G., 2004. Tumors of the submandibular gland: clinicopathologic analysis of 23 patients. *Journal of Oral and Maxillofacial Surgery*, 62, 1203-8.

## 唾液腺导管成形术

唾液腺导管成形术是通过手术将唾液腺导管口改道和扩大的手术。

### 适应证

1. 慢性或复发性唾液腺炎或唾液腺结石。
2. 超声、CT或核磁检查提示存在唾液腺导管远端扩张、堵塞或狭窄。
3. 外伤或手术损伤腮腺导管、下颌下腺导管或舌下腺导管。
4. 可通过手术去除结石或通过体外微波碎石。
5. 导管远端肿瘤。
6. 唾液分泌过多（流涎症）。

### 禁忌证

1. 唾液腺导管近端或腺体内阻塞。
2. 唾液腺肿瘤或功能异常。

### 区域解剖

**涎石症**：在大唾液腺腺体或导管内形成唾液结石。涎石通常单发，富含钙的晶状物，但也可见多发结石。约85%涎石发生于下颌下腺导管，仅5%~10%涎石发生于腮腺导管，因为腮腺导管短、走行径直且唾液黏滞度低。舌下腺小管和大管通常不发生涎石。不到5%的涎石症发生于舌下腺和小唾液腺。

### 方法与步骤

1. 患者仰卧位，常规消毒铺巾，暴露口腔。可以采用局部阻滞麻醉或浸润麻醉，但注意避免局部浸润过多以引起口底组织移位。
2. 导管开口附近可局部注射不含肾上腺素的利多卡因，以便于扩张和辨认导管口。确认导管口后，为方便放置支架，用泪道探针扩大导管口。轻柔地逆行探查，明确结石或阻塞的位置。
3. 结石远端、导管周围缝一针2-0丝线，避免结石向远中移位至腺门（图49-17）。同时缝线也可用于牵引暴露。
4. 必要时可以在舌缘缝线，用于牵引。
5. 在结石表面黏膜沿着导管平行的方向做切口，严密止血对于确定口底结构至关重要。确定导管和舌神经后，切开导管后取出结石或切除狭窄部分。
6. 损伤的导管，修整整齐后用5-0薇乔线或铬线将导管与口底黏膜缝合（图49-25）。如果需要向近中继续分离，需要边分边缝合（每0.5cm）。

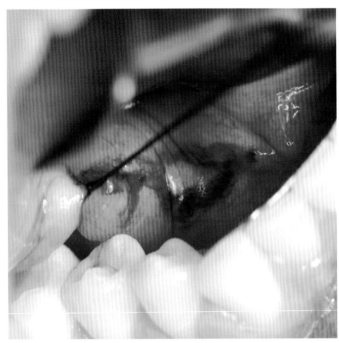

图49-17　标记结石所在位置，以2-0丝线在结石远端、导管周围缝合一针，防止结石向远中移位至下颌下腺腺门

7. 大量生理盐水冲洗，去除散在的结石，溶解脓液或炎症因子。
8. 在导管新开口处，放置支架或者纱条。或者自前向后放置一根导管或支架，并缝合固定导管（图49-24、图49-25）。放置的导管应当保留至少14d，以保证支架周围组织上皮化，重建导管的连续性。

## 术后管理

1. 可使用非甾体抗炎药物。
2. 补液、热敷、按摩腺体有助于预防局部唾液淤滞及术后感染。
3. 除了进食少量的酸性糖果刺激唾液分泌外，还可以给予患者催唾药物，如毛果芸香碱。
4. 部分患者术后可以给予抗生素，但对于伴有症状的下颌下腺炎患者，应当常规给予抗生素。
5. 术后应当从流食开始，逐渐过渡到正常饮食。
6. 术后第二天患者可以从事正常的活动。

## 并发症

### 早期并发症

1. **出血** 术后出血少见。透过口底透明的黏膜可以清楚地看到舌下血管，任何损伤都很容易直接辨别。患有潜在凝血系统疾病的患者，可能出现缓慢的出血或血肿，引起呼吸道梗阻。术前告知患者术后因口底肿胀、血肿出现呼吸道梗阻时一定要及时就医。
2. **舌神经损伤** 舌神经位于下颌下腺导管近中，为避免损伤术中应仔细查对。
3. **支架移位** 术中放置的支架或纱条应当充分固位，避免因为咀嚼或不良的口腔习惯而移位。过早脱落可能导致新的导管口狭窄。
4. **感染** 术后感染少见。如果发生感染，在经验性使用抗生素之前应当进行细菌培养。除了给予 0.12% 氯己定溶液口内含漱外，还可以给予阿莫西林、克拉维酸钾，或克林霉素（青霉素过敏患者）。必要时可切开引流，但需要确认新导管口及导管。

### 后期并发症

1. **腺体功能受损** 通常在导管成形术后下颌下腺功能会恢复。但如果临床检查怀疑腺体功能受损时需要进一步做下颌下腺造影、核磁共振或超声检查。
2. **涎石复发** 容易发生涎石的患者，术后容易涎石复发。缩短的导管路径和扩大的导管口便于涎石自然排出，

而无需其他治疗。

3. **导管再狭窄或下颌下腺炎复发** 如果阻塞症状或炎症复发，再治疗的选择需谨慎，必要时考虑摘除下颌下腺。新导管口再次发生狭窄的概率为 2%。

## 要点

1. 下颌下腺肿大最常见的原因是导管堵塞后引起腺体的慢性炎症。这些原因包括：涎石、导管缩窄、息肉、黏液栓子或其他肿物引起的唾液淤滞或倒流。所有这些原因都将引起腺泡内炎症反应和伴有或不伴有细菌感染的腺体肿胀。下颌下腺导管是最常见发生涎石症的唾液腺导管。
2. 导管成形术即唾液腺导管修复术。为防止导管系统再次狭窄，在去除涎石的同时进行导管修复。为实现正常愈合，可以将导管开口直接开放缝合或塞入纱条后缝合，也可以在导管口放置支架 7~10d。
3. 导管成形术的目的是将导管口位置后延，缩短导管走行长度，消除远端导管最容易发生堵塞的位置。位于导管远端的结石往往比较表浅，在局部麻醉下容易经口内入路取出结石。相反，导管近中或者腺体内结石往往需要切除部分导管或受累的腺体。
4. 除了这些医疗处理，最新的技术革新和文献报道鼓励采用无创的技术方法（如涎腺内镜或体外超声碎石等）去除结石。导管成形术可联合上述方法使用，或者作为治疗失败或复发后的二线治疗方式被采用。
5. 经口内入路切除结石后，往往无需行导管成形术。

## 病例报告

**病例报告 49-4** 37 岁，患者，主诉口底肿块，最近出现进食时疼痛。患者诉肿块存在多年，最近几周才出现进食时疼痛。临床检查见左口底存在一个质硬、活动、触痛包块。颈部无肿大淋巴结。CBCT 显示左口底存在长 23mm、宽 12mm 的涎石（图 49-18、图 49-19）。经临床和 X 线片检查，下颌下腺腺体基本正常。随后患者接受了涎石取出术和下颌下腺导管成形术（图 49-20~图 49-25）

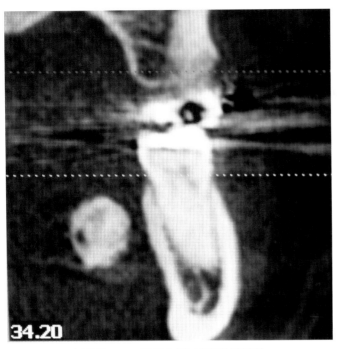

图 49-18　冠状位 CBCT 显示左侧口底高密度团块

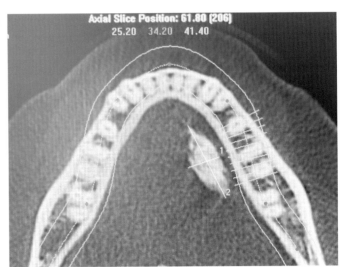

图 49-19　轴位 CBCT 显示左侧口底下颌下腺导管内 23mm× 12mm 涎石

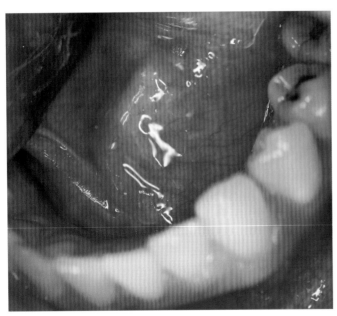

图 49-20　左口底肿块明显，检查见左下颌下腺导管分泌通畅

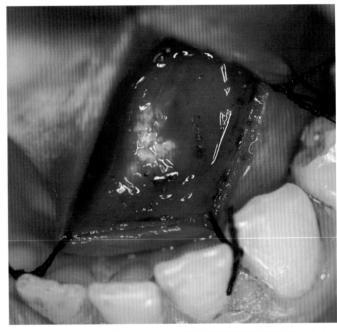

图 49-21　平行导管走行方向，直接切开涎石表面黏膜，为方便暴露缝合数针牵引线

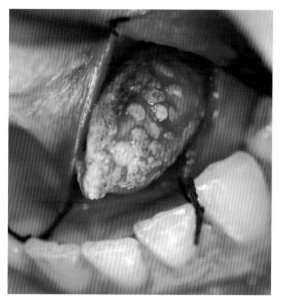

图 49-22 从下颌下腺导管内取出涎石

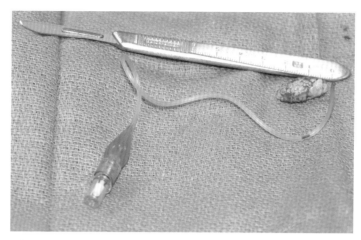

图 49-23 3mm×12mm 涎石，以及取自套管气囊的无菌软管。此无菌软管作为导管放入下颌下腺导管内维持新导管口的开放

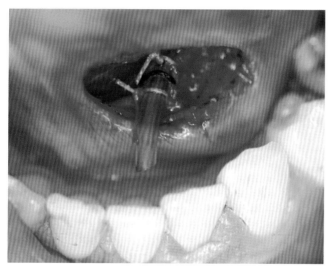

图 49-24 无菌软管放入扩大的下颌下腺导管内，插入至下颌下腺腺门处，并缝合固定在口底组织上

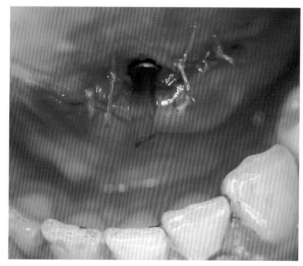

图 49-25 导管口与口底黏膜组织缝合在一起

## 参考文献

Bailey, B. J. and Johnson, J. T., 2006. *Head and neck surgery—otolaryngology*. 4th ed. Philadelphia：Lippincott Williams & Wilkins.

Capaccio, P., Torretta, S., Ottavian, F., Sambataro, G. and Pignataro, L., 2007. Modern management of obstructive salivary diseases. *Acta otorhinolaryngologica Italica：organo ufficiale della Societa italiana di otorinolaringologia e chirurgia cervico-facciale*, 27（4），161-72.

Fonseca, R., Barber, D., Powers, M. and Frost, D., 2012. *Oral and maxillofacial trauma*. 4th ed. Philadelphia：Saunders.

Hupp, J., Ellis, E. and Tucker, M., 2008. *Contemporary oral and maxillofacial surgery*. 5th ed. St. Louis, MO：Mosby Elsevier；pp. 398,407-9.

Miloro, M. and Schow, S., 2003. Diagnosis and management of salivary gland disorders. *Contemporary Oral and Maxillofacial Surgery*, 442.

Park, J., Kim, J., Lee, Y., Oh, C., Chang, H. and Lee, S., 2012. Long-term study of sialodochoplasty for preventing submandibular sialolithiasis recurrence. *Clinical and Experimental Otorhinolaryngology*, 5（1），34-8.

Pogrel, M. A., 1987. Sialodochoplasty—does it work? *International Journal of Oral and Maxillofacial Surgery*, 16（3），266-9.

Roh, J. L. and Park, C. I., 2008. Transoral removal of submandibular hilar stone and sialodochoplasty. *Otolaryngology Head and Neck Surgery*, 139（2），235-9.

Rontal, M. and Rontal E., 1987. The use of sialodochoplasty in the treatment of benign inflammatory obstructive submandibular gland disease. *Laryngoscope*, 97, 1417-21.

Zenk, J., Constantinidis, J., Al-Kadah, B. and Iro, H., 2001. Transoral removal of submandibular stone. *Archives of Otolaryngology Head and Neck Surgery*, 127, 432-6.

## 腮腺浅叶切除术

因腮腺肿瘤切除腺体浅叶组织并保留面神经的手术为腮腺浅叶切除术。

### 适应证

1. 腮腺肿瘤活检术。
2. 腮腺实质肿瘤的根治。
3. 腺体浅叶内良性或低度恶性肿瘤的切除。
4. 保守治疗和药物治疗无效的慢性腮腺炎。
5. 有症状的慢性唾液腺结石。
6. 恶性肿物切除连同颈淋巴清扫术一起进行。
7. 颊部恶性肿物（如恶性黑色素瘤或鳞癌）切除时为保证边界阴性。
8. 腮腺区瘤样病变（如舍格伦综合征或良性淋巴上皮囊肿）的美容手术。

### 禁忌证

1. 高度恶性肿瘤的治疗：需腮腺全切除并联合其他辅助治疗方法。
2. 肿瘤侵犯腮腺深叶。

### 区域解剖

1. **腮腺**　腮腺为浆液性腺体，也是人体最大的唾液腺。腮腺被颈深筋膜浅层（又称为封套筋膜）包裹。这层筋膜包裹整个颈部，后方起于颈椎棘突，并包裹斜方肌和胸锁乳突肌，一直延续至颈中部。腮腺颈部向下延伸至颈部浅筋膜，向外与颈深筋膜中层连续。

2. **面神经**　发自距表面皮肤约2cm的茎乳孔。面神经主干分叉处位于骨性外耳道下方1.5~2.8cm。主干在腺

实质内分为颞面干和颈面干，且颈面干比颞面干走行更加表浅。面神经的主要分支包括颞支、颧支、颊支、下颌缘支和颈支。各分支走行变异较大，且各分支之间存在吻合支（图49-26、图49-27和图49-32）。

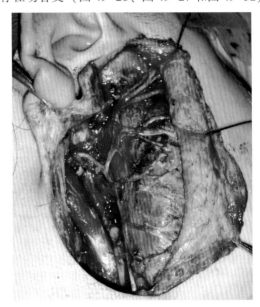

图49-26　切除腮腺浅叶后暴露面神经

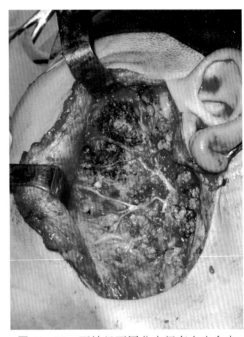

图49-27　面神经不同分支间存在吻合支（相比于图49-26和图49-32）

### 确定面神经主干的标志点

1. **鼓乳切迹**　位于颞骨鼓部和岩部之间。面神经主干位于鼓乳切迹止端远中6~8mm。
2. **耳屏指针**　面神经主干位于外耳道软骨顶端的前下方1~1.5cm。

3. **二腹肌后腹**　面神经主干位于附着于乳突二腹肌窝的二腹肌后腹深面约 1cm。

4. **乳突**　切除乳突后，从外周向主干方向可寻找到面神经主干，这种方法主要用于鼓室内或大的肿瘤。

### 方法与步骤：腮腺浅叶切除术

1. 术前给予静脉抗生素（如头孢唑啉）。

2. 麻醉诱导时使用短效肌松药，以便于术中分离时监测面神经分支。气管插管实现全身麻醉。

3. 患者仰卧位，垫肩，头偏对侧，颈部过伸。同侧眼内涂布眼膏，用角膜盾或睑缘缝合保护眼球。

4. 设计改良布莱尔切口，标记后用 2% 利多卡因行术区皮下注射。常规消毒铺巾，暴露同侧面颊部，以便观察面肌活动。

5. 从耳前开始做切口，绕至耳后，保留足够的皮肤袖套，以免术后形成精灵耳样畸形。切口可向后延伸至乳突，也可出于美容目的将切口延伸至发际线内，或者切口沿颈部皱褶向前下走行，以便必要时行颈淋巴清扫术。

6. 在腮腺腺体表面，自颈阔肌或 SMAS 筋膜下翻起组织瓣。沿着腮腺表面筋膜向前分离。大量外观类似神经的结缔组织自皮肤伸入腮腺筋膜内，但在腺体前缘和四周才能发现面神经分支。翻瓣范围应当超过肿瘤范围，暴露至需要切除的腮腺筋膜处。

7. 向后翻起组织瓣，以便从后方游离腮腺组织，也方便必要时行颈淋巴清扫术。必要时后方组织瓣可向上分离至胸锁乳突肌筋膜，耳大神经分支和颈外静脉横穿胸锁乳突肌筋膜时注意确认。手术分离的层次应当在这些结构的浅面。

8. 低压力钳夹住腺体后缘组织，皮肤拉钩向后上牵引耳屏。用组织剪和止血钳平行于外耳道软骨游离腮腺筋膜。这个区域内可能存在多条小静脉，尽量少结扎静脉可以减少术区静脉淤血，这也有利于术区腺体组织的暴露。继续分离至乳突水平。

9. 分离乳突区腺体组织时，尤其分离至乳突尖下方时应当注意，因为面神经主干就位于该区域前方深面。外耳道区、乳突尖、二腹肌后腹区广泛分离，以便游离腺体组织。软骨指针可用来辅助确定面神经分叉的位置。手术助手应当密切关注面肌的抽搐。任何血管的结扎应当在确定面神经主干之后进行。

10. 面神经主干是直径 2~4mm 的亮白色条索状结构（图

49-30）。确定颞面干和颈面干后，便可由后向前翻起表面腺体组织，并保证所有操作平行于面神经走行方向（图 49-31、图 49-32）。必要时，只要面神经主干完好无损，应当积极吻合断开的神经。

11. 分离至腺体前缘，确认腮腺导管后予以结扎。最后从腺体前缘完整游离浅叶腺体组织。

12. 可使用双极电凝止血。可从颈部切口引入负压引流管，末端接负压球。将组织瓣对位缝合，对于大的肿瘤，可切除部分组织，以便美容缝合。

### 术后管理

1. 术后使用广谱抗生素 5d。

2. 术后用一半过氧化氢一半无菌盐水的混合溶液擦洗创口，局部涂抹抗生素软膏，并疏松包扎。

3. 术后 48~72h 拔除引流管，或无引流物时拔除。

4. 术后患者密切随访。

### 并发症

1. **面神经损伤**　术中尽早确认面神经主干、在正确的平面翻瓣、沿着神经走行方向进行分离、分离中使用神经刺激仪、正确使用电凝等方法，可尽量减少对面神经的损伤。若面神经被横断，尽量同期吻合修复。

2. **味觉出汗综合征**　指腮腺内副交感神经异常地支配皮下汗腺，导致咀嚼和唾液分泌时局部皮肤出汗。治疗方法包括：应用止汗药物、肉毒素或者手术植入组织（如颞浅筋膜或游离脂肪），或在皮肤与腮腺床之间植入人工材料。

3. **涎瘘**　可导致唾液腺囊肿和（或）瘘管形成。治疗方法包括引流和加压包扎。瘘管可局部手术修整。局部辅助注射乙酰胆碱可减少副交感神经的乙酰胆碱释放，减少唾液的分泌。顽固的涎瘘需要二次手术探查。

4. **耳部麻木**　耳大神经支配区皮肤感觉迟钝常有发生，通常可逐渐恢复。

5. **组织瓣坏死**　正确的切口设计和适当的皮瓣厚度可减少远端皮瓣坏死的风险。小的缺损可采用常规方法处理，大的缺损或需要进一步的手术修复。

6. **肿瘤复发**　通常与肿瘤类型有关。

### 要点

1. 腮腺肿瘤包括多形性腺瘤、腺淋巴瘤、黏液表皮样癌、腺样囊性癌等。通常在术前可通过细针吸取活检和

MRI 获得初步的诊断。

2. 对于较小的良性肿瘤，可行包膜外切除术（部分腺体切除术）。

3. 腺体全切术适合于腺体深叶的恶性肿瘤、腮腺区淋巴结转移癌或肿瘤侵犯深方骨组织。

4. 应用软骨指针引导确定面神经主干分叉的位置。软骨指针走行沿着耳郭下三分之一方向，向前下方指向面神经分叉的位置。

5. 确认和保护面神经避免无意损伤至关重要。术中可使用轻微的机械刺激或神经电刺激仪，并仔细观察面肌的抽搐活动。

6. 术中由后向前钝性分离可减少神经损伤。

7. 术后应当将腮腺鞘膜对位缝合，若未缝合鞘膜，应当在腺体和皮肤之间植入人工生物材料，避免腺体内副交感神经支配汗腺，导致味觉出汗综合征。

### 病例报告

**病例报告 49-5** 男性，35 岁，主诉右腮腺缓慢增长肿块。临床检查见右耳前区存在一固定、质硬肿物。右侧面神经所有分支均表现为轻至中度麻痹。磁共振检查显示右侧腮腺浅叶内肿物部分压迫面神经主干。术前细针吸取活检结果报告为多形性腺瘤。患者接受了腮腺浅叶切除和面神经保留术，最终病理证实为多形性腺瘤（图 49-28~图 49-33）。

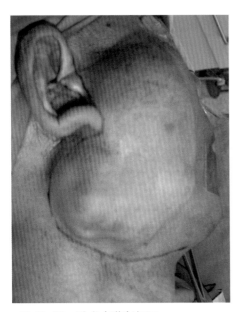

图 49-28　改良布莱尔切口

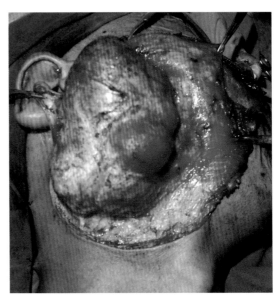

图 49-29　翻起的组织瓣前缘超过肿瘤边缘

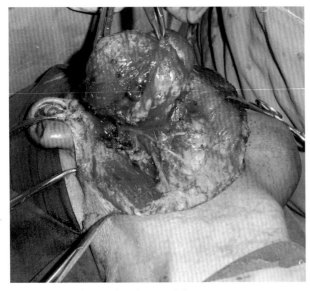

图 49-30　确认面神经主干和分支

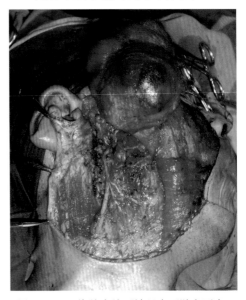

图 49-31　将肿瘤从面神经表面游离下来

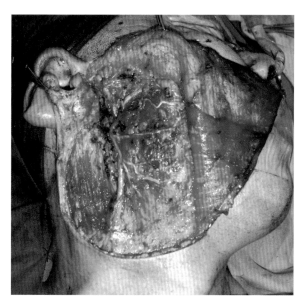

图 49-32 所有面神经分支均充分暴露

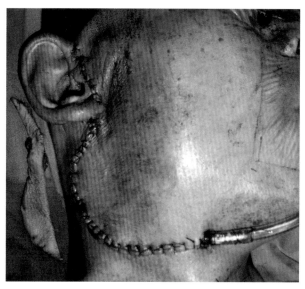

图 49-33 去除部分因肿瘤扩张而多余的组织，对位缝
合创口

**参考文献**

de Bree, R. , van der Waal, I. and Leemans, C. R. , 2007. Manage-
ment of Frey syndrome. *Head and Neck*, 29（8）, 773-8.

Dias, F. L. , Lima, R. A. and Pinho, J. , 2008. Practical tips to i-
dentifying the main trunk of the facial nerve. In
C. R. Cernea, F. L. Dias, D. Fliss, R. A. Lima, E. N. Myers
and W. I. Wei, eds. *Pearls and pitfalls in head and neck sur-
gery.* Basel: Karger; pp. 106-7.

Ellies, M. , Gottstein, U. , Rohrbach-Volland, S. , Arglebe,
C. and Laskawi, R. , 2004. Reduction of salivary flow with
botulinum toxin: extended report on 33 patients with droo-
ling, salivary fistulas, and sialadenitis. *Laryngoscope*, 114
（10）, 1856-60.

Myers, E. N. , Suen, J. Y. , Myers, J. N. and Hanna, E. Y. N. ,
2003. *Cancer of the head and neck.* 4th ed. Philadelphia:
Saunders.

Motamed, M. , Laugharne, D. and Bradley, P. J. , 2003. Manage-
ment of chronic parotitis: a review. *Journal of Laryngology
and Otology*, 117（7）, 521-6.

Shah, S. , 2003. *Head & neck surgery and oncology.* 3rd ed. St.
Louis, MO: Mosby.

（叶　鹏　译）

# 第 50 章 颈部疾病

## 颈中线疾病

### 鉴别诊断

甲状舌管囊肿。

皮样或表皮样囊肿。

脂肪瘤。

颏下淋巴结病。

甲状腺肿物或甲状腺肿。

血管畸形（血管瘤）。

畸胎瘤。

异位甲状腺（舌甲状腺）。

### 处理程序：颈中线肿物切除

在颈中线肿物切除前，须通过影像学检查判断是否为甲状腺肿物并明确正常甲状腺组织在位，避免由于手术造成异位甲状腺切除。常规的影像学检查包括超声、CT、MRI。建议颈部肿物活检前行细针吸取细胞学检查。

### 适应证

1. 细胞学检查未明确诊断，需进行切除活检以明确诊断。
2. 颈部良性肿物（如脂肪瘤）的美学修复。
3. 既往颈前部感染史。
4. 存在甲状舌管囊肿恶变的相关风险因素。

### 禁忌证

目前正处于感染急性期或术区存在炎性病灶（相对禁忌证）。

### 解剖结构

舌盲孔位于舌背后份，由轮廓乳头排列成的 V 形界沟后面。甲状腺发生正是源于舌盲孔处细胞的不断增殖，同时第二鳃弓于中线处的融合诱导了甲状舌管的形成。

颈部层次：

1. 皮肤。
2. 皮下组织。
3. 颈阔肌。
4. 颈深筋膜浅层。
5. 颈白线及带状肌群。
6. 颈深筋膜中层。
7. 气管前间隙，包括甲状舌管囊肿。

### 甲状舌管囊肿切除术方法与步骤

1. 术前应用抗生素；通过短效麻醉药进行面神经功能测试；气管内插管摆放位置为头向或偏向健侧。
2. 通过垫肩更好地暴露术野。无菌标记笔标记解剖标志点，包括下颌骨中线、舌骨、甲状腺及环状软骨。
3. 在颈部肿物表面沿皮纹设计横行切口。如有瘘管则应做梭形切口，连同瘘口处皮肤一并切除。
4. 沿切口标记线在皮下组织（颈阔肌浅层）注射 1% 利多卡因（含 1：100 000 肾上腺素）。
5. 术区铺巾后应显露下颌骨至胸骨上窝下数厘米。应用分块式的手术单进行铺巾，以便对肿物切除时进行口内舌下区的触诊。
6. 使用 15 号刀片切开皮肤、真皮及皮下脂肪层。确认颈阔肌层次，沿颈阔肌切开并向上、向下翻瓣。值得注意的是，颈阔肌于颈中线区域常缺如。相对而言，颈阔肌向上翻瓣的操作比向下翻瓣更为重要。颈阔肌深层为左右侧的颈前静脉，可以选择结扎或随颈阔肌瓣向上翻起。
7. 确认带状肌群后，钝性分离带状肌群使其在颈中线处向两侧收缩。根据囊肿壁与带状肌群的密切程度，决定是否将舌骨水平的胸骨舌骨肌连同肿物一并切除。

8. 通过钝性或锐性分离带状肌群、甲状软骨及甲状舌骨肌筋膜，将肿物完整切除。其中，至关重要的是在切除舌骨前确认甲状腺峡部及甲状软骨，从而避免对甲状软骨的损伤，尤其是大多数儿童患者舌骨与甲状软骨毗邻（图 50-1）。

9. 将舌骨周围的肌肉、软组织及骨膜自舌骨两侧分离，进而将舌骨中份 1/3 连同标本一并切除。使用咬骨钳或大剪刀离断舌骨。

10. 随着舌骨向前翻起，手术层次到达舌根水平。自肿物切取一椭圆形组织。术者更换新的无菌手套，进行舌下区域触诊，并确认舌盲孔与术区层次的位置关系。

11. 为了减轻肿物切除后术区瘢痕以及封闭残余甲状舌管，使用 2-0 丝线对深部组织进行结扎（图 50-2）。

12. 如果术区累及会厌或口咽部，则应使用不可吸收的缝线来关闭颈部横行切口。

13. 术区广泛冲洗，检查出血情况。通常情况可使用不带负压的引流装置，部分病例需要负压引流。

14. 应用 3-0 薇乔线关闭深筋膜，4-0 薇乔线关闭浅筋膜及真皮层，5-0 单丝缝线进行皮内缝合。

15. 皮肤切口涂抹薄层抗菌软膏，并覆盖敷料（如软纱或透气胶膜等）。

## 术后管理

1. 术后应用抗生素 5d，静脉滴注（住院患者）或口服（门诊患者）。

2. 合理使用镇痛药物。

3. 术后 48h 后或无引流液时撤除引流装置。

4. 根据肿物性质不同进行随访。

## 并发症

1. **复发**　Sistrunk 术式对舌骨中份的切除较保守。有术前感染史的患者术后复发的风险增加，尤以 6 个月内发生感染并进行切开引流患者为著。由于可能存在甲状舌管副导管、甲状舌管子囊或初次手术咽部黏膜未切除，再次切除后仍有可能复发。二次手术需要扩大切除范围，切除舌骨浅面与舌根间的肌肉，以及更多的舌骨部分。

2. **医源性甲状腺功能减退**　继发于切除甲状舌管囊肿时去除了部分功能性甲状腺组织。术前通过影像学检查明确是否存在低位甲状腺。

3. **神经损伤**　再次切除瘢痕性的甲状舌管囊肿或囊肿位于颈中线侧方时，可能会损伤舌下神经或喉上神经。

## 要点

1. 甲状舌管囊肿切除术前，通过影像学检查明确正常甲状腺组织。这有助于对甲状舌管囊肿包含异位甲状腺组织的患者，进行术前沟通及术后处理。

2. 为了能够在安全范围内切除甲状舌管囊肿，舌骨中份 1/3 及舌骨与舌盲孔之间的组织应连同囊肿一并切除（Sistrunk 手术），未切除舌骨中份可导致复发率高达 38%，而文献报道的 Sistrunk 术式复发率为 1.5%～7%。

3. 舌骨中份切除前应明确甲状腺峡部的位置，尤其是在儿童患者。

4. 甲状舌管囊肿包含恶性病变成分的情况十分罕见。术前影像学检查中发现钙化灶提示恶性肿物的可能。

## 病例报告

**病例报告 50-1**　一位 30 岁患者，2 年前上呼吸道感染后发现颈中线肿物，肿物质软，自发现以来无显著变化。患者否认颈部活动受限、咯血、发烧、寒战及体重改变。临床检查发现，肿物直径约 6cm，椭圆形，固定，稍偏中线左侧。肿物与舌骨关系密切，随伸舌及吞咽动作而抬高。肿物表面皮肤无明显改变。患者初期进行超声检查，明确了囊性肿物位于正常甲状腺组织的浅面。增强 CT 扫描发现一颈中线左侧 6cm×3.4cm×3.2cm 肿物，边缘强化，中心低信号。通过行 Sistrunk 手术，成功地切除患者甲状舌管囊肿（图 50-1、图 50-2）。

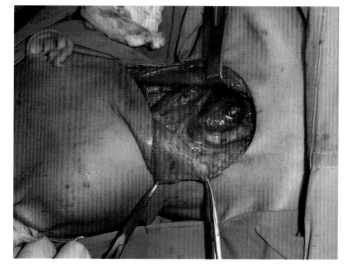

图 50-1　甲状舌管囊肿暴露

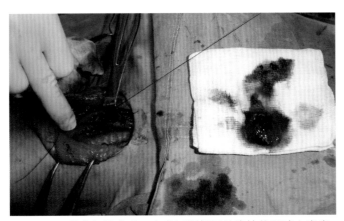

图 50-2　肿物切除术后，在术区深部用丝线结扎以减少瘢痕形成以及确保剩余导管结构闭锁

## 参考文献

Brereton, R. J. and Symonds, E., 1978. Thyroglossal cysts in children. *British Journal of Surgery*, 65, 507-8.

Gourin, C. G. and Eisele, D. W., 2009. Complications of thyroid surgery. In: D. W. Eisele and R. V. Smith, eds. *Complications in head and neck surgery*. Philadelphia: Mosby Elsevier; pp. 505-11.

Hawkins, D. B., Jacobsen, B. E. and Klatt, E. C., 1982. Cysts of the thyroglossal duct. *Laryngoscope*, 92, 1254-8.

Hoffman, M. A. and Schuster, S. R., 1988. Thyroglossal duct remnants in infants and children: Reevaluation of histopathology and methods for resection. *Annals of Otology, Rhinology and Laryngology*, 97, 483-6.

Myers, E. N., 2008. Thyroglossal duct cyst. In: E. N. Myers, ed. *Operative otolaryngology: head and neck surgery*. Philadelphia: Saunders Elsevier.

Richardson, M. A. and Rosenfeld, R. M., 2002. Congenital malformations of the neck. In: C. D. Bluestone and R. M. Rosenfeld, eds. *Surgical atlas of pediatric otolaryngology*. Hamilton, ON: B. C. Decker; pp. 491-5.

Sistrunk, W. E., 1920. The surgical treatment of cysts of the thyroglossal tract. *Annals of Surgery*, 71, 121-6.

## 颈侧方疾病

### 鉴别诊断

炎性颈淋巴结肿大。

肿瘤原发灶（良性或恶性）。

远处转移灶（如鳞状细胞癌）。

鳃裂组织剩余（囊肿，窦道，瘘管）。

血管畸形（血管瘤）。

淋巴管畸形（囊性水瘤）。

喉囊肿。

脂肪瘤。

皮样或表皮样囊肿。

感染或炎症（肺结核，HIV，肉瘤，EB 病毒、葡萄球菌感染，猫抓病等）。

淋巴瘤。

唾液腺疾病（腺癌、多形性腺瘤、舍格伦综合征）。

颈动脉病变。

### 颈侧方肿物切除术

为了明确术前诊断、病变范围及手术方案，术前须进行细针吸取活检及影像学检查。

### 适应证

1. 细胞学检查未明确诊断，需进行切除活检以明确诊断。

2. 颈部良性肿物（如脂肪瘤）的美学修复。

3. 既往颈侧部感染史。

### 禁忌证

目前正处于感染急性期或术区存在炎性病灶（相对禁忌证）。

### 区域解剖

鳃裂残余可以分为囊肿、窦道及瘘管，发生于鳃裂发育后形成的任何部位（自耳屏前至锁骨上窝、颈中线侧面及胸锁乳突肌中份）。囊肿是包含于颈部内而在皮肤及咽腔无开口的病变。窦道是通向皮肤或咽腔的盲腔。瘘管是皮肤与咽腔的异常通道。临床上最常见的是第二鳃裂残余（90%～95% 为鳃裂发育异常），发生于颈内、外动脉之间，位于舌咽神经及舌下神经的侧面或浅面。

### 手术方法与步骤：颈侧方肿物切除术（鳃裂残余）

1. 术前应用抗生素；通过短效麻醉药进行面神经功能测试；气管内插管摆放位置为头向或偏向健侧。

2. 暴露颈部术野，头偏向健侧。无菌标记笔标记解剖标志点，包括下颌角、环状软骨、胸锁乳突肌及乳突。

3. 在颈部肿物表面沿皮纹设计水平切口。切口设计应包括进行扩大切除时可能延长的切口线（如颈淋巴清扫）。如有瘘管则应做棱形切口，连同瘘口处皮肤一并切除。

4. 沿切口在皮下组织（颈阔肌浅层）注射 1% 利多卡因（含 1∶100 000 肾上腺素）。

5. 如怀疑瘘管，自咽腔插入导丝有助于对瘘管在颈部走行路径的判断。首先应检查腭扁桃体及梨状隐窝。

6. 术区铺巾后应显露病变侧下颌骨至胸骨上窝下数厘米。应用分块式的手术单进行铺巾，以便对疑似咽瘘的病例进行口内检查。

7. 如果为窦道，应用泪道探针轻柔地置入窦道内以明确窦道走行，避免形成错误的手术入路。明确窦道还可以使用带有或不带球形扩张的 Fogarty 导管，或使用 Prolene 缝线插入导管。

8. 使用 15 号刀片切开皮肤、真皮及皮下脂肪层。

9. 确认颈阔肌层次，沿颈阔肌切开并上、下翻瓣，注意保护面神经下颌缘支（肿物位于可能损伤神经的位置）。面神经多位于颈部下颌角至下颌下缘下 2cm 区域。

10. 颈外静脉多垂直于切口线，必要时予以结扎。耳大神经与胸锁乳突肌伴行，需要明确及游离。

11. 切开颈深筋膜，将病变抬起，离断其与颈深筋膜附着。

12. 确认肿物后，将肿物周缘与周围附着组织分离，向侧方牵拉胸锁乳突肌时，应注意识别并保护副神经（图 50-4）。

13. 在切除鳃裂残余上部时，可能会波及舌静脉丛，应注意对舌下神经和喉上神经的保护。在颈动脉深方，残余组织可能会侵及二腹肌后腹的深面。

14. 随着解剖层次的逐渐深入，为了能够探及窦道深方的表面，有可能需要做一个附加梯形切口。用分离器沿肿物走行方向穿入直至最深处，触诊分离器在皮肤的投照点。可沿分离器表面皮肤做横行切口（舌骨水平），窦道被暴露后便于解剖分离。

15. 如果窦道通向咽腔或梨状隐窝，则需要在邻近黏膜处将窦道钳夹并以 2-0 丝线结扎。

16. 术区大量盐水冲洗，检查出血情况避免血肿的发生。通常留置普通引流装置，部分病例需要使用负压引流。

17. 应用 3-0 薇乔线关闭深筋膜，4-0 薇乔线关闭浅筋膜及真皮层，5-0 可吸收丝线进行皮内缝合。

18. 皮肤切口涂抹薄层抗菌软膏，并覆盖敷料（如软纱或透气胶膜等）。

## 术后管理

参见"颈中线疾病"术后管理第 1~4 条。

## 并发症

1. **出血** 一般血肿的形成于术后 24h 内。处理方案是通过探查术区减压并清理血肿，辨认并结扎活跃出血点。

2. **积液** 术后遗留较大无效腔时容易发生积液。在邻近积液处用针穿刺，留置引流或通过伤口引流，或者积液逐渐吸收时采取观察。

3. **感染** 术前曾发生或正在发生鳃裂囊肿感染者多发，也可发生于术后术区遗留无效腔或消毒不完善者。

4. **涎瘘** 多发生于病变累及咽腔、咽腔缝合处存在间隙或被覆黏膜不完整情况下。分层缝合技术能够减少涎瘘的发生。初期常采取局部加压包扎及限制口内进食等保守方案，一旦有慢性瘘管形成，则进行手术探查及瘘管切除术。

5. **复发（肿物/颈深部脓肿）** 术前存在鳃裂囊肿感染、切开引流病史的患者及手术时处于感染期或未完全明确的病变累及咽腔的患者，复发风险增加。复发的肿物或形成的脓肿都提示可能有口咽瘘的可能，再次手术前应该通过影像学检查来明确复发部位的情况。

## 要点

1. 儿童头颈部肿物中有 20% 缘于鳃裂发育异常，其中 95% 发生于第二鳃裂。

2. 40 岁以上患者发生的颈侧方肿物中，有 75% 为恶性。

3. 细针穿刺细胞学检查是一种精确、灵敏、经济、快速的技术手段，能够辅助评估和诊断颈中线、颈侧方肿物及腺源性疾病。

## 病例报告

**病例报告 50-2** 一位 29 岁患者，主诉左颈旁肿痛不适间断发作。患者否认耳鸣、呼吸困难、发音困难、发热、寒战及夜间盗汗。临床检查发现在胸锁乳突肌前缘，有一个光滑质软有波动感的肿物。未见瘘管形成。通过 CT 扫描，发现一界清无增强的囊性肿物。使用 25 号针头进行细针吸取活检。穿刺液为草绿色并发现鳞状上皮细胞，符合鳃裂囊肿表现。患者进行了鳃裂囊肿切除活检手术，同时结扎了残余的咽旁组织（图 50-3~图 50-7）

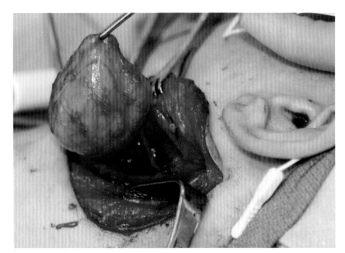

图 50-5　在鳃裂囊肿深方，确认残余口咽部瘘管。将瘘管自周围组织解剖分离并以 2-0 丝线结扎

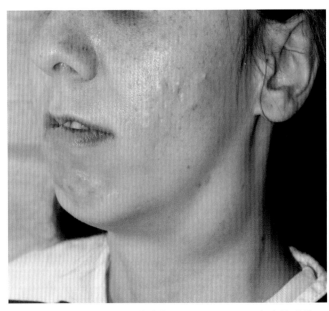

图 50-3　在胸锁乳突肌前内侧可及一 6cm×6cm 大小的质软、有波动感的肿物

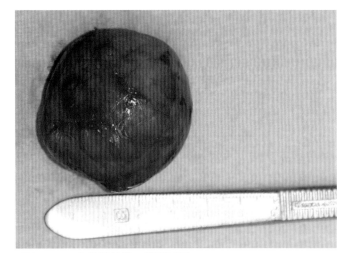

图 50-6　未破裂的第二鳃裂囊肿

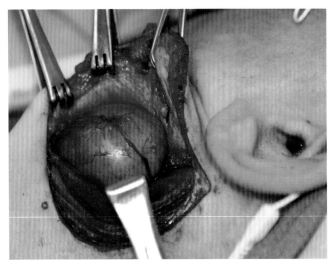

图 50-4　第二鳃裂囊肿位于胸锁乳突肌前方，自其周围组织分离。注意避免破坏囊肿，这同时也增加了肿物切除的难度

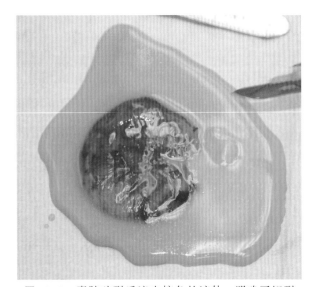

图 50-7　囊肿破裂后流出棕色的液体，明确了鳃裂囊肿的诊断

**参考文献**

Chandler, J. R. and Mitchell, B., 1981. Branchial cleft cysts, sinuses, and fistulas. *Otolaryngology Clinics of North America*, 14, 175−86. (This article discusses the embryology of branchial cleft cysts.)

Edmonds, J. L., Girod, D. A., Woodroof, J. M. and Bruegger, D. E., 1997. Third branchial anomalies: avoiding recurrences. *Archives of Otolaryngology—Head and Neck Surgery*, 123, 438−41.

Gleeson, M., Herbert, A. and Richards, A., 2000. Management of lateral neck masses in adult. *BMJ*, 320, 1521−4.

Goff, C. J., Allred, C. and Glade, R. S., 2012. Current management of congenital branchial cleft cysts, sinuses, and fistulae. *Current Opinion in Otolaryngology & Head and Neck Surgery*, 20 (6), 533−9.

Inglis, A. F. and Richardson, M. A., 2009. Complications of pediatric head and neck surgery. In: D. W. Eisele and R. V. Smith, eds. *Complications in head and neck surgery*. Philadelphia: Mosby Elsevier 2009; pp. 67−77.

Myers, E. N., 2008. Branchial cleft cysts and sinuses. In: E. N. M yers, ed. *Operative otolaryngology: head and neck surgery*. Philadelphia: Saunders Elsevier.

Richardson, M. A. and Rosenfeld, R. M., 2002. Congenital malformations of the neck. In: C. D. Bluestone and R. M. Rosenfeld, eds. *Surgical atlas of pediatric otolaryngology*. Hamilton, ON: B. C. Decker; pp. 499−514.

（周　维　译）

# 第 51 章　胸大肌皮瓣

应用软组织皮瓣进行修复重建，能够为软组织缺损提供口腔衬里及皮肤覆盖，被认为是修复头颈部缺损的主要方法。

## 适应证

1. 口腔颌面部肿瘤切除术后造成的口腔黏膜（口底、颊黏膜、下颌牙龈）及面下 1/3、颈部组织缺损的即刻修复。
2. 口腔颌面部撕脱伤造成的口腔黏膜及面颈部组织缺损的二期修复。
3. 口腔颌面部放疗造成的口腔黏膜及面颈部组织缺损的修复。
4. 行根治性颈淋巴清扫或改良根治性颈淋巴清扫患者颈动脉的即刻肌组织覆盖。
5. 口腔颌面部游离皮瓣移植失败的救治性重建手术。
6. 全身条件不耐受游离组织瓣移植手术患者（未控制的糖尿病、心肺功能衰竭或肾功能不全等）。

## 禁忌证

1. 在进行中心静脉置管时损伤锁骨下动脉，进而胸肩峰动脉完整性遭到破坏。术前血管造影表明，当怀疑血管蒂主干受损时，进行皮瓣制备可能会导致皮瓣血运不佳。
2. 面中份、面上份、上颌骨软组织缺损，胸大肌瓣的长度及转动幅度无法完全关闭创口。
3. 缺损需要极大的皮岛来修复。相比于男性患者，女性患者凭借乳房组织可通过胸大肌皮瓣制备大皮岛。对于不能关闭的胸部创口，不建议通过皮肤移植关闭创口，因为常会发生术后肋软骨炎。

## 胸大肌解剖

### 胸大肌

胸大肌是一块宽扁的扇形肌肉覆盖于胸小肌、锁骨下肌、前锯肌、前胸壁肋间肌表面。

胸大肌始端附着于锁骨中段 1/2 至 2/3，胸骨侧方，第 1 至第 6 肋的肋软骨及第 4、第 5、第 6 肋骨。肌肉附着于肱骨大结节上。

胸大肌主要分为 3 个部分：锁骨部、胸骨锁骨部及外侧部。锁骨部起始于锁骨中部，血运供应来源于胸肩峰动脉分支三角肌支，受胸外侧神经支配。胸骨锁骨部占胸大肌比重最大，血运供应来源于胸肩峰动脉的胸支，受胸内、外侧神经支配。外侧部血运供应来源变异较多，来源于胸外侧动脉或胸肩峰动脉。

胸大肌的功能是旋转及内收肱骨，受到臂丛分支胸内、外侧神经支配。由于有背阔肌可以发挥代偿功能，所以应用胸大肌皮瓣对肱骨内收功能的影响并不显著。

### 胸肩峰动脉

胸大肌的主要血供来源是胸肩峰动脉，其是锁骨下动脉延续至腋动脉的第二分支。二级分支包括胸外侧动脉和胸上动脉。

### 胸三角肌间沟

胸三角肌间沟在解剖学上位于三角肌及胸大肌之间，有头静脉从中通过。

制备胸大肌瓣时重要的骨性标志有锁骨、胸骨上切迹及剑突，他们界定了胸壁的中线。

制备胸大肌瓣时重要的软组织标志有乳突及女性患者的乳房下横纹。

### 胸大肌瓣手术方法与步骤

1. 应用胸大肌瓣修复重建时，最重要的是应在制备胸大肌瓣前将受区制备完善。在对由于手术切除造成的软组织缺损进行即刻修复时（图 51-5），切除肿物后（图 51-4）可以对缺损区域进行测量，进而有助于制备精准的胸壁皮岛。对撕脱伤造成组织缺损的病例，对受区瘢痕进行松解有利于对缺损区域的精确测量并有助于制备精准的胸壁皮岛。供区受区同时制备可能导致皮岛与缺损大小不符。

2. 在确定好所需的皮岛大小后，在乳头中线下胸壁上设计皮岛。在设计所需皮岛大小时应比缺损区稍大，这样能够减少受区关闭伤口时的张力，进而减少受区伤口裂开的发生（图 51-6）。女患者皮岛下缘应设计至乳房下横纹。

3. 在邻近肱骨大结节至皮岛中部应设计弧形切口。

4. 首先按照切口设计，切开皮肤及皮下组织。使用电刀分离深层组织至胸大肌腹侧的筋膜（图 51-7）。分离范围上至锁骨，上外侧至胸三角肌沟，下外侧至胸大肌游离缘，中线至胸骨侧缘。

5. 解剖至皮岛深面时，应注意避免损伤皮岛。皮岛上方至胸大肌筋膜，下方至腹直肌筋膜层。通常情况下，向下方解剖时会发现皮岛下方并非胸大肌。这并不会危及皮岛的成活。将皮岛暂时地缝合至胸大肌筋膜或下方的腹直肌筋膜。

6. 掀起肌皮瓣之前，首先要在腹直肌表面，即第 6 肋骨下缘掀起腹直肌筋膜。将胸大肌完整地自肋骨及肋间肌肉表面掀起。该操作一般自游离缘向肌肉起始段进行。通常，在胸骨侧缘保留约 1cm 胸大肌。进一步向上解剖确认胸小肌。另外，随着肌皮瓣向上翻起，肌肉深方的血管将显露。在掀起肌瓣时肌肉的收缩能够保护血管蒂不受损伤。

7. 肋间动脉的分支走行在肋间肌中，胸廓内动脉分支走行在胸骨旁。在解剖分离过程中，应注意合理地电凝或结扎这些血管以免术后出血的发生。

8. 在术区外上方明确胸大肌与肱骨大结节连接处，在胸三角肌沟内辨认头静脉，使用电刀离断胸大肌（图 51-8）。胸大肌瓣制备需要考虑皮瓣能够充分游离至受区（图 51-9）。

9. 需要制备双血管蒂的颈瓣，以便于胸大肌瓣穿过颈部到达口腔。双血管蒂的颈瓣成为连接胸部与颈部的通道。该通道位于颈阔肌深面、胸锁乳突肌浅面。双血管蒂的颈瓣分别从颈侧及胸壁侧进行制备。制备的通道应有五指宽从而防止皮岛的血管受压迫。

10. 胸大肌瓣在颈瓣深方通过，到达口腔（图 51-10）。将之前固定皮岛的缝线拆除后再将皮岛缝合至口腔黏膜缺损区，并最终完成修复重建。

11. 胸部术区留置两根引流管：一根垂直于肌肉断端；另一根则水平放置。分层关闭胸部创口。

12. 如果进行了颈淋巴清扫术，颈部术区留置两根引流管：一根放置在颈鞘区域；另一根放置在颏下三角。分层关闭颈部创口。

## 术后管理

1. 根据手术大小，行胸大肌瓣修复术的患者，通常要带气管套管及使用呼吸机至少 12h。

2. 根据术者的选择，决定术后抗生素的使用时间。

3. 围术期激素的使用能够有效地减少术区过度肿胀的发生。如果口内肿胀明显，必要时可能会延长拔管时间甚至可能行气管切开术。

4. 引流装置根据引流量的变化情况决定保留或者拔除。通常会保留 10d。

5. 皮肤缝线一般 10d 拆除。

6. 患者术后通过胃管进行鼻饲，直至确认口内伤口无感染及裂开后撤除。通常使用至术后 2 周。

## 早期并发症

1. **出血** 可能由于肋间血管分支或乳腺血管的分支电凝或结扎不完善造成的。另外，肱骨大结节处止血不完善可能引起术后显著的出血。如果发现术后血肿，应该返回手术室，探查清除血肿并妥善处理出血的血管。

2. **感染** 严格的无菌操作技术，围术期使用抗生素及适当的术区清洗（口腔，颈部，胸壁）都能够降低感染发生的概率。处理方案是进行引流并按照使用习惯进行抗生素治疗。

3. **裂开** 该并发症较为常见，同口腔组织功能运动有关。伤口裂开的处理一般较保守，可以进行局部创口的护理。只要修复区无骨板外露，则认为创口基本痊愈。制备较缺损区域稍大的皮岛，进而减少关闭伤口时产生的张力和术后伤口裂开的风险。

## 后期并发症

1. **皮岛坏死** 皮岛部分坏死或完全坏死会偶尔发生。大多数发生在乳房下垂的女性患者，是由于大量的脂肪组织将皮岛与深方的肌肉分隔开。

2. **口唇功能障碍** 肌皮瓣的重量可能在伤口愈合后迁移至下唇，因此，在颈淋巴清扫过程中保护面神经的下颌缘支有助于保持下唇的活动度。下唇失去动度及肌皮瓣的重力作用会造成术后患者口唇功能障碍，进而影响患者口腔进食。这个问题同术后水肿及受区瘢痕形成共同成为临床上值得关注的问题。

3. **病变复发** 由于大量胸大肌覆盖于颈部，对颈部触诊造成困难，不利于早期复发病灶的发现。因此，行胸大肌瓣修复的患者中，对于颈淋巴清扫组织切片中发现转移淋巴结的病例，无论是否为包膜外扩散，建议进行 CT 检查。

## 要点

1. 胸大肌瓣的主要血液供应来自胸肩峰动脉的胸肌支，其次来源于胸外侧动脉和胸上动脉。主要及次要血管蒂的融合减少了皮瓣部分坏死及全部坏死的发生。这同早先提出的胸大肌瓣仅由胸肩峰动脉的胸肌支供应的概念有所不同。

2. 胸大肌瓣的皮岛能够修复口腔衬里及面部缺损，或将皮岛离断同时修复口内外缺损。

3. 胸大肌瓣尤其适合修复面下 1/3，包括口底、舌腹、下颌牙龈、下颊黏膜及皮肤在内的软组织缺损。对于上颌牙龈、腭部或面上 2/3 皮肤的缺损，胸大肌瓣没有足够的长度及旋转角度进行修复。

4. 在拟定使用胸大肌瓣修复口腔颌面部缺损时，对患者胸部与颈部的长度比进行定量分析也尤为重要。在制备胸大肌皮瓣前要确认皮岛至锁骨的距离要长于锁骨至颈部受区的距离。较长的颈部或相对较短的胸部将影响胸大肌瓣旋转修复受区缺损。

5. 对于行根治性或改良根治性颈淋巴清扫、颈动脉暴露的患者，胸大肌瓣同时能够覆盖颈动脉。

6. 胸部皮肤的颜色同上颈部及面部颜色并不相同，当使用胸大肌瓣修复面颈部皮肤缺损时会形成肤色的不协调。

## 病例报告

**病例报告 51-1** 一位 81 岁男性患者（图 51-1）罹患右下颌牙龈的鳞状细胞癌（图 51-2）。临床及影像学检查发现右下牙龈上有一 3cm 肿瘤，病损未累及下颌骨，颈部淋巴结未发现转移迹象，TNM 分期为 $T_4N_0M_0$。患者接受了右下颌牙龈、牙槽骨切除及预防性颈淋巴清扫（图 51-4）。肿物切除后造成的口腔内软组织缺损为 6cm×3.5cm（图 51-5）。胸部设计的皮岛稍大于缺损区，为 7cm×4cm（图 51-6）。供区将胸大肌连同胸大肌筋膜一并

取下（图 51-7）。胸大肌自肱骨大结节处离断，同时可在胸三角肌沟内见到头静脉（图 51-8）。胸大肌瓣向上翻起，并接受来自胸肩峰动脉胸肌支以及胸外侧动脉和胸上动脉的血液供应。皮瓣穿越双蒂颈部通道（图 51-10）至口腔并进行了单层的缝合（图 51-11）。对患者进行术后评估发现，患者面型可接受，颈部有较为明显的胸大肌组织（图 51-12）。口腔内为愈合良好的皮岛（图 51-13）。

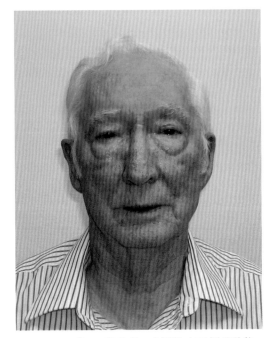

图 51-1　一位 81 岁患者，主诉为右下颌骨肿物

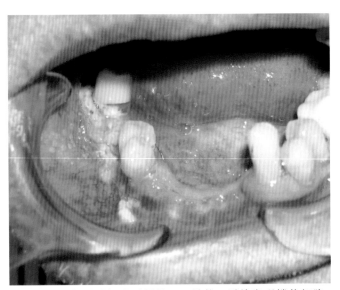

图 51-2　右下牙龈及下颌骨 3cm 肿物，活检发现鳞状细胞癌抗原。临床及影像学检查未发现淋巴结转移。根据美国抗癌协会 TNM 分级，该病例属于 $T_4N_0M_0$

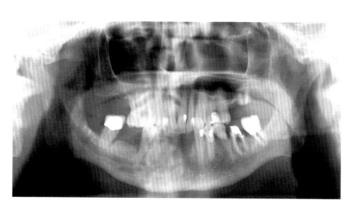

图 51-3　曲面体层示病变累及右侧下颌骨后部

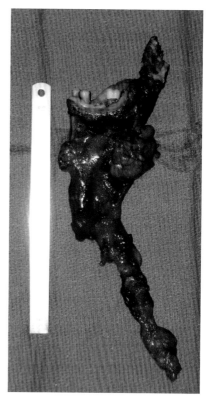

图 51-4　病变标本包括右下颌牙龈、右下颌骨及颈淋巴组织

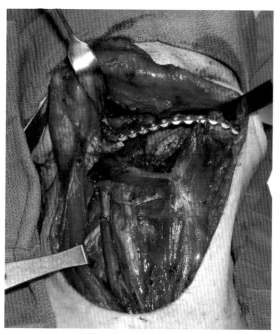

图 51-5　肿瘤切除术后形成软硬组织缺损。在切除后，存在一个 6cm×3.5cm 大小的口腔软组织缺损区域

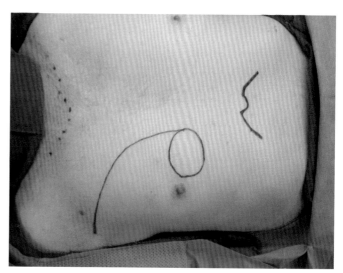

图 51-6　胸部设计的皮岛略大于缺损，为 7cm×4cm

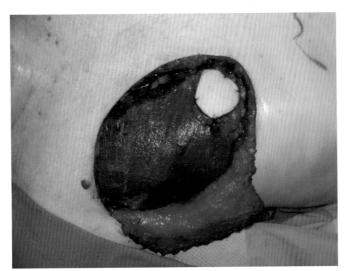

图 51-7　供区解剖，包括胸大肌及肌筋膜

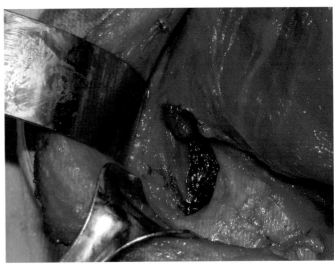

图 51-8　胸大肌自肱骨大结节处离断，同时可在胸三角肌沟内见到头静脉

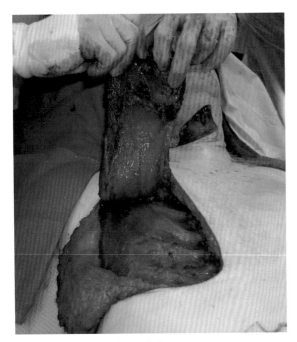

图 51-9　胸大肌瓣向上翻起

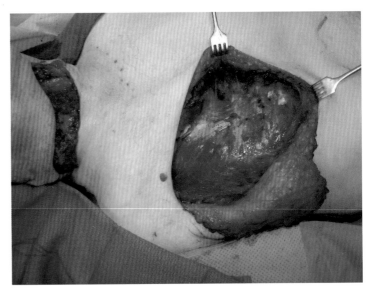

图 51-10　皮瓣穿越双蒂颈部通道至口腔

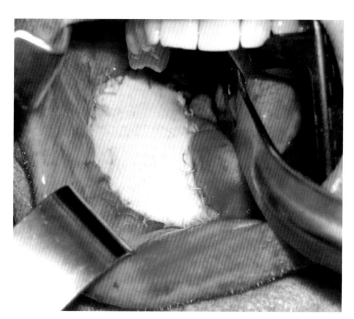

图 51-11　口腔缺损由胸大肌瓣的皮岛修复

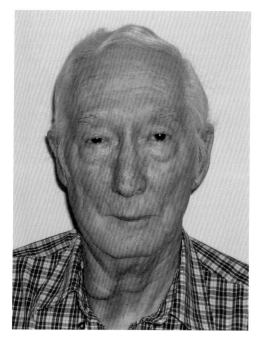

图 51-12　对患者进行术后评估发现，患者面型可接受，颈部有较为明显的胸大肌组织

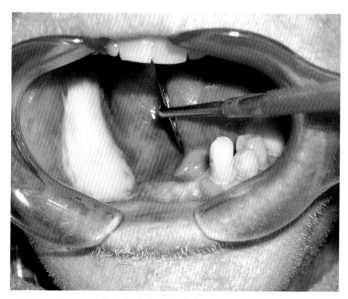

图 51-13　口腔内为愈合良好的皮岛

## 参考文献

Ariyan, S., 1979. Further experiences with the pectoralis major myocutaneous flap for the immediate repair of defects from excisions of head and neck cancers. *Plastic and Reconstructive Surgery*, 64, 605–12.

Ariyan, S., 1979. The pectoralis major myocutaneous flap: a versatile flap for reconstruction in the head and neck. *Plastic and Reconstructive Surgery*, 63, 73–81.

Carlson, E. R., 2003. Pectoralis major myocutaneous flap. *Oral and Maxillofacial Surgery Clinics of North America*, 15, 565–75.

Carlson, E. R. and Layne, J. M., 1997. The pectoralis major myocutaneous flap for reconstruction of soft tissue oncologic defects. *Atlas of Oral and Maxillofacial Surgery Clinics of North America*, 5, 15–35.

Chiummariello, S., Iera, M., Domatsoglou, A. and Alfano, C., 2010. The use of pectoralis major myocutaneous flap as "salvage procedure" following intraoral and oropharyngeal cancer excision. *Il Giornale di Chirurgia*, 31, 191–6.

Hsing, C. Y., Wong, Y. K., Wang, C. P., Wang, C. C., Jiang, R. S., Chen, F. J. and Liu, S. A., 2011. Comparison between free flap and pectoralis major pedicled flap for reconstruction in oral cavity cancer patients—a quality of life analysis. *Oral Oncology*, 47, 522–7.

Kekatpure, V. D., Trivedi, N. P., Manjula, B. V., Mathan Mohan, A., Shetkar, G. and Kuriakose, M. A., 2012. Pectoralis major flap for head and neck reconstruction in era of free flaps. *International Journal of Oral and Maxillofacial Surgery*, 41, 453–7.

Marx, R. E. and Smith, B. R., 1990. An improved technique for development of the pectoralis major myocutaneous flap. *Journal of Oral and Maxillofacial Surgery*, 48, 1168−80.

McLean, J. N., Carlson, G. W. and Losken, A., 2010. The pectoralis major myocutaneous flap revisited: a reliable technique for head and neck reconstruction. *Annals of Plastic Surgery*, 64, 570−3.

Moloy, P. J. and Gonzales, F. E., 1986. Vascular anatomy of the pectoralis major myocutaneous flap. *Archives of Otolaryngology—Head and Neck Surgery*, 112, 66−9.

Ossoff, R. H., Wurster, C. F., Berktold, R. E., Krespi, Y. P. and Sisson, G. A., 1983. Complications after pectoralis major myocu-taneous flap reconstruction of head and neck defects. *Archives of Otolaryngology*, 109, 812−14.

Shah, J. P., Haribhakti, V., Loree, T. and Sutaria, P., 1990. Complications of the pectoralis major myocutaneous flap in head and neck reconstruction. *American Journal of Surgery*, 160, 352−5.

（周　维　译）

# 第 52 章　口腔上颌窦交通的处理

本章主要介绍关闭口腔上颌窦交通与口腔上颌窦瘘的方法。

## 适应证

1. 术中发现直径超过 4mm 的口腔上颌窦交通。
2. 术后持续存在的口腔上颌窦交通或口腔上颌窦瘘。

## 禁忌证

1. 缺损小于 4mm，已进行保守治疗包括常规预防措施、使用抗生素与减充血剂。
2. 口腔上颌窦交通或口腔上颌窦瘘伴有急性感染。
3. 窦口鼻道复合体的封闭。通过上颌窦 CT 评估窦口鼻道复合体，尤其针对复发瘘。如果窦口鼻道复合体已封闭，应在口腔上颌窦交通关闭之前行功能性内窥镜鼻窦手术（FESS）。

## 瘘管切除术的一般注意事项

1. 瘘的环切是处理慢性瘘形成的首选方案。需要注意的是，可以切除瘘，并将内侧边缘缝合作为上颌窦交通的附加组织第一层封闭（图 52-1）。
2. 基于缺损大小及修复计划，可推进附加组织作为补充的一层或两层组织以封闭缺损。
3. 组织进行间断缝合。
4. 考虑使用保护性夹板。

## 口腔上颌窦交通与口腔上颌窦瘘的独特手术技术

1. 单纯缝合。
2. 颊侧推进瓣。
3. 腭侧旋转推进皮瓣。
4. 颊脂垫瓣。
5. 骨移植。
6. 颞肌瓣。
7. 颞顶帽状腱膜瓣。

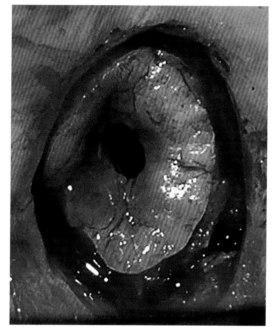

图 52-1　瘘的环切用于瘘管的复位和闭合，并且建立鼻黏膜的闭合

## 单纯缝合

仅用于无张力组织（不具体描述）。

## 颊侧推进瓣

### 适应证

软组织不足时用于一期封闭的一线治疗方法。

### 禁忌证

唯瘢痕或缺损范围导致颊侧前庭沟的组织不能充分地推进，以获得一期封闭。

### 方法与步骤

1. 制备包括前后松弛切口的全层黏骨膜瓣（图 52-6）。通过分叉的松弛切口可形成较宽的基底与覆盖缺损的附加组织。

2. 根据需要合并补充骨膜松弛切口（图 52-7），可提高皮瓣的活动性以获得无张力闭合。

3. 根据需要行辅助性牙槽嵴成形术，去除尖锐的骨边缘及颊侧骨板，提高皮瓣的推进能力。

4. 颊瓣推进覆盖缺损获得一期封闭（图 52-10）。应用可吸收的薇乔线缝合，以保持愈合期间的强度。

## 腭侧旋转推进皮瓣

### 适应证

1. 软组织不足时用于一期封闭的第二选择。

2. 既往应用颊侧推进瓣失败的患者。

### 禁忌证

1. 瘢痕或缺损范围导致腭侧组织瓣不能充分游离以覆盖缺损。

2. 相对禁忌证：以前的手术或创伤破坏了腭大动脉。然而，腭部随意皮瓣在大多数病例的报道中已成功。

### 区域解剖

腭瓣是基于出腭大孔的腭大动脉供应的全层轴形皮瓣。动脉沿腭部侧方走行，与切牙及对侧动脉相吻合，保证整个腭部可基于单侧腭大动脉供应下分离制备皮瓣。腭部由口腔黏膜、黏膜下层和骨膜组成，其通过 Sharpey 纤维附着于硬腭。软腭由腭帆张肌、腭帆提肌及腭垂肌构成。腭帆张肌绕过翼钩插入腭腱膜，可能阻碍瓣的旋转。

### 方法与步骤

1. 通过触诊识别腭大孔和神经血管束。

2. 所需血管蒂长度从缺损颊侧至腭大孔。设计时通过无菌记号笔标出（图 52-2）。

3. 于神经血管束外侧进行全层切口，根据缺损大小及位置，向前延伸至中切牙腭黏膜甚至延伸到对侧。

   （1）牙槽黏膜顶端到龈沟至少保留 1mm。

   （2）在牙齿缺损的患者中，切口仅延伸至腭侧牙槽嵴。

   （3）单侧皮瓣可以旋转 180°，使皮瓣定位于口腔或鼻腔的黏膜。

   （4）完整的腭瓣具有 360°的附加灵活旋转性，允许组织瓣折回到自身上以覆盖口腔和鼻腔。

   （5）当分离完整的腭瓣时，切牙管的神经血管束必须切断并进行烧灼或结扎。

4. 由前向后分离全层黏骨膜瓣并旋转到位（图 52-3），注意保持皮瓣的血管供应。

5. 用 3-0 可吸收缝合线将皮瓣缝合在适当位置以获得无张力闭合（图 52-4）。

6. 如果需要进一步松弛，可推断翼钩，给皮瓣提供额外的长度。或者通过环切制作岛状瓣，将血管蒂作为皮瓣唯一的附着。

7. 柔软的腭托可用于覆盖皮瓣及裸露的腭部以提高患者的舒适度，但要避免对血管蒂的压迫。支架于术后 7~10d 撤除。

8. 对于皮瓣跨过正常的组织到达手术区域的小型侧方缺损需要断蒂，于术后 3 周进行。断蒂前需验证血管蒂缝合结扎后要求有足够的代偿。如果存在足够的侧支血液供应，皮瓣将保持粉红色，表示灌注良好。将血管蒂摘除，修整多余的组织插入新的边缘。

## 病例报告

**病例报告 52-1** 患者，58 岁，主诉右后上颌肿物。检查时右上颌骨内 8mm×5mm 肿物。活检诊断为透明细胞腺癌。进行广泛局部切除后，上颌窦交通通过腭侧旋转推进皮瓣进行修复。

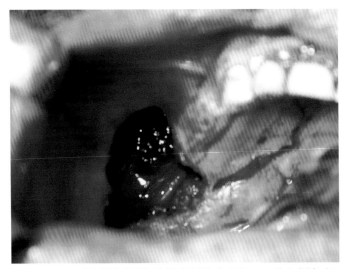

图 52-2 上颌后部透明细胞腺癌切除术后发生口腔上颌窦交通，进行腭瓣标记

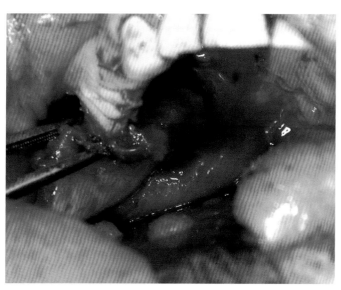

图 52-3　腭瓣分离旋转

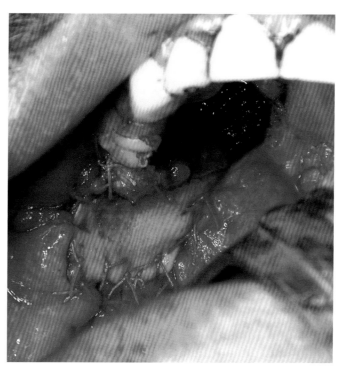

图 52-4　皮瓣植入并通过可吸收线进行无张力缝合。可见供区腭部骨暴露

### 颊脂垫瓣

#### 适应证

1. 单独使用或与颊或腭瓣结合使用作为封闭的附加层。
2. 可用于持续性瘘或当相邻组织不足时作为局部皮瓣。可用于直径达 6cm 的缺陷。

#### 禁忌证

1. 颊脂垫既往手术、创伤或应用史。
2. 缺损范围超过 6cm。

#### 区域解剖

颊脂垫作为咀嚼和面部肌肉收缩时的滑行垫，包括主体及前部、中间和后部 3 个叶。主体位于咬肌前缘、上颌后缘深面，并沿颊前庭延伸。颊脂垫与腮腺导管、面神经颊支与颧支及颊部的丰满度密切相关。每个叶被叶间结缔组织分隔并具有自己的血供。必要时可通过分离颊脂垫以中断每个分隔，但要注意避免破坏血供。

#### 方法与步骤

1. 切透骨膜制备一个全层黏骨膜瓣，其侧方到达上颌结节（图 52-6）。

2. Metzenbaum 剪刀或细血管钳由侧后方探入闭合的钳缘以突破骨膜，轻柔地展开以建立颊脂垫入路，并轻柔地分离小叶间隔（图 52-8）。

3. 应用双齿的 Gerald 颞轻柔地梳理颊脂垫。防止因颞部加压以助于分离颊脂垫。应用最小的牵引力，防止因过度张力破坏血供。如果术者难以获得足够的颊脂垫松解，可再次探入 Metzenbaum 剪刀或细血管钳，从周围结缔组织中分离脂肪。

4. 脂肪垫被覆盖在口腔上颌窦交通，并在适当位置被动缝合（图 52-9）。

5. 当用作第二层闭合时，颊脂肪垫固定到骨或缝合到黏膜下层以保证初期黏膜闭合高于颊脂垫水平（图 52-10）。带蒂颊脂垫瓣在 2~3 周内完全上皮化。

### 病例报告

**病例报告 52-2**　患者，男性，36 岁，患有自闭症与癫痫，要求拔除#14 与#15 牙。拔除#15 牙后形成一个伴有直径 1cm 骨缺损的上颌窦交通。此上颌窦交通需要颊脂垫瓣和颊侧组织瓣进行修复（图 52-5~图 52-10）。

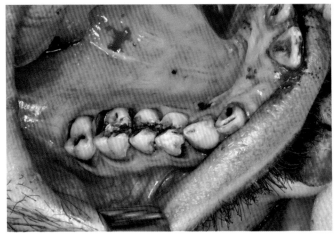

图 52-5　患者由于大面积龋坏与疼痛而拔除#14 与#15 的术前影像

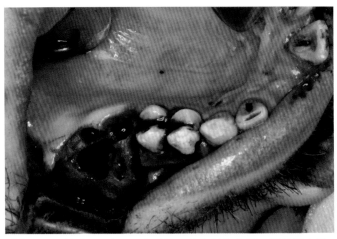

图 52-6　拔除#14 与#15 之后的口腔上颌窦交通。制备具有松弛切口的全层黏骨膜瓣以进入颊侧脂肪垫并且用于颊侧瓣闭合

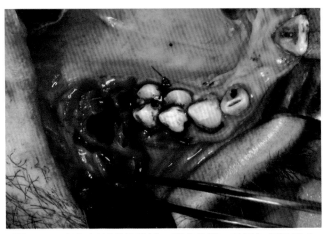

图 52-7　松解颊侧黏骨膜瓣，剥离骨膜，以增加颊瓣活动性与颊侧滑动推进能力

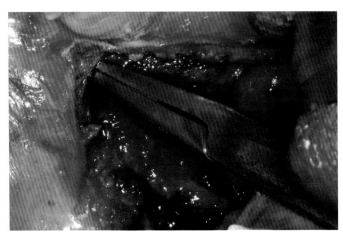

图 52-8　在颊脂垫区域内插入止血钳（外侧、后侧和上颌结节上方）。扩张止血钳破坏小叶间隔后，应用轻柔的牵引力递送颊脂垫

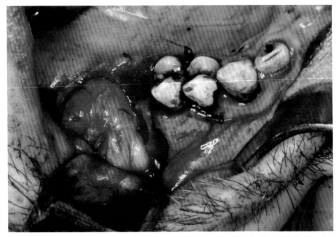

图 52-9　颊脂垫推进到口腔上颌窦交通，并通过可吸收线间断缝合固定到黏膜下层

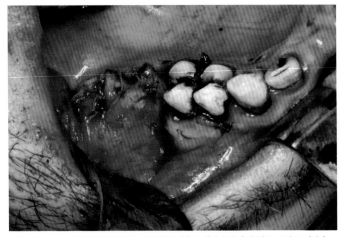

图 52-10　颊侧推进瓣于颊脂垫瓣上分层缝合封闭口腔上颌窦交通

## 骨移植

### 适应证

1. 将来有种植计划的区域，并且此区域能够分离上颌窦与口腔黏膜。
2. 既往上颌窦交通或上颌窦瘘封闭失败。

### 禁忌证

1. 缺损范围过大无法保证稳定的骨移植。
2. 牙槽嵴萎缩严重，移植物难以置入或固定。
3. 既往骨移植失败。

### 方法与步骤

1. 上颌窦的骨缺损通过环钻进行标准化处理，形成圆形缺损。
2. 如果可以，对上颌窦黏膜进行封闭。
3. 块状骨移植通常选取的供区是下颌支或磨牙区。单层皮质骨通过一个内径与之前限定缺损的环钻外径一致的第二环钻获取。
4. 使用轻柔的压力将骨移植物固定在缺损处，注意不要将骨块压入窦中。如果无法实现初期稳定性，则可以使用迷你板或骨螺钉来提供固定。
5. 通过口腔黏膜颊侧推进瓣实现第二层封闭。
6. 封闭后 3 个月，可进行上颌窦提升。之前的固定板与骨钉都在此时移除。

## 颞肌瓣

### 适应证

需要封闭的大型、持续性缺损。

### 禁忌证

1. 缺陷可用其他损伤较小的治疗方法修复。
2. 既往手术或创伤损伤前部和后部颞深动脉或颞中动脉。
3. 相对禁忌证：无发患者无法隐藏手术瘢痕与颞部下垂。

### 区域解剖

最为重要的是外科医生能够确定面部层次及其内容物。面神经颞支起自颧颞支，向前上，走行自耳屏侧方 2cm 至眶上缘上方 3cm。制取皮瓣时必须小心避免损伤面神经。

颞肌瓣的血供，前部及中 1/3 来自前后颞深动脉，后部来自颞中动脉。静脉的支配、回流与动脉伴行。

颞筋膜，或称颞深筋膜，覆盖于颞肌表面。于颧弓上 2cm，分为浅深两层，包绕颞脂肪垫，附着于颧弓中央及外侧表面。

颞肌位于颞窝内。颞肌厚度从 5mm 到 15mm 不等。

颞肌瓣通过同时保留前后颞深动脉，制备一个前 1/3 与后 2/3 分离的双叶瓣。

### 方法与步骤

1. 患者进行术前制备，无菌覆盖。同侧放置角膜保护屏障。覆盖切口的头发扎起或剃除以暴露术区。
2. 由记号笔标出一个标准的耳前或改良耳后切口。耳前切口的前部延伸进入头皮使皮瓣具有足够的长度，明确血供，保证足够的旋转弧度，同时保护面神经颞支。标记后，应用添加肾上腺素的 0.5% 利多卡因行切口部位注射形成皮丘。
3. 切口始于耳郭上方，从颞顶延伸到可识别的白色颞深筋膜。应用皮肤钩侧方牵拉皮下组织。
4. 耳前或改良耳后切口继续于耳郭下方，沿外耳道软骨延伸到颧骨基部。
5. 以 45°角通过颞肌筋膜进行切口，从颧根部向前、后方延伸，暴露颞肌。使用 9 号骨膜剥离器械在颧弓上开始骨膜剥离，提起颞浅筋膜并保护面神经。
6. 颞肌可分为前 1/3 与后 2/3 两叶（图 52-13）：前 1/3 能越过颧弓进入口腔，如果需要，可进行颧骨切除术以用于延长皮瓣血管蒂；后 2/3 用于向前旋转避免缺陷畸形（图 52-14）。另外，异体颞部植入可达到相同的目的。
7. 供区分层缝合。耳后可放置引流管以减少血肿或肿胀。

### 病例报告

病例报告 52-3 一位来自外院的 74 岁患者，主诉口臭，右侧上颌窦液体流出，并右上颌窦侧方疼痛搏塞。患者既往右上颌后部牙龈鳞状细胞癌切除及多次失败的上颌窦封闭病史。通过检查，发现患者有右侧大型口腔上颌窦瘘并伴有明显症状与体征的上颌窦感染。回顾上颌窦 CT（图 52-11），可见右上颌后方大范围的窦口鼻道复合体的阻塞。患者先行功能性内窥镜鼻窦手术（FESS），之后应用颞肌瓣推进封闭口腔上颌窦瘘（图 52-12~图 52-14）。

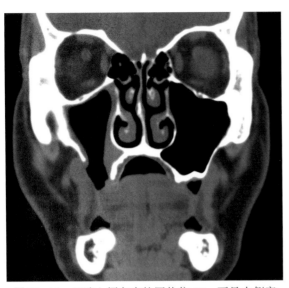

图 52-11 口腔上颌窦瘘的冠状位 CT。可见右侧窦
口鼻道复合体封闭，左侧窦口鼻道复合体通畅

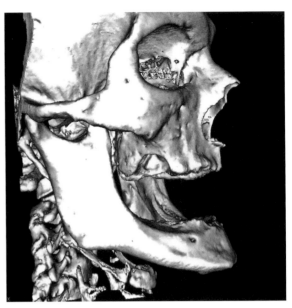

图 52-12 口腔上颌窦交通的颌面部 CT 三维重建

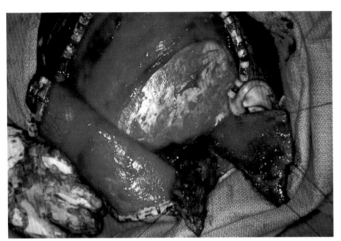

图 52-13 制备颞肌瓣，并分为前 1/3 与后 2/3

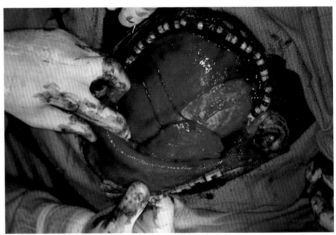

图 52-14 颞肌瓣前 1/3 用于封闭瘘切除术后的口腔上颌窦交
通，后 2/3 用于修复面部畸形

### 颞顶帽状腱膜瓣

#### 适应证

大型上颌缺损，无法应用其他损伤较小的局部皮瓣。

#### 禁忌证

1. 损伤较小的其他方法可以修复。
2. 颞部的创伤或手术使组织具有缺血坏死的风险。

#### 区域解剖

颞顶帽状腱膜瓣分离自颞顶组织，是颧弓上方表浅肌肉筋膜系统（SMAS）的连续。帽状腱膜表层紧贴整个皮肤的皮下。这一层需要外科方法从真皮附属器上分离。深层易于从颞肌筋膜与颅骨上分离。

颞顶帽状腱膜瓣厚度为 2～4mm，长度达 20cm（基于颞浅动静脉的后部分支），能够达到 180cm$^2$ 的范围。颞浅动脉于颧骨上方 2～4cm 范围内分为前、后分支，后分支在外耳道（EAC）上方 2cm 向后弯曲。在外耳道上方 10cm，颞浅动脉至皮下，当皮瓣设计包括这部分区域时注意避免损伤血供。

静脉始终位于动脉后方和上方，并具有血管损害的风险。同颞肌瓣所提及的，最重要的为识别面部层次和保护面部神经。面神经的颞支走行于自耳屏侧方 2cm 至眶上缘上方 3cm 的连线上。

## 方法与步骤

1. 患者按照颞肌瓣所要求的进行术前准备。

2. 颞浅动脉可于外耳道前约 2cm 触及，可通过多普勒或触诊标记，有助于保护血管蒂。剃发不是必需的。无菌润滑剂可用于分开头发并应用铺巾将其覆盖。

3. 耳前或耳后切口向上延伸形成半球形切口。

4. 切口深达皮下，于真皮附属器水平。因为不存在天然层次，解剖分离较困难。深度近似为成功翻起并观察到毛囊，但保有皮下神经血管丛及帽状腱膜的皮下脂肪。颞浅静脉位于表面，如果解剖太深，皮下神经血管丛和静脉都可能受损，严重影响皮瓣存活。但是，有时不可避免地在帽状腱膜上留下一些毛囊，或携带一些皮下脂肪于皮肤上。通常，解剖分离从后方开始，注意保护颞浅动脉后支。

5. 皮瓣设计有 2~3cm 宽的蒂以保护血管，并且测量长度以实现到达口腔上颌窦交通或口腔上颌窦瘘的适当的旋转弧度。皮瓣设计完成后，解剖颅骨与颞肌表面的疏松组织。皮瓣应用钝剪刀沿颞肌腹部翻起，并向下延伸到颧弓水平（图 52-15）。遇到颞浅动脉前支予以结扎。透照法可用于确定并保护血管蒂，如果需要额外长度，血管蒂可以向下解剖到达腮腺区耳屏水平。

6. 通过皮下解剖分离建立一个到达口腔的隧道，位于表浅肌肉筋膜系统上方直到咬肌前缘。应用直角止血钳更方便地到达口腔。隧道应足够大以防止绞索，同时注意避免损伤面神经与腮腺导管。

7. 将皮瓣轻柔地进入口腔中并缝合就位（图 52-16），防止因皮瓣旋转引起血管梗阻。

8. 可应用电凝止血，但注意勿损伤菲薄的剩余皮肤。Penrose 或负压引流管与皮瓣表面辅料加压相结合以预防血肿与水肿，并消除潜在的无效腔。重要的是辅料不能直接加压于血管蒂。

## 病例报告

**病例报告 52-4**　一位来自外院的 64 岁患者，表现为上颌后部鳞状细胞癌切除后的大型口腔上颌窦瘘。患者经过瘘切除后残留一个 6cm×4cm 的口腔上颌窦交通。患者通过一个插入口腔的颞顶帽状腱膜瓣成功地修复缺损（图52-15、图 52-16）。

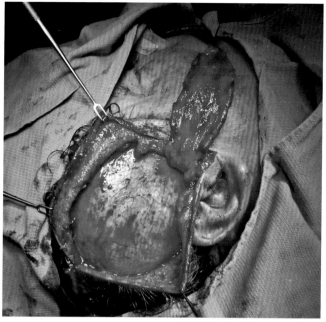

图 52-15　前后的皮肤游离牵拉，制备颞顶帽状腱膜瓣并进入面部术区。颞肌和颞筋膜保持在原位

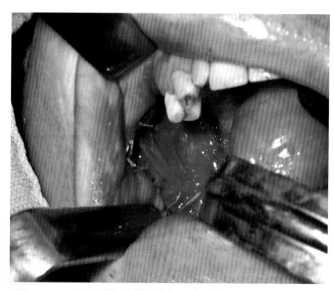

图 52-16　颞顶帽状腱膜瓣修复口内缺损

## 术后管理

1. 针对鼻旁窦及口腔菌群使用抗生素。

2. 使用鼻减充血剂。

3. 常规预防措施：

　（1）切忌鼻腔鼓气。

　（2）开口打喷嚏。

　（3）避免鼻旁窦与口腔的压差。

　（4）戒烟。

4. 基于皮瓣选择与封闭方法的饮食控制：

（1）**皮瓣一期缝合**：清水过渡到可耐受的软食，一般术后7d恢复正常饮食。

（2）**皮瓣二期张力愈合**：清水，术后3d过渡到全流食直到二期张力愈合完成（3～4周）。

## 并发症

1. 感染，包括鼻窦炎。
2. 骨移植失败。
3. 部分皮瓣坏死。
4. 口腔上颌窦瘘复发。

## 要点

1. 口腔上颌窦交通最常发生于上颌磨牙拔除，在第一、第二及第三上磨牙常见，特别是老年患者上颌窦气腔化。
2. 局部组织推进可应用局部麻醉，而较大的外科手术应考虑全身麻醉。
3. 缺损临界大小：
   （1）4mm或更小的交通，通过直接封闭或颊侧推进皮瓣，可在最小的干预下良好愈合。
   （2）大于4mm的交通，初次关闭失败的风险较大。
4. 小型缺损可应用颊侧推进瓣与腭侧旋转推进瓣修复。缺损达6cm的可应用颊脂垫瓣封闭。更大的缺损更加适合应用颞肌瓣或颞顶帽状腱膜瓣。
5. 术前评估窦口鼻道复合体应通畅，特别是既往失败的患者。如果窦口鼻道复合体阻塞，于口腔上颌窦交通封闭之前，先行功能性内窥镜鼻窦手术（FESS）获得合适的引流。
6. 任何涉及上颌窦的手术均应考虑应用适当的抗生素。口腔和鼻窦细菌常包括 α 和 β 溶血性链球菌、嗜血杆菌、变形杆菌和大肠杆菌等。

## 参考文献

Amin, M. A., Bailey, B. M. W., Swinson, B. and Witherow. H., 2005. Use of the buccal fat pad in the reconstruction and prosthetic rehabilitation of oncological maxillary defects. *British Journal of Oral and Maxillofacial Surgery*, 43 (2), 148-54.

Cesteleyn, L., 2003. The temporoparietal galea flap. *Oral and Maxillofacial Surgery Clinics of North America*, 15 (4), 537-50.

Dym, H. and Wolf, J., 2012. Oroantral communication. *Oral and Maxillofacial Surgery Clinics of North America*, 24 (2), 239-47.

Haas, R., Watzak, G., Baron, M., Tepper, G., Mailath, G. and Watzek, G., 2003. A preliminary study of monocortical bone grafts for oroantral fistula closure. *Oral Surgery*, *Oral Medicine*, *Oral Pathology*, *Oral Radiology*, *and Endodontology*, 96 (3), 263-6.

Hanazawa, Y., Itoh, K., Mabashi, T. and Sato, K., 1995. Closure of oroantral communications using a pedicled buccal fat pad graft. *Journal of Oral and Maxillofacial Surgery*, 53 (7), 771-5; discussion, 775-6.

Loukas, M., Kapos, T., Louis, R. G., Jr., Wartman, C., Jones, A. and Hallner, B., 2006. Gross anatomical, CT and MRI analyses of the buccal fat pad with special emphasis on volumetric variations. 2006 Mar 10; 28 (3): 254-60.

Rothamel, D., Wahl, G., d'Hoedt, B., Nentwig, G-H., Schwarz, F. and Becker, J., 2007. Incidence and predictive factors for perforation of the maxillary antrum in operations to remove upper wisdom teeth: Prospective multicentre study. *British Journal of Oral and Maxillofacial Surgery*, 45 (5), 387-91.

Sindet-Pedersen, S., Skoglund, L. A., Hvidegaard, T. and Holst, E., 1983. A study of operative treatment and bacteriological examination of persistent oroantral fistulas. *International Journal of Oral Surgery*, 12 (5), 314-8.

von Wowern, N., 1973. Correlation between the development of an oroantral fistula and the size of the corresponding bony defect. *Journal of Oral Surgery*, 31 (2), 98-102.

Ward, B. B., 2003. The palatal flap. *Oral and Maxillofacial Surgery Clinics of North America*, 15 (4), 467-73.

Ward, B. B., 2007. Temporalis system in maxillary reconstruction: temporalis muscle and temporoparietal galea flaps. *Atlas of Oral and Maxillofacial Surgery Clinics*, 15 (1), 33-42.

Zhang, H-M., Yan, Y-P., Qi, K-M., Wang, J-Q. and Liu, Z-F., 2013. Anatomical structure of the buccal fat pad and its clinical adaptations. *Plastic and Reconstructive Surgery*, 109 (7), 2509-18; discussion, 2519-20.

（孙　乾　译）

# 第 53 章  前髂嵴骨移植

本章主要介绍从前髂嵴获取皮质骨、松质骨或皮质松质骨用于移植修复的外科手术。

## 适应证

1. 自体骨移植需要高比例的松质骨（大量转化感受态的骨细胞）。
2. 上颌硬组织缺损需要不超过 50mL 的松质骨。

## 禁忌证

1. 上颌缺损修复需要超过 50mL 的松质骨。
2. 患者受区接受过既往头颈部放疗。

## 区域解剖

1. **髂前**  位于髂前上棘与髂结节之间。髂骨作为多个肌肉的附着点，用于保持动态与静态的稳定性。
2. **髂前上棘**  作为腹外斜肌内侧与阔筋膜张肌侧方的附着。
3. **阔筋膜张肌**  起自髂前上棘与前髂嵴的前外侧，进入股外侧的髂胫束。髂胫束（带）继续向下并止于胫骨的外侧髁。肌肉的损伤或过度收缩是术后步态紊乱最常见的原因。
4. **髂肌**  起源于髂嵴上半部（内侧髂嵴）。髂肌加入腰大肌并止于股骨的小转子。
5. **感觉皮神经（3）**
   (1) **髂腹下神经（L1，L2）**：髂腹下神经的外侧皮支位于髂结节，在前髂嵴骨移植中最容易损伤。髂腹下神经支配耻骨的皮肤和臀部的侧面的感觉。
   (2) **肋下神经（T12，L1）的侧支**：位于髂前上棘。肋下神经位于髂腹下动脉的中间并支配侧臀的感觉。
   (3) **股外侧皮神经**：位于腰大肌与髂肌之间、肋下神经内侧。2.5%的人群中股外侧皮神经在髂前上棘

1cm 的范围内。股外侧皮神经支配大腿前方及外侧的皮肤感觉。损害此神经可能导致感觉异常。

## 前髂嵴骨移植(AICBG)的方法与步骤(内侧入路)

1. 术前静脉注射抗生素。患者插管，仰卧位。骨盆下垫臀，突出前髂嵴的解剖结构。外科标记包括髂前上棘、髂结节和前髂嵴的位置（图 53-1）。
2. 手朝向内侧（朝向腹部）加压，将预期切口线标记在前髂嵴最高峰的侧方 2~4cm（图 53-1）。直接在前髂骨上的切口将引起腰线部的术后疼痛。将含有血管收缩剂的局部麻醉剂注射到切口皮下组织。
3. 患者进行术前制备，无菌覆盖。碘化抗微生物切口铺巾（3M，St. Paul，MN，USA）。
4. 使用 10 号刀片在髂前上棘后方 1cm 至髂结节前方 1~2cm 处做 4~6cm 皮肤切口。
5. 解剖皮下组织达 Scarpa 筋膜。使用 4×4 无菌纱布从皮下脂肪中钝性解剖 Scarpa 筋膜（图 53-2）。切开 Scarpa 筋膜前，皮下进行电凝止血。
6. 使用 15 号刀片横切 Scarpa 筋膜。一个低血容量的组织平面位于阔筋膜张肌与腹外斜肌和腹横肌内侧之间的前髂嵴上。低血容量的组织平面能够使出血和术后疼痛或步态障碍降到最低程度。游离骨膜，对骨膜下组织平面内的内侧（内）髂骨皮质骨进行解剖分离。识别分离髂肌，暴露内侧髂嵴（髂窝）。
7. 放置钝性牵开器（Bennett 牵开器），以牵拉肌肉骨膜层并且在髂前内侧入路期间保护腹内含物。
8. 基于所需的移植物类型（皮质松质骨一体或松质骨移植）和需要重建的缺陷大小，联合使用锯、钻头和凿子等。不论何种截骨设计，必须保持髂前上棘的附着，并保持与髂前上棘 1cm 和髂结节 1~2cm 的最小安全距离。

9. 为进行标准的内侧前髂嵴骨移植，术者用无菌标记笔或电烙术标记适宜的截骨部位（图53-3）。使用伴有给水的往复锯描记截骨（图53-4）。如果仅需要松质骨，则用凿子使内侧皮质骨板凿开，用刮匙和骨凿获取松质骨，内侧骨板再复位（蛤壳式技术）。如果需要皮质松质骨一体移植，使用往复锯或矢状锯对内侧皮质板下方（刚好高于内髂骨板和外髂骨板的融合）进行刻痕，并且使用尖锐的凿子凿断（图53-5）。凿子应用于外（外侧）皮质骨使附着到内（内侧）皮层骨的松质骨的量最大化（图53-6、图53-7）。额外的骨松质通过刮匙和骨凿获取，以增加移植骨量并减少渗出。

10. 制备完成后，对伤口部位进行大量冲洗并检查止血情况。通过除去供区所有骨髓和放置止血剂（即微原纤维胶原、明胶海绵、骨蜡和局部凝血酶），使出血最小化。如果渗出液存在，可以将低吸引力的引流管置于骨缺损内，并在术后密切监测。

11. 严密分层缝合以减小术后血肿与水肿的形成。

12. 于软组织内放置覆盖供区的持续渗透的局部麻醉剂，和（或）ON-Q C 连续神经阻滞系统（I-Flow Corporation，Lake Forest，CA，USA）（图53-8）。

13. 将薄层抗生素软膏置于伤口上，并放置外部敷料。

## 术后管理

1. 术后使用非甾体抗炎药和镇静剂。疼痛控制镇痛泵（PCA）可以在术后即刻使用。

2. 24h 内无引流后撤除引流管。

3. 抗生素使用 5~7d。

4. 术后 24h 下地活动。在出院之前，应在理疗师和护士的支持帮助下密切监测下地活动情况。术后短时间内可能需要行走辅助器具（手杖和助行器）。

5. 6 周以内限制中高度刺激的身体活动。

## 并发症

### 早期并发症

1. **疼痛和步态障碍** 通过保留髂前上棘（阔筋膜张肌和腹外斜肌）和外侧髂嵴（阔筋膜张肌和臀中肌）的肌肉附件，使疼痛和步态障碍最小化。

2. **神经损伤** 取决于所涉及区域的特定神经损伤（即髂腹下神经、肋下神经和股外侧皮神经）。

3. **血肿形成** 通过细致解剖、伤口闭合前的止血，和局部使用止血剂、引流，避免血肿的形成。

4. **感染** 前髂嵴骨移植的感染率与矫形手术的感染率（1%~3%）相近。术前应用抗生素、无菌准备、无菌区域的维持和严密的伤口闭合，将感染发生降到最小。感染处理的方法是切开引流，抗生素应用基于细菌培养和药敏结果。

5. **局部畸形** 可通过采取分层移植（避免同时制备内侧和外侧皮质板）和保持前髂嵴边缘的完整来避免局部畸形的发生。

6. **腹膜穿孔** 通过维持内侧完整肌肉骨膜层、使用钝的腹部牵开器（Bennett 牵开器）、避免过度收缩和在内侧髂嵴（髂窝）的解剖分离中合理地使用骨膜剥离子和电凝术，使腹膜穿孔最小化。

7. **骨折** 保持与髂前上棘 1cm 和髂结节 1~2cm 的最小安全距离，并且 6 周以内限制中高度的身体活动。骨折的治疗通常包括卧床休息，随后是限制活动和协助运动。

8. **感觉异常性股痛** 外侧大腿皮神经损伤引起的外侧股骨麻木和（或）疼痛。

## 要点

1. 重建之前评估颌面缺损，通常需要 10mL 的未压缩骨来重建 1cm 的骨缺损。对于下颌连续性缺陷，放置的重建板上每个螺钉孔跨度大约为 1cm。具有四孔跨度的下颌连续性缺陷将需要最少 40mL 的未压缩骨以重建缺损。

2. 前髂嵴骨移植适用于少于 50mL 骨量的节段性和边缘性缺损。

3. 对于跨度大于 5cm 的连续性缺陷，以及以前进行过头颈部放射治疗的患者，建议进行微血管重建。

4. 对于大多数口腔和颌面重建，前髂嵴骨移植的制备可由第二组进行。第二组进行前髂嵴骨移植的制备可显著减少总的手术时间。

5. 可以通过减少口腔微生物的污染降低受区的总感染率。对于下颌连续性缺损的二期重建应尽可能利用颈横入路。

6. 缺损或受体部位应在前髂嵴骨移植的制备之前始终暴露。通过口外入路重建下颌连续性缺损：大的口内穿孔通常避免这种术式；小的口内穿孔可以用无张力防水封闭（4-0 薇乔线间断褥式缝合）并在移植前大量冲洗。

7. 制备的骨移植的量或截骨的设计基于缺损大小。移植物的前后向限制在距髂前上棘 1cm 和距髂结节 1~2cm 的最小安全距离内。最大垂直高度传统上为 4~5cm，并与内侧和外侧皮层板的融合相重合。

8. 在最短时间内完成制备与植入，以保证成骨细胞的

活性。

9. 对于儿童患者，覆盖于髂嵴的软骨帽，纵向对分，保留，并在制备完成后近似原位缝合。

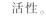
病例报告

**病例报告 53-1**　一位 34 岁女性患者要求二期修复既往因成釉细胞瘤切除术造成的右上颌骨 4cm 的连续性缺损（图 53-1~图 53-9）。

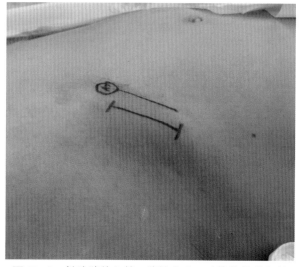

图 53-1　触诊髂前上棘、髂结节后，对前髂嵴进行触诊与标记。下外侧的切口标记（前髂嵴下外侧）使术后疼痛最小化

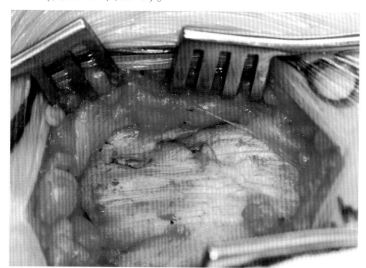

图 53-2　暴露 Scarpa 筋膜

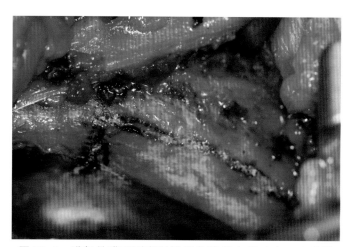

图 53-3　进行骨膜下剥离以暴露前髂嵴内侧（内）皮质骨板。电凝用于截骨设计并保持髂前上棘 1cm 和髂结节 1~2cm 的最小安全距离

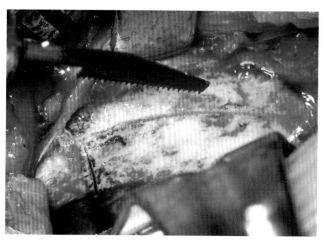

图 53-4　往复锯用于前髂嵴内侧截骨

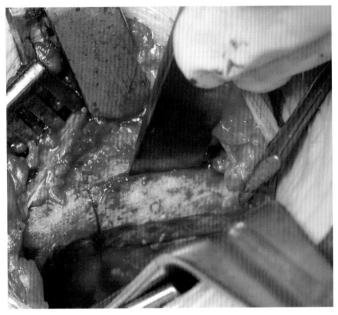

图 53-5　使用宽的锋利骨凿小心地开始截骨

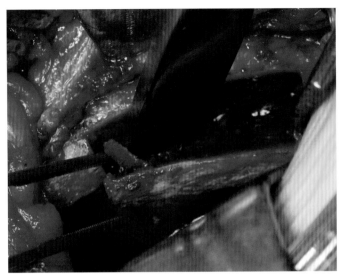

图 53-6　使用骨凿从皮质骨侧方制备皮质松质一体移植骨

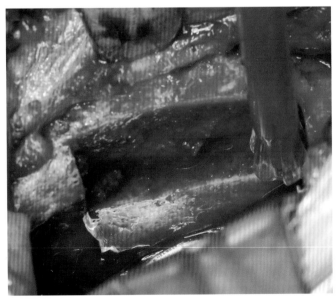

图 53-7　取下移植骨，刮除残余骨髓

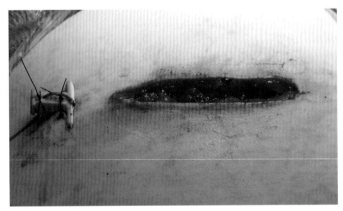

图 53-8　深层缝合后，在皮下和皮肤封闭之前插入 ON-Q C 连续神经阻滞系统导管

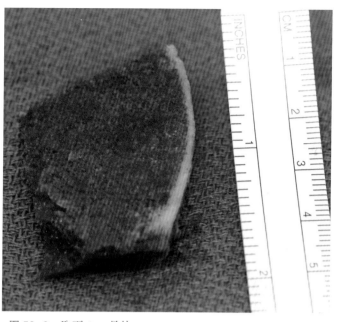

图 53-9 取下 4cm 骨块

**参考文献**

American Association of Oral and Maxillofacial Surgeons (AAO-MS), 1994. *OMFS knowledge update.* Vol. 1. Rosemont, IL: AAOMS.

Kademani, D. and Keller, E., 2006. Iliac crest grafting for mandibular reconstruction. *Atlas of Oral and Maxillofacial Surgery Clinics of North America*, 14, 161.

Maus, U., 2008. How to store autogenous bone graft perioperatively. *Archives of Orthopedic Trauma Surgery*, 128, 1007–11.

Wilk, R. M., 2004. Bony reconstruction of the jaws. In: M. Miloro, G. E. Ghali, P. Larsen and P. Waite, eds. *Peterson's principles of oral and maxillofacial surgery.* 2nd ed. Shelton, CT: PMPH–USA.

（孙 乾 译）

# 第 54 章  髂嵴后侧骨移植

本章主要介绍从髂骨后部获得大量自体皮质骨、松质骨或皮质松质骨，进行口腔部位修复的方法。

## 适应证

1. 自体骨移植中需要高比例的皮质骨或松质骨（有活性的骨细胞）。
2. 颌面部硬组织缺损，需要至多 100mL 未压缩骨或 5cm 的皮质骨结构移植。
3. 无法用局部组织移植技术填补的骨腔。
4. 骨折或截骨处需要添加生物愈合能力的骨移植物（活性骨细胞移植）。
5. 创伤或手术造成的缺损处需要额外的骨组织以保证其结构稳定性。

## 禁忌证

1. 供区及其周围局部感染。
2. 相对禁忌证：肥胖者有更高的发生术后并发症的可能。
3. 相对禁忌证：吸烟者有更高的发生术后并发症的可能。
4. 相对禁忌证：骨质疏松或骨量减少的患者更容易发生术中或术后供区骨折，对于这类患者使用该方法时应小心。

## 髂骨后部解剖结构

1. **骨性结构** 髂骨后部的边界上界为髂嵴，后界为髂后上棘（PSIS），下界为坐骨大切迹。外侧骨表面稍凹，可见 3 条明显的嵴组成臀后线、臀前线及臀下线。
2. **肌肉及筋膜系统** 髂骨外侧面为臀小肌（位于臀前线及臀下线间）、臀中肌（位于臀前线及臀后线间）及臀大肌（位于臀后线至髂嵴顶）的附着区。臀中肌、臀小肌组成臀外展肌，受臀上神经支配。臀大肌的功能为伸展并外旋髋部，由臀下神经支配。髂嵴后侧的内侧面有腰背筋膜附着。

3. **脉管系统** 臀上动、静脉由髂内动、静脉系统后部的分支发出，沿坐骨切迹上缘皮质骨表面走行。供应臀肌系统的血管位于髂后上棘前下方，平均距髂后上棘 63mm；并上距垂直于髂后上棘长轴的直线（假想线）37mm。
4. **神经结构** 臀上皮神经由第 1～第 3 腰神经根（L1～L3）发出，并直接越过髂嵴后侧。其位于髂后上棘前上方平均 68mm 处，支配臀部上 2/3 的感觉。臀中皮神经由第 1～第 3 骶神经根（S1～S3）发出，从侧方穿过骶孔，支配臀中部的感觉。对臀上皮神经或臀中皮神经过度的牵拉或撕裂可导致麻木或神经瘤症状。

坐骨大切迹内包含坐骨神经、臀上神经、臀下神经、阴部下神经、股后皮神经，以及支配股方肌和闭孔内肌的神经。坐骨大切迹位于髂嵴后下方 6～8cm，在髂骨后部的手术中应避免暴力操作。

## 髂嵴后侧骨移植（PICBG）取骨方法与步骤

### 髂骨后部入路

1. 髂骨后部取骨时，患者俯卧或侧卧。采用俯卧位取骨时，应先仰卧位插管，再转换至俯卧位，反向屈髋 210°。
2. 触诊并标记解剖标志，包括髂嵴后侧、髂后上棘（PSIS）、骶骨中线及计划切口处（图 54-3）。术区局部注射含血管收缩剂的局部麻醉药。按无菌原则消毒铺巾。
3. 自中线外侧 3～4cm、髂后上棘外侧 1cm，沿髂嵴后侧可触及的弓状突起处做斜向或弧形切口（图 54-1）。切开皮肤及皮下组织至腰背筋膜明显显露。随后横断腰背筋膜，并剥离至髂嵴后侧。从髂后上棘外侧 1cm 处翻包含腰背筋膜、臀大肌及骨膜的全厚瓣，暴露髂骨后部外层皮质骨（图 54-4）。保留这一单层坚固的骨质的连续性将很大程度上便于取骨后术区关闭，减少术后并发症的发生。保护髂后上棘及其上附着的骶髂韧带有助于保证骨盆的稳定性，并有助于维持术区与骶髂关节的安全距离。

4. 根据所需取骨量的大小，进一步向髂后上棘外侧、髂嵴后侧下方剥离骨膜约 4~6cm。在下方操作时需注意避免对坐骨大切迹内结构及臀上动、静脉的损伤。

### 皮质松质骨（或单一皮质骨）取骨

1. 充分暴露术区后设计截骨线（图 54-2）。截骨区大小由受区需求决定。截骨区内缘位于髂后上棘外侧 1cm，可向髂嵴下方延伸至多 5cm，并与髂嵴边缘垂直，以避免切至髂后下棘，保证截骨区内侧与骶髂关节的距离，并减小术后髂骨后部发生应力性骨折的潜在风险。

2. 截骨区外侧（远中）应位于内缘外侧（远中）4~6cm，向下延伸不超过髂嵴边缘后部下方 5cm。上方截骨线可包含髂骨边缘或仅位于髂骨边缘下方（保留边缘截骨）（图 54-2、图 54-6）。截骨区深面应仅延伸至骨髓腔，可使用骨凿或骨锯（如往复锯或摆动锯）进行截骨。

3. 根据受区重建需要分条或完整取出髂骨后部表层皮质骨。外层皮质骨取骨可使用骨凿及剥离子。应注意使用骨凿时应与骶髂关节、坐骨大切迹及臀上动、静脉一带保持一定距离，以避免对重要结构造成医源性损伤（图 54-2）。

4. 当外层皮质骨取出后，可从下方骨髓腔取松质骨（图54-6）。应注意不要向髂后上棘处挖掘，同时避免内侧骨板的穿孔。取松质骨时可使用直或弯的大刮匙，双手操作，控制力度，保证内侧骨板不受剧烈影响。

### 单一松质骨取骨：天窗技术

1. 使用该技术时，不需剥离髂骨侧方软组织附着。

2. 暴露取骨区后，使用截骨器械在髂嵴侧方皮质骨上做一切口，向内反折切开髂嵴，以保证髂骨内、外侧所有肌肉的完整。

3. 暴露松质骨后，制备三边切开、一边铰链式打开的长方形"天窗"，使用刮匙通过天窗取出松质骨。取骨时只能向外侧（远中）取至髂后上棘，且需注意避免髂骨内侧骨板穿孔。

4. 松质骨取骨完成后，关闭天窗并使用骨水泥轻柔复位。

### 伤口关闭

1. 取骨完成后，所有暴露的松质骨骨面应充分冲洗，并用骨蜡或明胶海绵覆盖，以达到取骨区充分止血的效果，降低术后发生血肿的可能性。

2. 关闭软组织时应仔细止血，止血充分时可不需引流。

3. 所有自骨膜下剥离的肌肉组织应使用粗的可吸收缝线（如 0-0 薇乔线）恢复其在髂嵴上原有附着。

4. 分层缝合伤口。全厚瓣（包含腰背筋膜、臀大肌及骨膜）使用 2-0 薇乔线对位缝合。皮下组织使用 3-0 单乔可吸收缝线连续缝合。表皮使用皮肤黏合剂或免缝胶条关闭，局部岛状敷料覆盖。

5. 合理地在浅层及深层行局部浸润麻醉有助于术后疼痛管理。

### 术后管理

1. 如有需要可给予镇痛药。非甾体类抗炎药（NSAIDs）因可减缓骨愈合，故应避免使用。

2. 根据个体情况，可预防性静脉滴注抗生素最多 24h。

3. 患者术后即刻可开始在可耐受的范围内负重。

4. 伤口处 5d 内应保持无菌敷料覆盖，之后方可洗浴。术后 4 周内，伤口未完全封闭愈合前应避免完全浸泡在水中。

### 并发症

1. **供区疼痛** 报道发生率为 3%~40%（不同报道间差异大）。多数供区疼痛可随时间减轻，但部分个体可发展为持续数月甚至数年的持续性轻度疼痛。

2. **浅层感染** 浅层感染的发生率与大多数骨科手术相似（范围从 0.5% 至 5% 不等）。可根据临床实际情况使用或不使用抗生素治疗。

3. **深部感染** 深部感染发生率为 1%~2.5%。供区深部感染需根据临床实际情况与指征进行冲洗清创术并使用抗生素治疗。

4. **臀皮神经损伤** 主要发生于从髂后上棘向侧方分离过远（大于 6cm）时。一旦损伤，患者可表现为半侧臀上 2/3（臀上皮神经）或臀中部（臀中皮神经）的麻木、感觉迟钝或慢性神经瘤疼痛。

5. **骶髂关节损伤** 主要发生于取骨过于接近关节或在不恰当的截骨设计造成关节破坏时。该关节损伤可造成患者骶髂关节疼痛、稳定性降低，以及早发性关节炎。

6. **外展肌乏力** 从髂骨外侧剥离的肌肉未能有效恢复其在髂骨上的附着可导致肌肉乏力，造成患者出现特伦德伦伯格步态（摇摆步态），表现为以受累肢体站立时对侧骨盆下沉。患者将通过站立时向患侧倾斜的身体进行代偿。

7. **重要血管损伤**　臀上动、静脉在坐骨大切迹上部穿过皮质骨。当剧烈压缩、分离或取骨区延伸至坐骨大切迹时可造成其损伤。

8. **重要神经损伤**　坐骨神经和臀上神经在坐骨大切迹内走行，在该区域不当使用暴力可导致其损伤。

**要点**

1. 髂骨后部可提供大量的皮质及松质骨移植物（至多100mL 未压缩骨）。

2. 术前告知患者术后供区疼痛可能，令患者对该操作有合理预期，有利于提高患者术后满意度。

3. 采用俯卧位进行髂骨后部骨移植操作时，应注意确保气管插管采用恰当保护，并适当缓冲，防止压力性溃疡的发生，并提供适当空间以保障呼吸功能。

4. 合适的切口位置、截骨设计及髂骨后部取骨可降低术后并发症，如血管、神经及肌肉损伤，骶髂关节损伤，稳定性降低及骨折（图54-1、图54-2）。

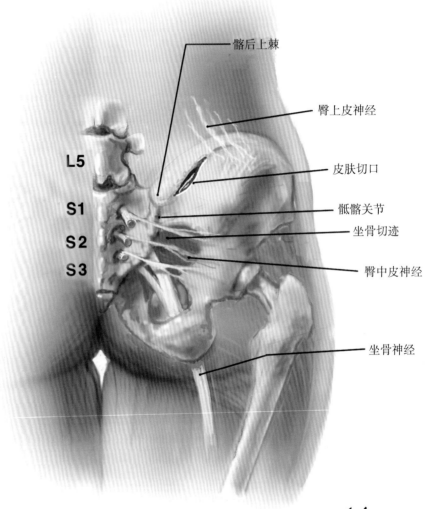

髂后上棘

臀上皮神经

L5

皮肤切口

S1 骶髂关节

坐骨切迹

S2

臀中皮神经

S3

坐骨神经

图 54-1　髂骨后部解剖及髂嵴后部取骨的切口位置

Winn

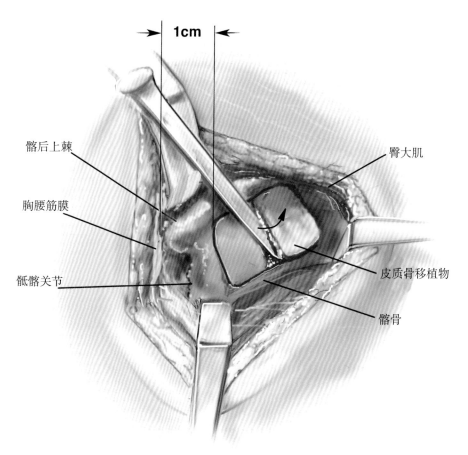

髂后上棘

胸腰筋膜

骶髂关节

臀大肌

皮质骨移植物

髂骨

图 54-2　在髂后上棘侧方（远中）1cm，垂直于髂嵴边缘设计截骨线，以避免造成骶髂关节损伤

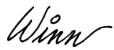

5. 精确骨膜下分离及松质骨取骨术区使用骨蜡或明胶海绵填塞可显著减少术后出血，从而减少术后由于血肿或感染造成的并发症。局部无法完善止血时术后需行引流。

6. 如需额外的颗粒状骨移植物，可使用骨碾磨机将皮质骨转化为单一大小的颗粒状骨（图 54-7）。

7. 应注意避免伤及臀上动脉。一旦发生撕裂，应立即进行局部控制及灼烧止血。若血管回缩入骨盆内，术区应使用腹部手术巾填塞，并通过腹膜后或经腹膜的入路探查血管。此外，当局部出血情况无法控制时，建议行导管栓塞。

8. 对于已知患有骨质疏松或骨量减少的患者，取骨操作时应格外小心。这些患者更容易发生术中或术后骨折。此外，可取的骨量也可能不够。术前行骨盆的 CT 扫描有利于评估可取的骨量的多少。

9. 对于有骶髂关节不适症状的患者，应选择有症状的一侧取骨，以避免对无症状侧的医源性损伤。

病例报告

病例报告 54-1　54 岁，男性，患者，侵袭性成釉细胞瘤术后 4 个月，请求二期修复其下颌骨右后方约 10cm 的下颌骨连续性缺损。考虑到缺损区长度及使用皮质骨和松质骨共同修复缺损区完整性的意愿，决定从髂骨后部取骨用于二期重建修复（图 54-3～图 54-8）。

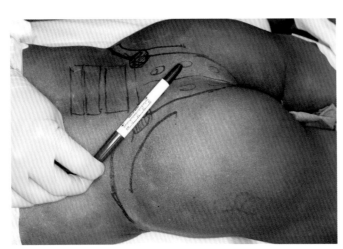

图 54-3　患者俯卧位，反向屈髋 210°，标记髂嵴后部、髂后上棘及计划的弧形或斜向切口位置

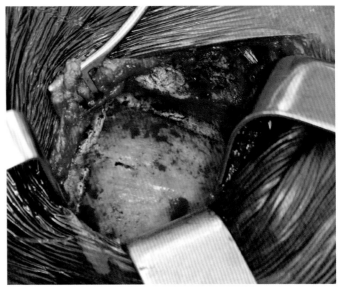

图 54-4　翻包含背腰筋膜、臀大肌及骨膜的全厚瓣，暴露髂骨后部外侧的骨皮质

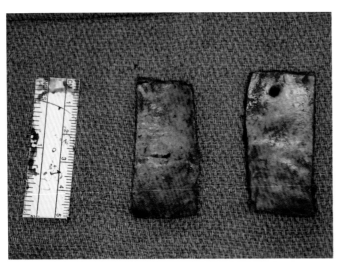

图 54-5　将两块 5cm×2.5cm 的皮质骨支柱从髂骨后部外侧骨面取出

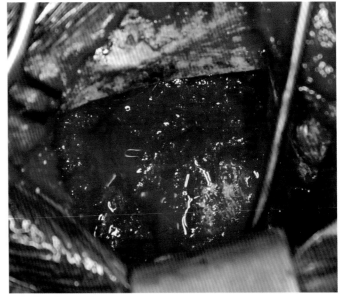

图 54-6　使用直和弯的大刮匙，双手操作，控制力度，保证内侧骨板不受剧烈影响

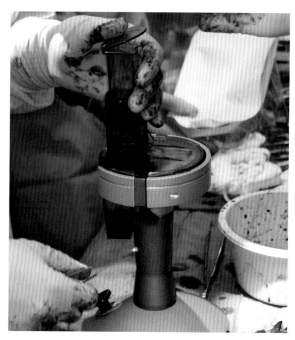

图 54-7 如需额外的颗粒状骨，可使用骨碾磨机

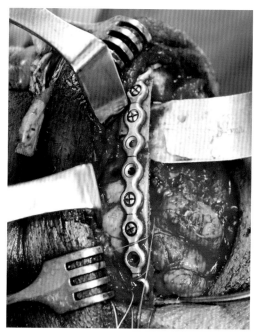

图 54-8 使用两块 2.5cm×5cm 的皮质骨支柱修复右后下颌骨连续性缺损。额外的颗粒状骨移植物置于缺损的内侧

**参考文献**

Ebraheim, N. A. , Elgafy, H. and Xu, R. , 2001. Bone-graft harvesting from iliac and fibular donor sites: techniques and complications. *Journal of the American Academy of Orthopaedic Surgeons*, 9 (3), 210–18.

Kademani, D. and Keller, E. , 2006. Iliac crest grafting for mandibular reconstruction. *Atlas of Oral and Maxillofacial Surgery Clinics of North America*, 14, 161.

Mazcock, J. B. , Schow, S. R. and Triplett, R. G. , 2003. Posterior iliac crest bone harvest: review of technique, complications, and use of an epidural catheter for postoperative pain control. *Journal of Oral and Maxillofacial Surgery*, 61, 1497.

Myeroff, C. and Archdeacon, M. , 2011. Autogenous bone graft: donor sites and techniques. *Journal of Bone and Joint Surgery* (*American Volume*), 93 (23), 2227–36. doi: 10. 2106/ JBJS. J. 01513

Sittitavornwong, S. , Falconer, D. S. , Shah, R. , Brown, N. and Tubbs, R. S. , 2013. Anatomic considerations for posterior crest bone procurement. *Journal of Oral and Maxillofacial Surgery*, 71, 1777.

Westrich, G. H. , Geller, D. S. , O'Malley, M. J. , Deland, J. T. and Helfet, D. L. , 2001. Anterior iliac crest bone graft harvesting using the corticocancellous reamer system. *Journal of Orthopaedic Trauma*, 15 (7), 500–6.

Xu, R. , Ebraheim, N. A. , Yeasting, R. A. and Jackson, W. T. , 1996. Anatomic considerations for posterior iliac bone harvesting. *Spine*, 21 (9), 1017–20.

（蔡天怡 译）

# 第 55 章　胫骨近端骨移植

本章主要介绍从胫骨近端获得松质骨的手术方法。

## 适应证

1. 所需自体骨量大于口内能够取得的骨量。
2. 颌面部硬组织缺损需要至多 30mL 松质骨。

## 禁忌证

1. 颌面部缺损重建需要大于 30mL 的松质骨。
2. 严重的外周血管疾病。
3. 全膝关节置换者。
4. 骨骼未发育完全的患者。

## 区域解剖

**胫骨前肌结节**：为胫骨近端干骺端外侧的结节，其上方为髂胫束的附着点，下方为胫骨前肌的附着点。

## 方法与步骤：胫骨近端侧方入路

1. 术前要求静脉给予抗生素。根据患者焦虑程度及同期进行的重建修复的侵犯程度，选择全身麻醉气管插管或静脉镇静。
2. 患者仰卧位，在取骨侧将毛巾、沙袋或静脉输液袋等置于膝盖下方以支撑膝盖，使胫骨内旋。
3. 术区按无菌原则消毒铺巾。标记包括髌骨、髌韧带、胫骨前嵴结节、胫骨粗隆、腓骨头在内的相关解剖结构及计划切口处（图 55-1）。
4. 在皮下及骨膜下使用含血管收缩剂的局部麻醉药进行局部浸润麻醉。
5. 在胫骨前嵴结节上方做 2~3cm 的斜向切口，切开皮肤及皮下组织（图 55-2）。可使用韦特莱纳拉钩牵拉骨膜上组织（图 55-3）。
6. 切开并剥离骨膜，暴露胫骨前嵴结节。在大量水冲洗下使用 701 钻去除覆盖胫骨前嵴结节的骨皮质。骨皮质应整块去除，以便受区使用（图 55-4）。

7. 使用圆凿或刮匙在胫骨坪或近端骨干中取松质骨，可取骨量与胫骨近端大小有关，一般可取出 10~30mL 的未压缩松质骨（图 55-5）。
8. 完成取骨后，生理盐水冲洗术区（图 55-6）。微纤维胶原置于术区辅助止血。
9. 分层关闭切口（图 55-7）：骨膜使用 3-0 聚乳酸缝线复位；皮下组织使用 4-0 聚乳酸缝线复位；皮肤可使用连续皮内缝合或标准皮肤缝合技术关闭。
10. 伤口处涂抹抗生素软膏，无菌敷料加压包扎（图 55-8）。

## 术后管理

1. 使用阿片类镇痛药止痛。
2. 一般情况下无需使用抗生素。
3. 患者术后第二天在可耐受范围内走动。
4. 患者一般不需辅助行走，也可使用助步车或拐杖。

## 并发症

1. **血清肿或血肿形成**　少见，可发生于患有外周血管疾病的患者，尤其在肥胖患者中较常见。
2. **感染**　一般由术中未遵循无菌原则或术后管理不到位导致。可予引流、微生物培养后口服抗生素治疗。
3. **伤口开裂**　由于伤口关闭不当导致（如未分层关闭伤口，在有张力条件下关闭伤口等）。
4. **疼痛和步态失调**　术后 2 周内为正常现象，多数随时间缓解。

## 要点

1. 对相关解剖结构的全面理解及选择合适的患者，在减少潜在术中和术后并发症方面有重要的作用。
2. 该手术过程可在有条件行静脉镇静和局部麻醉的诊室进行。
3. 从内侧入路至胫骨近端也是可行的。胫骨近端内、外侧入路软组织均较薄，且血管神经结构相对较少。

### 病例报告

**病例报告 55-1**　一位 68 岁男性患者主诉上颌多颗牙缺失前来就诊。临床检查及锥形束 CT 均显示患者左上颌后牙

缺失，上颌窦中度气化，同时表现出上颌骨前部大范围缺损。患者接受了上颌骨前部胫骨皮质骨 onlay 植骨，并使用胫骨近端松质骨行左上颌窦提升术。5 个月后，植骨实变，植入种植体（图 55-1~图 55-8）。

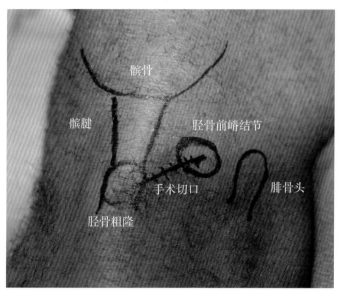

图 55-1　术前标记包括髌骨、髌韧带、胫骨前嵴结节、胫骨粗隆、腓骨头在内的相关解剖结构及计划切口处。胫骨前嵴结节可在胫骨粗隆和腓骨头间被触及。切口标记为从胫骨前嵴结节至胫骨粗隆的斜向切口

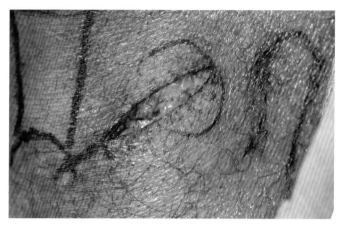

图 55-2　切开皮肤及皮下组织

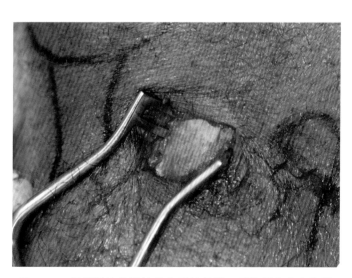

图 55-3　暴露胫骨前嵴结节表面的骨膜，可使用自主牵拉设备（如韦特莱纳拉钩）辅助手术

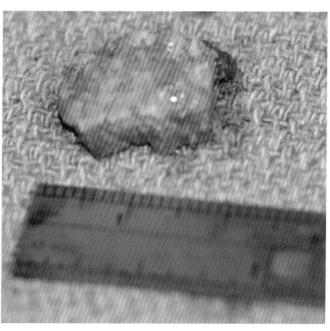

图 55-4　从胫骨前嵴结节取下一块 1cm×2cm 的皮质骨，以暴露骨髓腔。该皮质骨可用于小范围的 onlay 植骨，或碾磨成颗粒骨

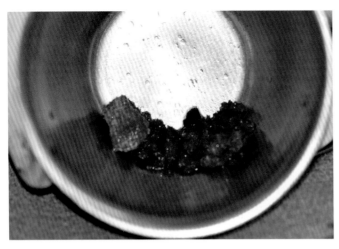

图55-5　使用圆凿和刮匙自胫骨近端取出松质骨。胫骨近端一般可提供10~30mL未压缩的松质骨

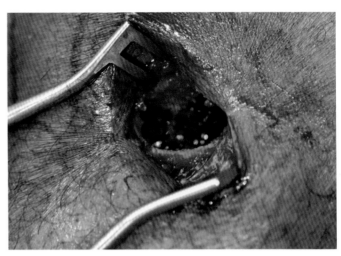

图55-6　取骨后缺损。局部止血介质（如微纤维胶原）可用于止血

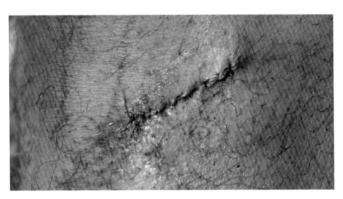

图55-7　分层关闭切口

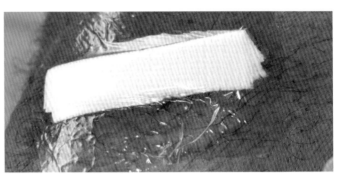

图55-8　切口处涂抹抗生素软膏，局部加压包扎

## 参考文献

Galano, G. J. and Greisberg, J. K. , 2009. Tibial plateau fracture with proximal tibia autograft harvest for foot surgery. *American Journal of Orthopedics（Belle Mead, NJ）*, 38 （12）,621-3.

Herford, A. S. and Dean, J. S. , 2011. Complications in bone grafting. *Oral and Maxillofacial Surgery Clinics of North America*, 23 （3）,433-42.

Mazock, J. B. , Schow, S. R. and Triplett, R. G. , 2004. Proximal tibia bone harvest: review of technique, complications, and use in maxillofacial surgery. *International Journal of Oral and Maxillofacial Implants*, 19 （4）,586-93.

Michael, R. J. , Ellis, S. J. and Roberts, M. M. , 2012. Tibial plateau fracture following proximal tibia autograft harvest: case report. *Foot Ankle International*, 33 （11）,1001-5.

（蔡天怡　译）

# 第56章　顶骨移植

顶骨移植，是一种将膜状骨用于颅颌面硬组织缺损修复重建的方法。

## 适应证

1. 用于隆鼻术（鼻塌陷畸形）或鼻眶筛区骨折（失去骨支持的）手术中重建鼻背。
2. 重建眶壁和眶底缺损（矫正外伤后的眼球内陷）。
3. 牙种植术前修复牙槽突缺损。
4. 重建颅颌面肿瘤切除术后造成的缺损。
5. 重建牙槽嵴裂。
6. 用于颅骨缺损的修复重建。

## 禁忌证

1. 老年患者因板障层狭窄，硬脑膜变薄，顶骨制取困难，不宜采用此手术。
2. 凝血障碍者。
3. 怀疑有颅内病变者。
4. CT 或 MRI 显示板障层狭小或缺如者。
5. CT 或 MRI 显示有静脉陷窝者。
6. CT 或 MRI 显示有解剖学异常。
7. 顶骨的厚度小于 6mm。
8. 当要求移植骨为松质骨时。

## 区域解剖

上矢状窦（SSS）在前方起源于筛骨鸡冠，向后走行扩大，在枕内隆突处参与构成窦汇。颞上线为颞肌筋膜上方的附着，颞下线为颞肌上方的附着。顶骨的厚度为 3～12mm。

## 顶骨移植骨的制取方法与步骤

1. 术前给予抗生素减少皮肤和头皮的菌群，应用甾体类药物以减轻术后组织水肿。
2. 患者仰卧位，头部置于梅菲尔德枕，全麻。顶骨供区

和受区消毒铺巾。剃去或分开切口区头发。在头皮切口处用消毒记号笔画线，用含有血管收缩剂的局部麻醉药做帽状腱膜下注射，以减少出血，利于组织分离。

3. 可采用顶骨区线形切口或冠状切口暴露顶骨。若采用线形切口，则根据顶骨供区的大小来确定切口的长度和暴露的范围。若需要暴露眶周、鼻背、额窦，则选用冠状切口。
4. 切口与头皮垂直，切至骨膜，在帽状腱膜下翻瓣，保留骨膜附着。根据所需的移植骨量和附加量，快速切开，显示和保存骨膜。
5. 制取的移植骨块范围距矢状缝至少 2cm，避免与其他骨缝相交（冠状缝、人字缝、鳞缝）。
6. 骨块移植区用无菌记号笔或电刀标记，如果事先已经知道缺损的精确大小，我们可以用薄金属片、纸或骨蜡制作模板。
7. 用往复锯、球钻、裂钻标记制取顶骨范围（图 56-4）。器械进入的深度为从骨皮质到板障层。笔者喜欢用球钻或裂钻，因为进入板障层时可有感觉的变化。
8. 由于移植骨的性质，可用锯和钻制取多个骨块，也可以制取一个大的骨块。
9. 用钻在移植骨块的侧方和边缘上方制备两个斜面，骨刀可以在两个斜面中间插入板障层。先用一个薄的骨刀从斜面进入板障层分离，然后用一个大的弯骨刀插入，将骨块翘起（图 56-5）。骨刀在移植骨块边缘两个斜面之间继续移动直至骨块完全翘起。要选用刃部锋利的骨刀，插入后要与板障层平行。如果需要制取多段骨块，第一段骨块制取完成后，骨刀可以与板障层平行放置，便于其他骨块的制取。
10. 一旦顶骨外板制取完成，应立即用刮匙刮去板障内的骨髓，以减少出血、暴露内骨板，检查是否有骨折和脑脊液漏。板障内的骨髓十分丰富，如果出血不止，

可以用薄层骨蜡填塞止血。

11. 用一层止血纱布覆盖移植外骨板后的缺损，分层缝合。制取大的骨块或止血不理想的部位需要放置引流。

### 术后管理

1. 加压包扎。
2. 根据患者的意愿选择静脉注射或口服镇痛剂。
3. 术后静脉注射或口服镇痛剂可持续7d。
4. 如果放置引流，则应在术后3天或引流量很少时去除。
5. 如果制取一个较大的骨块，术后当晚要密切观察。

### 并发症

1. **上矢状窦出血**　术中伤及上矢状窦可造成危及生命的出血，使神经系统严重受损，颅内压迅速增高，可形成空气栓子，甚至导致死亡。避免上矢状窦出血的方法是：确保截骨线与矢状缝至少2cm的距离，最好3cm；术中骨刀使用时应小心。
2. **硬脑膜损伤**　会造成脑脊液漏或不愈合的瘘管。
3. 皮下血肿或血清肿。
4. 感染。
5. 硬膜外脓肿。
6. 脑膜炎。
7. 大脑损伤。
8. 损伤大脑中的静脉血管。
9. 骨凿使用不当造成对侧大脑损伤。
10. 制取移植骨块时骨折。
11. 颅内出血（大脑内、硬膜下、硬膜外）。

### 要点

1. 习惯用左手的外科医生一般制取左侧顶骨，反之亦然。

2. 也有说法主张从患者的非优势半球制取移植骨块。
3. 头皮垂直切口要比水平切口更好，这样会减少头皮感觉异常的发生。
4. 在移植骨块制取过程中，截骨线距矢状缝至少2cm以上，这点十分重要。笔者在术中习惯于距离矢状缝3cm以上，从顶骨的中后方制取骨块。移植骨块应在靠近颞上线中部制取，以减少患者的不适，节省时间。
5. 在骨块制取中避开交错的骨缝（冠状缝、人字缝、鳞状缝）。
6. 相对于摆锯和往复锯而言，使用裂钻和球钻会使外科医生更好地把握到达板障层的感觉，更好地掌控截骨。
7. 术者可根据感觉的变化和出血的增多判断器械进入到板障层。
8. 当用骨刀将外骨板从板障层分离时，应尽量轻柔，以减少对颅内容物的损伤。骨刀应尽量与板障层平行，以减少内骨板骨折的可能。应选用锋利的骨刀，以避免对颅骨的额外施力，减少移植骨块骨折的可能。
9. 根据需要骨块的量，可以截取一块或多块移植骨。如果制取的骨块超过40mm时，很难保证骨块在制取过程中不发生骨折。如果需要较长的移植骨块，可以制取两块以上的骨块，用钛板钛钉固定。
10. 不要在顶骨的供区填塞太多骨蜡，达到止血的目的即可。
11. 要注意脑脊液漏。如果发生脑脊液漏，需要开颅行硬脑膜修补。
12. 分层关闭头皮伤口可以减少术后感染、血肿、血清肿的形成。用薇乔线缝合比用缝合钉会减轻患者术后的不适，减少日后复诊的时间。

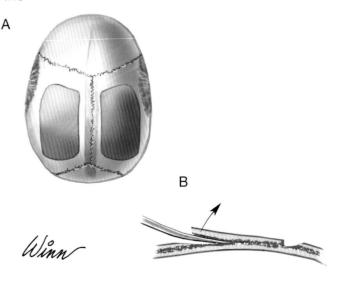

图56-1　顶骨制取理想位置示意。A图中间截骨线需离矢状缝至少2cm（最好3cm），以避免损伤上矢状窦。B图中当分离板障层时，骨刀应于水平进入，尽量减少骨折或器械进入内骨板的风险

**病例报告**

**病例报告 56-1** 女性，42 岁，严重的挫伤导致全面部骨折，严重的鼻眶筛区骨折，鼻梁变形明显。采用冠状切口

入路治疗鼻眶筛区骨折，同时采用顶骨移植来修复鼻梁的塌陷（图 56-2~图 56-12）。

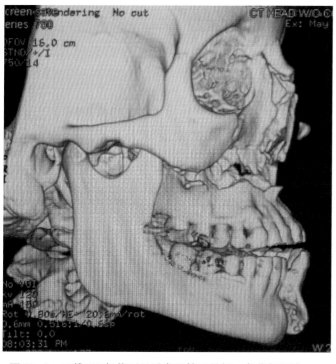

图 56-2 三维 CT 矢状面显示鼻眶筛区骨折，鼻背部塌陷

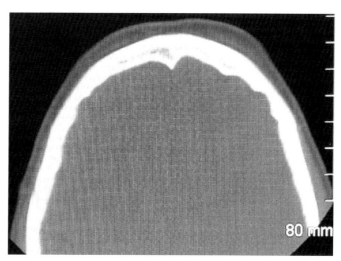

图 56-3 轴位 CT 显示左侧顶骨中后方厚度为 7~8mm

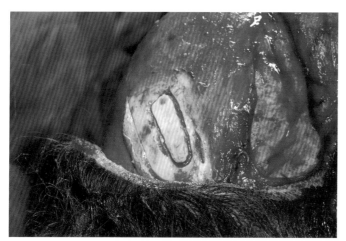

图 56-4 头皮冠状切口，用 703 裂钻标记 10mm×35mm 顶骨移植骨块轮廓，制取斜面。移植部分位于顶骨的中后方，靠近颞上线，距矢状缝至少 2cm

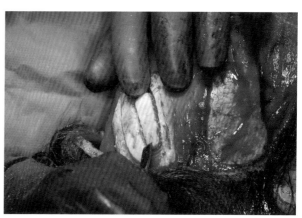

图 56-5 将弯骨刀从移植骨块的边缘斜面插入板障层，骨刀尽量调整与板障平行

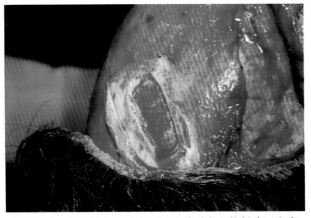

图 56-6　取下制取的骨块，可以看到出血的板障区和完整的内骨板

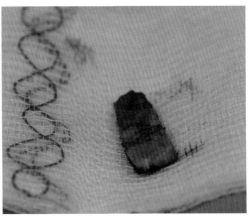

图 56-7　制取的 10mm×35mm 的顶骨外骨板

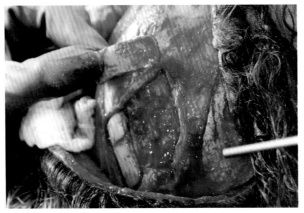

图 56-8　第一块顶骨被取下后，剩余的骨块制取也变得容易

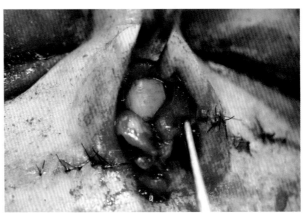

图 56-9　将顶骨塑形成鼻支柱的形状，与额骨固定。行鼻中隔成形术，精确地定位鼻支柱的近端段并且重新定位移位的下部外侧软骨

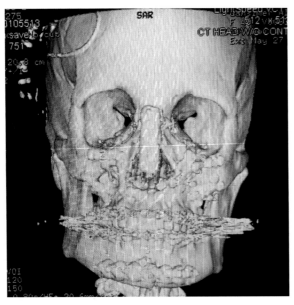

图 56-10　术后的三维 CT 冠状位显示移植顶骨的位置

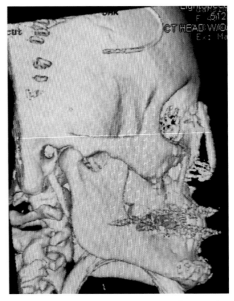

图 56-11　术后的三维 CT 矢状位显示移植的顶骨作为鼻梁支柱

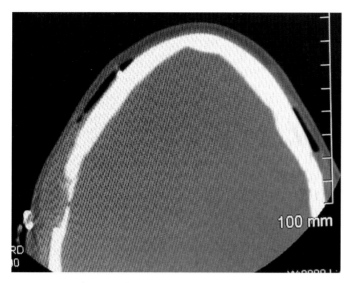

图56-12　术后的平扫CT显示供区拥有完整的内骨板，没有颅内出血、颅内积气和其他异常

## 参考文献

Cannella, D. M. and Hopkins, L. N. , 1990. Superior sagittal sinus laceration complicating an autogenous calvarial bone graft harvest：report of a case. *Journal of Oral and Maxillofacial Surgery* , 48 , 741-3.

De Ceulaer, J. , Swennen, J. , Abeloos, C. and De Clercq C. , 2012. Presentation of a conebeam CT scanning protocol for preprosthetic cranial bone grafting of the atrophic maxilla. *International Journal of Oral and Maxillofacial Surgery* , 41 , 863-6.

Fernandes, A. C. , Neto, A. I. , Freitas, A. C. and Moraes, M. , 2011. Dimensional analysis of the parietal bone in areas of surgical interest and relationship between parietal thickness and cephalic index. *Journal of Oral and Maxillofacial Surgery* , 69 , 2930-5.

Jaskolka, M. S. and Olavarria G. , 2010. Reconstruction of skull defects. *Atlas of Oral and Maxillofacial Surgery Clinics of North America* , 18 , 139-49.

Laure, B. , Geais, L. , Tranquart, F. and Goga, D. , 2011. Mechanical characterization and optoelectronic measurement of parietal bone thickness before and after monocortical bone graft harvest：design and validation of a test protocol. *Journal of Craniofacial Surgery* , 22 , 113-7.

Laure, B. , Tranquart, F. , Geais, L. and Goga, D. , 2010. Evaluation of skull strength following parietal bone graft harvest. *Plastic and Reconstructive Surgery* , 126 , 1492-9.

Markowitz, N. R. and Allan, P. G. , 1989. Cranial bone graft harvesting：a modified technique. *Journal of Oral and Maxillofacial Surgery* , 47 , 1113-5.

Schortinghuis, J. , Putters, T. F. and Raghoebar, G. M. , 2012. Safe harvesting of outer table parietal bone grafts using an oscillating saw and a bone scraper：a refinement of technique for harvesting cortical and "cancellous"-like calvarial bone. *Journal of Oral and Maxillofacial Surgery* , 70 , 963-5.

Tessier, P. , 1982. Autogenous bone grafts taken from the calvarium for facial and cranial applications. *Clinics in Plastic Surgery* , 9 , 531-41.

Tessier, P. , Kawamoto, H. , Posnick, J. , Raulo, Y. , Tulasne, J. F. and Wolfe, S. A. , 2005. Taking calvarial grafts, either split in situ or splitting of the parietal bone flap ex vivotools and techniques：V. A 9650 case experience in craniofacial and maxillofacial surgery. *Plastic and Reconstructive Surgery* , 116 , 54S-71S.

Tessier, P. , Kawamoto, H. , Posnick, J. , Raulo, Y. , Tulasne, J. F. and Wolfe, S. A. , 2005. Complications of harvesting autogenous bone grafts：a group experience of 20, 000 cases. *Plastic and Reconstructive Surgery* , 116 , 72S-73S.

Wilk, R. M. , 2004. Bony reconstruction of the jaws. In： M. Miloro, ed. *Peterson's principles of oral and maxillofacial surgery*. Hamilton, ON：B. C. Decker；pp. 783-801.

（刘　硕　译）

# 第 57 章　肋骨-肋软骨移植

肋骨-肋软骨移植，是一种非血管化的自体骨移植，用于修复硬组织缺损或重建髁突。也是一种用于修复面部软骨缺损的方法。

## 适应证

1. 肋软骨具有生长发育中心，用于儿童因颞下颌关节创伤、肿瘤、感染、先天畸形、发育畸形、强直、类风湿关节炎等疾病而致髁突切除后，重建髁突。
2. 当成年患者因特发性髁突吸收、骨关节病、类风湿关节炎需要重建髁突，不能采用其他方法（关节置换术）时。
3. 重建颅颌面硬组织缺损。
4. 修复颅骨缺损，用于头颅成形术。
5. 肋软骨用于重建耳部结构。

## 禁忌证

1. 限制性肺病史者。
2. 近期有肺部感染者。
3. 心肺功能不稳定者。

## 区域解剖

肋软骨可以承受颞下颌关节的压力，同时也是一个活跃的生长中心。对于儿童患者来说，移植后可以正常生长发育。

前 7 对肋骨（真肋）通过肋软骨与胸骨柄相连。

第 8、第 9、第 10 肋骨（假肋）借助肋软骨连于上方肋骨。

第 11、第 12 肋骨（浮肋）前端游离，未与胸骨附着。

## 肋骨-肋软骨制取方法与步骤

1. 术区（前胸壁）准备，消毒铺巾，露出胸骨、锁骨、乳头、肚脐。
2. 用记号笔标出需要移植的肋骨。
3. 用记号笔在女性乳房下（图 57-1）或男性患者的第 6、第 7 肋骨水平画一条 6~8cm 的线。女性儿童患者，切口应在预计未来发育后的乳房下缘。
4. 用含有血管收缩剂的局部麻醉药在制取肋骨的区域做皮下浸润麻醉。
5. 用手触及第 5、第 6、第 7 肋骨及肋间隙，用 15 号刀片在皮肤上做一条 6~8cm 的切口，直到肋骨上方。切开皮肤、皮下组织、胸肌，直到骨膜。
6. 用 9 号骨膜分离器剥离肋骨周围组织，在肋骨骨膜-软骨膜与胸膜壁层之前为制取组织区域。在骨膜下解剖肋骨，尽量向侧方剥离，直到肋软骨交界处。保持在骨膜下剥离，尽量避免损伤供应肋骨的血管束。
7. 在肋骨-肋软骨连接处，在软骨膜上面解剖，以免软骨帽从硬肋端分离。
8. 在需要制取的肋骨侧方用肋骨剪剪断肋骨。
9. 用老式的牵引器或丝线牵引肋骨，检查深部的组织-肌肉附着。
10. 将一个可塑的牵引器放置于肋骨的深面，用 10 号刀片切断肋软骨，保留 5~10mm 的软骨端。可塑的牵引器可以防止刀片损伤下方的胸膜壁层。
11. 在受区准备时，将制取的肋骨-肋软骨骨块用无菌生理盐水纱布覆盖。
12. 一旦制取的肋骨块移除，立即用无菌水洒在胸壁缺损处，由麻醉师增加胸腔压力，观察胸膜是否穿孔。如果没有气泡出现，则分层缝合伤口。如果出现小的气泡，可采用间断缝合修补；如果出现大的气泡，则要行开胸术。
13. 分层缝合伤口后，在伤口贴一胶带以减轻皮肤张力。一般不需要放置引流。

## 术后管理

1. 术后胸片评价是否存在气胸。

2. 根据体重服用适量的镇痛剂和抗生素 1 周。

## 并发症

### 早期并发症

1. **胸膜穿孔、气胸、胸膜炎**　解剖时要小心谨慎，尽量减少或阻止损伤肋骨或软骨帽深部的骨膜。如果出现大的胸膜穿孔，则需行开胸术。

2. **感染**　少见。一般来自术中或术后伤口污染。

3. **血肿或血清肿形成**　分层缝合创口可减少这一并发症的发生。关闭创口前后要充分止血。治疗方法包括探查和放置引流。

4. **肋间神经血管损伤**　避免方法为在骨膜下方剥离组织，在肋骨的中上方做切口。

5. **肋骨软骨交界处骨折**　肋软骨部分越长，肋骨软骨的交界处越不稳定。

### 后期并发症

1. **胸部塌陷**　好发于当多个邻近的肋骨被制取时。

2. **女性乳房瘢痕形成**　切口应在成年女性的乳房下方或未成年女性预期发育后的乳房下方。不能在发育中的乳房上或乳晕周围做切口。

3. **乳晕收缩**　当切口靠近乳晕时会发生。

### 要点

1. 肋骨-肋软骨移植相对于其他自体骨移植的优点是在儿少期患者中可以保持继续生长。这是因为肋骨的透明软骨中存在生长中心，这使得在青春期前的儿童中，将肋骨用于颞下颌关节重建得到了广泛的应用。

2. 大部分的外科医生习惯从受区的对侧制备肋骨-肋软骨瓣，这是因为对侧肋骨的弯曲方向更适合于受区。另外一部分医生习惯于制取右侧，因为左侧制取肋骨后的疼痛可能会和心源性疼痛相混淆。

3. 女性患者，切口的位置（乳房下的皱褶处，或儿童预期成年后乳房下方）往往决定了制取的肋骨。

4. 一旦肋骨的硬肋端被分离，要小心保持肋骨-肋软骨的连接。因为这个连接（特别在儿童患者中）十分脆弱，很容易骨折。尽量保留肋骨-肋软骨交界处的一圈骨膜或软骨膜，能增强这个区域结构的完整性，防止骨瓣制取和移植过程中骨折。

5. 软骨越长，肋骨-肋软骨交界处越易骨折，10mm 或稍短一些的软骨端对于颞下颌关节髁突重建已足够。

## 病例报告

**病例报告 57-1**　14 岁，女性，成釉细胞瘤累及右侧髁突。考虑到患者年龄采取对侧肋骨移植，即刻植骨。

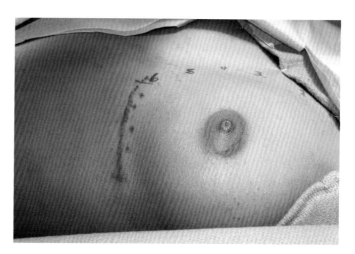

图 57-1　在相当于第 6 肋骨处，预期未来的乳房下缘做一6cm 的切口

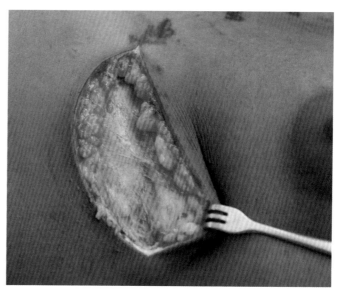

图 57-2　切开皮肤、皮下组织、胸肌，直至需要移植的肋骨上方

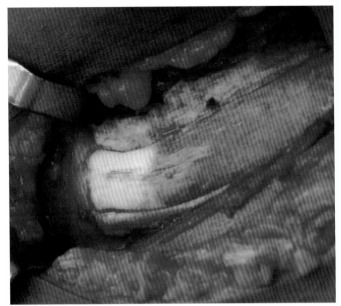

图57-3　用9号骨膜分离器剥离肋骨周围组织，在肋骨骨膜-软骨膜与胸膜壁层之前为制取组织区域

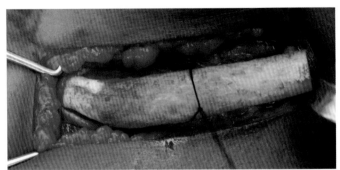

图57-4　硬肋侧缘截骨后，用丝线提起肋骨，检查深部的组织-肌肉附着

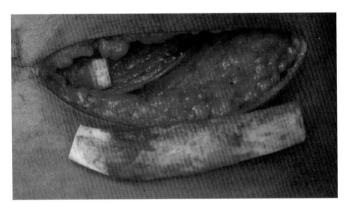

图57-5　一旦制取的肋骨移除，检查供区是否有出血和气胸，用无菌水洒在缺损处，增加胸腔压力，观察胸膜是否穿孔

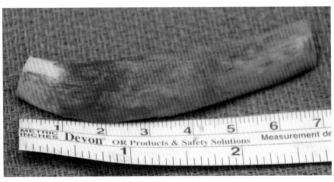

图57-6　在制取肋骨硬肋端连着一段肋软骨，与自身的关节盘、关节窝组成新的关节，并形成生长中心

## 参考文献

Fernandes, R., Fattahi, T. and Steinberg, B., 2006. Costochondral rib grafts and mandibular reconstruction. *Atlas of Oral and Maxillofacial Surgery Clinics of North America*, 14, 179.

Frodel, J. L., 2002. Grafts and free flaps. In: B. J. Bailey and K. H. Calhoun, eds., *Atlas of head and neck surgery-otolaryngology*. 2nd ed. Philadelphia: Lippincott Williams & Wilkins.

Ko, E. W., Huang, C. S. and Chen, Y. R., 1999. Tempomandibular joint reconstruction in children using costochondral grafts. *Journal of Oral and Maxillofacial Surgery*, 57, 789.

Nelson, C. L. and Buttrum, J. D., 1989. Costochondral grafting for posttraumatic tempomandibular joint reconstruction: a review of six cases. *Journal of Oral and Maxillofacial Surgery*, 47, 1030.

（刘　硕　译）

# 第58章 显微血管外科原则

1. 复合型下颌骨重建。
2. 恶性肿瘤中型至大型软组织缺损的重建（如半侧舌切除术和颊癌）。
3. Ⅲ期放射性骨坏死的重建［骨和（或）复合型缺损］。
4. 大范围软组织缺损和软组织放射性坏死的重建。
5. 大范围上颌骨切除后缺损、封闭不当。
6. 眶上颌骨缺损。
7. 良性上颌骨前部缺损伴有或不伴有软组织缺损。

**颌面部缺损显微血管重建的禁忌证**

1. 健康状况不适宜长时间手术（单纯高龄并非禁忌证）。
2. 高凝状态病史（如镰状细胞性贫血、凝血第5因子Leiden病变、抗磷脂综合征、骨髓增殖性疾病或病态肥胖等）。
3. 严重的周围性血管疾病。

**显微血管原则和技术**

在制备任何血管化组织瓣之前都要进行全面的术前评估，需要进行完整的病史采集和体格检查，包括实验室检查和影像学检查。许多口腔癌患者有严重的合并症（如慢性阻塞性肺疾病、多种药物滥用、糖尿病、心血管疾病等），需要在术前进行评估和优化。对计划切除的病变、皮瓣的选择和最终义齿修复设计结果的评估，必须在手术治疗前进行。供区的选择主要取决于替换组织的类型、口腔修复的需求以及供区的质量，同时还应当考虑外科医生的熟练程度以及所选皮瓣的成功率。例如，在我们的实际治疗中，大多数口腔癌造成的缺损可通过游离前臂桡侧皮瓣、游离大腿前外侧皮瓣、游离腓骨瓣进行重建。相对于平常较少使用的皮瓣而言，这些皮瓣的可靠性更高，并发症发生率更低。在设计任何显微血管重建

治疗计划时，都需要设计另一种备选方案，以防止最初选择的皮瓣出现无法使用或者不合适的情况。

进行显微血管手术需要专用设备，这些设备通常包括：显微血管外科手术器械，显微外科血管吻合器，手术放大镜，手术显微镜，显微外科手术缝线及血管夹，多普勒超声（外部和内部）和温热的肝素化冲洗液。显微外科器械应当轻便，由钛金属制成，长度在10~18cm，并且闭合时压力较小。非钛金属器械的磁化会增加放置显微外科手术缝针的难度。在手术开始前应对所有器械进行仔细检查，同时准备一套备用器械。术前会经常发生手术器械出现弯曲并需要进行更换的情况。典型的显微外科手术器械包括：多把微型、精密的钳子（曲线型和直线型），显微外科血管外膜剪刀（曲线型和直线型），显微外科缝线剪，静脉扩张钳，血管夹持钳和显微外科持针器。成套血管夹包括：数个各种型号的动、静脉夹，一个或两个有（无）边框的相似的夹钳。这些血管夹可以是一次性的或者可以重复利用，主要取决于外科医生的偏好。血管夹压力的需要与否取决于血管管径和类型，其压力应当保持足够小以防止渗漏和对血管壁的损伤。

在许多医疗机构，静脉血管吻合器常规用于静脉吻合（图58-1、图58-10和图58-11）。研究证明，与手工血管吻合相比，两者在血管通胀率方面无明显差别，但静脉血管吻合器显著缩短了血管吻合的时间，提高了血管吻合的强度。当地的医疗机构常规使用Synovis血管吻合器（美国，亚拉巴马州，伯明翰）（图58-1）。该血管吻合器适用的血管管径为1.0~4.0mm。动脉吻合也可使用该装置。该血管吻合器由两个聚乙烯环组成，其中嵌入了一些不锈钢钉。首先测量血管管径大小适宜，然后将血管穿过聚乙烯环，外翻血管壁使其覆盖不锈钢钉。关闭吻合器，通过刺入相对的聚乙烯环，将血管壁密封在一起。

手术过程中应当常规冲洗皮瓣和蒂部以防止干燥。冲洗

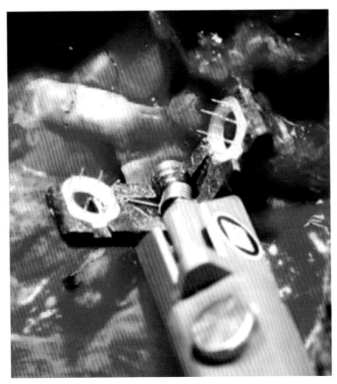

图 58-1 Synovis TM 显微血管吻合器

液可以选用温热的乳酸林格氏液。肝素化生理盐水（10U/mL）可用于血管吻合时冲洗血管腔。24号口径的血管导管可用于血管转移。如有需要，可用眼科纤维毛细管吸去多余的液体和血液。必要时，也可使用罂粟碱溶液或者4%利多卡因纯溶液帮助减轻血管痉挛。但不可使用肾上腺素溶液。

制备皮瓣时需使用手术放大镜。外科医生通常使用2.5倍或者放大倍数更高的手术放大镜。通过使用手术放大镜，可以对血管吻合进行放大操作。手术放大镜应当为双目设计，焦距可变，可为两名外科医生提供聚焦和变焦操作，并且符合人体工程学的原理。其视野范围应当可以调节，以便使术者无论采取坐位还是站立时都能够进行相关的手术操作。

受区血管的选择是显微血管手术成功的一个至关重要的环节。在整个手术过程中，修复重建外科医生应当更加重视病变的外科切除。对于具有利用价值的受区静脉的不必要的切除，会增加重建过程的难度，并且会延长手术时间。在大多数颌面部重建手术中，面部血管可用于血管吻合（图58-3）。与其他易于获得利用的颈外动脉分支一样，颈内、颈外静脉也经常用于血管吻合。颌面部重建手术通常采用端端吻合的方法，有时也采用端侧吻合，特别是在利用颈内静脉作为受区静脉时。端端吻合

是一种更为简单的手术方法。

血管吻合准备工作的第一步是最大限度地暴露受区血管，然后对受区血管和皮瓣血管的外形结构进行确认。正确的外形结构能够防止蒂部的扭转、扭结和紧绷（图58-4）。在大多数病例中，皮瓣的局部嵌入在血管吻合前进行。通常会在皮瓣断蒂和将皮瓣转移至颌面部区域前进行骨外形修整和放置重建导板，然后对于术区皮瓣最终的嵌入仅需做微小的调整即可。应在血管吻合前放置皮瓣，以确保获得正确的蒂部外形形状和长度。

血管放置的位置应考虑血管端端吻合时无张力。用单个血管夹钳夹动脉和静脉，检查受区动脉的血液回流。用血管外膜剪沿每根血管的切缘剪去大约1~1.5mm的血管外膜（图58-5）。检查切缘以确保无不规则边缘出现，检查管腔是否有内膜的损伤、分离、斑块和血凝块（图58-6）。如有需要，可重新切取血管，重复上述步骤，直至合适。用两支相似的血管夹分别钳夹血管，将血管末端移至紧密靠近，在血管下方放置背景材料以便直观观察。使用肝素化生理盐水间隔冲洗以保持血管腔开放，避免碎屑残留。采用锥形针和9-0或者10-0尼龙缝线进行血管吻合。同样也可使用血管吻合器。

作者通常先进行动脉吻合。先缝合两针，夹角为180°，将缝线放置或悬挂在一个支架上，或者在邻近组织下方折叠，以提供轻微的张力（图58-8）。再缝合三针，均分剩余的距离。翻转血管夹，检查血管吻合处以核对缝合的位置是否正确，并分辨是否有后壁的损伤。在血管吻合处的背侧完成相同的操作（图58-9），移除两只血管夹，静脉可以用相同的方式缝合，或者使用静脉吻合器（图58-10和图58-11）。

移除单个血管夹，先移除静脉侧，检查血管吻合是否有明显的渗漏，小范围的渗漏通常可以消除，大范围的渗漏则需要额外的缝合。尽可能采用针数最少的缝合来完成血管吻合。静脉吻合的条带测试可用来检查流出皮瓣的血流。皮瓣可以用温热的液体灌注和冲洗，以检查是否有足够的血运。一旦确认血运重建，即可进行皮瓣其余部分的嵌入。在关闭伤口前检查血管吻合，采用植入式多普勒超声传感器以监测静脉（和动脉）端情况。这种方法在监测无皮岛的骨瓣时尤其适用，后者通常用于良性的下颌骨缺损重建。

对患者的术后管理要从手术室开始。麻醉医师和外科医生在患者气管插管拔管计划方面要有明确的沟通。对于

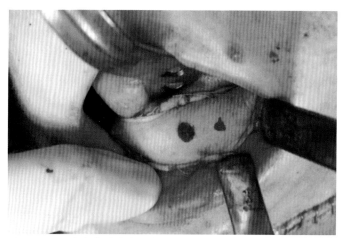

图 58-2 游离前臂桡侧皮瓣覆盖由于 $T_4N_{2b}M_0$—Ⅳa 型 牙龈癌切除造成的一大块软组织缺损。皮瓣表现出良好的血液供应，标记出穿支，使用 27 号针刺时出血

许多患者——特别是那些气管切开的患者来说，术后常需要在重症监护病房通过呼吸机来维持自主通气。通常在术后 24h 内拔除气管插管。许多良性缺损的患者无需进行选择性气管切开，在手术室即可拔除气管插管。拔除气管插管的操作应当平稳、轻柔。血压明显升高和患者的过度运动都可能造成伤口出血、血肿形成和（或）血管吻合的损伤。

重症监护病房的护理人员必须经过有关患者护理和皮瓣监测的培训学习。应当给患者补充充足的水分，保证充分的镇痛、吸入足量的氧气、维持稳定的血压，并且保持镇静。禁止使用收缩性气管切开固定带。应当避免使用缩血管药物，需要时可应用镇静术来控制焦虑和不安。对于有酒精戒断反应病史或者有迹象证实存在酒精戒断反应的患者，应当采取酒精戒断预防措施。

抗凝血药物或者抗血小板药物应在患者进入重症监护病房时开始使用。可供选用的药物有多种，药物的选择主要取决于医疗机构，通常会采用每日服用阿司匹林 325mg 及注射低分子量肝素（预防深静脉血栓形成剂量）。关于哪种方法最佳目前尚无统一意见。这些药物可能增加术后血肿形成和出血的风险。术后是否采用抗生素治疗取决于外科医生，通常会持续应用抗生素 72h。常规实验室检查需要与否同样由外科医生决定。

术后前 72h，应有一位外科医生至少每 4h 对患者进行一次评估和皮瓣的检查。尽管很少发生，但是大多数皮瓣的血管问题会在这一时期出现。至少每 2h 对供区进行一次血管检查和引流量监测。这一时期，护理人员应当每

小时检查皮瓣并且核对多普勒信号（外部或内部）。可在皮岛上标记一重要的穿支，从而便于护理人员使用外部多普勒超声定位（图 58-2）。任何皮瓣外观或者多普勒信号的改变都应当及时告知外科医生。早期干预会提高皮瓣抢救的成功率。血管问题可能表现为颜色苍白，皮岛充血呈蓝色或者冰冷，颈部肿胀或者血肿形成，毛细血管再充盈不良，毛细血管迅速充盈以及多普勒信号缺失或减少。对于埋伏皮瓣使用植入式多普勒探针，有可造成假阴性或者假阳性结果，从而导致不必要的皮瓣探查。如果没有合并并发症，患者在重症监护病房的常规观察时间为 72h，住院时间约为 7~10d。

### 要点

1. 显微血管重建通常允许进行单一阶段的切除和重建手术，并且具有重建大规模三维缺损（皮肤、深部软组织和骨）的能力。

2. 头颈部区域显微血管重建的成功率接近 95%。

3. 上、下颌骨连续性缺损的显微血管重建为放置骨内牙种植体创造了条件，具有较高的成功率，缩短了修复治疗的时间，并且能够早期恢复功能。

### 病例报告

病例报告 58-1 29 岁，男性患者，主诉右侧下颌骨有一个缓慢生长的肿块。颌面部 CT 扫描显示右侧下颌骨内有一 8cm 的低密度团块。团块表现为多房性，表层膨胀，边缘呈扇形。进行切取组织活检，明确诊断为成釉细胞瘤。对患者采用病变边缘外 10m 的下颌骨切除术和游离血管化腓骨即刻重建治疗（图 58-3~图 58-13）。

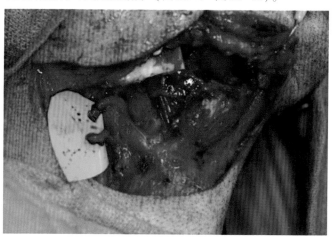

图 58-3 成釉细胞瘤切除后，鉴别、分离并准备好受区的面部血管

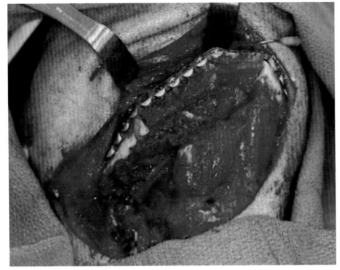

图 58-4 游离腓骨瓣嵌入，使蒂部的外形结构与受区血管良好对位，以防止血管结构的扭转和扭结

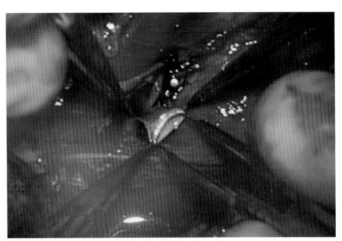

图 58-5 血管扩张，并为移除外膜做准备。必须注意确保血管内皮没有损伤

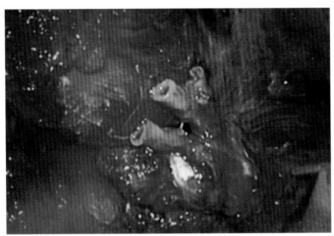

图 58-6 蒂部血管移除外膜和扩张

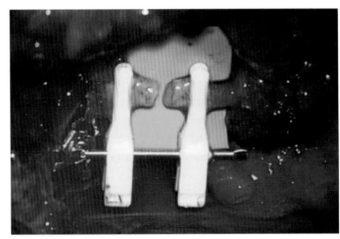

图 58-7 采用两个相似的动脉血管夹

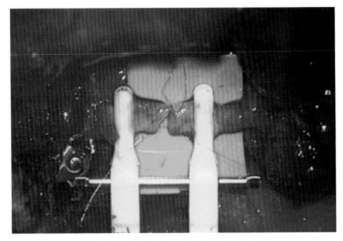

图 58-8 180°方向各缝一针，收缩以提供张力

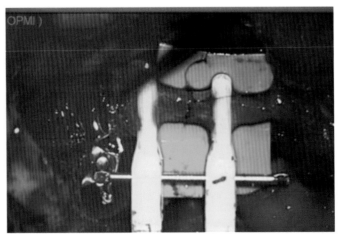

图 58-9 完成动脉吻合

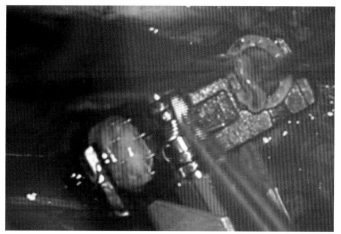

图 58-10　将静脉穿过血管吻合器的吻合环，标记已经放置好的受区血管

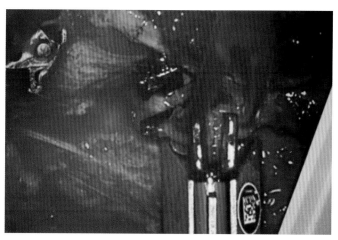

图 58-11　闭合血管吻合器，止血钳固定环固定牢固

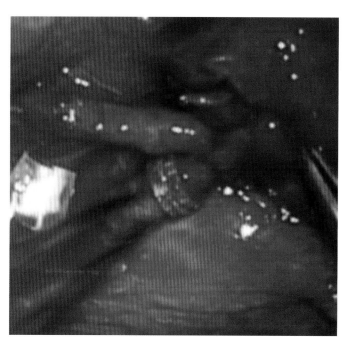

图 58-12　放置置入式多普勒探头。标记已完成的动脉、静脉吻合

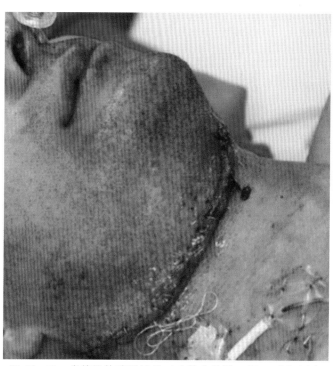

图 58-13　多普勒传感器导线（动脉和静脉）用 U 形钉固定于锁骨上区

## 参考文献

Hoffman, G. R., Islam, S. and Eisenberg, R. I., 2012. Microvascular reconstruction of the mouth, jaws and face: experience of an Australian oral and maxillofacial surgery unit. *Oral and Maxillofacial Surgery*, 70, e371-7.

Mucke, T., Ritschl, L. M., Balasso, A., Wolff, K. D., Mitchell, D. A. and Liepsch, D., 2014. Open end-to side technique for end-to-side anastomosis and analyses by an elastic true-to scale silicone rubber model. *Microsurgery*, 34, 28-36.

（王超飞　译）

# 第 59 章　游离血管化腓骨移植的制备

本章主要介绍用于颌面部软硬组织合并缺损重建的游离血管化腓骨瓣的制备。

## 适应证

1. 肿瘤切除手术后缺损的重建，创伤性缺损的重建，以及需要血管化皮肤和（或）骨组织进行重建的先天性畸形。
2. 上、下颌骨大于 5cm 的节段性、连续性缺损。有一段长约 25cm 的骨组织可用于制备。经验证，如果注意保存筋膜穿支，皮岛也是一种可靠的选择。手术可能会涉及皮瓣的神经支配，且皮瓣需有足够的骨量以接受骨内牙种植体。

## 禁忌证

1. 医疗条件不允许长时间手术。
2. 高凝状态。
3. 相对禁忌证
   （1）脉管炎。
   （2）结缔组织疾病。
   （3）周围血管疾病。
   （4）静脉功能不全。
   （5）腓动脉先天性异常。
   （6）其他可能影响凝血及伤口愈合的疾病。

注：在判断游离组织移植手术的适应证时，对患者生理状态的评估要远比对患者实际年龄的评估重要。

## 术前研究

1. 双侧下肢血管造影或磁共振血管造影。动脉造影可显示右侧和左侧腘动脉正常的 3 条血管径流情况，表现为双侧前、后和腓血管的正常开放。
2. 足背动脉（胫前动脉）和胫后动脉搏动触诊。

## 皮瓣解剖

1. 腓动脉主干

   **长度**　2.0cm（2~4cm）。
   **直径**　1.5mm（1~2.5mm）。
2. 骨膜小血管和肌支
   **长度**　1.2mm（0.8~1.7mm）。
   **直径**　1.0mm（0.8~1.7mm）。

通常情况下，腓动脉分出 4~8 支皮动脉。这些动脉通常为穿过小腿后（侧）间隔的膈皮穿支或膈-肌皮穿支。

## 手术解剖

小腿可被视作 4 个间隔。

1. **侧隔**　以小腿后间隔和小腿前间隔为界，包含腓骨长肌和腓骨短肌。
2. **前隔**　以小腿前间隔和骨间膜为界，包含趾长伸肌和拇长伸肌。胫前血管和腓深神经位于前隔中骨间膜的浅面。
3. **后隔浅层**　以骨间膜和拇长屈肌、比目鱼肌的骨间膜为界。腓血管位于骨间膜深面，沿腓骨远端走行。胫后血管位于胫骨后肌深部。
4. **后隔深层**　以拇长屈肌和比目鱼肌的骨间膜和小腿后间隔为界，包含比目鱼肌的外侧面。

## 术前准备

1. 可在同侧髋部垫一小枕以便于进入下肢的外侧面。
2. 将一足跟保护垫（即一个约 5kg 的沙袋或一个 1L 的静脉输液袋）放置在手术台上，从而使下肢在膝盖处保持 90°弯曲，方便皮瓣的制备。
3. 多普勒流量计。
4. 止血带（推荐使用，可以选用）。
5. 为制备组准备相同的备用器械。

## 手术方法与步骤

1. 正常的双侧下肢术前动脉造影显示左、右腘动脉 3 条血管的径流表现为所有远端血管正常开放。

2. 患者处于仰卧位，膝部弯曲 90°，利用髋部枕使髋部向内旋转。然后将足跟放在凝胶防护垫上，并将凝胶防护垫固定至手术台上。使患者做好手术准备并采用无菌方式覆盖，使用无菌止血带。

3. 触诊和标记解剖标志（图 59-1），以便将腓骨头部和

踝关节的外踝包括在内。触诊足背动脉和胫后动脉搏动，并用多普勒超声标记。使用外科手术笔，在腓骨头部下方 6~8cm 和外踝上方 6~8cm 处标记。从而使腓骨近端和远端的 6~8cm 组织及其韧带附着得以保留。沿小腿后间隔画线，连接这两个标记。

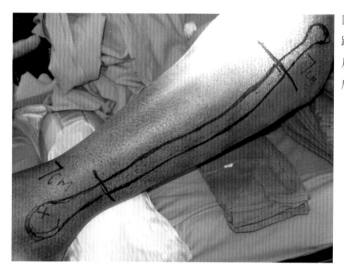

图 59-1 触诊和标记解剖标志，以便将腓骨头部和踝关节的外踝包括在内。在腓骨头部下方 6~8cm 和外踝上方 6~8cm 处标记，从而使腓骨近端和远端的 6~8cm 及其韧带附着被保留。沿小腿后间隔画线，连接这两个标记

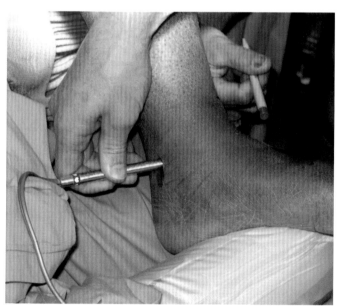

图 59-2 触诊足背动脉和胫后动脉搏动，并用多普勒超声标记，以便将来作为参考

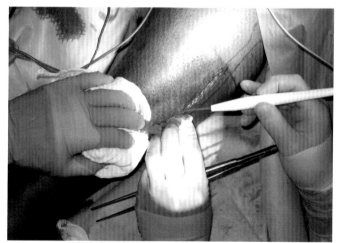

图 59-3 皮肤切口深度达浅筋膜，其长度应将皮肤皮瓣包括在内

4. 如果要制备联合腓骨的皮肤皮瓣，应当沿着小腿后间隔设计皮瓣。多普勒超声有助于识别肌间隔穿支血管（图 59-2）。通常将皮肤皮瓣设计在皮瓣的远端三分之一处。

5. 阻断末端血流，止血带充气至 300mmHg。必须记录充气时间，充气时间须控制在 2 小时以下，以免发生缺血。

6. 皮肤切口深度达浅筋膜，其长度应将皮肤皮瓣包括在内（图 59-3）。进行筋膜下分离以抬高皮岛，暴露小腿后间隔（图 59-4）。可以观察到肌间隔穿支由小腿后间隔处显露（图 59-5）。如果未观察到肌间隔穿支，则在制备任何肌皮穿支时都应当包含肌袖。将前部和后部皮肤皮瓣抬高至筋膜表面，使前端暴露腓骨长肌，

后端暴露比目鱼肌。同时应当鉴别并保护腓浅神经。

7. 抬高腓骨长肌并将其向前、向内收缩（图59-6），从而为进入腓骨侧隔提供入路。然后可见腓骨短肌并对其进行分离，保留5mm的肌袖以保护和保存底层骨膜，同时便于接近腓骨。沿腓骨前内侧解剖分离至腓骨前隔的标志即小腿前间隔。

8. 分离小腿前间隔以暴露趾长伸肌和踇长伸肌。围绕腓骨保留5mm的肌袖，分离趾长伸肌和踇长伸肌以暴露下内侧骨间膜。在前隔中可见胫前血管和腓深神经位于腓骨前内侧，并向内侧缩进。

9. 由腓骨近中三分之一中间处切开骨间膜5mm，并延长切除腓骨的长度。由于骨间膜非常贴近其下方的腓骨脉管系统，因此在切开骨间膜时要格外小心。

10. 于推荐的近远中骨切开部位进行骨膜下剥离。保护腓骨和腓骨血管的内侧面，使用往复摆动锯进行近远中骨切开术，确保腓骨头远端和外踝近段有至少6~8cm的余留腓骨（图59-7、图59-8）。

11. 使用骨钳将腓骨拉向侧方，从而可以由远端观察到腓骨血管（图59-9）。由远到近分离胫骨后肌，以便能够沿腓骨全长观察到血管蒂部。

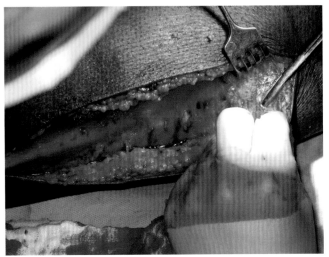

图59-4 可以观察到肌间隔穿支由小腿后间隔处显露。解剖浅筋膜以进入侧隔

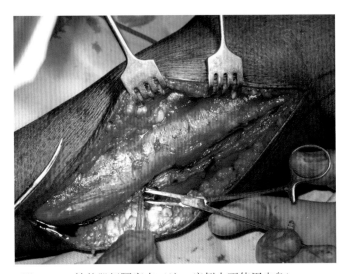

图59-5 结扎肌间隔穿支（这一病例中不使用皮岛）

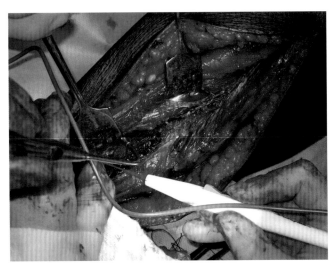

图59-6 抬高腓骨长肌并将其向前、向内收缩（图59-6），这为通过腓侧间隔提供了途径。然后可以识别出腓骨短肌并进行分离，保留5mm的肌袖以保护和保持底层骨膜，同时便于接近腓骨

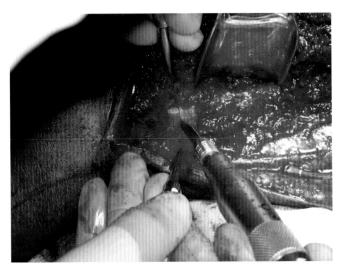

图59-7 于推荐的近远中骨切开部位进行骨膜下剥离。保护腓骨和腓骨血管的内侧面，使用往复摆动锯进行近远中骨切开术，确保腓骨头远端和外踝近段有至少6~8cm的余留腓骨

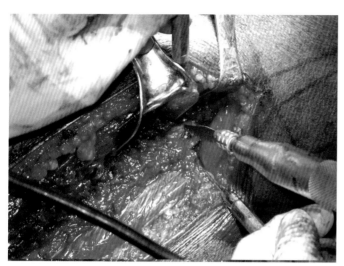

图 59-8　使用往复摆动锯进行近中骨切开术，确保腓骨头远端有至少 6~8cm 的余留腓骨

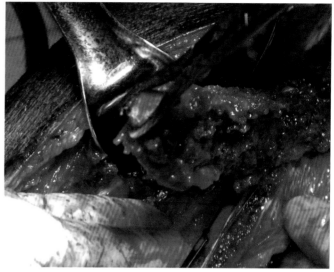

图 59-9　使用骨钳将腓骨拉向侧方，从而可以由远端观察到腓骨血管。由远到近分离胫骨后肌，以便能够沿腓骨全长观察到血管蒂部

12. 松开止血带，记录时间。通过触诊或多普勒超声检查足背动脉和胫后动脉，还应检查腓骨血管的血流。将止血环放置在腓骨血管远端周围以阻止血流通过。再次检查通过足背动脉和胫后动脉的血流，结果应表现为强信号。然后结扎和分离腓骨远端血管束。

13. 沿后隔深层和后隔浅层的后外侧进行分离，分离跛长屈肌和比目鱼肌，同时在腓骨上保留 5mm 的肌袖。使用多普勒超声检查腓骨血管，表现为强信号。然后结扎和分离腓骨近段血管束，将腓骨和皮岛交给重建组（图 59-10）。

14. 充分止血后，深层肌层重新对位，使用 2-0 可吸收缝线间断缝合（图 59-11），放置两条引流条。真皮层重新对位，使用 U 形钉或不可吸收缝线关闭皮肤创口（图 59-12）。如果皮肤皮瓣大于 4cm，可能需要进行刃厚皮片移植。

15. 进行触诊、多普勒超声检查，标记足背动脉和胫后动脉，检查足部的温度和是否有充分的毛细血管再充盈。

16. 手术部位应用枯草杆菌抗生素，在切口上方覆盖 Telfa 敷料。小腿周围包裹药棉垫料和布织绷带，然后将腿抬高（图 59-13 为术后 2d 影像，图 59-14 为术后 6 周影像）。

### 并发症

1. 间室症候群。

2. 肌无力。

3. 踝关节不稳定：由于腓骨远端参与踝关节组成，术后可能出现不稳定。

4. 腓神经和肌支的损伤，导致足部无力及其运动范围的局限。

5. 感觉神经的损伤及继发的足背麻木。

6. 小腿血管损伤，损伤胫前血管或胫后血管。

7. 感染。

8. 下肢慢性疼痛。

9. 截肢。

### 要点

1. 制备皮瓣时需要对血管蒂进行精细的解剖。能够使用手术放大镜并有一名经验丰富、经过微血管技术训练的外科助理医生是较为理想的手术条件。

2. 制备皮瓣前需要进行侧支循环血流的术前核对。侧支循环血流缺失可能伴发因下肢功能丧失并发的潜在性坏死。

3. 围术期抗生素治疗持续至术后 72h，采用无菌术更换伤口敷料。下肢感染可导致严重的病变和伤残。

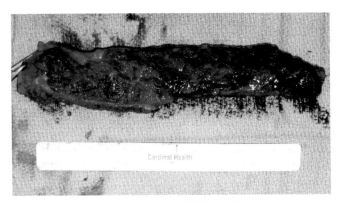

图 59-10　将制备好的腓骨和皮岛交给重建组进行植入

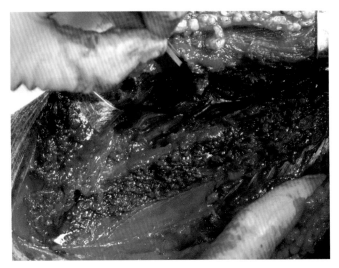

图 59-11　充分止血后，深层肌层重新对位，使用 2-0 可吸收缝线间断缝合。放置两条引流条

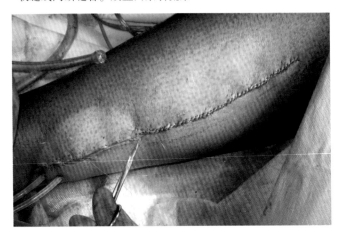

图 59-12　真皮层重新对位，使用 U 形钉或不可吸收缝线关闭皮肤创口。如果皮肤皮瓣大于 4cm，可能需要进行刃厚皮片移植

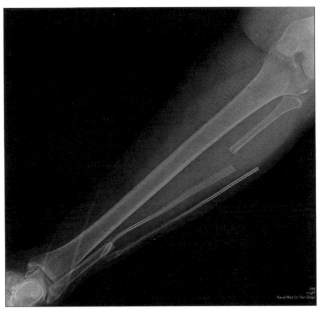

图 59-13　术后 2d 供区普通 X 线片

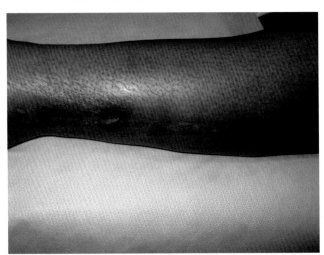

图 59-14　术区术后 6 周

## 参考文献

Eisele, D. , 2009. *Complications in head and neck surgery*. 2nd ed. St. Louis, MO：Mosby.

Grabb, W. C. and Strauch, B. , 2009. *Grabb's encyclopedia of flaps*. 3rd ed. Philadelphia：Lippincott Williams & Wilkins.

Urken, M. , 2010. *Multidisciplinary head and neck reconstruction：a defect-oriented approach*. Philadelphia：Lippincott Williams & Wilkins.

Wei, F-C. , 2009. *Flaps and reconstructive surgery*. Philadelphia：Saunders Elsevier.

（王超飞　译）

# 第 60 章　前臂桡侧游离皮瓣

本章主要介绍前臂桡侧游离皮瓣的制备，并将游离组织用于修复切除组织后的小型至大型软组织缺损的方法。

## 适应证

1. 用于创伤后、先天性、良性或恶性肿物术后中型至大型软组织缺损的修复。
2. 最常用于口腔和口咽恶性肿瘤切除术后软组织缺损的重建。

## 禁忌证

1. 由于之前手术或术区的创伤造成血管解剖被破坏。
2. 解剖变异妨碍了前臂桡侧皮瓣的应用：桡动脉异常或没有桡动脉，缺少进入示指与拇指的表浅分支，或是浅表分支与掌中分支之间缺少交通。
3. 遗传的或获得性的凝血功能障碍，有可能导致皮瓣失败。
4. 患者不能耐受全身麻醉或较长的手术过程。

## 区域解剖

**血管供应**：桡动脉供应皮瓣的动脉血流，流经手臂全长，汇入掌深弓；尺动脉供应掌浅弓。血管吻合发生在供应手部侧支循环的血管之间。桡动脉发出许多穿支分布于前臂掌面的皮肤、皮下组织、肌层、桡骨。侧方肌间隔穿支位于桡侧腕屈肌及肱桡肌之间。皮瓣的静脉回流依靠桡深静脉及表浅系统。利用表浅系统能进行更大口径的血管吻合，但可能不适用于小的皮瓣。管径 2~3mm 的动脉和管径 1~4mm 的静脉可用于简单的血管吻合。长的血管蒂可以修复大多数口腔癌术后的缺损。

## 桡侧前臂皮瓣解剖标志

1. 近端腕部折痕。
2. 肘前窝。
3. 表浅静脉（头静脉）。

4. 桡侧腕屈肌肌腱。
5. 肱桡肌。
6. 尺侧腕屈肌。
7. 掌长肌肌腱。

## 桡侧前臂皮瓣的层次

1. 皮肤。
2. 皮下组织。
3. 前臂筋膜。
4. 浅表静脉。
5. 桡动脉及其伴行静脉、外侧肌间隔。
6. 腱周组织。
7. 前臂肌腱。

## 桡侧前臂皮瓣制备方法与步骤

1. 术前需要确定患者是否有前臂手术或外伤史，某些特定条件会限制皮瓣的安全制备。艾伦试验可以用来明确尺动脉、桡动脉间侧支循环的情况。有研究发现其他血管学的研究（如彩色多普勒）可以用来在术前明确桡动脉是否有合适的侧支循环，但这尚存在争议。在掌浅弓与掌深弓之间不充足的侧支循环增加了皮瓣制备后进入手与拇指血供不足的风险。在术前告知患者不要在供区手臂处建立静脉通道或行静脉穿刺。这也需要作为医嘱记录在患者的住院病历中。
2. 用皮肤标记笔在手臂掌侧皮肤进行标记，所用表浅的静脉和桡动脉也可以进行标记。末端处距离腕部横纹约 2~3cm。尺侧边缘通常是尺侧腕屈肌。
3. 桡侧边界一般是肱桡肌，但是需要的时候可以延伸到手掌背面。近心端的边界根据修复重建的需要而确定。如果有必要，整个手掌表面的皮肤都可以利用。
4. 在进行手前准备铺巾时，无菌止血带应该绑在上臂。
5. 上肢建立静脉通道，止血带设定值为 250mmHg。此时记录下止血带的时间。手腕下置放一个卷起的巾单，同时一个展开的巾单铺在手掌表面，并用巾钳固定于手臂挡板。这样做方便轻微调整手腕的位置，同时固定住手臂。

6. 手术从皮瓣的远端开始。切开皮肤及皮下组织，深度直到前臂屈肌腱，继续解剖筋膜下组织直至可以分清桡动脉及其伴行静脉和潜在的可以利用的表浅静脉。

7. 桡动脉位于桡侧屈肌腱和肱桡肌之间，暴露出一小段桡动脉及其伴行静脉，结扎并分离。

8. 此时解剖可以从桡侧或者尺侧入路，腱膜的腱旁组织必须保留。皮岛和蒂附着在更深部的组织上，掌长肌腱必须解剖出来。在一些病例中，比如像唇组织重建，可能需要使用到悬吊机制。必须小心的是，在解剖的过程中，不要损伤桡神经的浅表感觉分支，损伤会导致示指和拇指神经感觉异常。

9. 肌间隔隔开肱桡肌和桡侧腕屈肌，肌间隔内有血管蒂。深部边缘的分离是通过结扎或者分离更深部的肌肉组织和桡骨。

10. 皮岛的近端切口，是在肘窝附近做一个波浪线切口并且连接邻近皮岛的末端，近端的组织瓣被提起以便暴露深部的肌肉组织。

11. 沿着肌间隔解剖蒂直到肱桡肌和桡侧腕屈肌交叉处。两肌肉之间的筋膜是分开的，注意不要损伤深部的蒂。肱桡肌和桡侧腕屈肌是可以收缩的，继续解剖近端，多个穿孔器的使用结扎可以游离血管瓣。桡动脉的出现一般是近心端解剖的止点，在此区域，伴行静脉一般更大或并行。

12. 松开止血带，记下"停止时间"。皮瓣可以在15～20min内再灌注（图60-3）。对于前臂创面止血的处理可以通过血管夹和双极电刀来止血。在这一期间可以明确皮瓣与手的血供是否良好。

13. 血管蒂的近心端被游离然后转移至口腔缺损处以便行血管吻合（图60-4）。

14. 供区创面通过皮肤缝合关闭。在拉拢缝合之前，尽量尝试使用肌肉去覆盖前臂的肌腱。关闭创口前放置负压引流。缺损一般由全厚或者薄厚皮片修复，笔者一般使用全厚皮片修复，因为其能够提供更厚的前臂肌腱覆盖范围。伤口需要置放负压引流装置，同时腕部需要一个45°的夹板固定。笔者一般使用一个手腕部

的夹板加上医用衬垫、Kerlix纱布、绷带和Ace缠绕来固定手腕和手指的位置。检查手指是否有足够的毛细血管再充盈，同时手腕必须在一个功能性的位置。毛细血管再充盈不足提示血管危象。如果发现这种现象，夹板和包扎必须解开重新安放。在评估皮瓣移植成功之前，负压引流和夹板必须置放7d，当24h的吸出量少于25mL时可以撤除吸水装置。

## 并发症

1. **对于血管蒂的损伤**　可能会导致皮瓣的坏死，但是如果只是一小边缺损发生时是可以修复的。

2. **手臂或者手指的缺血**　指征包括手臂和手指皮肤苍白、毛细血管再充盈不足、疼痛。此时可能需要用静脉移植来重建桡动脉。术中和术后（每小时1次）都需要确定手臂和手指的血运状况。围手术期间，如果是因为包扎的压力导致血运不足，前臂的包扎需要松开甚至是移除。

3. **移植皮肤的损伤**　移植术后，任何剪切力移动都会导致部分坏死或者是全坏死。手腕部夹板的使用是为了最大程度限制手的移动，负压引流的使用也是为了提高成功率。部分皮片坏死可以用局部修复处理，但是远期可能需要旋转瓣来关闭屈肌腱的缺损。

4. 前臂的血肿。

5. 创口的感染。

6. 神经瘤，手或手指感觉神经功能的异常。

7. 手腕的僵硬、握力的下降、运动范围的缩小。

## 要点

1. 皮瓣制备需要一丝不苟地解剖血管蒂，一位有经验的经过微血管吻合训练的助理医生是最理想的。

2. 在皮瓣制备前有必要行侧支血流的验证，如果没有侧支循环，手指有潜在坏死的风险。

3. 创口感染、肌腱暴露为最常见的术后并发症。小心的移植过程、全厚皮片的应用、适当腕关节的制动、早期发现并处理移植失败的情况都可以减少术后并发症的产生。

4. 围手术期抗生素应用至术后72h。伤口敷料执行严格的无菌换药，因为前臂的感染可能造成手与手臂严重的并发症。

**病例报告**

**病例报告之 60-1**　68 岁患者，主诉一个大的腭部开放性伤口，伴食物嵌塞和口臭两年。临床检查和 CT 检查示：口鼻腔穿通从腭部延伸至左侧牙槽骨及上颌窦慢性炎症。

患者患处用"奖章形状"的桡侧前臂皮瓣修复缺损。皮瓣的血管蒂穿过颊部软组织，和面部血管吻合（图 60-1～图 60-6）。

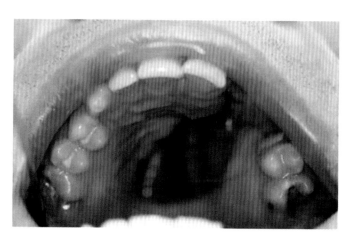

图 60-1　枪伤导致的腭部和牙槽骨的缺损致口鼻腔穿通

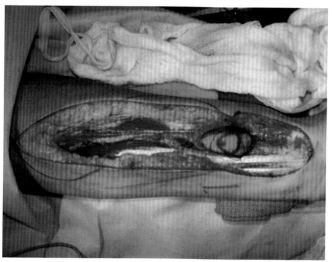

图 60-2　解剖分离皮岛和血管蒂，桡动脉在桡侧腕屈肌腱和肱桡肌之间

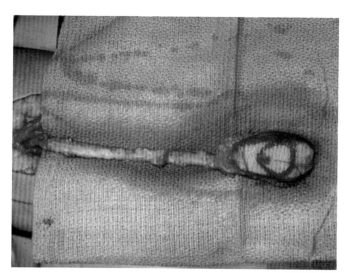

图 60-3　皮岛和血管蒂

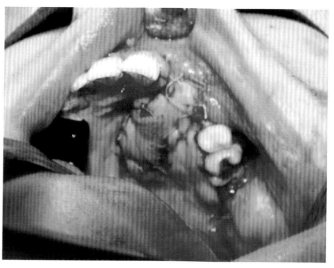

图 60-4　皮岛植入口鼻腔缺损处，分隔口腔和鼻腔

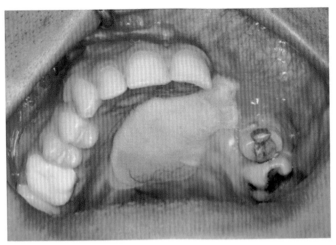

图 60-5　重建腭部及牙槽突后 6 个月

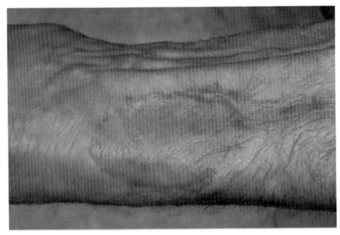

图 60-6　供区术后 6 个月

参考文献

Eisele, D., 2009. *Complications in head and neck surgery.* 2nd ed. St. Louis, MO: Mosby.

Grabb, W. C. and Strauch, B., 2009. *Grabb's encyclopedia of flaps.* 3rd ed. Philadelphia: Lippincott Williams & Wilkins.

Urken, M., 2010. *Multidisciplinary head and neck reconstruc-tion: a defectoriented approach.* Philadelphia: Lippincott Williams & Wilkins.

Wei, F-C., 2009. *Flaps and reconstructive surgery.* Philadelphia: Saunders Elsevier.

（杨　爽　译）

# 第61章 股前外侧穿支游离皮瓣

作为一种可以用到身体各种部位的软组织缺损的修复方法，股前外侧穿支游离皮瓣可以用来修复头颈部软组织缺损。其既可以修复皮肤、筋膜和肌肉中的单一缺损，又可以修复任意的组合缺损。以股外侧肌穿支为基础的股前外侧穿支皮瓣可以制备成薄型皮瓣、皮下筋膜瓣、筋膜瓣、筋膜脂肪瓣或者肌皮瓣。也可以利用旋股外侧动脉升支、横支、降支和股外侧肌、股直肌、阔筋膜张肌以及大腿内侧皮岛联合制备成嵌合皮瓣。

## 适应证

1. 重建由手术切除或者外伤造成的软组织缺损，包括舌、口腔、颌面部、颅底、头、颈部部位的缺损。
2. 对于大部分口腔、颌面部、头颈部缺损，需要同时进行外科手术和整形外科修复，股前外侧穿支皮瓣可以实现手术同期的皮瓣制备。
3. 需要大面积皮岛进行大范围重建。
4. 制备感觉皮瓣。
5. 可以和腓骨游离瓣结合作为双皮瓣修复大面积的软硬组织混合缺损。

## 禁忌证

1. 大腿上部有外伤史。
2. 下肢血供不足的患者。
3. 高凝血状态。
4. 术者技术水平有限，可以采用其他重建方法。
5. 过度肥胖：过度肥胖患者皮下有大量脂肪，可能造成皮瓣的分离困难且供区创口难以关闭。由于皮瓣较大，如果不进行二次削薄很将皮瓣置入。
6. 相对禁忌证：患者因外周血管疾病导致的跛行并无明显腘动脉搏动。
7. 相对禁忌证：股前外侧皮肤比头颈部区域颜色浅且厚。在某些病例中，股前外侧穿支皮瓣在颜色和厚度上并不能很好地和头颈部匹配。

## 区域解剖

股前外侧穿支皮瓣的隔皮穿支和肌皮穿支区域的血供主要由旋股外侧动脉的降支提供，旋股外侧动脉的降支是股深动脉的最大分支。该区域的静脉回流主要靠由旋股外侧动脉伴行的两条静脉，最后汇入股静脉。少数情况下，也会存在一定的变异，股前外侧穿支皮瓣的穿支可能接受直接起源于股深动脉或者股动脉的旋股外侧动脉的横支供血。

股前外侧穿支皮瓣的血管蒂走行于股外侧肌和股直肌之间的肌沟中。血管蒂主要由旋股外侧动脉的降支及其伴行的两条静脉和股外侧肌的运动神经构成，此神经为股神经后段的分支。神经血管蒂的长度约为 8~16cm，动静脉血管直径大于 2mm。

旋股外侧动脉的降支穿行于股外侧肌与股直肌之间的肌间隙中，并向大腿前外侧皮肤发出许多分支。这些分支大多数为肌皮走行，少部分为隔皮走行。

最主要的分支位于髂前上棘和髌骨上侧面连线中点处直径为 3cm 的圆形区域内，一般情况下这个分支位于此圆形区域的下侧象限内。

股外侧皮神经提供了大腿前外侧皮肤的感觉神经分布，并为制备成感觉皮瓣提供了基础。

## 术前准备

1. 术前应该进行全面的病史、体格检查、适当的实验室检验和放射学检查。并评估缺损的大小、用于重建的组织瓣类型、血管蒂的长短以及能进行血管吻合术的受体血管。
2. 术前评估一般不需要进行下肢血管造影，但是应该要对大腿上以前的手术瘢痕进行仔细检查。
3. 对于进行过下肢血管搭桥的患者不能进行股前外侧穿

支皮瓣的制备，外周血管疾病导致的跛行并无明显腘动脉搏动的患者，需要谨慎进行大腿股前外侧穿支皮瓣。对于这类患者术前必须进行下肢的血管造影，以此来设计股前外侧穿支皮瓣。

4. 由于血管的变异，患者需同意对皮瓣进行改良并且有可能从对侧大腿取瓣。

**手术方法与步骤**

1. 患者仰卧位，双腿放在中间。

2. 双腿都进行备皮，范围从臀部到小腿，并用无菌单覆盖，以备手术中需要对皮瓣进行改良，或者需要从对侧取瓣。

3. 标出髂前上棘和髌骨外上缘，画出两点连线（图61-3）。这条连线就表示股外侧肌和股直肌之间的肌间隙。

4. 标出连线的中点，以中点为圆心画一个直径为3cm的圆环。此圆环区域就是最主要的穿皮支所处的区域，一般位于圆环的外下象限。

5. 利用手持多普勒仪标记出圆环内的穿皮支位置。一般沿着连线方向可以标出1~3条，皮瓣就以这些血管为中心。

6. 根据缺损的大小，设计皮瓣的大小并在大腿上标记。小心地将皮瓣的中心设计在穿皮支的中心。根据患者的体质，一般股前外侧穿支皮瓣可以取到35cm×25cm。如果所需皮瓣较大，需要用中厚皮片关闭供区。

7. 大多数情况下，筋膜瓣是最常见的大腿前外侧穿支皮瓣类型。一般在皮瓣内缘做一皮肤切口，切口通常位于股直肌表面，这样有利于分离和保存穿皮分支。

8. 切口贯穿皮下脂肪和股直肌表面的深筋膜，在筋膜下向两侧扩大切口，达股外侧肌与股直肌间的肌间隙，在此过程中注意分离和保存穿皮分支（图61-4）。

9. 横向收缩皮瓣，可以分辨出穿皮支血管，既有肌皮支也有隔皮支，分离追踪这些分支直到旋股外侧动脉的降支，轻柔地将股直肌内侧拉开可见降支位于肌间隙内。

10. 如果分离出的是隔皮支，则可以利用此分支作为引导，向间隙更深层追踪并分离血管蒂。

11. 如果分离出的肌皮支贯穿了股外侧肌，必须标注出其在肌内的走行，可以轻柔地掀开顶上的肌肉，追踪血管走行直到主血管蒂。将穿支表面的股外侧肌分离、提起、切开，将穿支后方及其外侧发出的到达肌肉的

分支进行结扎。肌肉的分离须遵循远心端至近心端的原则，直至追踪到穿支在旋股外侧动脉降支的起始点（图61-6）。可以在血管的周围保留一层股外侧肌肌袖，以保护穿支不受损伤。肌肉分离过程应在放大镜下完成，使用肌腱剪进行分离，并用止血钳、双极电凝器、超声剪进行止血。

12. 如果需要使用薄型皮瓣进行修复，则应选择皮瓣内侧缘的切口，切口贯穿皮下脂肪直至深筋膜。随后在筋膜上层水平向两侧扩大分离直至找到标记好的穿皮支。为了防止穿皮支扭曲，可以在穿支周围保留2cm的深筋膜袖口，并随皮瓣一起切除。为了防止皮瓣边缘坏死，组织厚度应大于5mm。

13. 如果在内侧皮肤切口下未发现穿支血管，可以应用邻近的阔筋膜张肌肌皮瓣、股前内侧皮瓣或单纯的股外侧肌皮瓣，也可即刻关闭创口，也可于对侧大腿取得股前外侧游离皮瓣。

14. 在确认切口下方合适的穿支血管后，即开始沿切口的侧缘制备第二切口。由外向内潜行分离，可分别在筋膜下平面和筋膜上平面获得较厚的筋膜皮瓣和较薄的皮肤皮瓣，直至识别穿支皮瓣。阔筋膜可用于口腔和颅底硬脑膜缺损，因此必要时可使皮瓣包含阔筋膜一并取出。

15. 经内侧切口和侧方切口找到穿支后，逆向游离穿支，直至其完全从旋股外侧动脉降支分离。如穿支血管为肌皮穿支，则经由肌肉分离，若为隔皮穿支，则隔膜分离。如可能，应尽量将支配股外侧肌的运动神经从血管蒂中分离出来。带血管蒂则是由肌间隔膜分离，直至获得足够的血管蒂长度和血管管径。

16. 股前外侧皮瓣可以制备成感觉皮瓣，其神经支配来自股前外侧皮神经，因此术中应避免破坏股前外侧皮神经。该神经在髂前上棘附近、腹股沟韧带深面进入大腿供区。股前外侧皮神经出深筋膜后位于皮下脂肪组织中，在接近髂髌连线附近偏下方走行。

17. 如果缺损深大，需要制备较大的皮瓣时，应将股外侧肌（最大20cm）随皮瓣一同翻起，并获得一大体积的肌皮瓣。如果穿支血管为隔皮穿支，较容易利用供血动脉的不同分支制备皮肤和肌肉瓣。而在肌皮穿支，由于其走行于股外侧肌内，其解剖存在较大变异，解剖时可首先切开位于穿支表面的股外侧肌纤维，直至穿支自旋股外侧动脉降支发出的起点处。该

步骤是肌皮瓣制备的关键步骤，应在分离肌肉时尽量避免意外损伤穿支血管。对于更大的组织缺损，可设计单蒂多成分的嵌合皮瓣，在供区切取瓣应包含股前内侧瓣或阔筋膜张肌瓣。

18. 完整分离皮瓣和血管蒂后，可根据不同的穿支设计多个有利于修复三维缺损的嵌入式皮岛。如应用双穿支供血的双皮岛皮瓣修复各类颊部穿通性缺损等。但并非所有缺损都需制备多个皮岛，一旦某个穿支可以使用，即可将皮瓣去表皮化置于中间层，或将其折叠以重建较大缺损。

19. 对于宽度小于 8cm 的缺损，皮瓣切取后的大腿创面可以直接拉拢缝合，重新对接游离的肌肉组织，再用可吸收缝线按肌肉—浅筋膜—皮下—皮肤的顺序分层缝合创面。在股外侧肌和股直肌的肌间隔膜放置闭式负压引流，以防止血肿或血清肿的形成。对供区宽度大于 8cm 的缺损，可用刃厚皮片移植或 V-Y 邻位组织转移瓣关闭创口。对于需要刃厚皮片移植者，应在可吸收线缝合皮片后，在皮片上钻孔，使之出血，防止下方液体聚集。用含 3% 三溴酚铋的凡士林油纱和棉质敷料将皮片固定，在切缘处覆盖非黏性敷料，按常规方法包扎。

## 术后管理

1. 术后患者常保持插管并移送重症监护室，进一步监测皮瓣情况。应避免过高血压和过低血压而分别可能导致的血肿形成和组织灌注量不足。保持血管蒂不受压力十分必要，也应避免其术后不必要的扭结。预防的有效手段可保持颈部在中性位置，避免颈部受到任何方向的约束，并保持患者使用呼吸机和处于镇静下。如果皮瓣稳定，可于术后 24h 停止呼吸机和镇静用药，并于 28~72h 后从 ICU 转移回病房。

2. 术后 72h 内，应确保每 2h 观察一次皮瓣，在之后的 48h 也应保证每 6h 观察一次，之后持续每 8h 观察一次，直至患者出院。临床观察应包括皮瓣颜色的评估、皮温、肿胀程度及毛细血管再灌注时间的综合评估，必要时可行针刺试验。也可用手持式多普勒探测仪作为辅助手段评价皮瓣存活的质量。

3. 患者术后应经静脉输液维持营养和循环，一旦患者可以经受肠内营养即可开始减少输液量。鼻饲、口胃饲、胃造口术、空肠造口术可于术后 36~48h 施行。当证实

皮瓣吻合成功、创口愈合良好后，患者可以开始经口进食。

4. 术后 72h 内，经静脉注射给予皮质类固醇类药物。经静脉给予抗菌药物 5~7d，具体依据外科医生的经验，通常患者在接受 7d 一个疗程的肠内抗菌药物治疗后方可出院。

5. 闭式负压引流管每 4h 记录并排空一次，如 24h 内引流量小于 30mL 即可拔除。

6. 一般术后 72h，患者转出 ICU 后，可允许供区侧腿在可容忍的范围内承重。

7. 股前外侧区的敷料术后须保留 5~7d。如皮肤移植使用了加压敷料则需在 5~7d 之后去除，每天更换非黏性的 3% 三溴酚铋凡士林油纱直到移植皮肤完全成活。供区位点的皮钉需在术后 10~14d 去除，一般在患者第一次门诊复查的时候进行。

## 早期并发症

1. **感染，出血，感觉异常**　虽然供区即刻并发症很少发生，但股前外侧皮瓣区局部伤口感染、血肿、皮下积液和感觉减退还是有可能出现的。局部感染及小规模的出血可通过术前应用抗生素及术中细致的操作使其最小化，并可通过局部的保守治疗进行处理。

2. **皮瓣失败**　遵循游离组织移植的方案可将受区并发症如游离皮瓣失败及局部坏死降至最小化：避免血管的扭曲，避免血管蒂承受过大压力，维持皮瓣足够的灌注。

3. **筋膜室综合征**　可能会发生在接受股前外侧皮瓣制备后腿部伤口大于 8cm 的患者中。出现筋膜室综合征的患者立即行供区手术减压，防止其进一步恶化。

## 后期并发症

1. **腿部无力**　患者通常很少发生长期并发症。有部分股外侧区切取大块股前外侧皮瓣或对支配大腿肌肉的运动神经进行大规模解剖分离的患者出现术侧肢体的疲劳和无力的报道，但患者仍能满足日常活动的需求，臀部及膝关节也有足够的运动范围。与供区直接关闭伤口的患者相比，进行植皮的患者会有臀部及膝关节的活动受限，这是由下方肌肉与上方覆盖的皮肤之间发生粘连引起的。术侧肢体的日常功能的恢复可通过术后早期门诊理疗实现。

2. **瘢痕**　患者通常对供区的美学效果满意，但如果术后

期内伤口裂开产生不美观的瘢痕，瘢痕修复手术可用于改善美学效果。

3. **颜色不协调**　在术前应对股前外侧皮瓣皮肤与头颈部皮肤颜色间不协调进行详细的描述及评估，以降低患者术后的不满。

4. **过多毛发**　男性患者可能会出现移植股前外侧皮岛毛发过度生长。应用标准的毛发去除方法对这些组织进行修整。

5. **过大体积**　皮瓣与周围组织整合为一体后可能会体积过大，进而影响功能和美学满意度。这种情况可运用组织减量手术以获得更好的功能及美学效果。

## 要点

1. 股前外侧皮瓣可为那些需要不同皮岛尺寸及软组织量来进行头颈部修复重建的病例提供拥有更耐用的穿支的游离皮瓣。

2. 股前外侧皮瓣可提供较长的血管蒂，以及合适口径的血管与缺损区进行血管吻合。

3. 最主要的穿支可以通过便携式多普勒仪辨认，在髂前上棘与髌骨外侧上缘间连线中点周围半径3cm范围内绘出。

4. 通常皮肤穿支大部分为肌皮类型，小部分为肌间型。大部分皮岛穿支来源于旋股外侧动脉降支。

5. 显露分离肌皮穿支并弄清其走行轨迹是非常重要的，因为一小部分穿支血管通向皮岛的轨迹较扭曲，在分离股外侧区纤维时可能会受损伤。

6. 2.5×倍率显微镜下小心地分离穿支并保留半径约2cm的筋膜袖口能最小化对穿支血管的剪切伤害及扭曲伤害。

7. 超重患者有着更厚的皮下组织，皮瓣的制取及固定更具有挑战性。这种情况下，可通过筋膜上解剖及将深层脂肪层减薄实现皮瓣的变薄。当减薄皮瓣小于5mm时应注意，过薄的皮瓣可能导致植入后边缘缺血及坏死。

8. 股前外侧皮瓣宽度小于8cm时可直接关闭供区伤口。当直接关闭难以做到时，供区可能需要半厚皮片移植以关闭伤口。

9. 股前外侧穿支皮瓣的缺点之一就是分离皮瓣技术较难掌握，而且在少数情况下（1%~5%），旋股外侧动脉降支并不存在穿皮支。这时就需要术者对大腿的解剖非常熟悉，必要时能够取阔筋膜张肌瓣或者大腿前内侧皮瓣。或者关闭切口并从对侧大腿取股前外侧穿支皮瓣。

10. 对于口腔中因 $T_1$ 或者 $T_2$ 肿瘤切除所造成的小缺损（<4cm），股前外侧穿支皮瓣并不适合，因为股前外侧穿支皮瓣的皮下组织较多。由于这个原因，一般口腔内的缺损多采用较柔软的前臂皮瓣。

## 病例报告

**病例报告之61-1**　患者，男，38岁，摩托车事故导致多系统损伤，其中包括颅顶骨折、复合的头皮撕脱伤。早期利用创面周围的组织转位拉拢缝合，但由于创面较大而失败。利用股前外侧穿支皮瓣制备成筋膜皮瓣进行修复头皮缺损（图61-1~图61-10）。

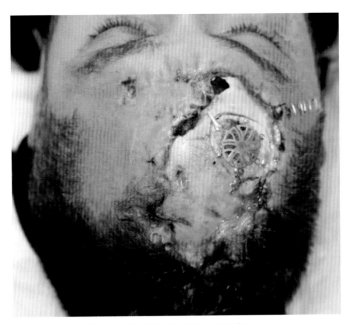

图61-1　清创及局部组织转位后的头皮缺损

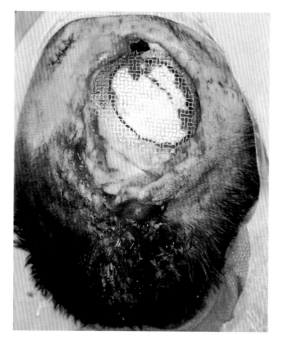

图 61-2　准备游离组织转移，额骨用钛网行头颅成形术、去除坏死组织及无血管骨瓣，恢复创面边缘组织活力

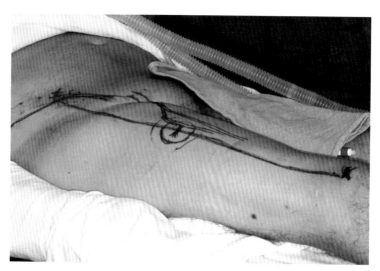

图 61-3　标出髂前上棘和髌骨外上缘，画出两点连线。标出连线的中点，以中点为圆心画一个直径为 3cm 的圆环，作为寻找穿支的参考。利用多普勒寻找旋股外侧动脉降支及其主要穿支

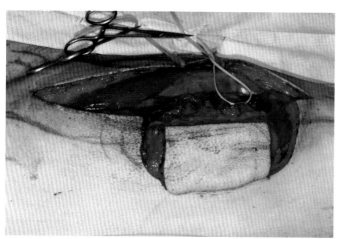

图 61-4　以穿支为中心设计一块 10cm x 7cm 的皮岛。切口贯穿皮下脂肪和股直肌表面的深筋膜。在筋膜下向两侧扩大切口，达股外侧肌与股直肌间的肌间隙，在此过程中注意分离和保存穿皮分支

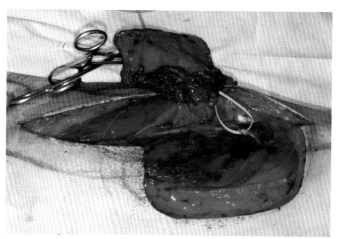

图 61-5　辨别并分离通过股外侧肌的肌皮穿支。在皮岛的血管周围保留一部分股外侧肌的袖口，可以防止放置皮瓣过程中造成血管损伤和打结，同时也可以重建区域的组织量

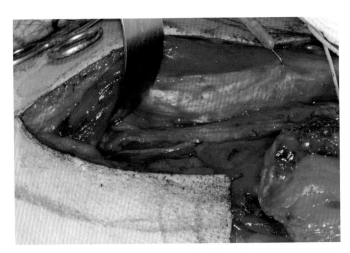

图61-6　移开皮岛，沿着穿支逆向分离，直至其位于旋股外侧动脉降支的起点。通常位于肌间隙，将股直肌由中间轻轻向内侧拉起后可见

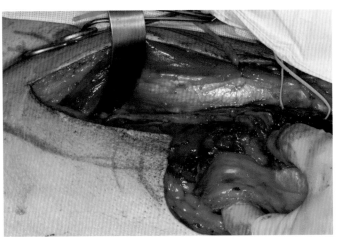

图61-7　在股外侧肌和股直肌之间的肌间隙中，分离出合适长度与口径的血管蒂。从血管蒂上小心分离，并保存好股外侧肌的运动神经

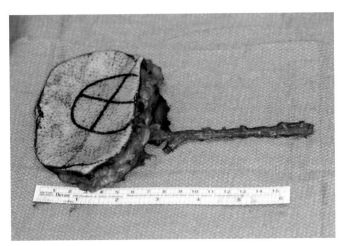

图61-8　取出带蒂的股前外侧穿支皮瓣，只有在受供区准备好后，才能进行断蒂和取瓣

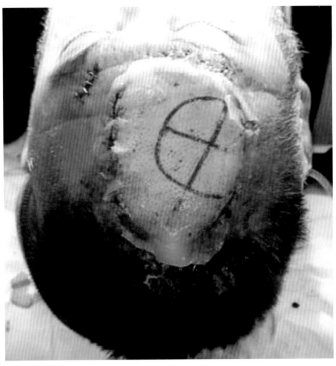

图61-9　插入皮瓣，进行血管吻合术。利用SPY和I-C绿色染料进行血管造影确保皮瓣灌流形成。放置负压引流，常规分层缝合切口

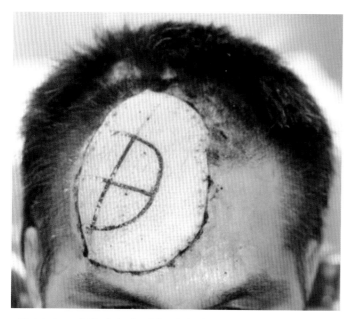

图61-10 皮瓣重建后4周，皮瓣存活并与周围组织愈合良好。注意皮瓣与周围皮肤颜色的差异并且将带有毛发的组织转移至眉弓

## 参考文献

Addison,P. D. ,Lannon,D. and Neligan,P. C. ,2008. Compartment syndrome after closure of the anterolateral thigh flap donor site：a report of two cases. *Annals of Plastic Surgery*,60,635-8.

Ayala,C. and Blackwell,K. E. ,1999. Protein C deficiency in microvascular head and neck reconstruction. *Laryngoscope*, 109,259-65.

Ceulemans,P. and Hofer,S. O. ,2004. Flow-through anterolateral thigh flap for a free osteocutaneous fibula flap in secondary composite mandible reconstruction. *British Journal of Plastic Surgery*,57,358-61.

Hage,J. J. and Woerdeman,L. A. ,2004. Lower limb necrosis after use of the anterolateral thigh free flap：is preoperative angiography indicated? *Annals of Plastic Surgery*,52,315-8.

Kimata,Y. ,Uchiyama,K. ,Ebihara,S. ,Nakatsuka,T. and Harii,K. ,1998. Anatomic variations and technical problems of the anterolateral thigh flap：a report of 74 cases. *Plastic and Reconstructive Surgery*,102,1517-23.

Kimata,Y. ,Uchiyama,K. ,Ebihara,S. ,Sakuraba,M. ,Iida, H. ,Nakatsuka,T. and Harii,K. ,2000. Anterolateral thigh flap donorsite complications and morbidity. *Plastic and Reconstructive Surgery*,106,584-9.

Koshima,I. ,Fukuda,H. ,Yamamoto,H. ,Moriguchi,T. ,Soeda,S. and Ohta,S. ,1993. Free anterolateral thigh flaps for reconstruction of head and neck defects. *Plastic and Reconstructive Surgery*,92,421-8.

Lin,D. T. ,Coppit,G. L. and Burkey,B. B. ,2004. Use of the anterolateral thigh flap for reconstruction of head and neck. *Current Opinion in Otolaryngology & Head and Neck Surgery*,2,300-4.

Mäkitie,A. A. ,Beasley,N. J. ,Neligan,P. C. ,Lipa,J. and Gullane,P. J. ,2003. Head and neck reconstruction with anterolateral thigh flap. *Otolaryngology—Head and Neck Surgery*,129,547-55.

Shieh,S. J. ,Chiu,H. Y. ,Yu,J. C. ,Pan,S. C. ,Tsai,S. T. and Shen,C. L. ,2000. Free anterolateral thigh flap for reconstruction of head and neck defects following cancer ablation. *Plastic and Reconstructive Surgery*,105,2349-57.

Song,Y. G. ,Chen,G. Z. and Song,Y. L. ,1984. The free thigh flap：a new free flap concept based on the septocutaneous artery. *British Journal of Plastic Surgery*,37,149-59.

Wei,F. C. ,Jain,V. ,Celik,N. ,Chen HC. ,Chuang DC. ,Lin CH. ,2002. Have we found an ideal softtissue flap? An experience with 672 anterolateral thigh flaps. *Plastic and Reconstructive Surgery*,109,2219-26.

Wolff,K. D. ,Kesting,M. ,Thurmüller,P. ,Böckmann,R. and Hölzle,F. ,2006. The anterolateral thigh as a universal donor site for soft tissue reconstruction in maxillofacial surgery. *Journal of Craniomaxillofacial Surgery*,34,323-31.

Wong,C. H. ,Wei,F. C. ,Fu,B. K. ,Böckmann,R. and Hölzle, F. ,2009. Alternative vascular pedicle of the anterolateral thigh flap：the oblique branch of the lateral circumflex femoral artery. *Plastic and Reconstructive Surgery*,123,571-7.

（杨 爽 译）

# 第62章　神经修复

本章主要介绍三叉神经修复术——一种探查及修复三叉神经分支，如下牙槽神经、舌神经、眶下神经显著损伤（sunderland Ⅳ 至 Ⅴ 级损伤）的措施。

## 适应证

1. **肉眼可见的神经损伤**　手术中肉眼可见的神经横截面部分或全部损伤（如第 3 磨牙手术、正颌手术、颌面部创伤手术、种植手术、病理手术等）。尽早由熟练的显微外科医生利用显微外科技术修复损伤神经能得到最佳的效果。

   一期（即刻）修复：在条件允许情况下应立即进行，需要有入路、成熟的显微外科条件、设备、充足时间。

   延期（3~7d）修复：若伤口污染或患者情况不佳、显微外科技术不足、设备不良的情况下，可以考虑延期修复。

   二期（7d 以上）修复：神经功能检查无改善者可进行。

2. **侵占或破坏神经管所致神经损伤**　影像学（CT 或 CBCT）所提示下颌管或眶下管损伤。

3. **肉眼不可见的神经损伤**　外伤或术后神经支配区域感觉功能缺失或改变，虽无肉眼可见损伤，但由神经功能检测或辅助检测（如神经磁共振、三叉神经传导检测等）确定为 Sunderland Ⅳ 或 Ⅴ 级损伤者。

4. **伴发疼痛的神经损伤**　依据神经分布区域内、自发、激发灼痛或神经痛病史可诊断，可伴发或不伴发经测定的痛觉过敏（allodynia，hyperpathia，hyperalgesia）。

5. **化学性神经损伤**　腐蚀性药物损伤神经（如邻近下牙槽神经的牙髓冲洗）。

## 禁忌证

1. 仅有轻微感觉功能丧失或症状逐渐减轻者，或仅有部分神经分布区域受影响者。

2. 经神经功能检测为轻至中度感觉异常，且影像学无神经压迫及断裂表现者。

3. 创伤危及生命或产生甚于神经损害的后果时，或条件不利时（例如，污染伤口、非适应证的患者、无显微外科医生或设备等），延期或二期神经修复是合理选择。

4. 局部麻醉注射所致的神经损伤。

5. 神经性疼痛由三叉神经中枢起源或交感神经传导者。

6. 患者拒绝进行神经探查修复手术。

## 非手术治疗手段

1. 无痛性神经损伤的非手术治疗方式包括观察、损伤早期的药物治疗（如 B 族维生素、激素）和（或）感觉功能训练。

2. 有神经痛症状的神经损伤非手术治疗方式包括药物（如加巴喷丁、氯硝西泮、阿米替林）、治疗性神经阻断、理疗（如经皮神经电刺激）和（或）行为疗法。

## 区域解剖

1. **舌神经**　舌神经是三叉神经下颌支的分支，下行于翼内肌及下颌支之间。舌神经有鼓索加入，鼓索在颅底以下 2cm 处自面神经发出，含有分布于舌前三分之二的味觉纤维。舌神经走行于下牙槽神经前缘，与下颌骨牙槽嵴间的高差各异（−2~7mm）。在 10%~17.6% 的患者中，舌神经走行可能高于舌平面。舌神经可能与舌侧皮质骨的表面接触（22.3%~62%），最大水平距离为 7mm。舌神经穿行于舌下肌群外侧面，向深面达下颌舌骨肌。舌神经位于下颌下腺导管上方，于导管外侧面向下走行，并在颏舌骨肌上方于导管内侧面折返。舌神经前行分布于同侧舌体。舌神经在鼓索加入前为单或寡神经元纤维，于下颌下神经节附近变为多神经元纤维，平均每 126mm 它的纤维模式改变。舌神经司同侧舌前三分之二舌背、舌腹、舌侧缘以及口

2. **下牙槽神经** 为三叉神经下颌支的分支，下行抵于翼外肌后于翼内肌上方弯折向前，走行于翼下颌韧带及下颌支之间，由下颌孔进入下颌骨。在下颌孔处分支出下颌舌骨肌支。下牙槽神经及下牙槽动静脉走行于下颌管内，以凹面角度向前下方走行，而后升高至颏孔。下颌管壁直径 2~2.4mm，在 60%~80% 患者近颏孔处变薄。在 20 岁以下 60 岁以上人群中下颌管位置较高，按与牙根垂直距离由近至远排序为：第三磨牙、第二磨牙、第一磨牙，最远者为第二前磨牙。与颊侧皮质骨水平距离由远至近为：第二磨牙、第一磨牙、第三磨牙、第二前磨牙。下颌管向上、后、外弯折到颏孔。颏孔一般位于下颌骨高度中下 1/3 交界，近远中向位于第二或第一前磨牙处。在出颏孔前下牙槽神经分出继续前行于切牙牙根根方的切牙神经及出颏孔的颏神经。颏神经分为 1~4 个分支（平均 2 支）以 36°角进入口轮匝肌。下牙槽神经含多神经纤维并向远心端逐渐减少，每 2mm 神经束模式改变。下牙槽神经分支于同侧下唇（唇红、皮肤、黏膜）、颏部、中线至磨牙区的唇颊侧牙槽嵴黏膜、同侧牙齿，在 31% 病例中有中线附近的交叉覆盖。

3. **眶下神经** 眶下神经是三叉神经上颌支的分支，由眶下裂入眶，与眶下动脉向前伴行于眶下沟、眶下管、眶下孔。眶下孔约在眶下缘以下 8mm（6.2~10.7mm），近远中最常见对应于上颌第一前磨牙平面。眶下孔平均直径 4.5mm（1~7mm 内），在 15% 的案例中可能是多个（2~4 个）小孔形式。眶下神经出眶下孔后行于提上唇肌和提口角肌之间，并分为分布于下眼睑及颊的下睑支、鼻翼及鼻侧面的鼻支、上唇及中线至第二前磨牙唇颊侧牙龈的上唇支。眶下神经于眶下管内走行时发出上牙槽前、中神经分布于上颌切牙、尖牙、前磨牙。

### 三叉神经修复的手术方法与步骤

1. 患者仰卧位，手术床应允许两位医生分坐于患者头部两侧，手术显微镜（两个手术目镜、显微镜焦距 250mm）位于患者头部上方。

2. 经鼻气管内插管的全身麻醉，插管远端朝向患者额部，咽部应有阻塞器。

3. 在舌神经修复时，患者肩膀下垫沙袋以使下颌抬高。

4. 皮肤及口腔做好术前准备，术区注射含有肾上腺素的局部麻醉药，以便疼痛控制及止血。

### 舌神经修复

#### 入路阶段

1. 手术医生于手术侧就座。

2. 使用改良 Dingman 开口器保持开口，舌拉钩牵拉舌体离开术区（图 62-1）。

3. 15 号尖刀于下颌支至第二磨牙远中做口内黏膜切口，颊侧由磨牙远中向龈颊沟延长，舌侧向颌舌沟延长至第一磨牙。使用骨膜剥离子及弯头 Metzenbaum 解剖剪翻起颊舌侧黏骨膜瓣，将之以 3-0 或 4-0 丝线悬吊固定于改良丁曼框架上（图 62-2）。

#### 准备阶段

4. 将手术显微镜安置于术野上方。

5. 将受损部位自近、远心端健康神经处充分暴露，神经周围脂肪垫可帮助辨认舌神经。

6. 神经近、远心段各自由一个血管环谨慎牵拉。

7. 使用弯头显微剪刀仔细将神经由损伤区域显微分离（图 62-3、图 62-9），损伤区域通常与下颌骨舌侧粘连。

8. 将调整好的背衬（小型蝶形静脉穿刺管体插入 3cm×3cm 的神经垫并以丝线缝合，穿刺针插入吸引管腔内）置于受损区域下方。

9. 显微镜放大（25 倍）检查神经损伤。神经可能为横截面彻底断裂，两端均有神经瘤形成；也可能横截面部分断裂，形成仍有连续性的神经瘤。

10. 使用直头解剖剪仔细切除神经瘤，神经断端修整到暴露神经纤维表面（图 62-4），肝素生理盐水溶液间断冲洗神经。

11. 神经断端以 6-0 或 7-0 单股尼龙线穿神经外膜与邻近肌肉缝合（图 62-5），以便在无过大张力的情况下促进神经修复。神经缺损达 1cm 及以上者无法无张力接合，需要神经移植（图 62-10）。

#### 显微吻合阶段

12. 以神经滋养血管为标志将神经段排齐，将修整好的神经断端缝合。以角针、8-0 或 9-0 单股线缝合神经外膜及少量神经束膜。第一针位于 12 点方向，留长线头，第二针位于 4 点方向，显微钳牵拉线头固定神经位置并使其可以转动暴露另一侧，8 点方向以同样方法缝合一针。

13. 沿神经接合点周长均匀针距缝合，一般需要 6~8 针。

14. 检查缝合点，修剪过长线头。

15. 神经缝合结束后，背衬和牵拉的缝线要小心去除，可以用明胶海绵包绕神经，然后将其小心放入神经床。

## 伤口缝合

16. 移除手术显微镜。

17. 去除牵拉颊、舌黏膜瓣的缝线。

18. 手术部位以生理盐水冲洗，小心吸水。

19. 复位黏膜瓣，以 4-0 薇乔线间断缝合。

20. 去除开口器及咽塞器。

## 病例报告

**病例报告 62-1** 20 岁患者，于外院拔除第三磨牙后，感觉丧失 4.5 个月。CBCT 显示舌侧骨板小穿孔，疑似为气钻穿通。保守药物治疗症状无缓解。磁共振检查显示舌神经瘤形成。该患者成功进行了左侧舌神经瘤切除及神经吻合术，感觉功能部分恢复（图 62-1~图 62-5）

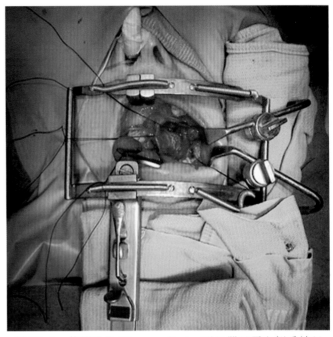

图 62-1 使用改良 Dingman-Zuniga 开口器显露左侧舌神经入路

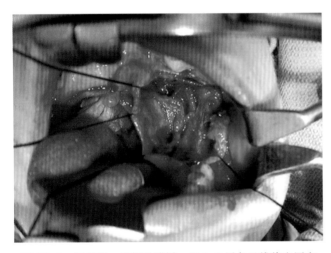

图 62-2 翻起颊、舌侧黏膜瓣，以 3-0 黑色丝线将之固定于改良丁曼框架上

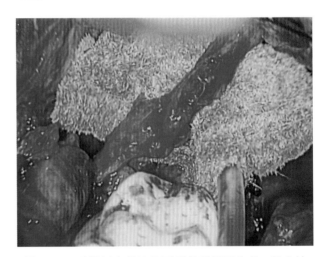

图 62-3 舌神经自粘连的下颌骨舌侧面分离，置入神经垫作为背衬。可见神经膨大的连续性神经瘤

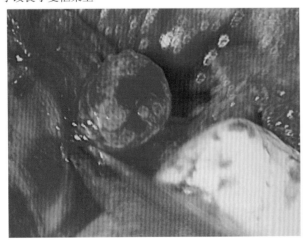

图 62-4 切除神经瘤，神经切断末梢可见其神经束

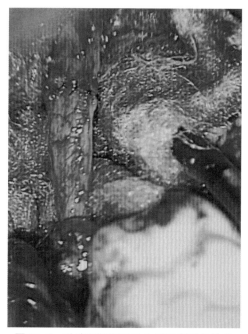

图 62-5 舌神经断端以 7-0 爱惜康缝线拉拢靠近，8 针 8-0 爱惜康缝线显微缝合连接

## 下牙槽神经修复

### 入路阶段

1. 主刀医生坐于术区对侧，患者头部偏向术区对侧。

2. 以 15 号尖刀于龈颊沟上方自中线向后至下颌支做切口。

3. 翻黏骨膜瓣将下颌骨自牙槽嵴至下颌下缘显露，包括颏孔。小心保护颏神经。

4. 以小球钻自颏孔向外辐射状磨出沟纹，沟纹相接形成沿颏孔外周的骨窗（图 62-6）。以 Coupland 或 Warwick-James 铤小心折断骨板，小心避开颏神经。沿下牙槽神经走行于下颌骨颊侧制备骨窗，直至显露伤处外 1cm 以上范围（图 62-7）。

5. 用手术刀锐分离切牙神经支，小心将下牙槽神经自神经床内分离。

### 准备阶段

6. 手术显微镜置于术野上方。

7. 用神经钩将神经近、远心端自下颌骨拉起，将调整过的神经垫背衬置于其下方。

8. 显微镜下检查神经损伤，损伤可能为横截面全断或有神经瘤形成的有连续性的部分断裂。

9. 直头显微剪刀仔细切除神经瘤，神经末端修整以暴露神经纤维束表面，以肝素生理盐水间断冲洗术区。

10. 神经断端以 6-0 或 7-0 单股尼龙线穿神经外膜与邻近

肌肉缝合（图 62-8），以便在无过大张力的情况下促进神经修复。远心端神经通常可以向近心端牵拉，故而较少需要神经移植。

**显微吻合阶段** 如"舌神经修复"步骤第 12～15"显微吻合阶段"所示。

**伤口缝合** 按"舌神经修复"步骤第 16~20"伤口缝合"所示。

### 病例报告

**病例报告 62-2** 39 岁患者，拔除完全骨埋伏的左下第三磨牙后 5 个月，患者出现感觉异常，继而出现异常疼痛。保守药物治疗未能缓解症状。磁共振检查显示下牙槽神经瘤。患者成功进行左侧下牙槽神经瘤切除及神经修复术，疼痛症状缓解（图 62-6~图 62-8）。

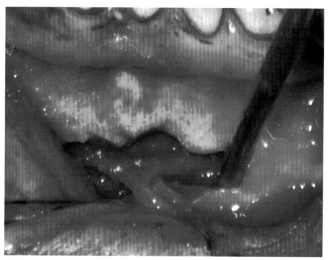

图 62-6 去除左侧颏孔周围骨质，显露左侧下牙槽神经远心端及切牙支

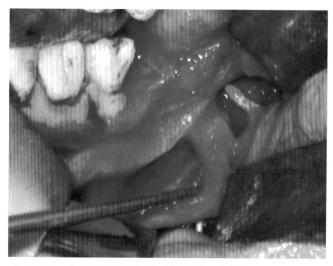

图 62-7 左侧下牙槽神经的连续性神经瘤部位

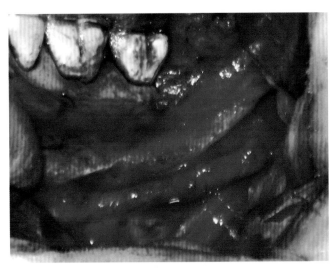

图62-8 切除左侧下牙槽神经瘤并完成神经吻合

### 眶下神经修复

#### 入路阶段

主刀坐于患侧对侧。视眶下神经损伤部位，可能应用的入路有两种：

1. 皮肤入路 神经损伤部位位于眶下孔近心端时使用。

2. 口内入路 神经损伤部位位于眶下孔远心端时使用。

**皮肤入路：**

（1）通过4-0丝线进行暂时性睑缝合术或巩膜保护壳保护眼球。

（2）标记笔于距离睫毛约2mm处沿下睑标记切口线。切口可以向下、外侧沿皮褶延长至外眦外侧2cm。

（3）以15号尖刀沿下睑切口切至皮下层，以显露眼轮匝肌。

（4）以锋利的弯头剪于皮下层向眶下缘解剖，穿过眼轮匝肌至眶下缘的骨膜。确定肌肉与眶隔间的组织平面。

（5）自下睑翻起肌皮瓣，以15号尖刀于眶下缘以下数毫米处切开骨膜，剥离器翻起骨膜直至到达眶下孔（距离眶下缘7~9mm）。

（6）以小球钻在眶下孔周围磨出沟槽，Rongeur钳小心去除骨质，小心去除眶下管壁达损伤部位以外1cm以上显露眶下神经。

**口内入路：**

（7）上颌前庭游离龈范围内，自中线至颧突，做前庭切口。

（8）自骨膜下翻瓣向上显露眶下孔。

（9）以小球钻在眶下孔外周磨出沟槽，Rongeur钳小心去除孔周骨质。

**准备阶段：**

（10）手术显微镜置于术野上方。

（11）用神经钩将神经近、远心段自骨面拉起，将调整过的神经垫背衬置于其下方。

（12）显微镜下检查神经损伤，损伤可能为横截面全断或有神经瘤形成的有连续性的部分断裂。

（13）直头显微剪刀仔细切除神经瘤，神经末端修整以暴露神经纤维束表面，以肝素生理盐水间断冲洗术区。

（14）神经断端以6-0或7-0单股尼龙线穿神经外膜与邻近肌肉缝合，以便在无过大张力的情况下促进神经修复。

**显微吻合阶段：** 如"舌神经修复"显微缝合步骤第12~15所示。

**伤口缝合：**

（15）手术显微镜移出手术区域。

（16）术区以生理盐水冲洗并小心吸水。

（17）骨膜以4-0薇乔线间断缝合，皮肤以4-0丝线间断缝合或6-0单股线连续缝合。

（18）口内黏膜瓣以4-0薇乔线间断缝合。

（19）取出咽塞器。

### 术后管理

1. 常规给予镇痛药物，尤其是涉及骨组织时。

2. 常规无需给予抗生素，除非伴发感染、伤口污染、有免疫抑制风险的全身疾病等。

3. 使用氯己定含漱液。

4. 术后建议患者软食1周。

5. 术后当日或次日出院，休息1周。

### 并发症

1. **术中出血** 更常见于涉及下颌松质骨时，通常可局部操作止血，如透热疗法、出血区填塞止血材料。

2. **感染** 应用抗生素及氯己定漱口水。如果有脓肿形成则切开引流。

3. **伤口裂开** 常见于缝合口张力过大。采用规律冲洗或氯己定含漱。

4. **下颌骨病理性骨折**　突发的疼痛、错𬌗和（或）肿胀应警惕骨折可能。应通过完善的检查和影像检查排除或确诊骨折。视临床情况，可能需要采取应用抗生素并保持流食、开闭口限制、牵引固定的观察治疗。

5. **开口受限**　术后常见后遗症，有自限性，2~3 周后恢复正常开口度。镇痛药物、软食、辅助开口练习可能有助恢复。

6. **无法找到一侧神经断端**　如果神经近心段无法找到，远心段神经可与另一神经通过其部分纤维连接（如应用腓肠神经进行对侧颏神经移植，将下牙槽神经远心段与对侧切牙神经连接）。如果神经远心段无法找到，近心段神经应该改变位置（如神经末端埋入肌肉，避免神经瘤形成）。

7. **感觉功能无改善**　在无痛性神经损伤的修复患者中发生率为 20%~40%，在有痛性神经损伤的修复患者中，30%~40% 可能仍有神经性疼痛。

8. **神经痛**　神经修复后发生的神经痛非常罕见。

## 要点

1. 开始前患者体位的正确摆放是保持术者手术全程舒适的关键。

2. 双目镜的显微镜、显示屏（更佳）、最佳焦距 250mm 是大多数显微手术的理想配置。

3. 最宜使用尖细形制的、18cm 长的显微手术器械，器械应于手术前去磁化。应有双极止血电凝及两个吸引管。

4. 显微镜下确认神经并小心解剖分离损伤部位。

5. 将神经末端拉拢靠近以便在无张力情况下连接。

6. 如果神经缺损大，达 1cm 或以上，需要使用神经移植。

## 参考文献

Epker, B. N. and Gregg, J. M., 1992. Surgical management of maxillary nerve injuries. *Oral and Maxillofacial Surgery Clinics of North America*, 4, 439–45.

Gregg, J. M., 1992. Surgical management of lingual nerve injuries. *Oral and Maxillofacial Surgery Clinics of North America*, 4, 417–24.

LaBanc, J. P. and Van Boven, R. W., 1992. Surgical management of inferior alveolar nerve injuries. *Oral and Maxillofacial Surgery Clinics of North America*, 4, 425–37.

Robinson, P. P., et al., 2004. Current management of damage to the inferior alveolar and lingual nerves as a result of re-moval of third molars. *British Journal of Oral and Maxillofacial Surgery*, 42, 285–92.

Zuniga, J. R. and Essick, G. K., 1992. A contemporary approach to the clinical evaluation of trigeminal nerve injuries. *Oral and Maxillofacial Surgery Clinics of North America*, 4, 353–67.

## 神经移植及制备

神经缺损过大（通常为 1cm 及以上），无法直接无张力连接时，采用神经移植桥接修复的方法。

### 适应证

神经修复时，缺损过大以致无法将断端无张力连接时。

1. **中度缺损（1~3cm）**　可能发生于旋转器械损伤（如气钻穿通下颌舌侧骨板损伤舌神经）、撕裂或粉碎性损伤（如种植手术、骨折坚固内固定、正颌手术）、化学性损伤（如误将牙髓治疗药物经根管注射入下颌管）、热损伤（如神经附近的热凝止血）。

2. **重度缺损（3cm 以上）**　可能发生于撕脱性的颌面损伤（如枪击伤）、骨内肿瘤的消融手术、多处伤（如骨的板钉固定）。

### 禁忌证

1. 受区感染或污染、重度瘢痕、血运不佳（如射线照射后）。感染或污染控制后可以考虑二期神经移植。

2. 供区有手术史、创伤史、疾病史。

3. 三叉神经根来源的神经痛或交感神经传导的疼痛。

4. 患者拒绝神经移植手术。

自体神经移植仍然是桥接治疗神经缺损的首选方法。修复三叉神经最常见的自体神经供体是腓肠神经和耳大神经。其他可行供体为尺神经背隐皮支、前臂内侧皮神经、前臂外侧皮神经。

当需要神经移植而无自体供体时，其他方法包括：

（1）自体血管移植。

（2）自体冰冻–解冻肌肉移植。

（3）神经异体移植。

Avance（人去细胞化神经移植体；AxoGen Inc., Alachua, FL, US）

D. 可吸收神经导管或导板

神经管（聚羟基乙酸；Synovis Life Technologies, St. Paul, MN, US）

神经胶（聚乳酸-己内酯；Polyganics Inc., Groningen, the Netherlands）

神经胶原（半透性胶原；Integra Life-Sciences, Plainsboro, NJ, US）

自体静脉或肌肉移植可以在中等长度（1~3cm）的神经缺损中考虑使用，缺损超过3cm时，异体移植物更加适用。

### 区域解剖

1. **腓肠神经** 腓肠神经位于小腿后侧，始于腘窝，走行于腓肠肌两头间。腓肠神经由腓肠内侧皮神经、腓神经交通支（60%情况下）交汇而成，腓神经交通支起于腓肠外侧皮神经（或少数情况下为腓总神经）。腓肠神经可能仅延续自腓肠内侧皮神经（37%情况下），或者，少见的起自腓外侧皮神经（3%情况下）。腓肠神经于小腿后方自内向外下行于外踝与跟腱的间隙。外踝水平远中的腓肠神经发出足部分支。自外踝远中点至腓内侧皮神经与腓交通支交汇点测量腓肠神经长度的中间值为20cm（Riedl' et al., 2008）。腓肠神经平均直径2.1mm，约是下牙槽神经的88%、舌神经的66%。腓肠神经为寡神经纤维，直径细，轴突数量及大小明显低于下牙槽神经及舌神经（约50%或更低）；轴突密度低，但与下牙槽神经及舌神经类似。腓肠神经司小腿下端后外侧、足及踝外侧、第五趾的皮肤感觉。

2. **耳大神经** 耳大神经起自第二、三颈神经，约在颈中部水平自胸锁乳突肌后缘向后穿出。其后于胸锁乳突肌外侧表面、颈外静脉后方与其平行上行，进入腮腺下极。耳大神经位于颈阔肌深面、颈深筋膜浅层浅面。37%的耳大神经在远心段1/3发出分支，平均长度6.5cm（范围5.5~9.0cm）。耳大神经平均直径1.5mm，为下牙槽神经的63%，舌神经的47%。耳大神经为寡纤维神经，较下牙槽神经及舌神经纤维少。耳大神经轴突数目显著少于下牙槽神经及舌神经，但它的轴突大小及密度与下牙槽神经及舌神经类似。耳大神经司腮腺部分区域皮肤、腮腺筋膜、耳部皮肤〔耳郭后及外耳道下外侧（耳垂）〕感觉。

### 三叉神经移植修复术的方法与步骤

1. 术前与患者沟通神经供区的选择、术后的感觉丧失、左右侧选择等。腓肠神经移植时，非惯用腿（常为左腿）选作供区。

2. 患者体位、经鼻插管的全身麻醉、术前准备、局部麻醉依手术部位（如舌神经、下牙槽神经、眶下神经）而定。

3. 对于腓肠神经移植，条件允许情况下，确定手术方案后可由第二手术组进行神经段制备。

4. 受区损伤神经应充分暴露并制备，切口设计与其他切除神经瘤或修复损伤神经时无异，以便受区神经末端可以修整良好与移植神经段连接。在制备移植神经段前测量神经缺损以决定制备长度。

### 腓肠神经移植

#### 入路

1. 供区的腿部弯曲侧翻，暴露小腿侧面。皮肤上标记腓肠神经位置。

2. 15号尖刀于外踝上方一指宽处做2cm长水平切口。

3. 牵拉皮缘，使用弯头血管钳分离皮下组织，显露胫后肌筋膜浅面的腓肠神经及小隐动、静脉。

4. 使用血管环将腓肠神经与动静脉分离，以神经钩在所需长度（神经缺损长度的125%）的近远中分离神经（图62-11）。通常，单切口可获得20~30mm长度的腓肠神经（图62-12）。

5. 如果需要更长神经段，则在第一切口近中平行做第二切口，距离与所需神经长度相同。

#### 制备

6. 切断腓肠神经远端，取出所需长度的神经，神经远端可以牵拉。

7. 近心端神经至少余留1cm处切断腓肠神经。

8. 测量获取的腓肠神经段，以盐水纱布包裹，转运至受区。显微放大下检查神经段末梢，修整多余组织，以备使用。使用角针、8-0或9-0单股线将神经段显微缝合至受区，考虑到供、受体直径差异的同时，修复方法与神经直接修复类似。

**供区神经末端包埋** 供区神经的近中末端置入肌肉中，避免痛性神经瘤形成。

9. 以15号刀在胫骨后肌筋膜做U形切口，制备一个连接端在远端的U形瓣。

10. 掀起U形瓣以暴露胫骨后肌。

11. 神经近中末端以5-0或6-0可吸收线缝合于胫骨后肌。

12. 筋膜U形瓣缝合覆盖神经末端。

**伤口缝合**

13. 4-0 可吸收线缝合皮下层，6-0 可吸收线皮内连续缝合皮肤。

14. 伤口边缘以无菌减张胶条加固。

15. 伤口覆盖敷料、纱布，胶条轻力粘贴。

**病例报告**

**病例报告 62-3**　患者，33 岁，在第三磨牙拔除术时有明显的左侧舌神经全断（Sunderland Ⅴ），手术医生尝试一期神经修复，患者进行每周的神经感觉功能测试。后患者出现完全感觉丧失，就诊于显微外科医生处进行评估及修复。术中探查左侧舌神经，发现并切除连续性神经瘤（图 62-9），遗留 9mm 长缺损（图 62-10）。进行腓肠神经瓣制备（图 62-11、图 62-12）及无张力修复（图 62-13）。图 62-14 显示术后 1 年供区瘢痕。

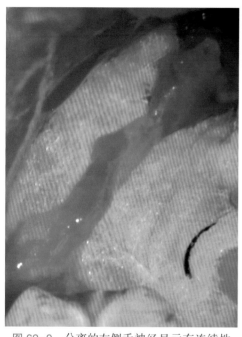

图 62-9　分离的左侧舌神经显示有连续性神经瘤

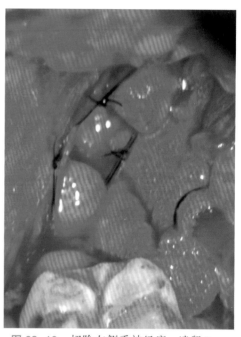

图 62-10　切除左侧舌神经瘤，遗留 9mm 缺损，不能无张力拉拢连接

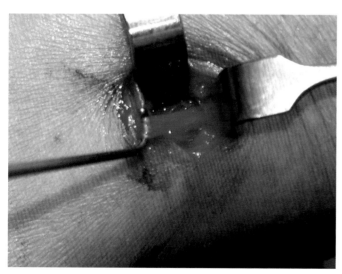

图 62-11　左侧腓肠神经显露、分离

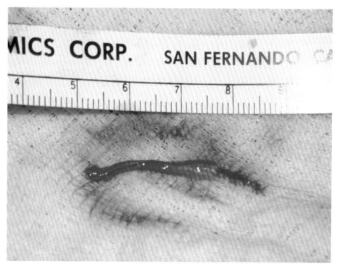

图 62-12　制备的左侧腓肠神经，测量长度 25mm

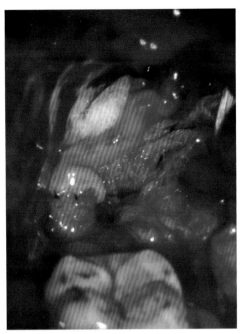

图 62-13　左侧腓肠神经显微缝合以桥接
左侧舌神经缺损

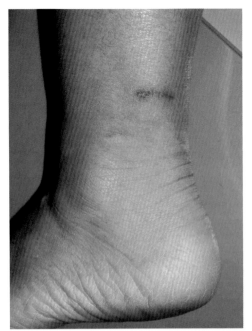

图 62-14　左侧腓肠神经供区术后 1 年瘢
痕

## 耳大神经移植

### 入路

1. 术者坐于供区同侧，患者头偏向对侧。皮肤上标记耳大神经位置。

2. 以 15 号尖刀于颈部上 1/3 水平处皮褶内做 2cm 长水平切口，切口越过胸锁乳突肌后缘。或者，若原有可达下颌骨的颌下入路，切口可以向后延长至颈部（图 62-15）。

3. 牵拉皮缘，使用弯头血管钳分离皮下组织，显露耳大神经，小心避免损伤颈外静脉（图 6-16）。

4. 使用血管环分离耳大神经，向上分离至所需长度（缺损长度的 125%）。通常能获得 20～40mm 的耳大神经。由于耳大神经直径通常较受区神经细，必要时需制备缺损区两倍长度的神经段以备折叠移植。

### 制备

5. 切断耳大神经远心（上）端，然后切断近心端，留短蒂。

6. 测量取下的神经段长度，转移至受区。显微放大下检查神经段末端，去除多余组织，修整末梢，以备使用。使用角针、8-0 或 9-0 单股线将神经段显微缝合至受区，修复方法与神经直接修复类似。

7. 如果需要折叠瓣，制备的神经段测量长度后切割成等

长两段，然后检查修整，并列置于受区，与受区神经末端显微缝合连接。

**供区神经断端包埋**　供区神经的近中末端置入肌肉中，避免痛性神经瘤形成（图 62-17）。

8. 以 15 号尖刀在胸锁乳突肌表面的颈筋膜做 U 形切口，形成 U 形瓣。

9. 掀起筋膜 U 形瓣显露胸锁乳突肌。

10. 以 5-0 或 6-0 可吸收线将神经近心段末端缝合于肌肉。

11. 筋膜 U 形瓣缝合覆盖神经末端。

### 伤口缝合

12. 4-0 可吸收线缝合皮下层，6-0 单股线间断缝合皮肤。

13. 伤口涂抗生素软膏，覆盖敷料。

### 术后管理

1. 使用镇痛药、抗生素、氯己定含漱液。

2. 术后 1 周建议软食。

3. 术后第 1 天出院，术后 1～2 周可正常活动。

4. 对于行腓肠神经移植的患者应给予行走辅助，建议术后 2 周避免供区腿部负重。

### 并发症

1. **术中出血**　热凝止血或结扎止血。

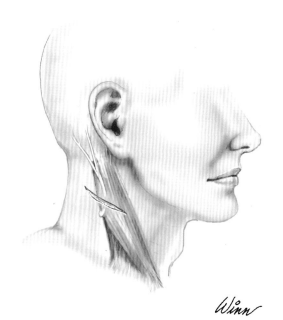

图 62-15　于颈部上 1/3 水平处皮褶内做入路切口，切口越过胸锁乳突肌后缘

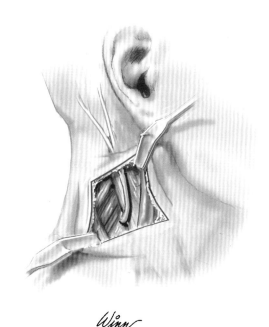

图 62-16　显露耳大神经。小心避免损伤颈外静脉

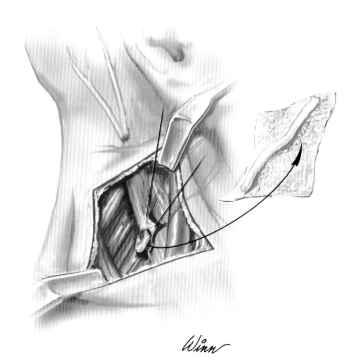

图 62-17　切断耳大神经远心（上）端，然后切断近心端，留短蒂。供区神经的近中末端置入肌肉中，避免痛性神经瘤形成。在胸锁乳突肌表面的颈筋膜做 U 形切口，形成 U 形瓣。将神经近心段末端缝合于肌肉，缝合筋膜

2. **感染**　应用抗生素或氯己定含漱液，如有脓肿形成则切开引流。

3. **伤口裂开**　每日伤口护理、更换敷料。

4. **瘢痕疙瘩**　使用激素注射和（或）术后 6 个月行瘢痕修整。

5. **神经瘤形成**　可能需要修整手术去除神经瘤，将神经断端埋入肌肉以避免神经瘤复发。

6. **感觉功能无改善**　神经移植修复通常不如直接修复疗效明显，因为双修复位点的阻碍更大、轴突再生的距离更长。

7. **供区支配区域的感觉丧失**　可预期的结果。腓肠神经移植时，感觉丧失区域涉及足外侧面，有时包括第五趾。腓肠神经感觉丧失并不涉及脚掌，因此恢复后应并不影响正常活动。耳大神经移植时感觉丧失区域常为耳垂及周围皮肤。

### 要点

1. 术前应与患者讨论神经移植的可行性、供区位置及左右侧选择，以及神经移植风险（例如，供区支配区域感觉丧失）。

2. 准备主要术区时同时准备供区。

3. 制备移植神经段时使用不同于口内的另一套器械。

4. 条件允许情况下，使用第二手术组制备腓肠神经移植段。

5. 因为神经段收缩，建议制备移植神经段比缺损距离长25%。然而，过度长的神经移植段导致效果更加难以预测，因为轴突再生距离更长。

6. 耳大神经通常较下牙槽神经、舌神经细，折叠移植需要更长（受区缺损长度的两倍）的神经段。

7. 受区神经床必须血运良好以促使神经移植成功。

8. 神经移植段的放置应与供区功能方向一致（例如，供区近心断端应与受区近心断端连接）。

9. 与神经直接修复相比，使用神经移植时，感觉功能改善的预后较差，因为有两个修复位点而非一个。患者年龄、健康状态、神经受损的状态、显微手术的质量都将影响感觉功能改善。

## 参考文献

Brammer, J. P. and Epker, B. N., 1988. Anatomic-histologic survey of the sural nerve: implications for inferior alveolar nerve grafting. *Journal of Oral and Maxillofacial Surgery*, 46,111-17.

Eppley, B. L. and Synders, R. V., Jr., 1991. Microanatomic analysis of the trigeminal nerve and potential nerve graft donor sites. *Journal of Oral and Maxillofacial Surgery*, 49, 612-18.

Rayatt, S. S., et al., 1998. Histological analysis of the greater auricular nerve and its use as a graft. *Clinics in Otolaryngology*, 23, 368-71.

Riedl, O., et al., 2008. Sural nerve harvesting beyond the popliteal region allows a significant gain of donor nerve graft length. *Plastic and Reconstructive Surgery*, 122, 798-805.

Schultz, J. D., et al., 1992. Donor site morbidity of greater auricular nerve graft harvesting. *Journal of Oral and Maxillofacial Surgery*, 50, 803-5.

Wolford, L. and Rodrigues, D. B., 2011. Peripheral trigeminal nerve injury, repair, and regeneration. Autogenous grafts/ allografts/conduits for bridging peripheral trigeminal nerve gaps. *Atlas of Oral and Maxillofacial Surgery Clinics of North America*, 19, 91-107.

（袁　苑　译）